診療放射線技師
読影ノート

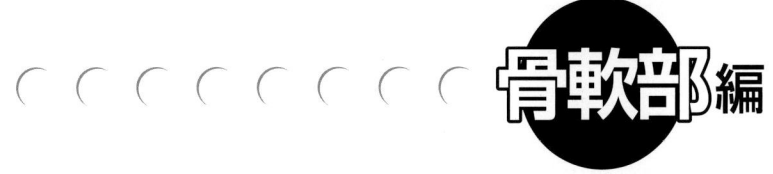
骨軟部編

監修 中澤 靖夫
昭和大学大学院　保健医療学研究科　診療放射線領域　教授

編著 吉田 和則
東京医科大学病院　画像診断部

安藤 英次
奈良県立医科大学附属病院　中央放射線部

丸山 智之
日本医科大学千葉北総病院　放射線センター

森　　剛
帝京大学医学部附属病院　中央放射線部

中野 秀治
東邦大学医療センター大森病院　中央放射線部

難波 一能
とうかい整形外科かわげ

宮川 誠一郎
昭和大学病院　放射線室

医療科学社

推薦のことば

　この度，骨・軟部のX線検査やMRI，核医学の現場に長年関わり，診療放射線技師の指導にも当たってこられた方々が，医師，特に整形外科医との医療連携を通して培ってこられた経験を基に『診療放射線技師読影ノート　骨軟部編』を出版されました。

　本書の構成は読影の基礎として，骨折の発生機序，X線画像の読影方法，CT検査，MRI検査，核医学検査，DR・IVR検査，AO分類，臨床事例として，外傷，スポーツ障害，退行性疾患，小児股関節，感染症，先天性・代謝性・壊死性疾患，腫瘍・腫瘍類似疾患，WARNING疾患，Don't Touch Lesion，そして14の読影問題・解説となっています。いずれの事例も診療放射線技師が必要とする臨床基礎知識，検査・読影ポイント，各モダリティのX線画像が判りやすく説明されています。

　私が専門としているスポーツ整形外科や整形外科の分野で，我々が診療放射線技師に求めることは，当然，「再現性の良い診断能の高いX線画像の提供」であります。そのような視点から本書を見てみると国内外の整形外科学会等で使用されているStage分類，Type分類も解説に引用され，整形外科医がどのような判断基準で手術をするのかも判りやすく説明されています。医療機関においては「医療スタッフの協働・連携によるチーム医療の推進」が重要と考えられており，整形外科医に患者さんの情報を伝えるために必要不可欠な内容が網羅されている本書は，診療放射線技師にとって日常の業務に有益な書物であります。

　画像診断分野における放射線関連機器の進歩は日進月歩であります。単純X線撮影装置のデジタル化，X線CT装置の多列化，MRI装置の高磁場化は画像診断情報量のレベルを飛躍的に向上させました。特に，X線CT装置による3次元の骨・軟部画像は，整形外科医にとっては不可欠な画像になりつつあります。整形外科医が求めるX線画像を作成するには，作り手である診療放射線技師の知識や経験が大変重要であり，そのX線画像は，読影のできる優秀な診療放射線技師によって作成されるべきだと考えています。

　最新の放射線画像に関する知識を日常診療に使いやすくまとめた本書はこのような背景から「読影のできる診療放射線技師を育成する」ために生まれた本ではありますが，診療放射線技師だけでなく，臨床研修医や看護師・理学療法士など多くの医療スタッフ，あるいは経験を積んだ整形外科医が読まれても十分にその素晴らしさを実感できる内容となっております。

　日々の臨床の場で，頻用していただくに足る内容の本書を是非，手元に置いて活用していただきたく推薦いたします。

2014年8月　吉日
昭和大学藤が丘リハビリテーション病院
スポーツ整形外科
教授　筒井　廣明

監修序

　我が国における医療科学技術の発展と普及は多くの国民に安心と安全の医療を提供し，誰でもがその恩恵に浴することが出来るようになってきました。各医療機関の情報公開が進むなかで，国民はさらに今まで以上に安心で安全な医療環境の提供，今まで以上に質の高い医療技術の提供，今まで以上に質の高い患者サービスの提供，医療水準に基づいた診断・治療・検査を求めるようになってきています。このような中で放射線検査・治療のエキスパートを目指す診療放射線技師は各種学会のガイドラインの導入と普及を計り，常に最先端医療技術に眼を向け，日常医療の進化に向けた行動目標を設定しておく必要があります。

　平成22年4月30日厚生労働省医政局長から「医療スタッフの協働・連携によるチーム医療の推進について」（医政発0430第1号）の通知が発せられました。主旨は，多種多様な医療スタッフが，各々の高い専門性を前提とし，目的と情報を共有し，業務を分担するとともに互いに連携・補完し合い，患者の状況に的確に対応した医療を提供するチーム医療の実践を求めています。診療放射線技師のところでは「放射線治療・検査・管理や画像検査等に関する業務が増大する中，当該業務の専門家として医療現場において果たし得る役割は大きなものとなっている。以下に掲げる業務については，現行制度の下において診療放射線技師が実施することができることから，診療放射線技師を積極的に活用することが望まれている。①画像診断における読影の補助を行うこと，②放射線検査等に関する説明・相談を行うこと」と通知されています。この度，上梓する『診療放射線技師読影ノート　骨軟部編』は医療スタッフの協働・連携によるチーム医療の推進を意識し，日頃各診療科の要望に応えて3次元・4次元画像を作成しているエキスパート診療放射線技師をサポートする内容としてまとめてあります。

　本書の特徴は各モダリティにおける読影の基礎，臨床事例，読影問題の三部構成となっており，画像を中心として判りやすく記述されています。本書は読影能力をアップしたいエキスパート診療放射線技師を目指す人達の手引き書として，また医療機関で働く臨床研修医，看護師，理学療法士にも有用な情報が満載されているので是非活用していただきたいと思います。

　最後に，大変お忙しい中，本書のご推薦を頂きました昭和大学藤が丘リハビリテーション病院スポーツ整形外科教授・筒井廣明先生に感謝を申し上げます。また，本書の出版にご尽力いただいた医療科学社編集部スタッフに深甚の謝意を表します。

2014年8月　吉日
昭和大学大学院
保健医療学研究科　診療放射線領域
教授　医学博士　中澤　靖夫

目　次

I　読影の基礎

- I-1　骨折の発生機序 ……………………………………… 安藤　英次… 3
- I-2　X線画像の読影方法 …………………………………… 森　　剛… 15
- I-3　CT画像の読影方法 …………………………………… 中野　秀治… 19
- I-4　MRI画像の読影方法 ………………………………… 宮川誠一郎… 23
- I-5　核医学画像の読影方法 ……………………………… 宮川誠一郎… 31
- I-6　DR・IVRの読影方法 ………………………………… 丸山　智之… 37
- I-7　AO分類 ……………………………………………… 安藤　英次… 41

II　臨床事例

II-1　外　　傷 ………………………………… 難波　一能, 森　剛, 安藤　英次
1. 肩甲骨骨折 fracture of the scapula …………………………… 難波　一能… 52
2. 上腕骨近位端骨折 fracture of the proximal humeral ………… 〃 … 54
3. 腱板断裂 rotator cuff tear ……………………………………… 〃 … 56
4. 上腕骨顆上骨折 supracondylar fracture of the humerus …… 〃 … 58
5. 橈骨頭・橈骨頸部骨折 fracture of the neck and head of the radius …… 〃 … 60
6. Monteggia骨折 Monteggia fracture (fracture dislocation) …… 〃 … 62
7. Galeazzi骨折 Galeazzi fracture ………………………………… 〃 … 64
8. 橈骨遠位端骨折 fracture of the distal radius ………………… 〃 … 66
9. 舟状骨骨折 fracture of the scaphoid ………………………… 〃 … 68
10. 有鉤骨骨折 fracture of the hook of hamate ………………… 〃 … 70
11. Jefferson骨折 fracture of the Jefferson ……………………… 森　　剛… 72
12. 環軸椎回旋位固定 atlantoaxial rotatory fixation：ARF ……… 〃 … 74
13. 腰椎圧迫骨折 compression fracture of the lumbar spine … 〃 … 76
14. 骨盤骨折 fracture of the pelvis ……………………………… 安藤　英次… 80
15. 寛骨臼骨折 fractures of the acetabulum …………………… 〃 … 82
16. 大腿骨頸部骨折 fracture of the femoral neck ……………… 〃 … 84
17. 脛骨プラトー骨折 tibial plateau fractures …………………… 〃 … 86
18. 脛骨天蓋骨折 tibial plafond fracture ………………………… 〃 … 90
19. 距骨骨折 fracture of the talus ……………………………… 〃 … 92
20. 踵骨骨折 fracture of the calcaneus ………………………… 〃 … 94
21. リスフラン関節脱臼骨折 dislocation and fracture of the Lisfran's joint … 〃 … 96
22. 第5中足骨基部骨折 base of 5th metatarsal fracture ……… 〃 … 98

Ⅱ-2 スポーツ障害・外傷 …………………………… 丸山 智之, 森 剛, 安藤 英次
1. 前十字靱帯損傷 injury of the anterior cruciate ligament: injury of the ACL …………………… 丸山 智之…100
2. 離断性骨軟骨炎 osteochondritis dissecans：OCD …………… 〃 …103
3. 上腕骨近位骨端線離開 fracture of the proximal humeral …… 〃 …106
4. 脊椎分離症 spondylolysis ……………………………………… 〃 …108
5. 疲労骨折 stress fracture ……………………………………… 森 剛…110
6. 骨挫傷 bone bruise ……………………………………………… 〃 …112
7. 外脛骨障害 symptomatic accessory navicular ……………… 安藤 英次…114

Ⅱ-3 退行性疾患 ………………………………………… 丸山 智之, 安藤 英次
1. 変形性膝関節症 osteoarthritis of the knee ………………… 丸山 智之…116
2. 腰部脊柱管狭窄症 lumbar spinal canal stenosis …………… 〃 …118
3. 腰椎変性すべり症 lumber degenerative spondylolisthesis … 〃 …120
4. 椎間板ヘルニア herniated disc ……………………………… 〃 …122
5. 大腿臼蓋インピンジメント femoroacetabular impingement：FAI …… 〃 …124
6. 外反母趾 Hallux valgus ……………………………………… 安藤 英次…126

Ⅱ-4 小児股関節 …………………………………………………………… 中野 秀治
1. 発育性股関節形成不全（先天性股関節脱臼）developmental dysplasia of the hip …… 128
2. 大腿骨頭すべり症 slipped capital femoral epiphysis …………………………… 130
3. 股関節炎 coxitis ………………………………………………………………… 132
4. ペルテス病 Perthes disease, Legg-Calvé-Perthes-disease：LCPD …………… 134

Ⅱ-5 感 染 症 …………………………………………………………… 宮川 誠一郎
1. 急性骨髄炎 acute osteomyelitis ………………………………………………… 136
2. 化膿性関節炎 septic arthritis …………………………………………………… 138
3. 化膿性脊椎炎 pyogenic spondylitis ……………………………………………… 140
4. 結核性脊椎炎 tuberculous spondylitis ………………………………………… 142
5. 術後感染症 surgical site infection ……………………………………………… 144

Ⅱ-6 先天性・代謝性・壊死性疾患 ……………………………………… 吉田 和則
四肢の関節疾患の放射線学的サイン …………………………………………… 146
1. 痛風 gout ………………………………………………………………………… 148
2. 原発性副甲状腺機能亢進症 primary hyperparathyroidism ………………… 150
3. 二次性副甲状腺機能亢進症 secondary hyperparathyroidism ……………… 151
4. 大理石病 osteopetrosis ………………………………………………………… 152
5. 先天性脊椎骨端異形成症 spondylo-epiphyseal dysplasia congenita：SED … 154
6. 家族性高コレステロール血症 familial hypercholesterolemia ……………… 155
7. 軟骨無形成症 achondroplasia …………………………………………………… 156
8. 関節リウマチ rheumatoid arthritis：RA ……………………………………… 158
9. マルファン症候群 marfan syndrome：MFS …………………………………… 160

10. 糖尿病性足部障害 diabetic foot ……………………………………………………… 161
　11. 胸肋鎖骨肥厚症 sternocostoclavicular hyperostosis：SAPHO ……………… 162
　12. 先端巨大症 acromegaly ………………………………………………………………… 164

Ⅱ-7　腫瘍・腫瘍類似疾患 ……………………………………………………… 吉田　和則
骨腫瘍の鑑別方法 ………………………………………………………………………… 166
　1. 骨肉腫 osteosarcoma ……………………………………………………………… 167
　2. 動脈瘤様骨嚢腫 aneurysmal bone cyst：ABC ……………………………… 168
　3. 巨細胞腫 giant cell tumor：GCT ………………………………………………… 170
　4. 骨内脂肪腫 intraosseous lipoma ………………………………………………… 172
　5. 脊索腫 chordoma …………………………………………………………………… 174
　6. 多発性骨髄腫 multiple myeloma ………………………………………………… 176
　7. 神経鞘腫 hemangioma ……………………………………………………………… 178
　8. 線維性骨異形成症 fibrous dysplasia …………………………………………… 180
　9. 非骨化性線維腫 nonossifying fibroma　線維性骨皮質欠損 fibrous cortical defect 182
　10. 類骨骨腫（皮質内型）osteoid osteoma ………………………………………… 184
　11. 滑膜骨軟骨腫症 synovial osteochondromatosis ……………………………… 186
　12. 転移性骨腫瘍モダリティ別の鑑別方法 metastasis of bone ………………… 188
　13. Warning Case ………………………………………………………………………… 192

Ⅱ-8　Don't Touch Lesion …………………………………………………………… 吉田　和則
　1. 化骨性筋炎 ossifying myositis …………………………………………………… 195
　2. 裂離骨折 avulsion fracture ………………………………………………………… 196
　3. 肩関節偽脱臼 pseudo dislocation ………………………………………………… 196
　4. 上腕骨偽嚢胞 pseudo cyst　橈骨偽嚢胞 pseudo cyst ………………………… 197
　5. 骨梗塞 bone infarction ……………………………………………………………… 198
　6. 慢性硬化性骨髄炎 chronic sclerosing osteomyelitis ………………………… 199

Ⅲ　読影問題

Ⅲ-1　問　　題 ……………………………………………………………………………………… 202
Ⅲ-2　解　　説 ……………………………………………………………………………………… 219

参考文献 …………………………………………………………………………………………… 226
索　引 ……………………………………………………………………………………………… 233

I 読影の基礎

I-1 骨折の発生機序

　骨折（fracture）には直達外力や介達外力による骨の変形，破壊だけでなく，病的要因による骨形態の変形がある。骨折の一次読影には骨折の発生機序から骨折分類を知る必要がある。本章では発生機序である外力，骨質，部位などによる骨折用語を解説する。

1. 外力の強さによる分類

　骨折には，骨組織の連続性を断たれるもの，変形するもののほか，骨の外形の変化が少なく海綿骨が部分的に崩れるものも含まれる。骨折の主な原因には外傷骨折，疲労骨折，病的骨折があるが，読影ではその骨折の外力による分類がある。

1）外傷性骨折（traumatic fracture）

　正常な骨に対して1回の外力が加わったことによる骨折である。この骨折の直接原因が転倒，転落，衝突，交通事故など外力が骨に加わったものであっても，病的原因がある場合には病的骨折と分別する（**Fig.1**）。

2）疲労骨折（stress fracture）

　通常は骨折を起こさない程度の軽微な外力がスポーツなどで繰り返し，正常な一部位だけに加わったことにより発生する骨折である。痛み，腫脹などの症状があるが，初期のX線画像では診断が難しい場合がある（**Fig.2**）。

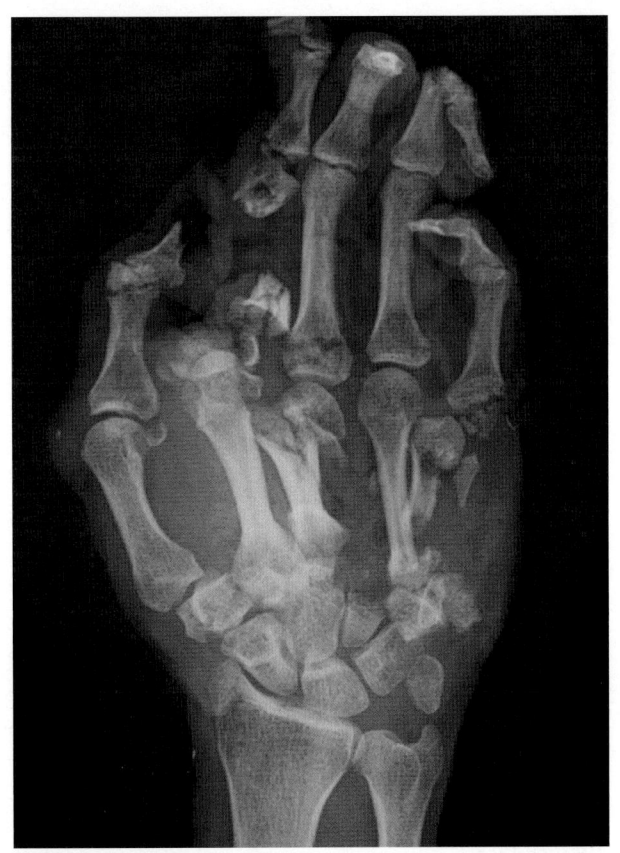

Fig.1　外傷性骨折（手指部）
外傷により，手根骨から手指骨まで多発骨折を認める。

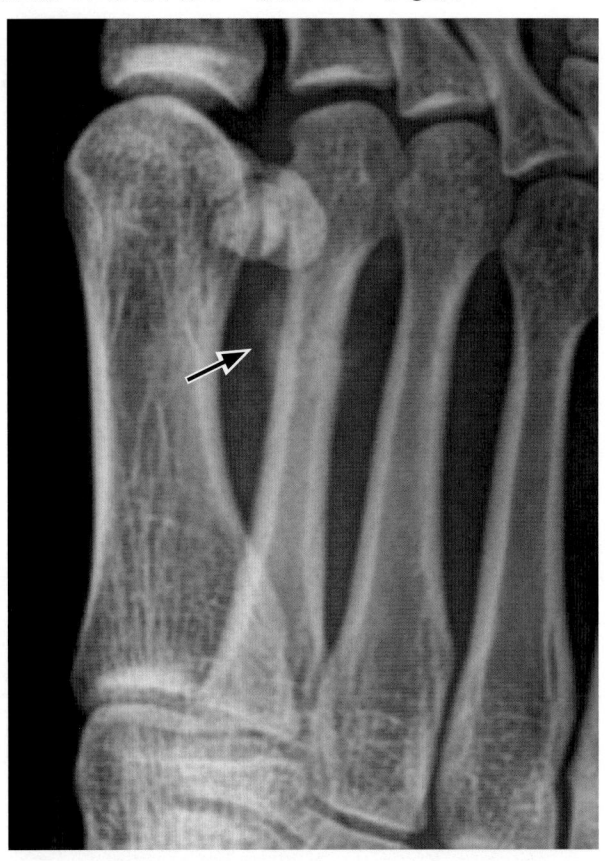

Fig.2　疲労骨折（第2中足骨）
足部に痛みの症状発現後，約1か月経過後に仮骨形成（→）を認める。

2. 骨質による分類

1) 病的骨折 (pathological fracture)

全身または局所的疾病で骨に病的変化があり、骨の健康性が失われ骨耐久性が低下し骨折が発生する。直接的な外力が働くよりも、それ以前に疾病により骨耐久性の低下により発生する。病的骨折に至る疾病としては、骨肉腫や悪性腫瘍の骨転移などがある（Fig.3）。

2) 脆弱性骨折 (insufficiency fracture)

病的骨折の原因となる骨腫瘍などではなく、正常の骨組織が骨強度低下が原因で軽微な外力によって発生し、日常生活で転倒などの軽い衝撃で起こる骨折である。骨粗鬆症を有する高齢の女性や関節リウマチ、糖尿病、腎不全による長期透析患者などにみられ、大腿骨頸部、脊椎、上腕骨頸部、骨盤などに好発する（Fig.4）。

なお、明らかな外傷がなく生じた骨折は特発骨折（spontaneous fracdure）と呼ばれ、骨折の臨床症状が明らかであってもX線画像で証明できない骨折は不顕性骨折（occult fracture）と呼称されることもある。

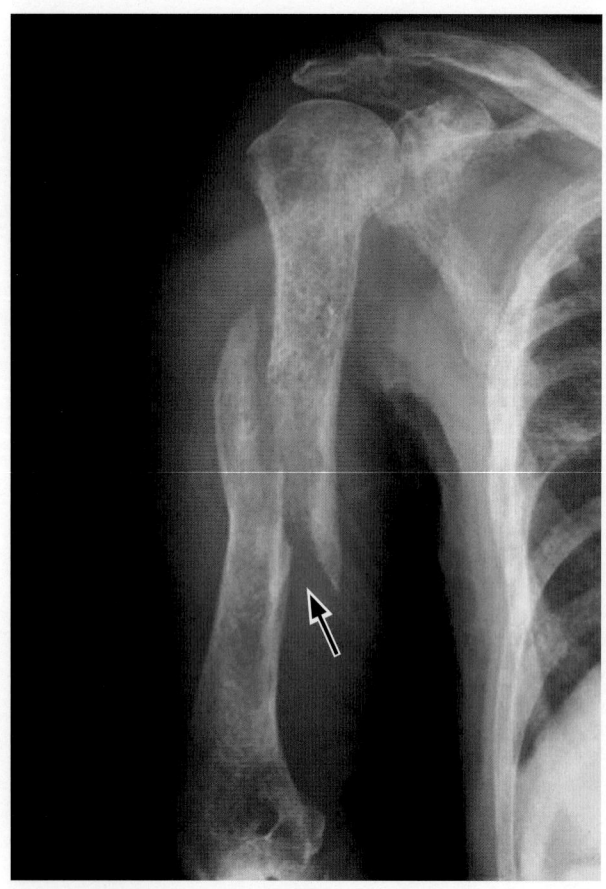

Fig.3　病的骨折　（上腕骨正面）
骨転移で骨が脆くなり、骨幹部骨折を認める。

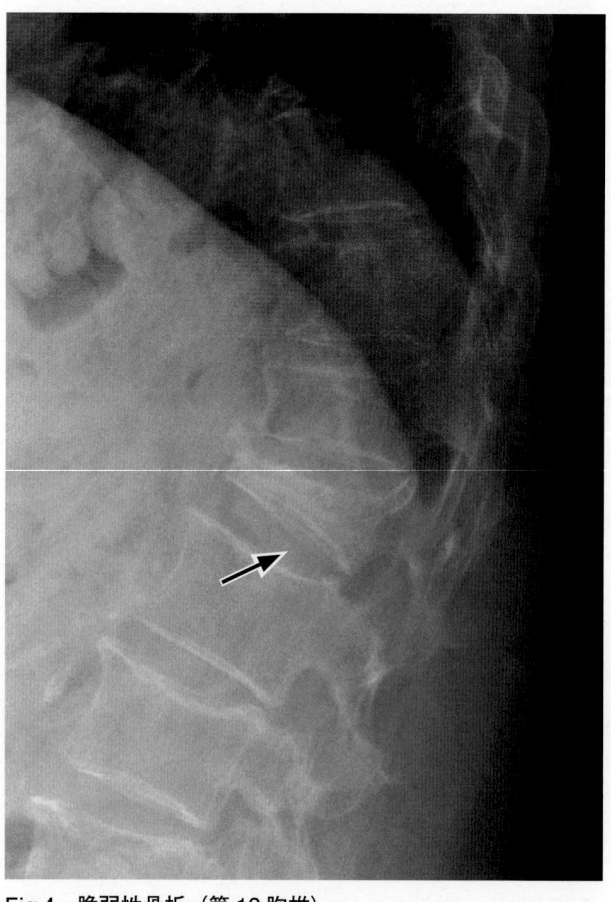

Fig.4　脆弱性骨折（第12胸椎）
骨粗症の好発部位となる胸腰椎移行部に圧迫骨折を認める。

Resnick は骨折を外傷性骨折 traumatic fracture，疲労骨折 stress fracture，病的骨折 pathologic fracture に3分し，さらに stress fracture を正常な骨に生じる徒労骨折 fatigue fradure と全身の骨量の減少と骨微細構造の劣化した状態で生じる脆弱性骨折 insuffidencv fracture に分類している（**Fig.5**）。

3）骨挫傷（bone bruise）

　通常は骨折を起こさない程度の外力や骨同士の衝突により，海面骨に微小骨折（microfracture）が生じ骨髄に出血や浮腫が起こる。主にスポーツにより発生し，膝関節や足関節に多く，痛み，腫脹などの症状がある。初期のX線像では同定することができず，MRIによって詳細な骨内の浮腫などが描出可能となる（**Fig.6**）。

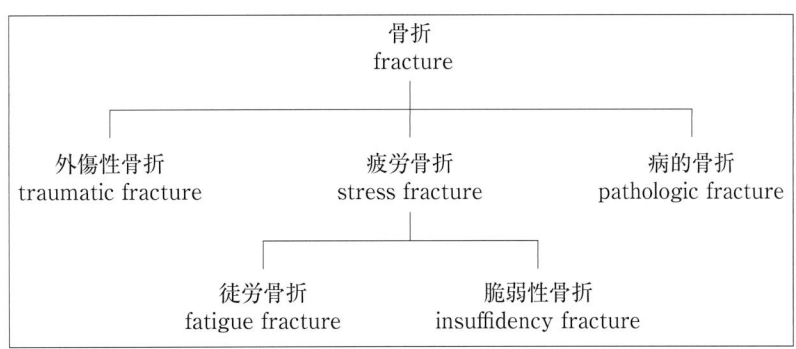

Fig.5 Resnick の分類

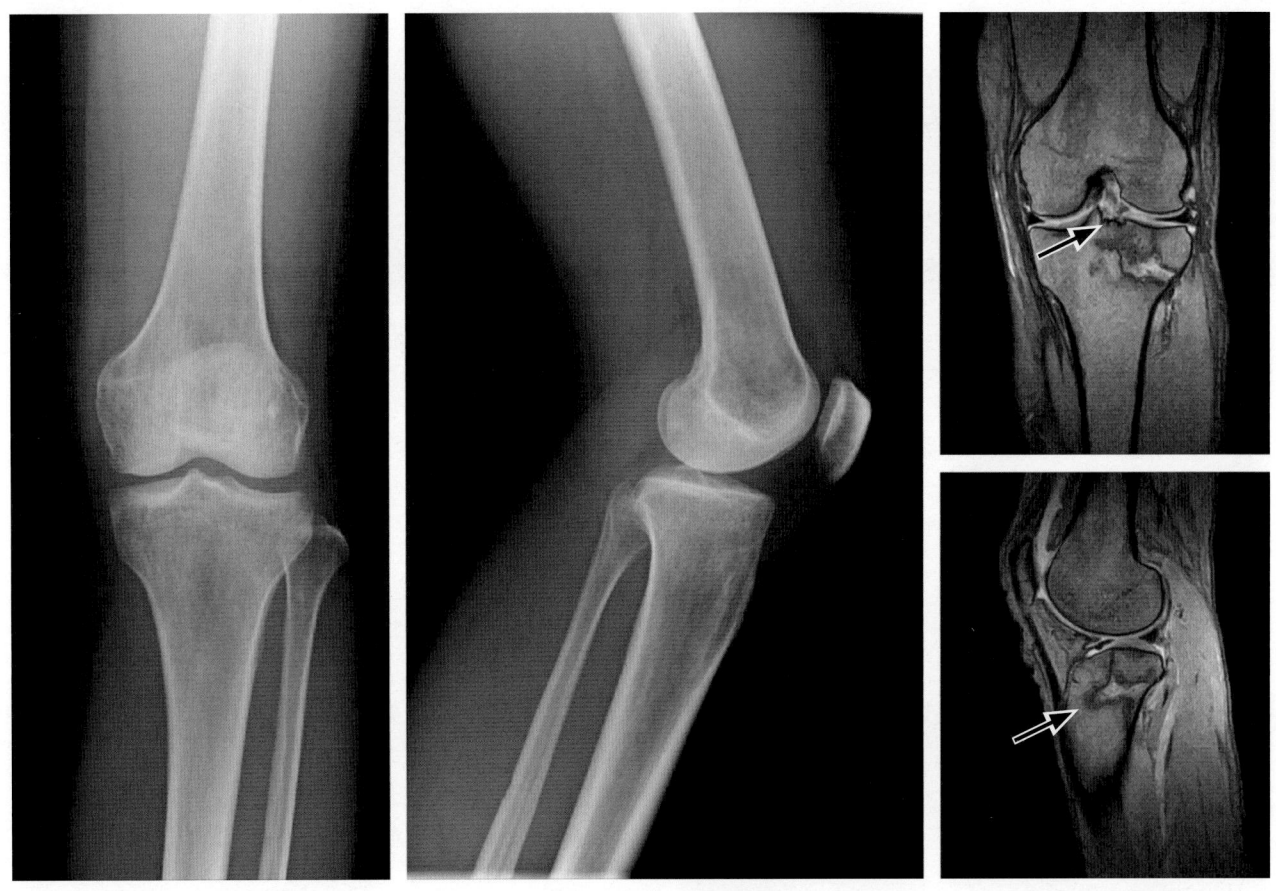

　　単純X線　膝関節正面像　　　　　　　単純X線膝　関節側面像　　　　　　　MRI　T2*強調

Fig.6 骨挫傷（膝関節）
膝関節のX線画像では明らかな異常を指摘することはできない。MR画像ではX線像より広範な領域に浮腫像を認める。

3. 部位による分類

3-1. 関　節
骨折部位として関節に骨折線を含む有無は，症例により骨折治療の難易度が大幅に変わる。

1) **関節内骨折**（intraarticular fracture）

　骨折線が関節（包）内に及ぶ骨折である（**Fig.7**）。骨折により関節面の不適合で関節機能が悪く機能障害となる。関節内骨折には，関節臼蓋だけでなく骨頭下骨折（subcapital fracture）がある。

2) **関節外骨折**（extracapsular fracture）

　骨折線が関節（包）に及ばない骨折である。関節外骨折で，大腿骨転子間骨折や上腕骨頸部骨折など球関節の関節外にある骨折を骨頭下骨折（subcapital fracture）と呼んでいる。

3-2. 長管骨
　長管骨の骨折部位には，骨幹部骨折，骨幹端部骨折，骨端部骨折があり，骨折の治癒過程が異なる（**Fig.8**）。

1) **骨幹部骨折**（diaphyseal fracture）

　骨幹部は，外層から丈夫な骨膜，皮質骨，骨内膜，骨髄腔が中央に存在する。大腿骨では，交通外傷や転落などで直接外力が加わって発生する骨折である。骨幹部を覆う骨膜は，血管や神経が多く骨折後の骨再生や成長に慣用する。

2) **骨幹端部骨折**（metaphyseal fracture）

　骨幹端部は長管骨の骨幹と両骨端部の移行部で，骨幹部より皮質骨が薄いが内部の網目状の海綿骨が外力を分散している。骨幹端部骨折は，骨幹端部に外力が加わり発生する骨折である。小児における骨幹端骨折では，骨折線が骨端線に及ぶと骨成長に関わるので読影に注意が必要である。

3) **骨端部骨折**（epiphyseal fracture）

　骨端部は，長管骨の両端部で関節を形成するためで膨張した遠位端骨折および近位端骨折として区別される。骨端部には，骨膜がなく関節軟膜と骨端軟膜に囲まれている。小児の骨端部の骨折読影は，骨折線が関節軟骨に及ぶと関節形成に関わるので読影に注意が必要である。

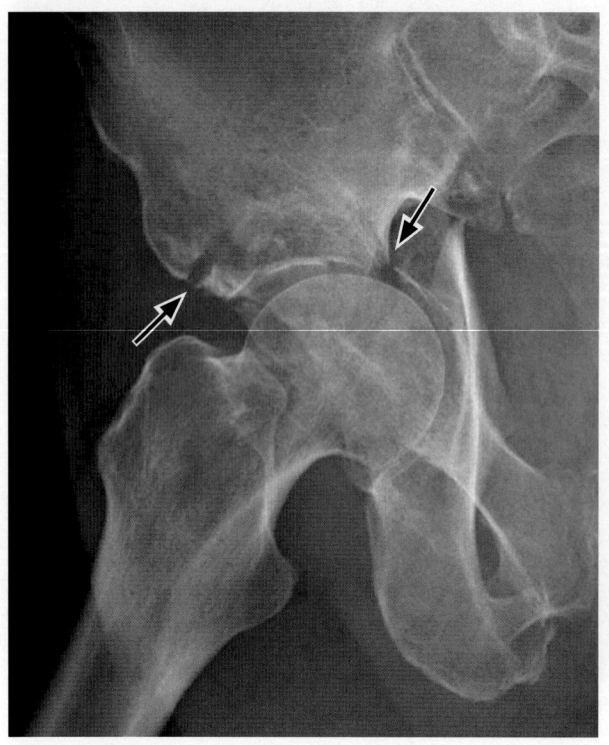

Fig.7　関節内骨折
交通外傷により臼蓋骨折の関節内骨折を認める。

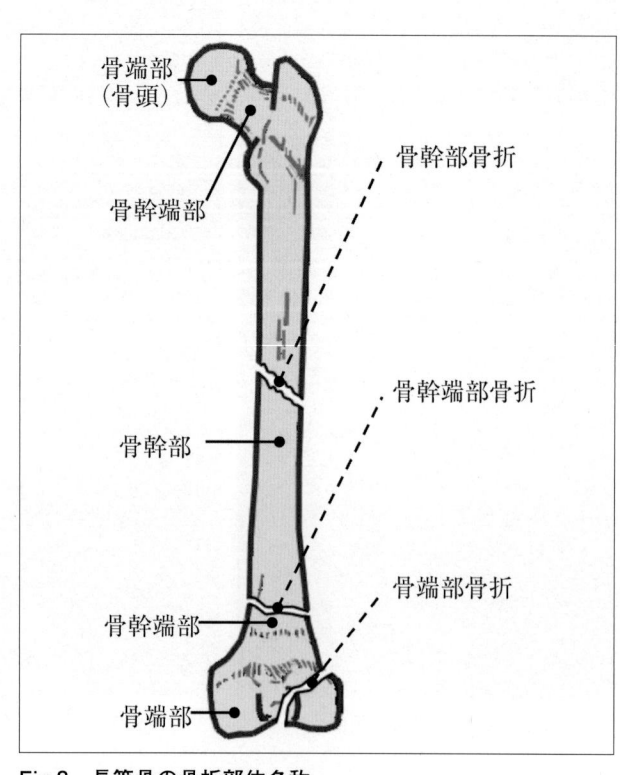

Fig.8　長管骨の骨折部位名称

3-3. 小　児

小児では骨端と骨幹の間に骨端線（成長線）があり，その骨端線を損傷する骨端離開がある（Fig.9）。

1）骨端離開（epiphyseal separation）

成長期の骨端線は骨より軟骨のほうが強度が弱く骨折が起こりやすい。成長軟骨の部分で骨折する損傷を骨端離開と呼ぶ。骨端線は骨端側から静止（胚芽）層，増殖層，肥大層，石灰化層からなり，静止層の未分化軟骨細胞は後者にいくに沿って成熟し骨化する。静止層が障害を受けると成長障害をきたす可能性が大きくなる。

この骨端線の骨折は，Salter-Harris分類により分類される。そのtype I とⅡは静止層に損傷がないため予後も良好である。type I は5歳以下の幼児に多く，type Ⅱは10歳以上の児童に多く最も頻度が高い。type ⅢとⅣは静止層に損傷が及ぶため予後が不良となる。type Ⅴはきわめて稀で，骨端線早期閉鎖をきたし，予後は不良である。

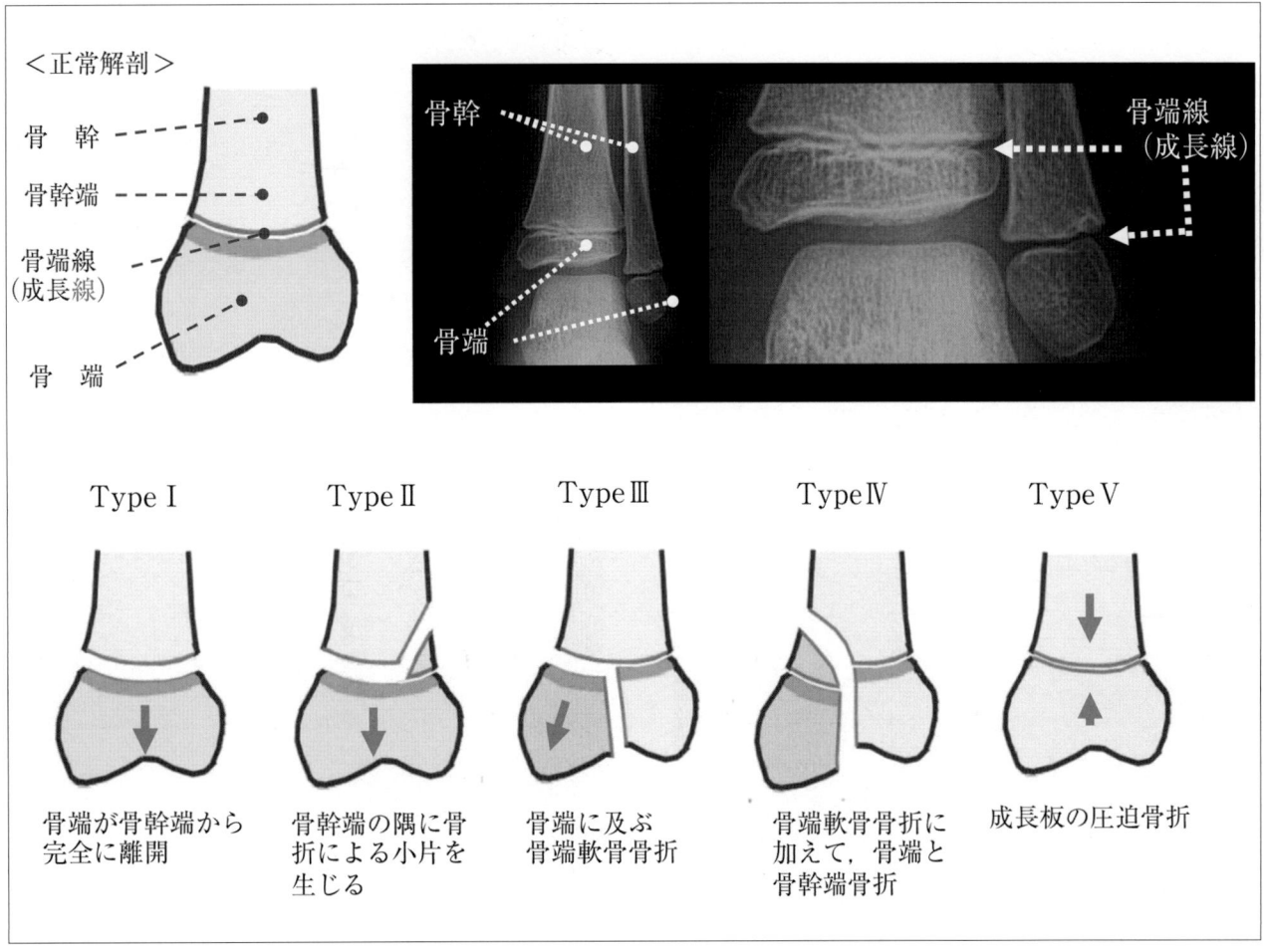

Fig.9　骨端線の正常解剖とSalter-Harris分類

4. 骨片の数による分類

骨片の数は，重傷度や予後，治療法を決定する基準となるため，骨片の数による分類用語を解説する。
1) **単発骨折**（single fracture）
 1本の骨に骨折が1か所だけある骨折。
2) **複数骨折（重複骨折）**（double fracture）
 1本の骨に骨折が2か所ある骨折。
3) **粉砕骨折**（comminuted fracture）
 1本の骨が骨折線が複数存在し，骨片が多く砕けた状態の骨折（Fig.10）。
4) **多発骨折**（multiple fracture）
 2つ以上の骨の同時骨折で多数の骨折がある（Fig.11）。高所からの転落事故や交通外傷等による高エネルギー外傷で生じることが多い。

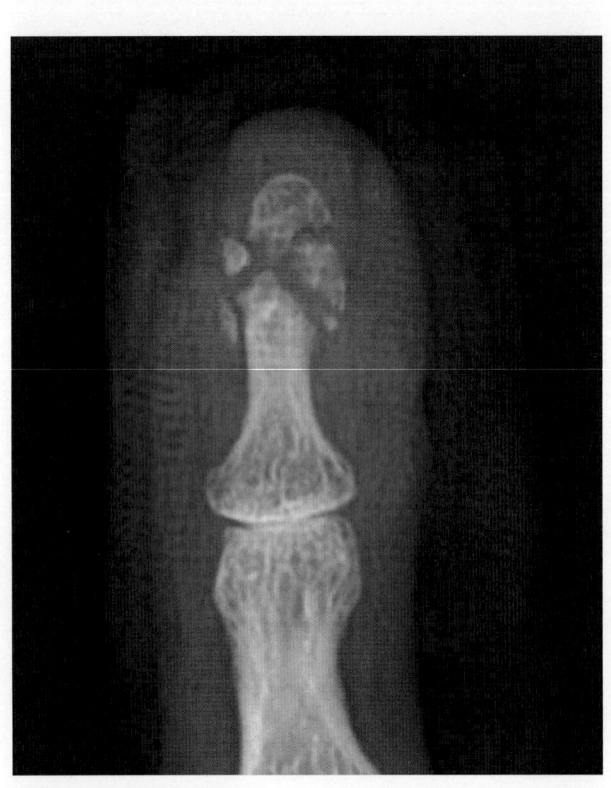

Fig.10 粉砕骨折（指）
末節骨の骨片が多数に分かれた粉砕骨折を認める。

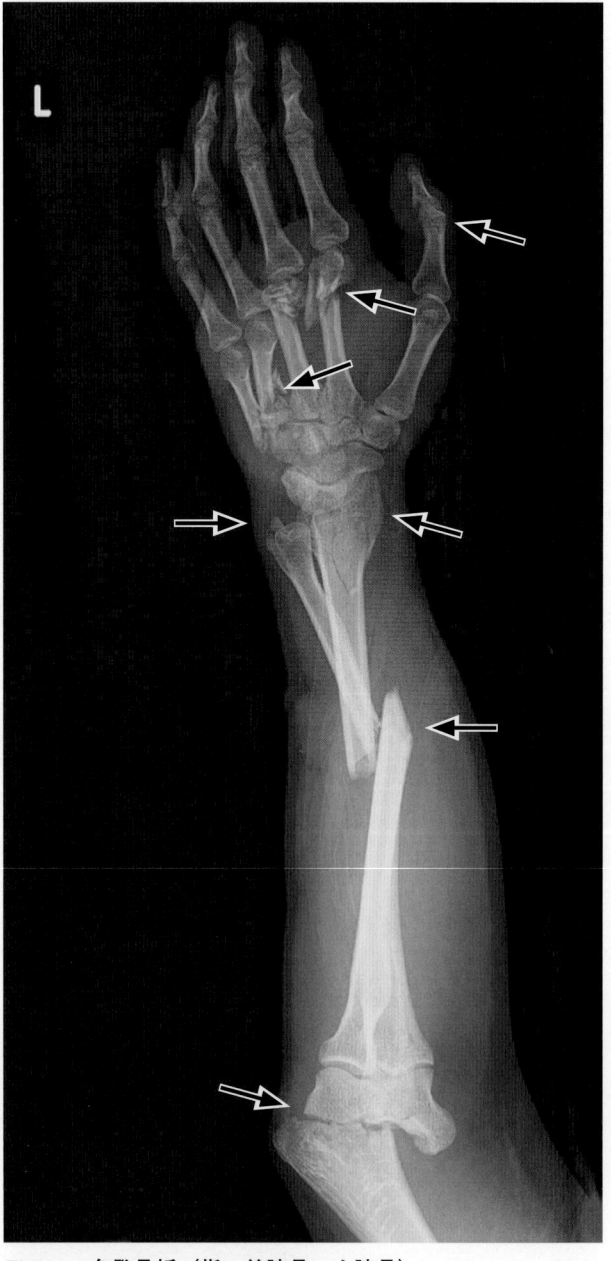

Fig.11 多発骨折（指，前腕骨，上腕骨）
中手骨から遠位橈骨尺骨の脱臼骨折と骨幹部骨折，遠位上腕骨まで多数骨折を認める多発骨折である。

8　診療放射線技師読影ノート　骨軟部編

5. 骨折の形状による分類

5-1. 骨折線の走行による分類

1) 横骨折（transverse fracture）
   骨折線が骨の長軸に対してほぼ直角となっている骨折（Fig.12a）。
2) 縦骨折（vertical fracture）
   骨折線が骨の長軸に対してほぼ平行となっている骨折（Fig.12b，Fig.13）。
3) 斜骨折（oblique fracture）
   骨折線が骨の長軸に対して斜めとなっている（「ほぼ直角」でも「ほぼ平行」でもない）骨折（Fig.12c）。
4) 螺旋骨折（spiral fracture）
   骨折線が骨の長軸に対してらせん状となっている骨折（Fig.12d，Fig.14）。

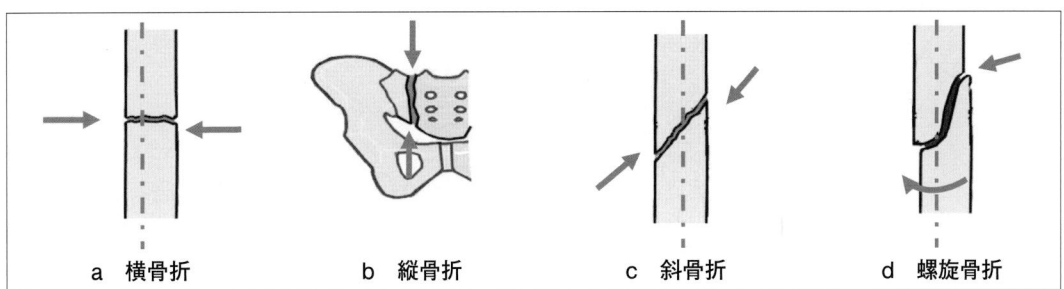

Fig.12 骨折線の走行による分類

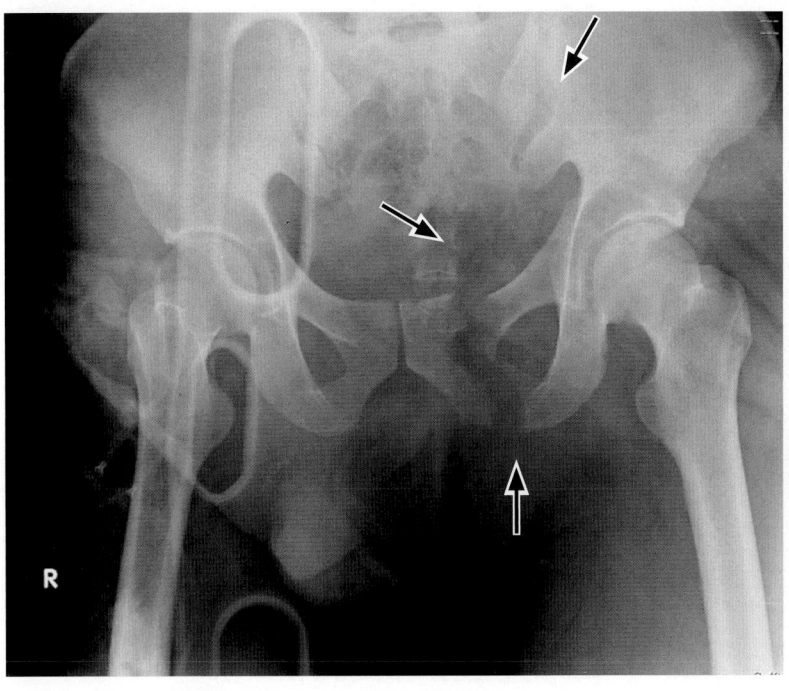

Fig.13 縦骨折（骨盤）
骨盤部に腸骨から恥骨と座骨を跨ぐ縦骨折を認める。

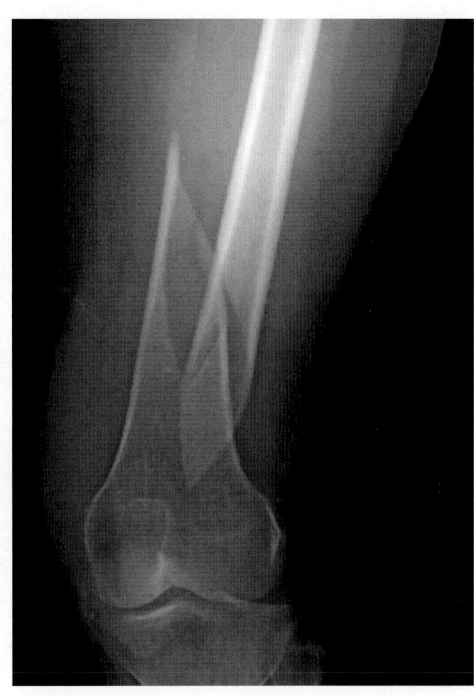

Fig.14 螺旋骨折（大腿骨）
大腿骨の骨幹部に螺旋骨折を認める。

I-1 骨折の発生機序

5-2．外力の作用方向による分類

1）剪断骨折（shearing fracture）
　骨の長軸に対して垂直方向に滑らせるような力が働いたことにより生じた骨折である。この場合，横骨折が生じやすい（Fig.15a）。

2）圧迫骨折（compression fracture）
　骨が過度に圧迫されることにより生じた骨折である。腫瘍や脊椎などその他の疾患により起こることが多く，特に骨粗鬆症がある高齢者は胸腰椎移行部圧迫骨折がある（Fig.15b，Fig.16）。

3）捻転骨折（torsion fracture）
　骨が過剰な捻転力を受けて生じる骨折である。この場合，螺旋骨折が生じやすい（Fig.15c，Fig.17）。

4）屈曲骨折（bending fracture）
　骨に対して折り曲げるような力が働いたことにより生じた骨折である。この場合，複合骨折が生じやすい（Fig.15d）。

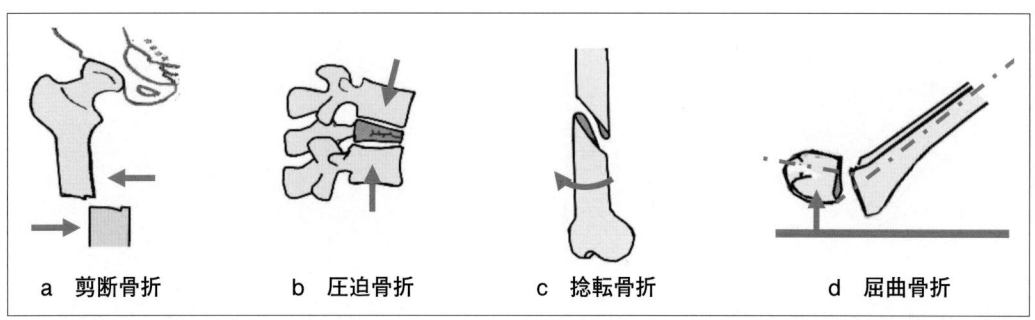

| a 剪断骨折 | b 圧迫骨折 | c 捻転骨折 | d 屈曲骨折 |

Fig.15　外力の作用方向による分類

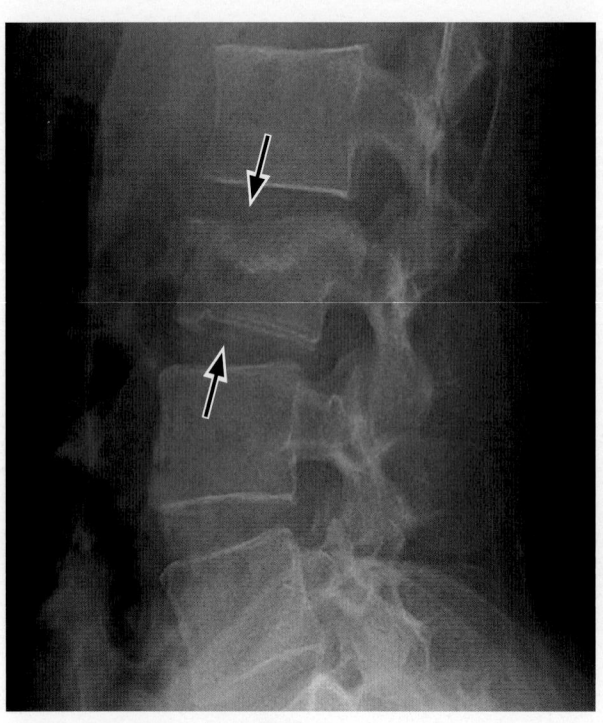

Fig.16　圧迫骨折（第3腰椎）
転落による圧迫骨折を認める。

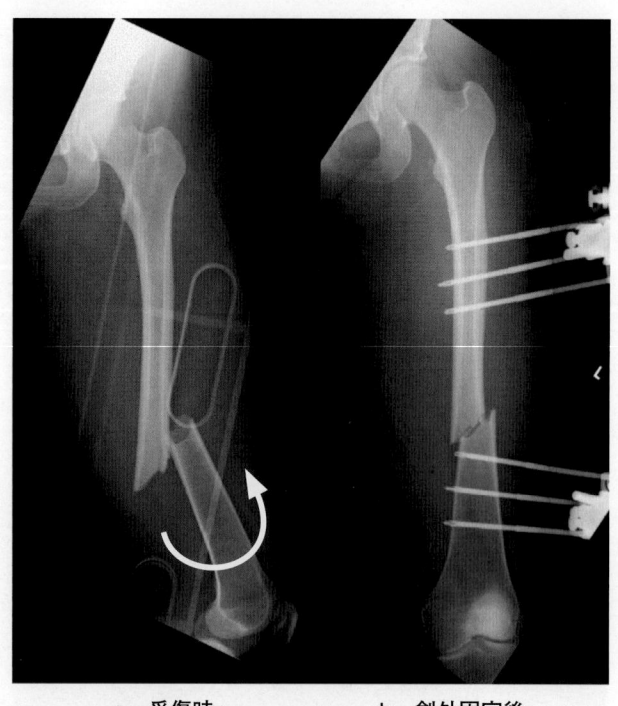

a　受傷時　　　　　b　創外固定後

Fig.17　捻転骨折（大腿骨骨幹部）
a　大腿骨遠位部が側面像となり捻転骨折を認める。
b　創外固定により大腿骨は整復されている。

5-3. 外力の変形による分類

1) 分節骨折（segmental fracture）
骨折線が骨の長軸に対してほぼ直角となっている骨折（Fig.18a）。
2) 嵌入骨折（impacted fracture）
骨片が骨の内部に入り込んで短くなる骨折（Fig.18b）。
3) 隆起骨折（torus fracture）
骨の長軸方向に圧迫力が加わることにより生じ，骨皮質が竹の節状に隆起する不全骨折（Fig.18c，Fig.19）。
4) 若木骨折（folding fracture）
硬くない骨（若い骨）が完全に破断されることのない不全骨折（Fig.18d，Fig.20）。

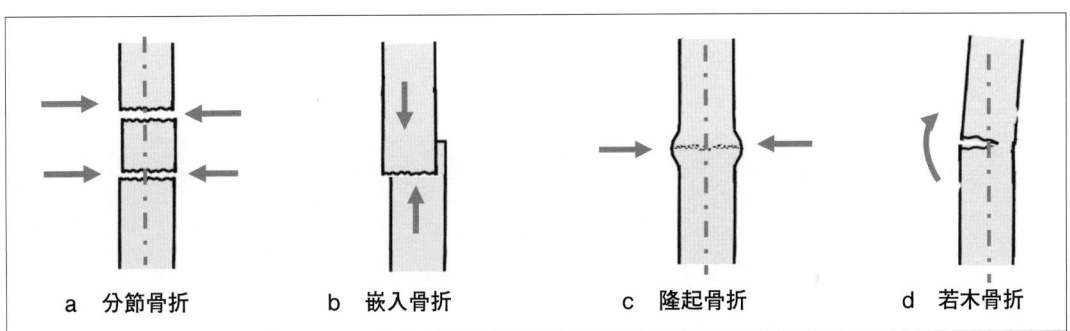

Fig.18 外力の変形による分類

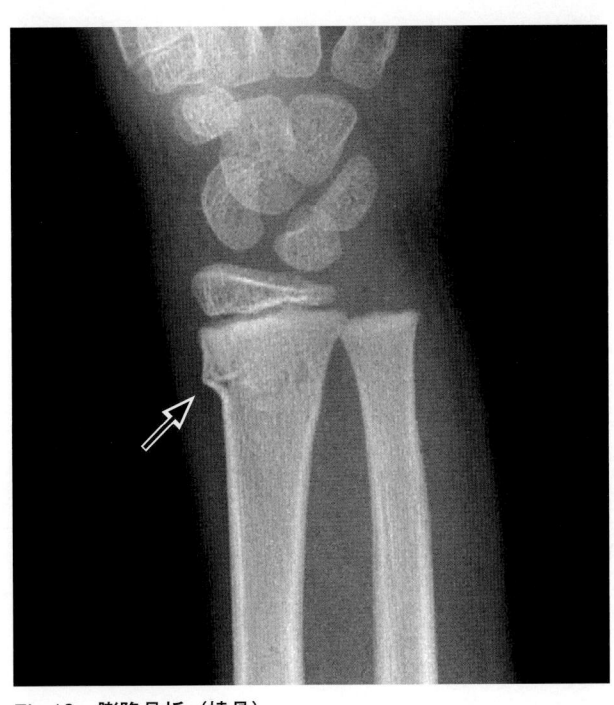

Fig.19 膨隆骨折（橈骨）
橈骨遠位の骨幹端に小さな隆起より膨隆骨折を認める。

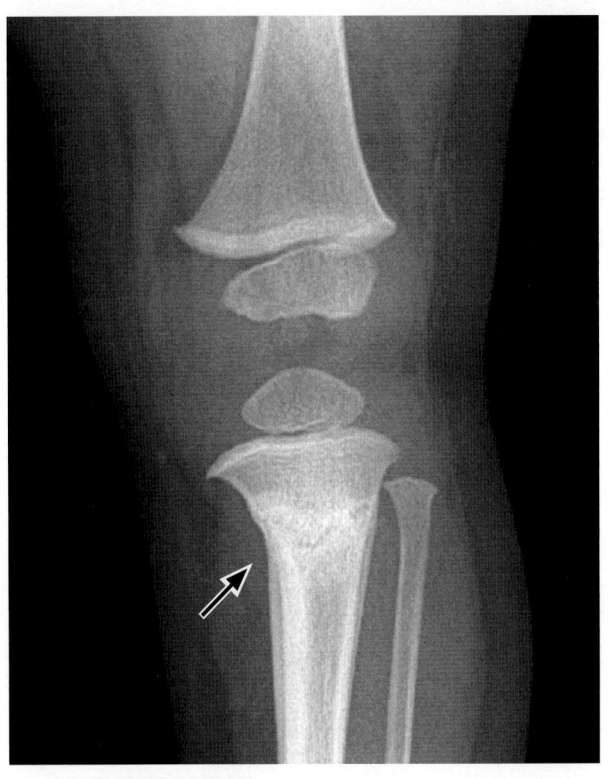

Fig.20 若木骨折（脛骨）
脛骨近位の骨幹端に淡い骨折線と治癒像としての硬化像より若木骨折を認める。

5-4. 外力の働き方による分類

1) 裂離骨折 (avulsion fracture)

骨に対して外力が直接働かず，筋・腱・靭帯などの牽引力によって，その付着部の骨が引き裂かれて生じた骨折 (Fig.21a, Fig.22)。

2) 剥離骨折 (sprain fracture)

骨に対して直達外力によって，骨が裂かれて生じた骨折 (Fig.21b, Fig.23)。

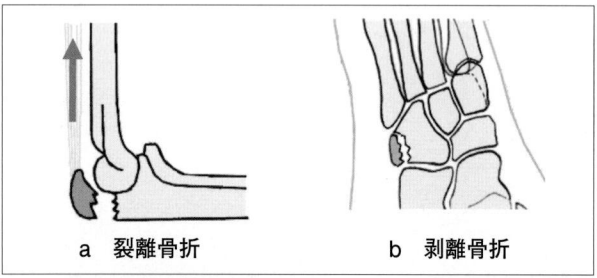

Fig.21 外力の働き方による分類

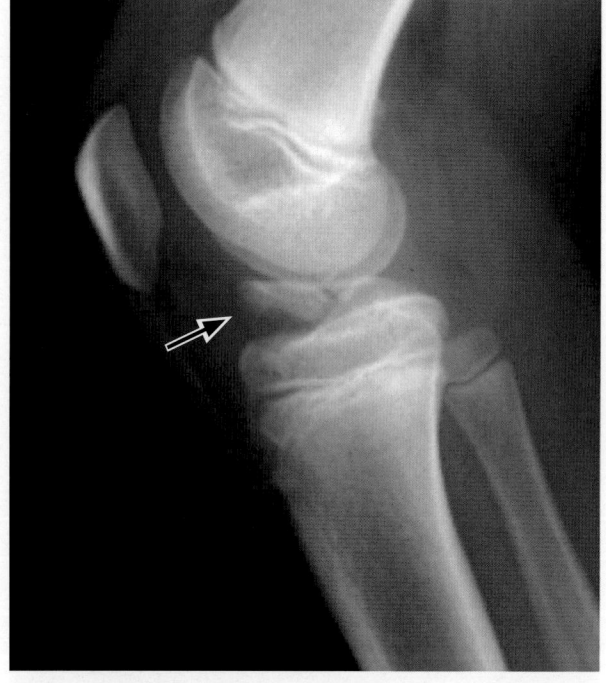

Fig.22 裂離骨折 (膝関節顆間隆起部)
前十字靭帯付着部の顆間隆起の前方が持ち上がる骨片像より裂離骨折を認める。

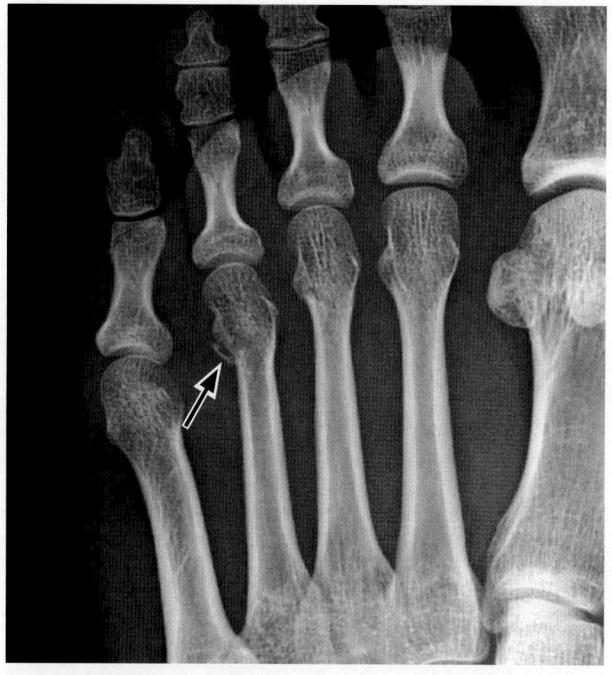

Fig.23 剥離骨折 (第4中足骨)
第4中足骨の遠位部に小さな骨片像より剥離骨折を認める。

6. 骨折の過程による分類

1) 新鮮骨折 (fresh fracture)

骨折直後から仮骨形成期までの骨折。

2) 陳旧性骨折 (obsolete fracture)

仮骨形成期以降の骨折。

7. 外界との交通の有無による分類

1) 閉鎖骨折（皮下骨折）(closed fracture)
   骨折部が外界と交通していない骨折。
2) 開放骨折 (open fracture)
   骨折部に創があり骨折部が外界と交通している骨折。X線撮影時には，出血が多く，感染の危険性が高いので注意が必要である。

8. 骨折の連続性による分類

1) 完全骨折 (complete fracture)
   骨の組織が完全に断たれて連続性を完全に失う状態の骨折。
2) 不全骨折 (infraction fracture)
   骨組織の一部に連続性が保たれている状態の骨折である（**Fig.24**）。亀裂骨折や，骨膜に損傷がないため外形的には変化がみられない骨膜下骨折がある。また不全骨折には小児に多く，竹節状の膨隆骨折（**Fig.19**），若木骨折（**Fig.20**）などがある。

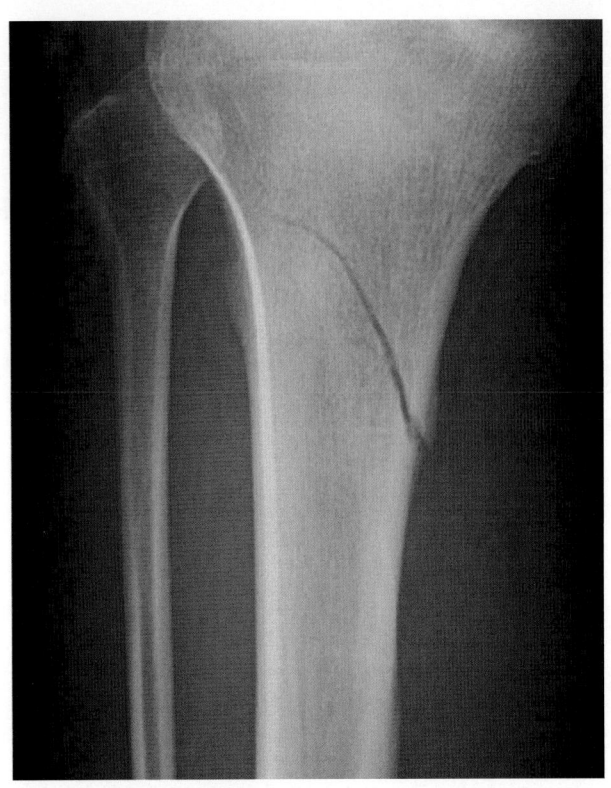

Fig.24 不全骨折（脛骨斜骨折）
骨の長軸に対して斜めに走る骨折線が途絶えているため亀裂骨折を認める。

9. 骨折発生原因による分類

1) 直達性骨折 (direct fracture)
   直接に外力が加えられた部位で生じる骨折（**Fig.25**）。
2) 介達性骨折 (indirect fracture)
   外力が加えられた場所から離れたところで折れる骨折（**Fig.26**）。

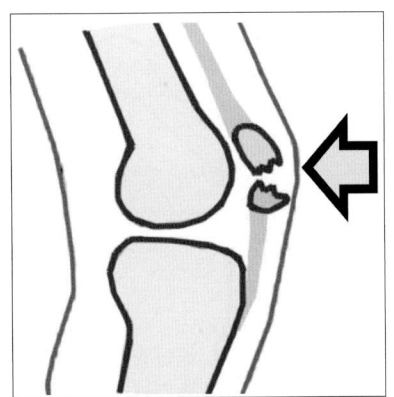

Fig.25 直達性の骨折
直達力に生じる膝蓋骨の横骨折が生じる。

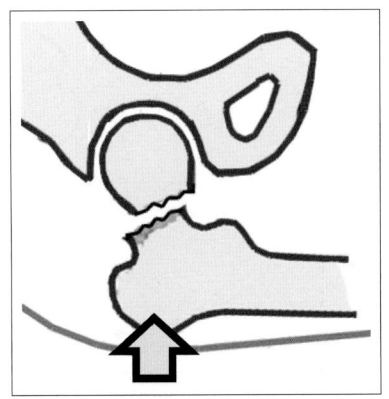

Fig.26 介達性の骨折
大結節に外力が加わり頸部に骨折が生じる。

I-1 骨折の発生機序

10. 骨折の転位による分類

1) 骨折転位 (displaced fracture)

　骨折部で骨片間に移動が生じ解剖学的形状が失う状態が骨折転位 (displaced fracture) である。この転位には外力が作用した段階で一次的転位が生じ，その後の筋肉の作用や体動で二次的転位が発生する。臨床画像では，いくつかの転位が組み合わされている場合が多く，以下のように転位も分類される (Fig.27)。

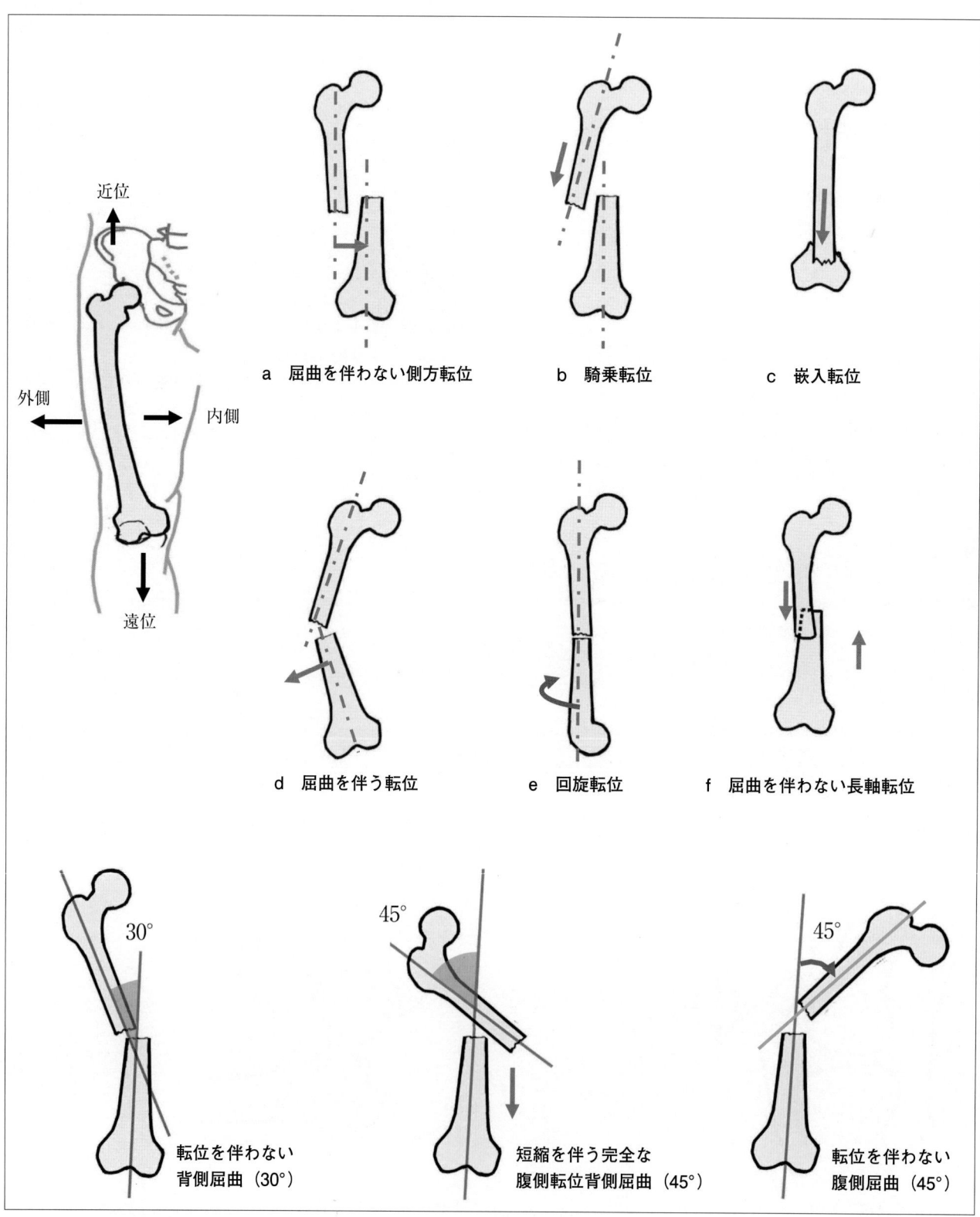

Fig.27　骨折の転位による分類

I-2 X線画像の読影方法

1. X線検査の目的

　単純X線検査のみならず，現在画像診断と呼ばれている診断は，1895年に物理学者であるW.C.Röntgen（ドイツ）がX線を発見したことに端を発し，今日でも医療界において診断にはなくてはならないものである。
　この単純X線検査は他モダリティと比べても，
　①予約なしで検査依頼ができ，検査時間も短い。
　②検査料が安価である。
　③複雑な画像処理や画像再構成が必要ないため，PACSへ即時送信可能。
　④比較的被ばくが少ない。
　⑤病棟や外来でも撮影が可能（ポータブル撮影）。
　⑥荷重撮影（立位時撮影）やストレス撮影が可能。
　⑦概観撮影に適している。
などの利点があり，他モダリティが大きく進展した今でも第一選択の画像診断である。
　通常，骨軟部領域の単純撮影は2方向以上の撮影が基本であり，特に小児の場合は比較として両側を撮影する。1枚の画像から得られる情報は多く，複数方向から立体的な病変の分布や変位等を把握する。

2. X線画像の基本

　X線は物質中を進行する場合，吸収・散乱によって減弱する。診断領域X線（40～200kV）では光電効果による吸収が大きく，原子番号3～4乗に比例して大きくなり，X線エネルギーが高くなるにつれコンプトン散乱の割合が増加し，その起こる確率は光子エネルギーと物質の密度に比例する。そのように線減弱係数は，X線の波長，被写体の性状（密度，実効原子番号）に左右される。
　X線画像はその際に実効原子番号の異なる体内の組織や物質による減弱差を利用して得られる。骨軟部領域のX線吸収は，空気・脂肪組織・筋肉・骨・金属（インプラント）の順で大きくなる。X線を使用する検査の場合，その実効エネルギーにより撮影画像のコントラストが変化する。
　X線画像の基本的な要素は，撮影技術・X線発生装置と画像診断装置・画像処理の3つがあり（**Fig.1**）その各要素の理解とバランスにより，高いレベルのX線画像を生み出すことができる。

1）撮影技術
　X線画像の撮影は，診療放射線技師の技術と臨床的知識や技師の心の持ち方により左右され，撮影する患者によりその撮影整位の方法は異なることもある。基本的には，①正確な2方向，②再現性の高さ，③幾何学的に歪みのない撮影（正投影），④画一的な撮影でなく個体差や様態に即した撮影，⑤機能解剖や関節可動域中間位（ROM）を基準にした撮影，を行うことで正確で精度の高いX線画像を得ることができる。

2）X線発生装置と画像診断装置

　X線発生装置は，X線のエネルギーを変化でき，ろ過フィルターを挿入することでよりエネルギーを上げることができる。X線管球では大・小の焦点を使用できる。画像診断装置は，CR・FPDがあり，その画素の大きさで感度・鮮鋭度が変わる。

3）画像処理

　X線画像は，いろいろな画像処理が施されている。周波数処理・階調処理・DR圧縮・ノイズ抑制処理など，メーカーによっても違う処理がある。大事なことは目的の信号を再現することや違和感のない画像にすることである。

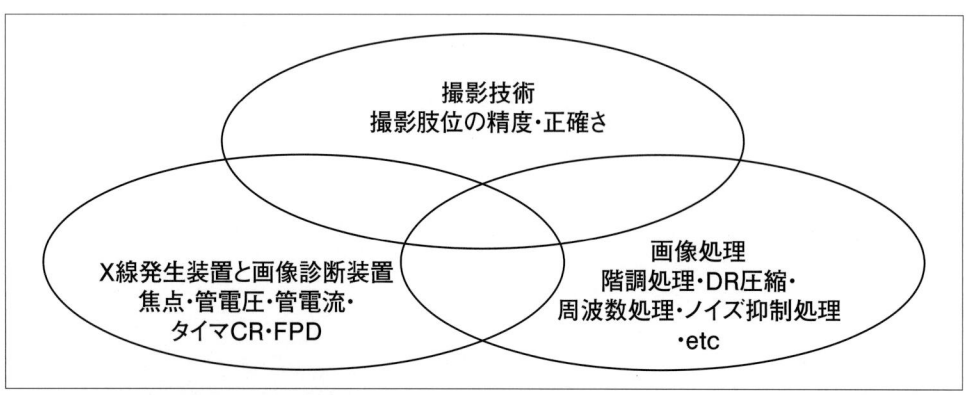

Fig.1　X線画像の基本となる要素

3. X線画像における異常所見

　骨軟部領域におけるX線画像は，骨折，骨腫瘍，関節炎や軟部疾患も異常所見として描出することが可能である。

　骨折では，変位，屈曲，伸延／短縮，回旋の評価を行い，異常所見を検出できる。また，骨の明らかな転位がない場合でも，周囲軟部組織の異常所見（fat pad sign など）により検出することも可能である。

　骨腫瘍は，骨破壊のパターン，腫瘍辺縁部の性状，骨膜反応の評価を行う。

　骨破壊のパターンでは，地図状，虫食い状，浸透状の3つ分類される。腫瘍辺縁部の性状は，辺縁明瞭で骨硬化を伴うもの，辺縁明瞭で骨硬化がないもの，辺縁不明瞭の3つに分類される。辺縁明瞭で骨硬化を伴うものは活動性が少ない腫瘍であるため良性の場合が多く，辺縁不明瞭なものは活動性が高く，悪性の場合が多い。

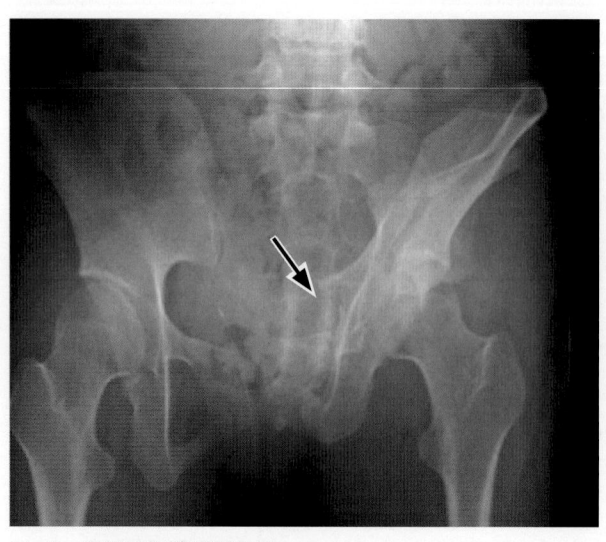

Fig.2　骨盤垂直剪断型骨折

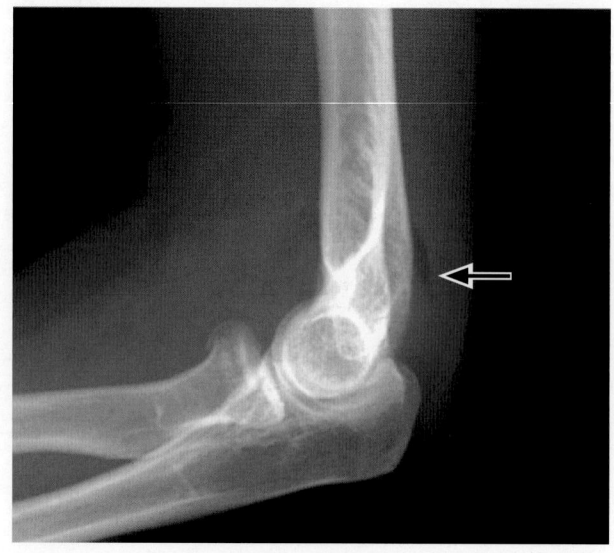

Fig.3　fat pad sign

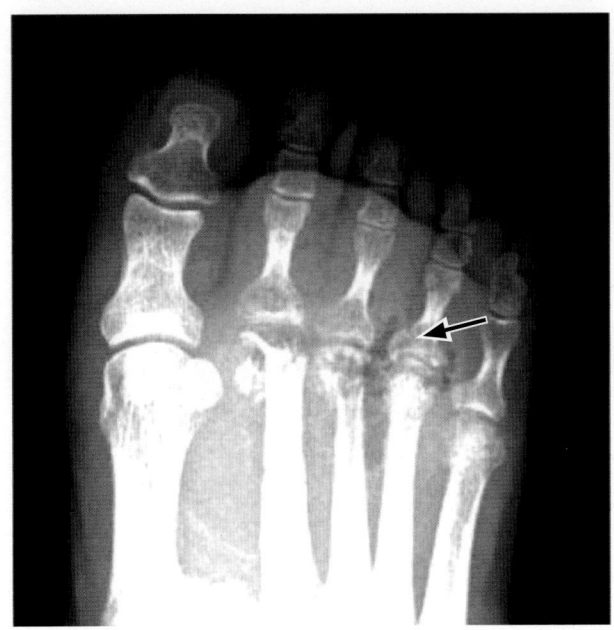

Fig.4 感染による軟部組織のガス像

　関節炎は，単関節疾患か多発性関節疾患かを把握する必要がある。
　単関節疾患は，外傷後，感染性，腫瘍類似疾患を疑い，多発性関節疾患は，変性疾患，炎症性関節炎，代謝沈着性疾患を疑う。
　軟部疾患は，石灰化を伴う軟部腫瘍やガス産生菌による軟部組織の感染を異常所見としてとらえることができる。

4. X線画像における読影手順

　骨軟部領域におけるX線画像の読影手順は，ABCD'Sの順に行う方法がある。
　すなわち，Aはalignment（配列），Bはbone mineralization（骨濃度），Cはcartilage（関節軟骨），Dはdistribution（病変の分布），Sはsoft tissue（軟部組織）である。

A：alignment（配列）
　　脱臼，骨折による転位があるかどうか，関節が正常な配列になっているかどうかを観察する。
B：bone mineralization（骨濃度）
　　骨密度の異常な低下や異常集積はないかを観察する。
C：cartilage（関節軟骨）
　　関節裂隙が狭くなっていないかどうかを観察し，軟骨の状態を把握する。
D：distribution（病変の分布）
　　腫瘍などの病変がある場合，どのような分布をしているか観察する。
S：soft tissue（軟部組織）
　　外傷や炎症反応に伴う軟部組織の変化はないか観察する。

5. X線画像におけるアーチファクト

1) 呼吸ブレや体動によるアーチファクト（Fig.5）
2) 衣類の写り込みによる障害陰影（Fig.6）
　特に多いのが膝関節や肘関節の撮影。Fig.ではジーンズをたくし上げて撮影したため，裾の締め付けによるX線低吸収のバンド状陰影とジーンズの生地の障害陰影。
3) CRでの画像消去不足による画像の重複（Fig.7）
　撮影時通常ではありえないほどの過剰照射線量で撮影した場合，もしくはCRの消去用ランプの劣化によって前撮影データが消去しきれず，次に撮影したデータに重複した障害陰影。
4) 強い周波数処理によるオーバーシュート（Fig.8）
　強い周波数強調処理を行うことによって，メタル部分は本来低濃度領域で白く描出されるはずであるが，白黒反転してしまう現象。

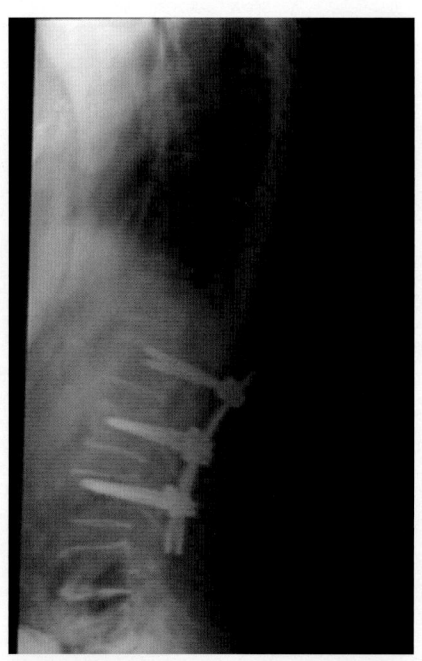

Fig.5　呼吸ブレ

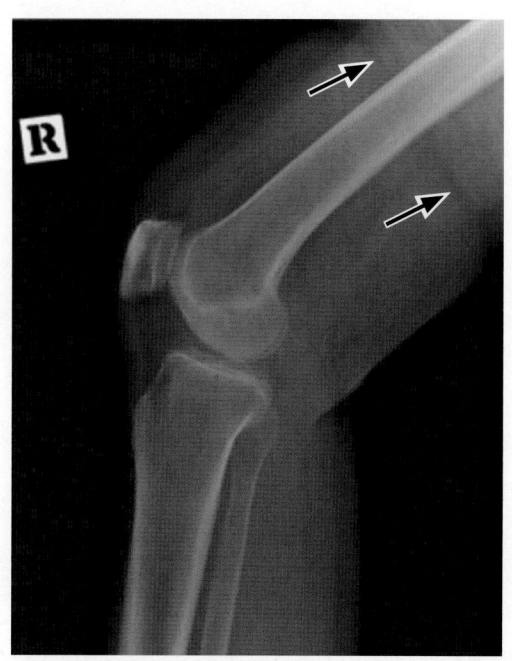

Fig.6　衣類の写り込み

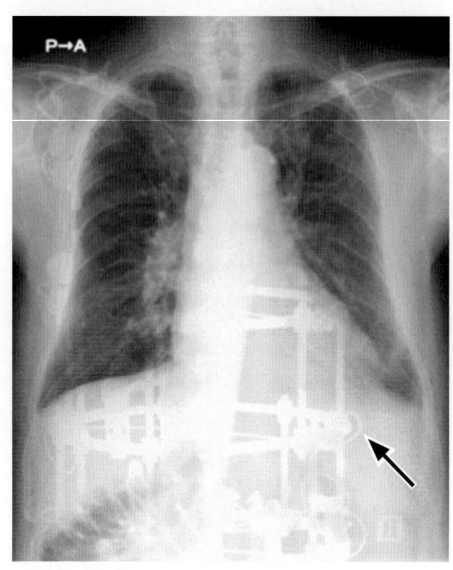

Fig.7　CRによるデータ消去不足

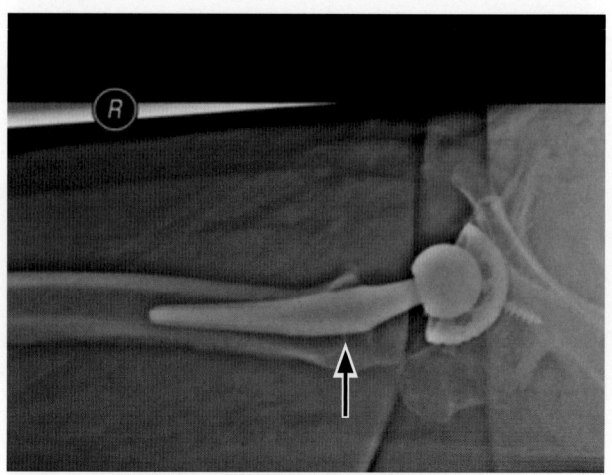

Fig.8　周波数処理によるオーバーシュート

I-3 CT画像の読影方法

1. CT検査の目的

CT検査は骨の描出に優れ，得られたボリュームデータからMPR画像や3D画像を作成することで多方向から多様な観察が可能である。その特徴からCT検査は，外傷症例においては関節周囲の骨折の精査として，腫瘍症例では病変の範囲や内部の骨化，石灰化の有無，病的骨折の危険性の確認等に用いられる。その他，device選択やシミュレーション，術中ナビゲーションといった手術支援などさまざまな目的で行われている。

2. CT画像の基本

CTの性能や画質の評価には，空間分解能（高コントラスト分解能），低コントラスト検出能，時間分解能などが用いられるが，骨領域においては微細な形状変化の描出が重要なため空間分解能の良い画像が求められる。

CTはガントリーセンター（回転中心）から離れるほどデータ密度の低下などで空間分解能は悪化する（**Fig.1**）。次に示す①〜⑧は空間分解能を左右する因子であるが，ガントリーセンターから離れるほど①〜④の負の影響を受けやすく画質が悪化するため，検査目的部位を可能な限りガントリーセンターにポジショニングすることが重要である。

1) 焦点サイズと検出器サイズ

検出器サイズは装置固有で変更不能だが，焦点サイズは機種により選択可能，または撮影条件によって自動で変更されるものもある。小焦点の使用が望ましい。

2) サンプリングピッチ

基本的には検出器間隔で決定されるが，焦点位置を電磁的に移動させデータの倍密度化を図る方法（フライングフォーカルスポット）など，検出器サイズを変えることなくサンプリングピッチを小さくする技術も実用化されており，スライス面内の空間分解能の向上に寄与している。また，この技術を体軸方向にも応用した装置も実用化されている。

3) view数

1回転あたりに得る投影データの数であり，一般にローテーションタイムに比例するが，装置により最大view数は決まっている。理論的にはview数が多いほど空間分解能が良い。

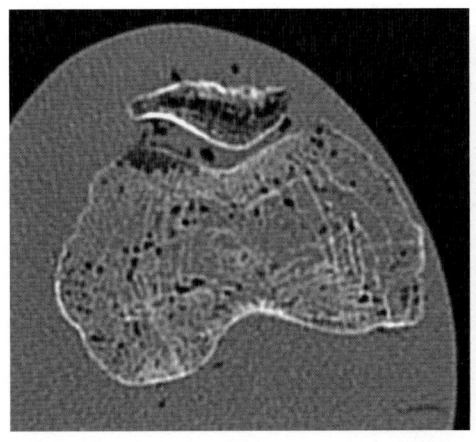 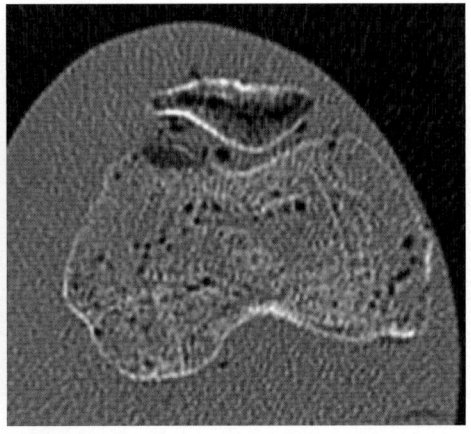

Fig.1 膝ファントムのポジショニング位置による画質の違い

4）ビームピッチ

撮影時間と患者さんの状況を考慮に入れたうえで決定するが，特に目的部位がガントリーセンターから離れている場合は低ピッチ（0.5～0.7）の使用が望ましい。

5）スキャンスライス厚

可能な限り，使用装置の最小スライス厚を使用する

6）再構成スライス厚，間隔

部分体積効果（パーシャルボリュームエフェクト）の影響によるボケを抑え，体軸方向の空間分解能を上げるため，最小スライス厚で，再構成範囲により30～50％のオーバーラップが推奨される。

7）再構成FOV

目的部位に合わせてFOVを小さくし画素ピッチを小さくすることで空間分解能の向上は期待できるが，最終的にはローデータや再構成関数の空間分解能に制限される。

8）再構成関数

MPR画像では骨用の高解像度関数を用いる。3D画像では撮影線量や骨の性質にも左右されるが，腹部用に使用される関数よりやや高解像度関数～高解像度関数が推奨されている。

以上，CTの空間分解能に関する一般的な考え方を述べたが，その他焦点移動や使用機種によっての再構成法の違い等によっても影響の出方はさまざまである。また，実際の現場ではワークステーションの性能や施設でのデータ保存の運用方法も加味して考える必要もあり，総合的な判断が求められる。

3. CT画像の異常所見

骨領域のCTで指摘を求められる異常所見としては，次に述べる①～④が主にあげられる。

①微細な骨折線の有無

②骨折の転位と関節内骨片

③骨腫瘍性病変

　CTでは主に腫瘍の局在，範囲，骨皮質の破壊，軟部組織への浸潤の有無などをとらえることができる。

④異所性骨化病変

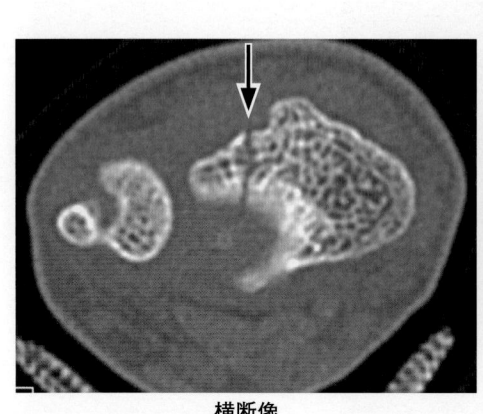
横断像

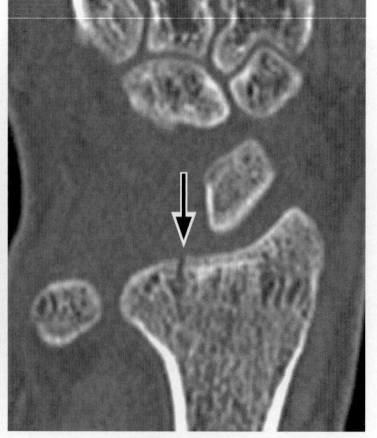
冠状断像

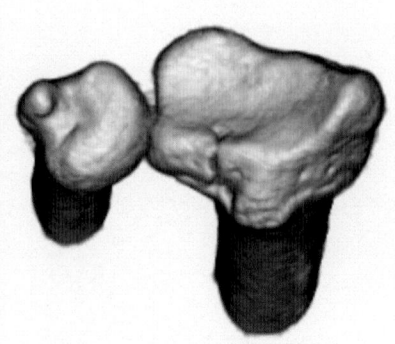
VR像

Fig.2　左橈骨遠位端骨折
関節内に及ぶ骨折線（→）が認められるが，転位はない。

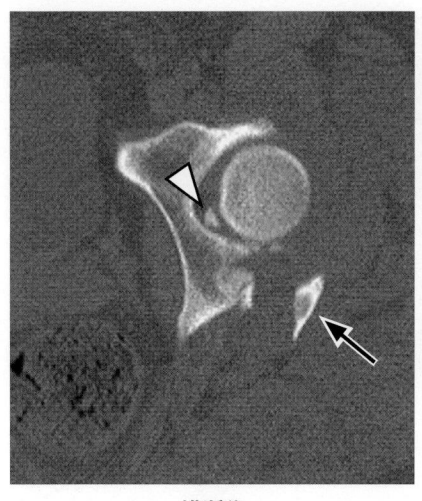 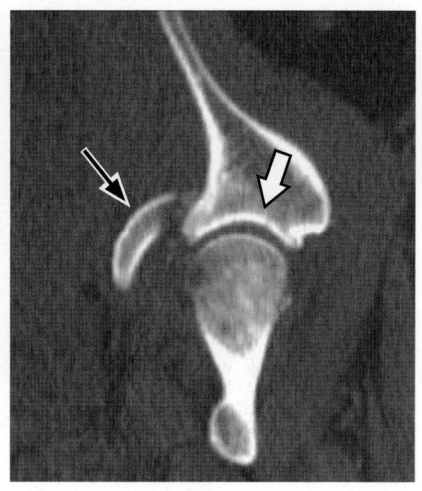 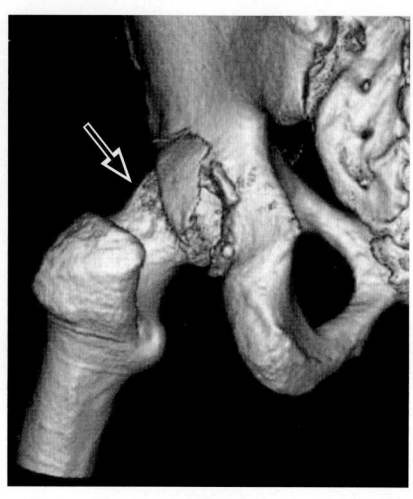

横断像　　　　　　　　　　矢状断像　　　　　　　　　　VR 像

Fig.3　左股関節後方脱臼骨折（脱臼整復後）
臼蓋後壁の骨折と転位（→），関節内骨片の存在（▷）が確認できる。臼蓋荷重面は比較的正常に保たれている（⇨）。

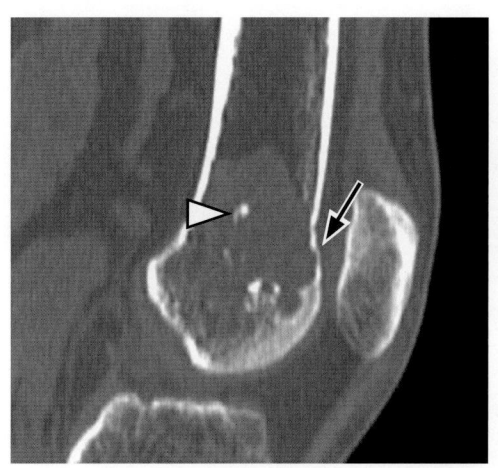 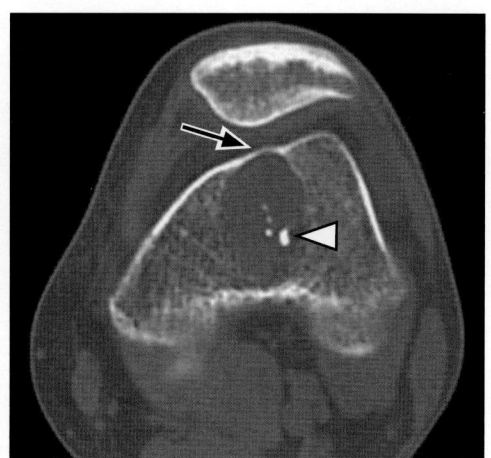

矢状断像　　　　　　　　　　　　　　横断像

Fig.4　左大腿骨遠位端骨腫瘍（内軟骨腫疑い）
骨幹端から骨幹にかけて，骨皮質の菲薄化（病的骨折の危険性）と膨隆（→）を伴った境界明瞭で，内部に石灰化（▷）も存在する腫瘍が確認できる。画像上は内軟骨腫の疑いが強い。

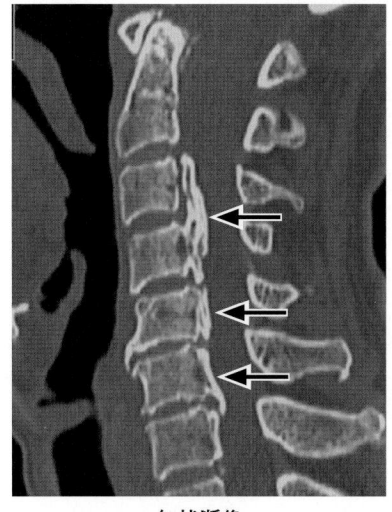 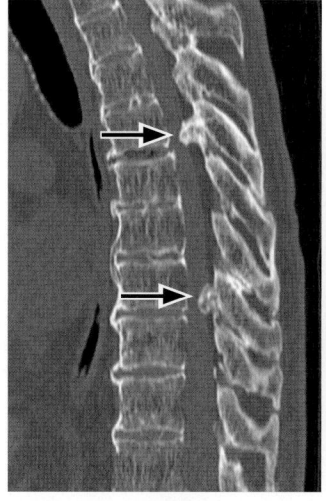 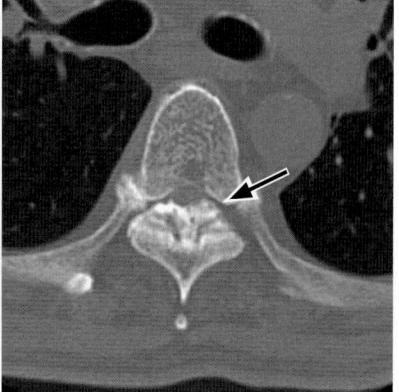

矢状断像　　　　　　　　　矢状断像　　　　　　　横断像

Fig.5　頸椎後縦靱帯骨化症（混合型）
C3～C7にかけて，後縦靱帯の骨化が認められる（→）。

Fig.6　胸椎黄色靱帯骨化症
Th 7/8，Th 10/11に黄色靱帯の骨化を認め，高度な脊柱管狭窄をきたしている（→）。

4. CT 画像における読影手順

　高エネルギー外傷等の全身検索時を除き，CT 検査時は臨床症状や X 線検査などである程度疾患も絞られており，異常所見の存在を指摘すること自体は難しくない場合が多い。しかし，予想外のものや複数の病変を見落とさないためには X 線画像の読影手順に準じ ABCD'S（p17 参照）の順に行うなど，手順を決めておくことが重要である。
　また，読影と同時に大きなウエートを占めるのは，疾患や検査目的に合わせて診断しやすく臨床的価値の高い MPR 画像や 3D 画像を作成することである。基本的には見慣れた X 線画像に則して関節面や骨軸を基準にし，再現性の高い画像を作成する。

5. CT 画像におけるアーチファクト

　呼吸や体動によるモーションアーチファクトの発生は誤診にも繋がるため，極力避けねばならない。救急時の多発外傷症例など，意思の疎通や抑制に限界がある場合は撮影時間を短縮し，アーチファクトの発生を抑えることに努める。通常は患者さんの疼痛や体位などの撮影状況を考慮したうえで，体を動かさないことを強く意識してもらうため呼吸停止下での撮影が望ましいと考える。
　もうひとつあげられるのは人工関節などのメタルアーチファクトである。下肢の撮影時，対側が人工関節の場合はまず第一にスキャン面に入らないように，体位の制限でそれが厳しい場合は目的部位からできるだけ離してメタルアーチファクトの影響を抑えることに努める。また，高電圧撮影やデュアルエナジー撮影を用いた仮想単色エネルギー画像（mono energetic image）もメタルアーチファクトの軽減に有効である（**Fig.7**）。その場合，120kV の通常撮影と若干画質が異なるので臨床医と相談のうえ使用することが望ましい。

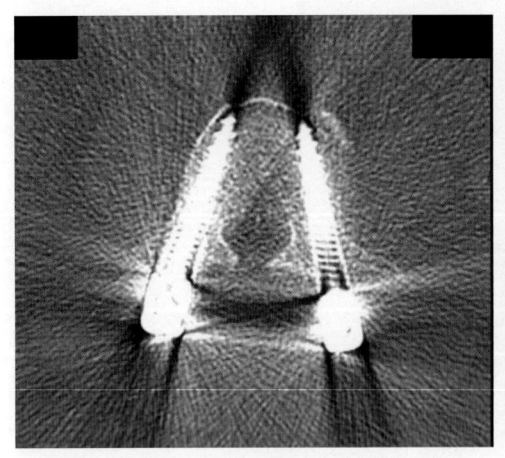 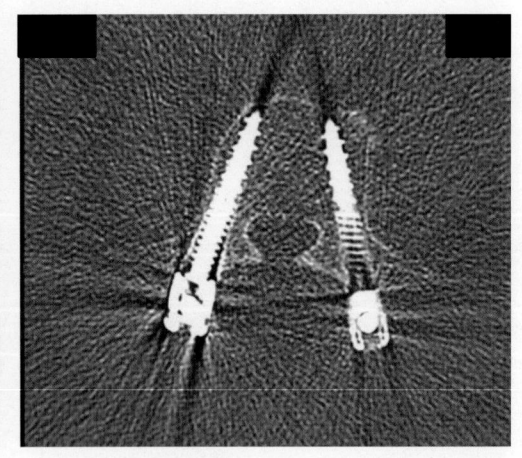

120kV 撮影　　　　　　　　　150kV 仮想単色エネルギー画像

Fig.7　メタルアーチファクトの抑制効果

I-4 MRI画像の読影方法

1. MRI検査の目的

　MRI検査は，CT検査に比べて空間分解能で劣る一方で，コントラスト分解能に優れている特徴がある。そのため，骨軟部領域のMRI検査は，関節内外の周囲組織や軟部組織，神経の走行，骨軟部腫瘍などの評価目的で施行される。しかし，外傷性骨折による骨の転位や形態をみる場合はX線検査やCTが施行される場合が多い。

　また，脂肪抑制法や造影剤を使用することにより骨挫傷や骨髄炎などを早期に診断することが可能となるため，MRI検査は骨軟部領域においても必要不可欠なモダリティであるといえる。

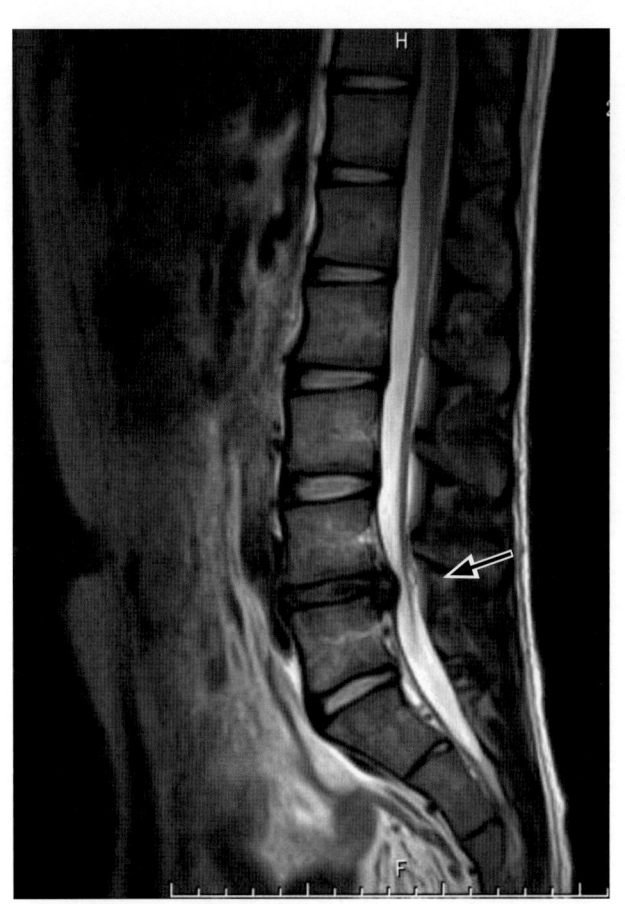

Fig.1　腰椎　T2強調矢状断像
L4/5椎間板ヘルニアを認める（→）

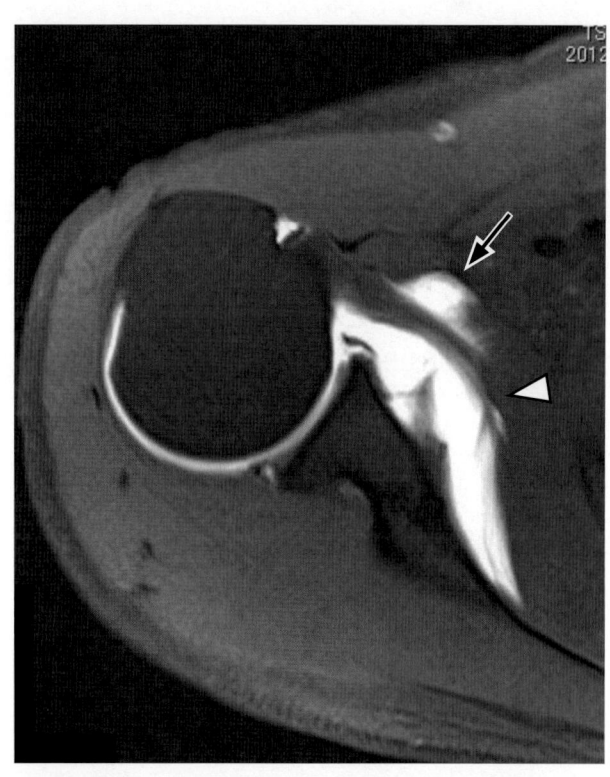

Fig.2　右肩　MR-Arthrography（脂肪抑制T1強調横断像）
関節包の弛緩が認められ（▷），造影剤の漏出を認める（→）。

MRI検査の特徴

①コントラスト分解能に優れ，筋，靭帯などの軟部組織の描出に優れる。
②骨挫傷や骨髄炎の早期診断が可能である。
③骨軟部腫瘍の構成成分や伸展範囲を描出することができる。

2. MRI画像の基本

基本的に骨軟部のMRIは，X線検査と同様に最低2方向の断面が必要である。また，関節面や筋肉・腱の走行を考慮した断面で撮像しなければならない。術後のインプラント挿入部位や副鼻腔などの空気と接している部位は磁化率の影響を受けやすいため，GRE法を避けSE法を使用する。また，MRIは目的部位や疾患に応じて，適切なシーケンスで撮像しなければならない。

骨髄の評価には，T1強調画像や脂肪抑制T2強調画像，STIR像が有用である。

靭帯や腱の評価には，T2強調画像や脂肪抑制T2強調画像が有用である。

関節軟骨の評価には，プロトン密度強調画像やT2*強調画像が有用である。

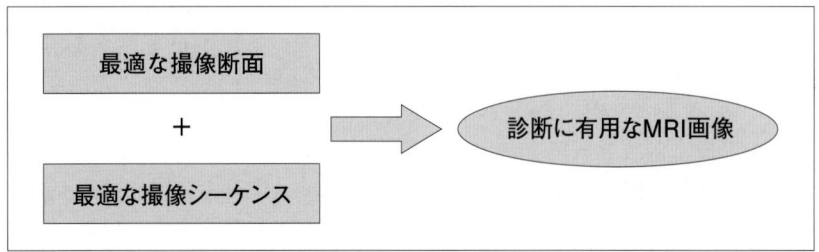

1）プロトン密度強調画像の信号強度

MRI画像は，水素原子核（プロトン）に磁場をかけることで得られる画像である。プロトン密度強調画像は，その名前の通りプロトンの密度に応じたコントラスが得られる。人体の中で最もプロトンが多いのは脂肪で，その次が水である。骨皮質や靭帯，腱，半月板などには，プロトンがほとんど存在しない。このことから，信号強度はFig.3に示すとおりとなる。

2）T1強調画像の信号強度

T1強調画像は，プロトン密度の信号強度をベースにして，T1緩和時間による信号強度の違い（Fig.4）を強調したコントラストが得られる。このことから，信号強度はFig.5に示すとおりとなる。

3）T2強調画像の信号強度

T2強調画像は，プロトン密度の信号強度をベースにして，T2緩和時間による信号強度の違い（Fig.6）を強調したコントラストが得られる。このことから，信号強度はFig.7に示すとおりとなる。

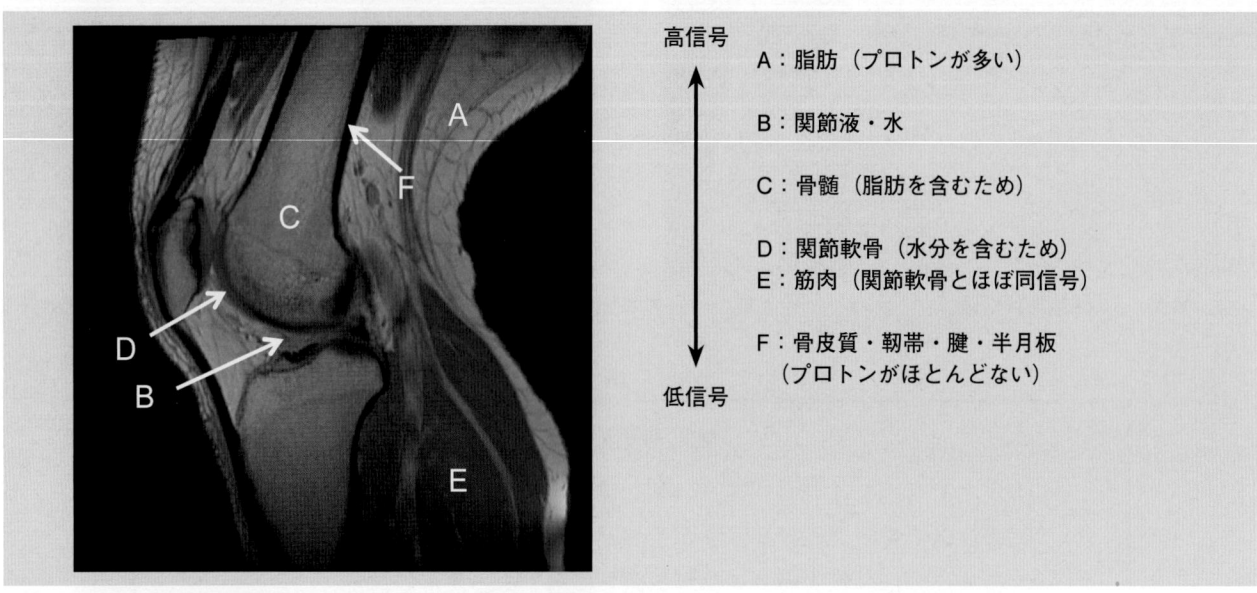

Fig.3 プロトン密度強調画像

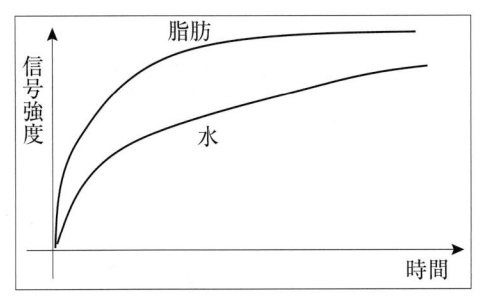

Fig.4 T1 緩和曲線

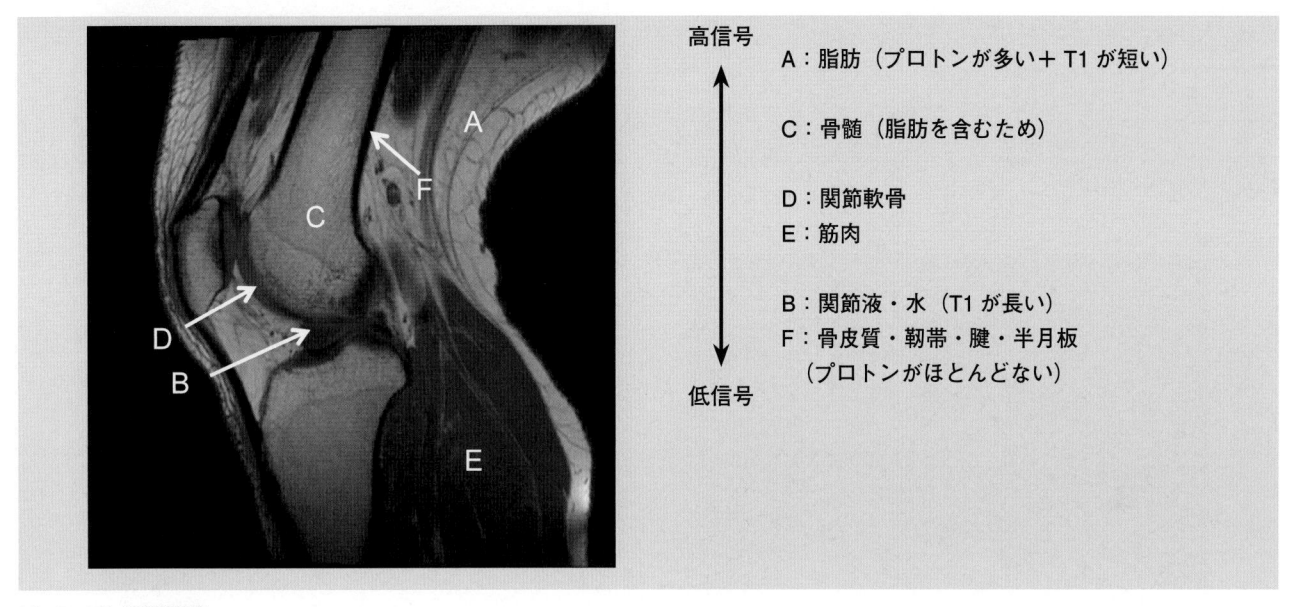

Fig.5 T1 強調画像

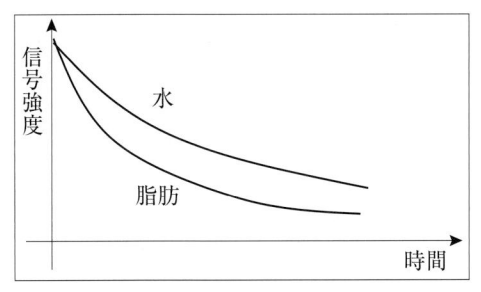

高信号
A：脂肪（プロトンが多い＋T1 が短い）
C：骨髄（脂肪を含むため）
D：関節軟骨
E：筋肉
B：関節液・水（T1 が長い）
F：骨皮質・靭帯・腱・半月板
　（プロトンがほとんどない）
低信号

Fig.6 T2 緩和曲線

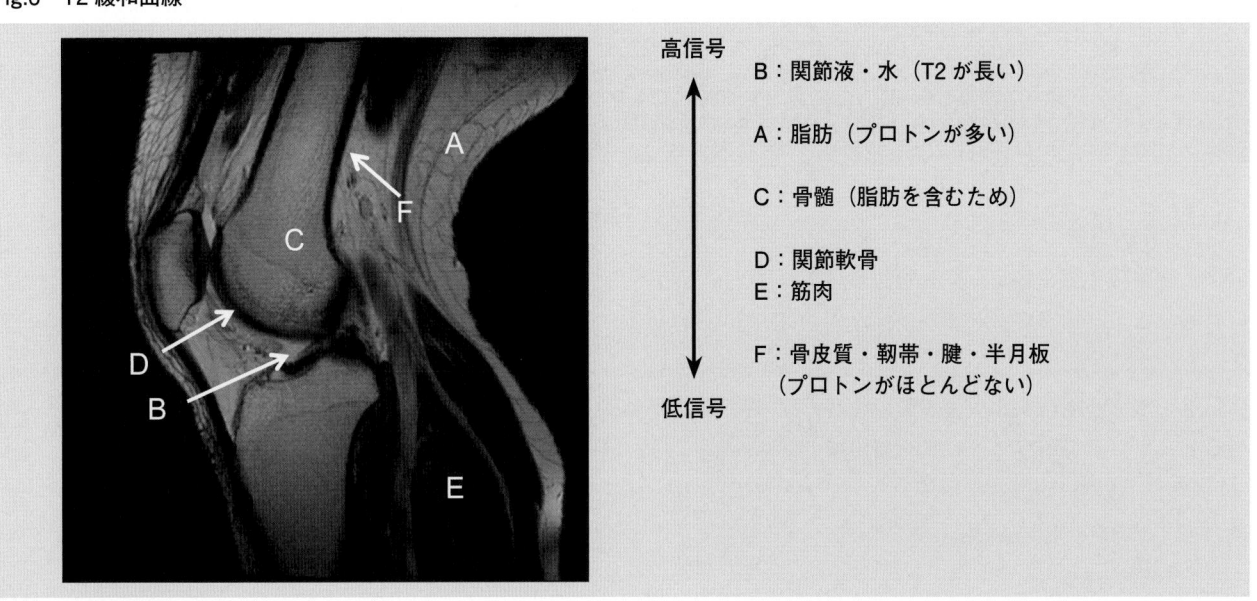

Fig.7 T2 強調画像

高信号
B：関節液・水（T2 が長い）
A：脂肪（プロトンが多い）
C：骨髄（脂肪を含むため）
D：関節軟骨
E：筋肉
F：骨皮質・靭帯・腱・半月板
　（プロトンがほとんどない）
低信号

I-4 MRI 画像の読影方法

4）T2*強調画像の信号強度

T2*強調画像は，GRE法で撮像したT2強調画像に近いコントラストの画像となる。しかし，GRE法は180°パルスを用いないで撮像する方法であるため，磁場の不均一を受けやすく急速にMR信号の減衰が生じる。その結果，脂肪の信号がSE法のT2強調画像よりも小さくなり，中信号となる。脂肪を含む骨髄はやや低信号に描出される。

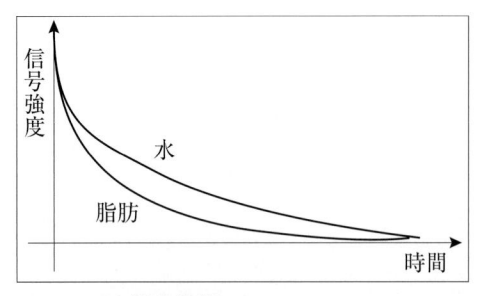

Fig.8 T2*緩和曲線

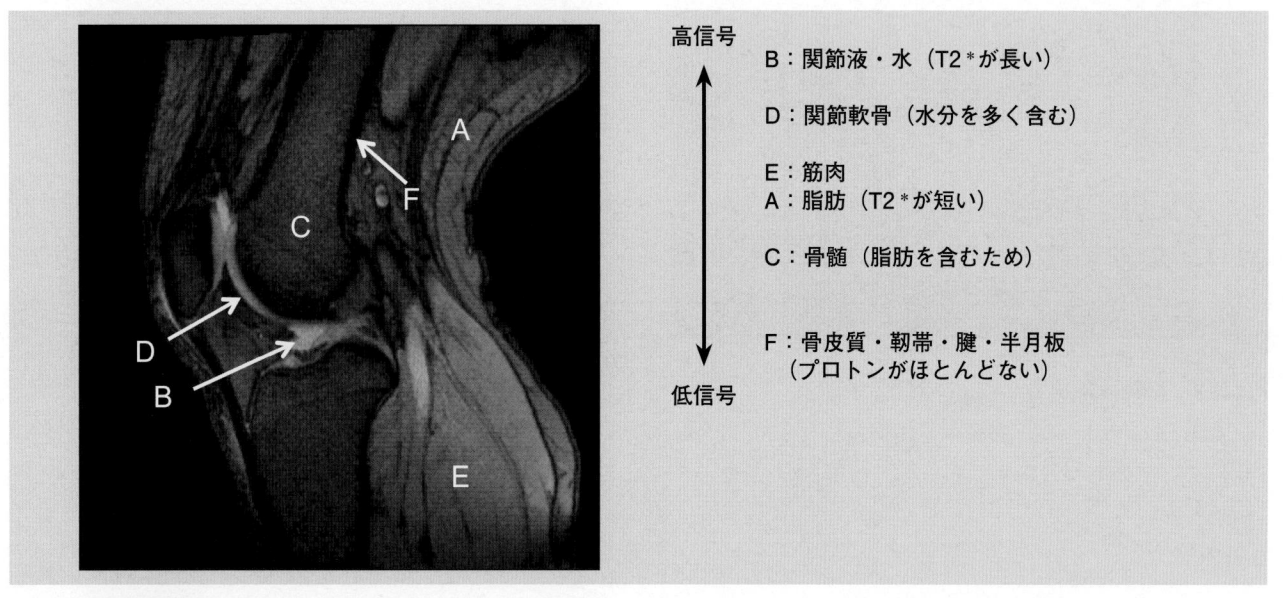

Fig.9 T2*強調画像

B：関節液・水（T2*が長い）
D：関節軟骨（水分を多く含む）
E：筋肉
A：脂肪（T2*が短い）
C：骨髄（脂肪を含むため）
F：骨皮質・靭帯・腱・半月板（プロトンがほとんどない）

3. MRI画像における異常所見

1）T1強調画像
高信号：脂肪を多く含むもの。脂肪腫など
低信号：水またはプロトン密度・プロトン自由度の低いもの。浮腫性変化（骨挫傷・骨髄炎など），囊胞性病変

2）T2強調画像
高信号：水。浮腫性変化（骨挫傷・骨髄炎），囊胞性病変など
低信号：プロトン密度・プロトン自由度の低いもの

3）プロトン密度強調画像
高信号：半月板損傷など

4）T2*強調画像
高信号：半月板損傷など

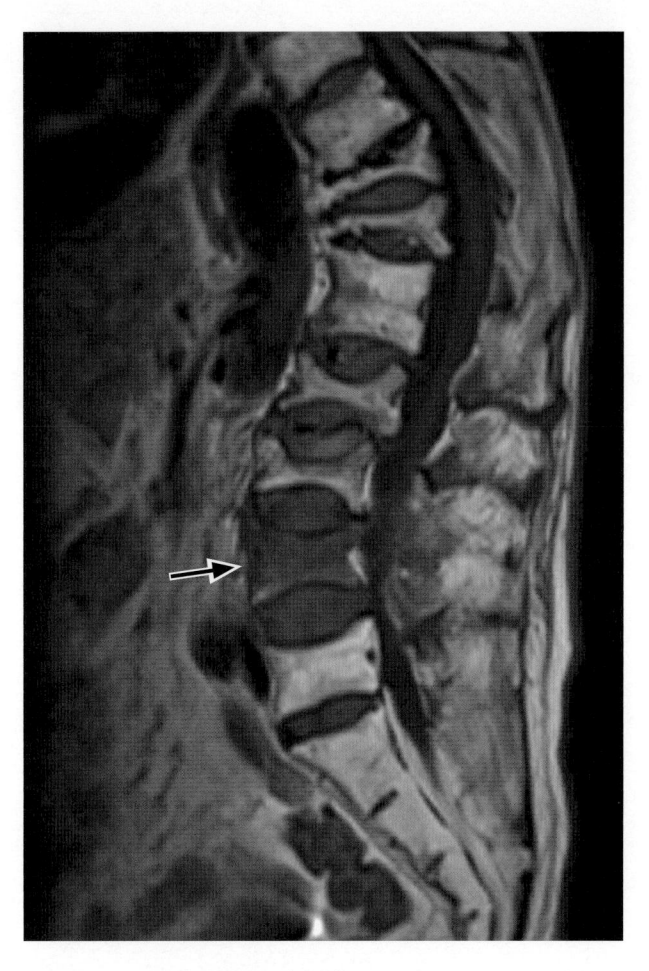

Fig.10 T1強調矢状断像（腰椎）
L4が低信号として描出されている（急性期圧迫骨折）。

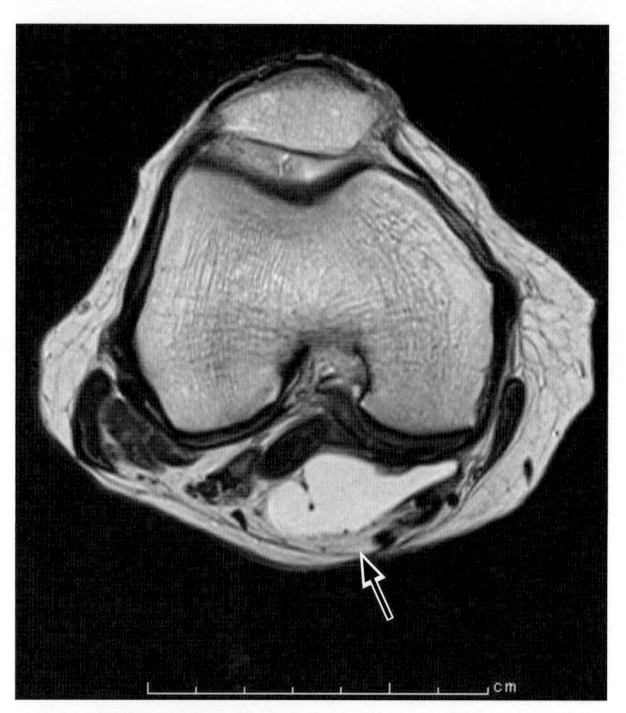

Fig.11 T2強調横断像（右膝）
腓腹筋内側頭と半膜様筋の間に高信号を認める（ベーカー嚢胞）。

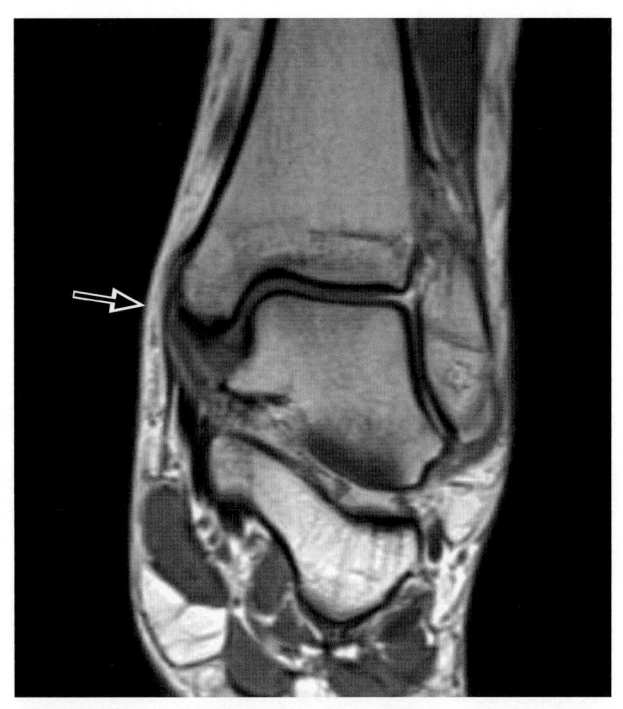

Fig.12 プロトン強調冠状断像（左足関節）
三角靱帯に高信号領域を認める（靱帯損傷）。

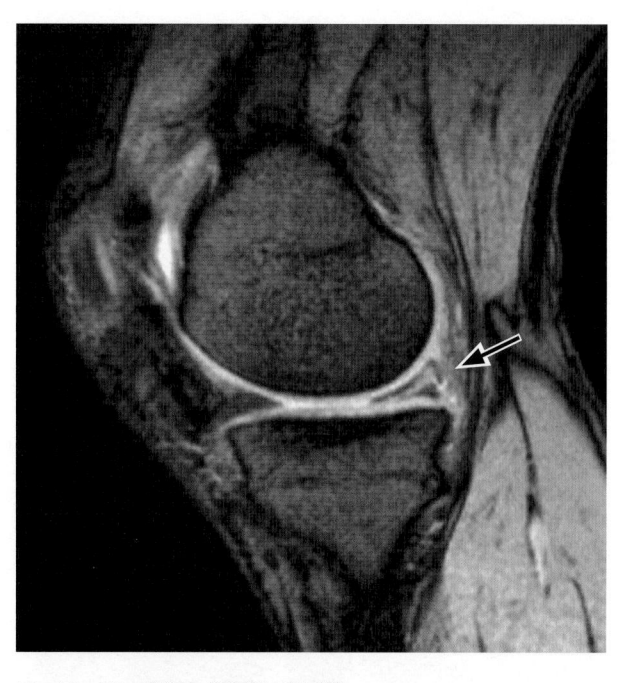

Fig.13 T2*強調矢状断像（右膝）
内側半月板後節に，関節面に達する高信号を認める（半月板損傷）。

I-4 MRI画像の読影方法

5）脂肪抑制 T2 強調画像・STIR 像
高信号：浮腫性変化（骨挫傷・骨髄炎），転移性骨腫瘍など。

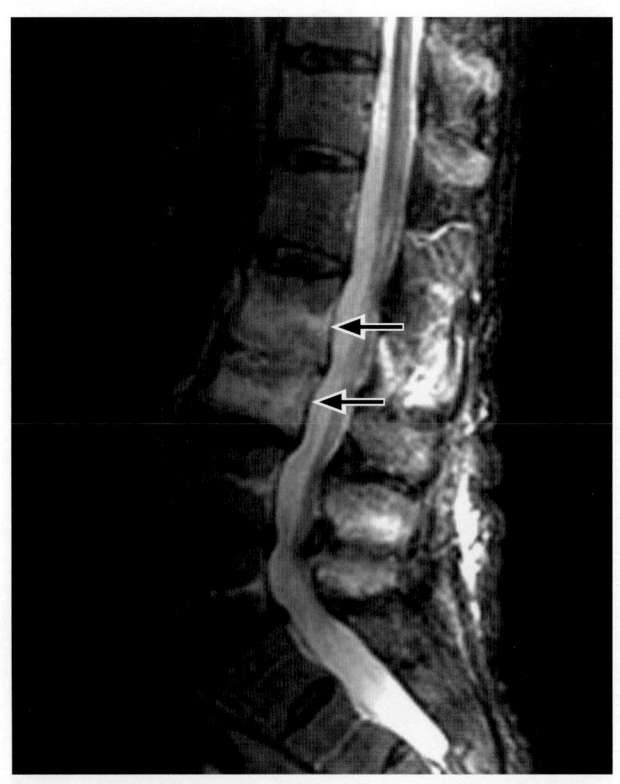

Fig.14　STIR 矢状断像（腰椎）
L2L3 の椎体および椎間板に高信号領域を認める（感染性脊椎炎・椎間板炎）。

4. MRI 画像における読影手順

　MRI 画像は，撮像シーケンスによってコントラストが異なるため，正常画像の信号強度を理解する必要がある。また，筋，腱，靭帯等の解剖学的知識や骨軟部腫瘍の MRI 画像上での特徴も理解しておく必要がある。

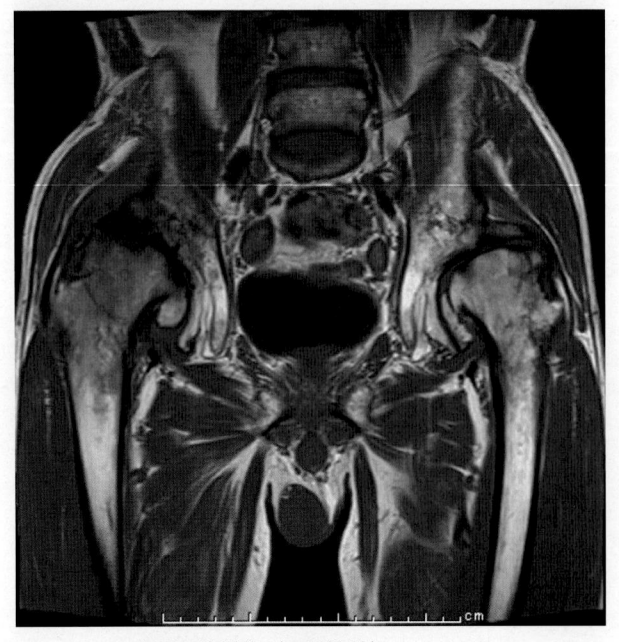

Fig.15　T1 強調冠状断像（両股関節）

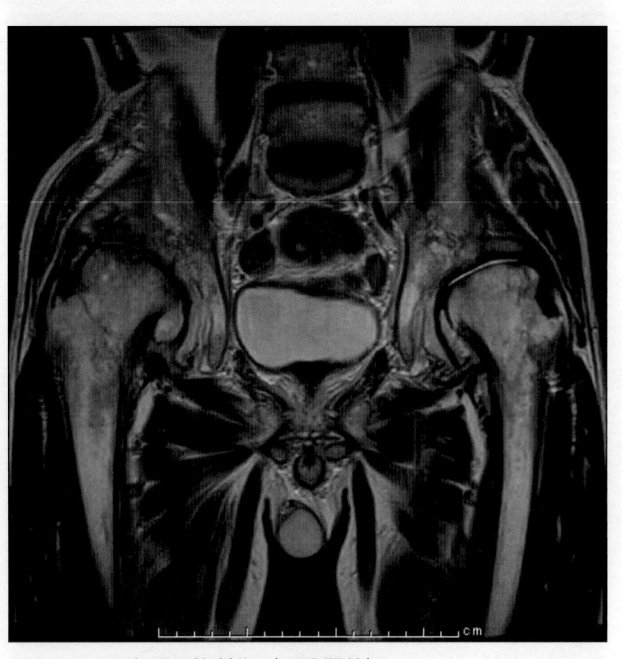

Fig.16　T2 強調冠状断像（両股関節）

5. MRI 画像におけるアーチファクト

1）マジックアングルエフェクト

　静磁場に対して約 55°の角度をもった腱や靱帯などは，ショート TE の撮像法（T1 強調画像，プロトン密度強調像，T2*強調像）において信号が上昇し，偽病変を形成することがある（Fig.17）。

2）トランケーションアーチファクト

　サンプリングデータの不足により，コントラストの強い境界面付近に生じるアーチファクトである。マトリックス数を上げることにより回避することができる（Fig.18）。

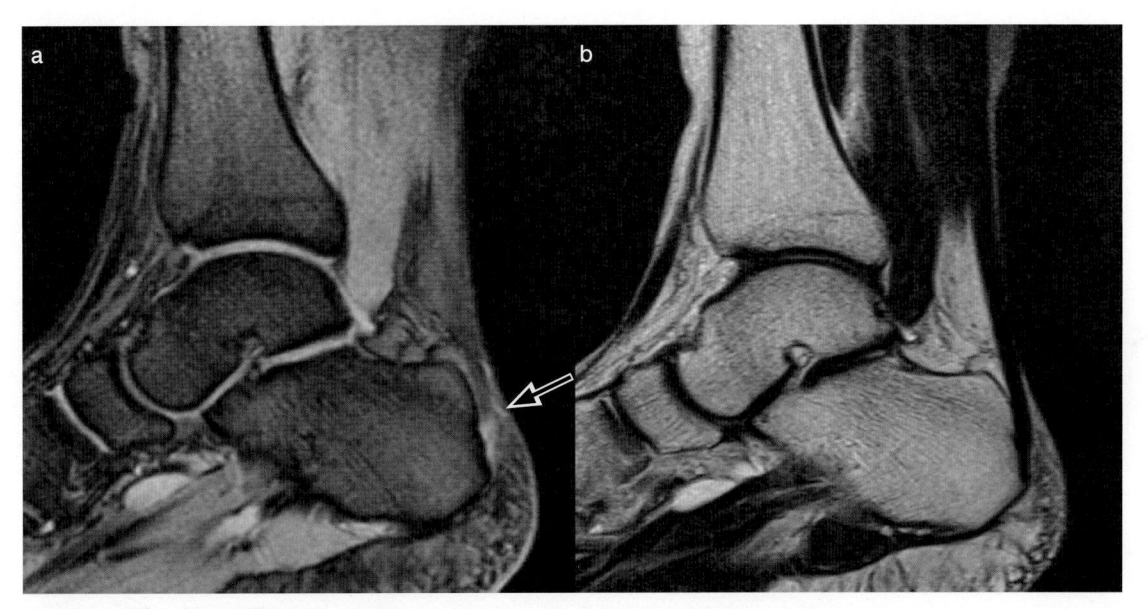

Fig.17　マジックアングルエフェクト
T2*強調画像（a）においてアキレス腱付着部に高信号領域（→）を認めるが，T2 強調画像（b）には存在しない。

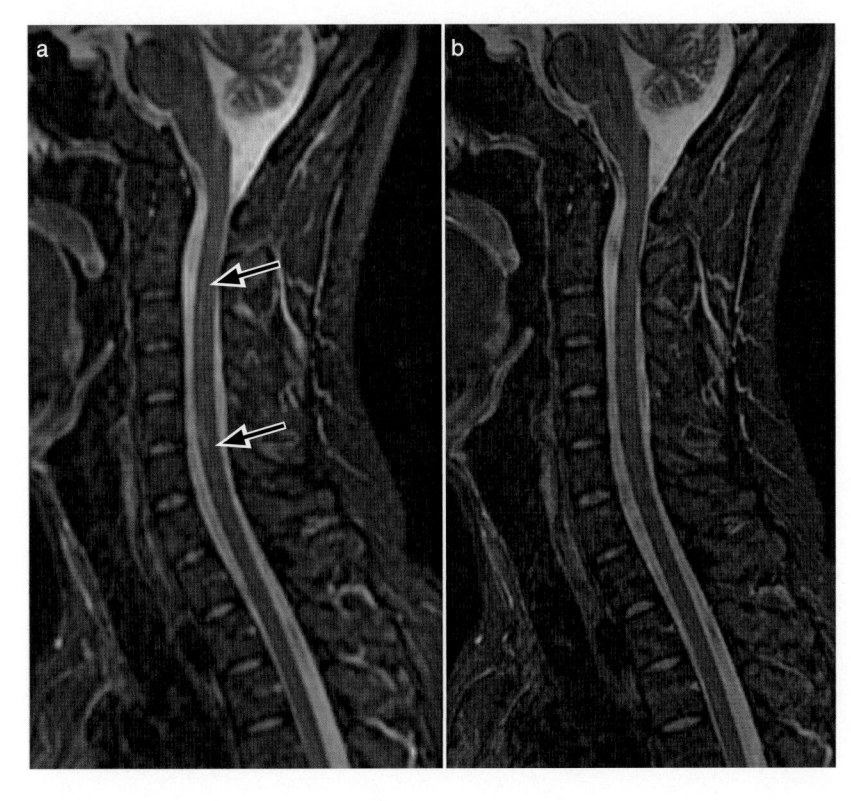

Fig.18　トランケーションアーチファクト
マトリックス数 128 ピクセルの画像（a）において，脊髄内に線状の高信号領域を認める。512 ピクセル（b）の画像には存在しない。

I-5 核医学画像の読影方法

1. 核医学検査の目的

　骨軟部領域の核医学検査では，放射性医薬品を体内に注入し，骨シンチグラフィ，関節シンチグラフィ，腫瘍・炎症シンチグラフィ，骨髄シンチグラフィ等が行われる。

　骨シンチグラフィは，^{99m}Tc-MDP および ^{99m}Tc-HMDP を用いて転移性骨腫瘍の全身検索や代謝性・炎症性骨疾患の進行・広がりの診断を行う。特に，骨転移の頻度の高い乳癌や前立腺癌はスクリーニング検査として用いられている（**Fig.1**）。

　関節シンチグラフィは，^{99m}Tc-pertechnetate を用いて感染性関節炎や関節リウマチ等の滑膜の活動性評価を行う。

　腫瘍・炎症シンチグラフィは，^{67}Ga-citrate, ^{201}TlCl, ^{99m}Tc-MIBI や ^{18}F-FDG（PET 検査）を用いて，悪性腫瘍や炎症部位の全身検索，治療効果判定，再発診断などを行う（**Fig.2**）。

　骨髄シンチグラフィは，^{111}In-chloride を用いて骨髄細胞の評価，骨髄の活性や分布の評価，造血骨髄疾患の治療効果判定を行う。造血性貧血，悪性貧血，骨髄増殖性疾患は集積が増加し，再生不良性貧血，急性白血病，悪性リンパ腫，多発性骨髄腫は集積が低下する。

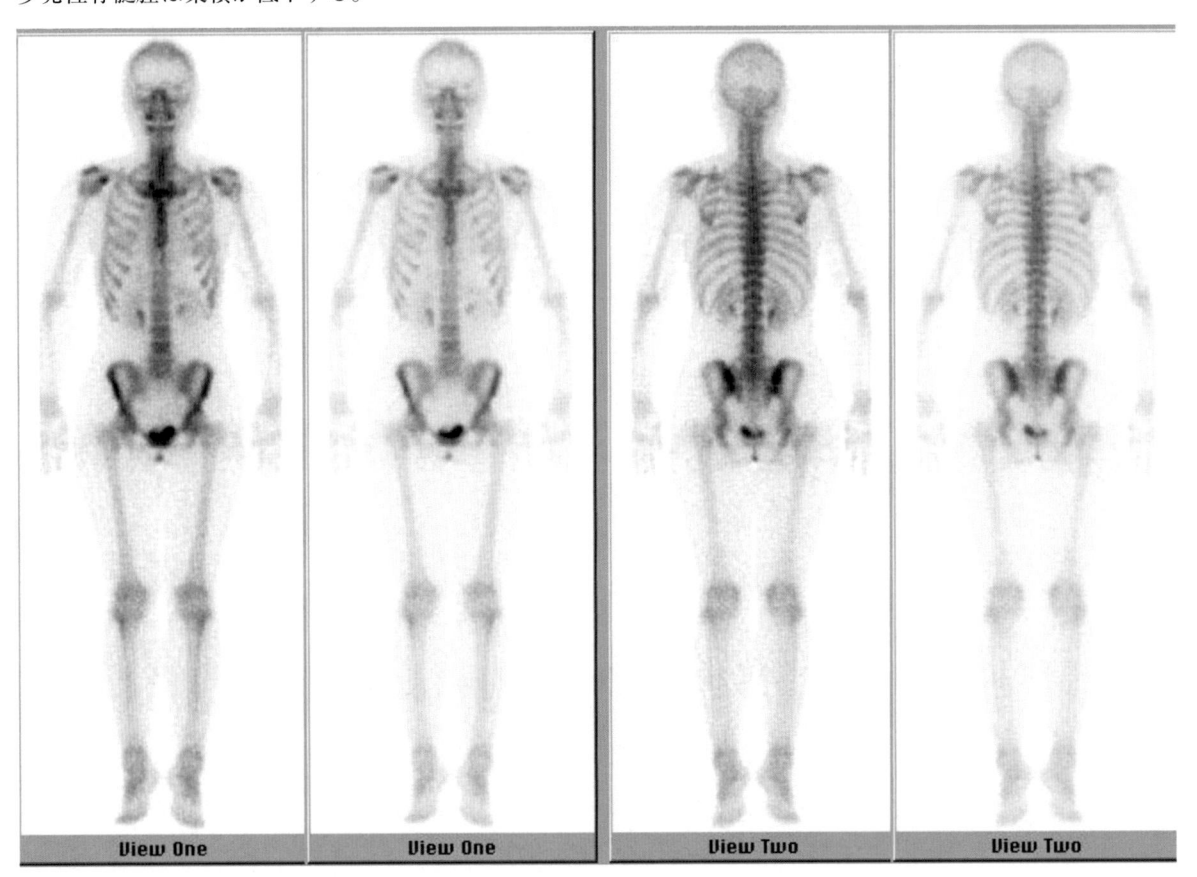

Fig.1　骨シンチグラフィ
骨シンチグラフィは，全身骨と排泄経路である尿路系のへ集積を認めるのが正常像である。また，生理的に集積する部位として，成長期の骨端と肋軟骨，肩甲骨下角，頭蓋底，外後頭隆起，頭蓋縫合，第1肋骨骨頭，胸骨接合部，胸鎖関節上腕近位1/3，腸骨稜がある。

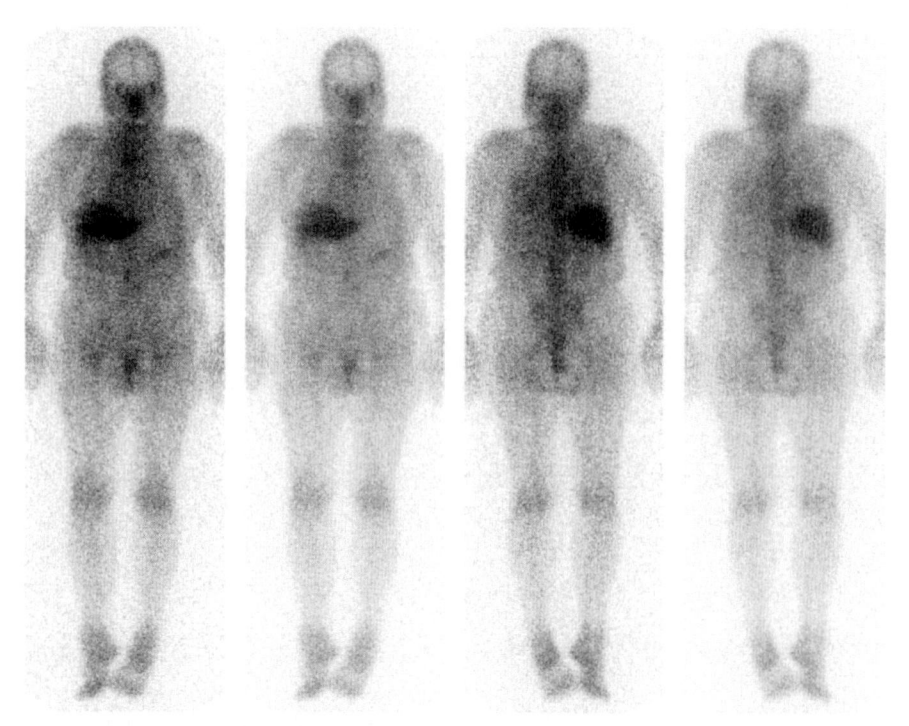

Fig.2 ガリウムシンチグラフィ
^{67}Ga-citrate は，投与量の 20 ～ 30％は腎から排泄され，残りは腸管から排泄される。正常集積部位は，頭蓋骨，鼻粘膜，涙腺，唾液腺，胸骨，乳腺，胸腺，脊椎，肝臓，まれに脾臓である。

核医学検査の特徴
① CT・MRI と比べ，形態的情報は少ないが，骨代謝・細胞活性の画像化が可能である。
② 病変の活動性評価，治療効果判定が可能である。
③ 形態的変化が現れる前に，病変を検出することができる。

---

2. 核医学画像の基本

　核医学画像に影響を与える因子は，シンチレーターや光電子増倍管などの検出器，コリメーターなどの装置に関与するものと，フィルター処理や画像再構成アルゴリズムなどの画像処理技術に関与するものがある。濃度の upper level，lower level や ROI の設定も重要である。
　また，検査の前処置や収集開始時間が適正でないと放射性同位元素が目的臓器に適正に集積しなかったり，障害陰影となってしまうおそれがある。

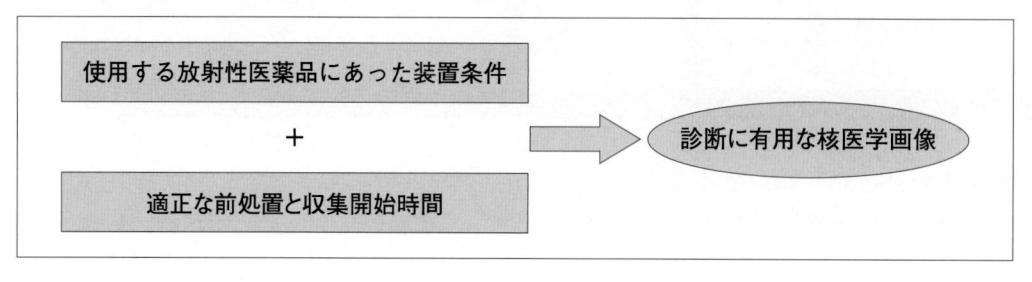

使用する放射性医薬品にあった装置条件
　　　　＋　　　　→　診断に有用な核医学画像
適正な前処置と収集開始時間

3. 核医学画像における異常所見

骨シンチグラフィの ^{99m}Tc-MDP および ^{99m}Tc-HMDP は，骨組織を構成するハイドロキシアパタイト中のリン酸基と類似しているため造骨性骨代謝が活発な部位へ集積する。そのため，造骨型の骨転移，急性骨髄炎，骨折，代謝性骨疾患において高集積となり陽性像となる（Fig.3, Fig.4）。

関節シンチグラフィの ^{99m}Tc-pertechnetate は，アルブミンと緩やかに結合し，滑膜に集積する。炎症部位は，血流量の増大が起こるため陽性像となる。

^{67}Ga-citrate は，未分化癌に対する集積が高く，悪性リンパ腫，悪性黒色腫，原発性肝癌，肺癌，甲状腺癌などに有用である。また，サルコイドーシスや骨髄炎・関節炎の検出率も高い。

^{201}TlCl は，悪性腫瘍ほど長時間集積する性質を利用し，脳腫瘍，分化型甲状腺癌，骨軟部腫瘍の治療効果判定・予後推定に用いられる（Fig.5）。

^{99m}Tc-MIBI は，甲状腺腫瘍，副甲状腺腫瘍，肺癌，縦隔腫瘍，乳癌，骨軟部腫瘍，脳腫瘍に集積する。抗癌剤耐性能診断が可能であり，治療効果予測に用いられる。

PET 検査の ^{18}F-FDG は，体内の糖代謝を反映するため，悪性腫瘍に高く集積し，^{67}Ga-citrate などの腫瘍シンチグラフィよりも検出率が高い（Fig.6）。

骨髄シンチグラフィの ^{111}In-chloride は，造血性貧血，悪性貧血，骨髄増殖性疾患は集積が増加し，再生不良性貧血，急性白血病，悪性リンパ腫，多発性骨髄腫は集積が低下する。

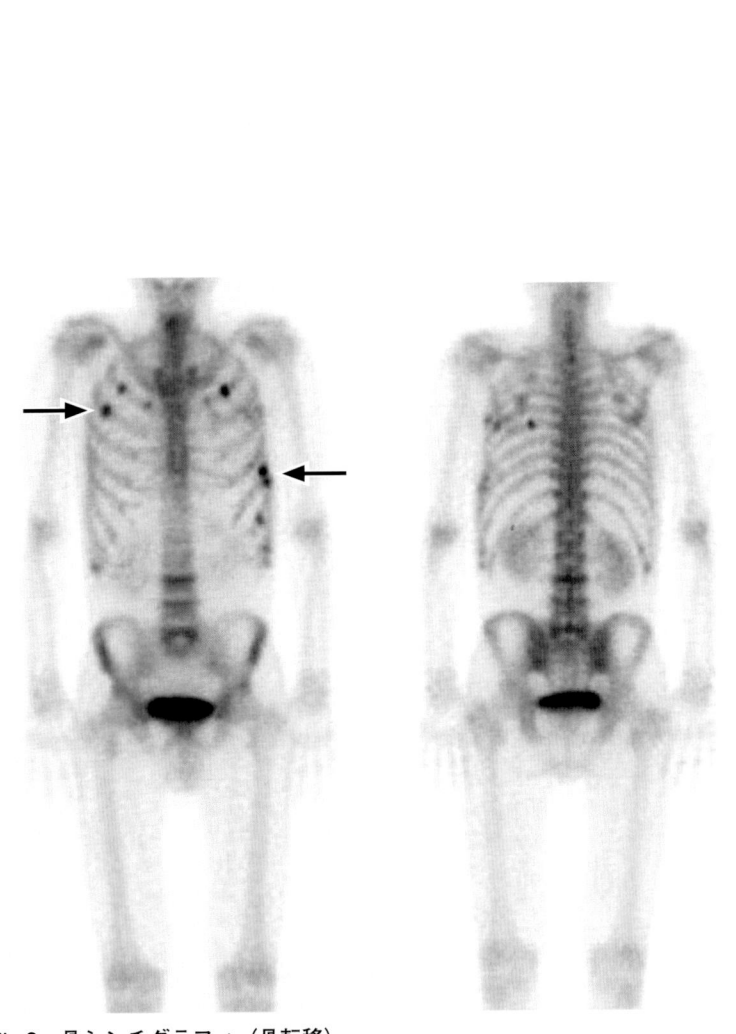

Fig.3 骨シンチグラフィ（骨転移）
肺癌。両肋骨に異常集積を認め，転移性骨腫瘍が疑われる。

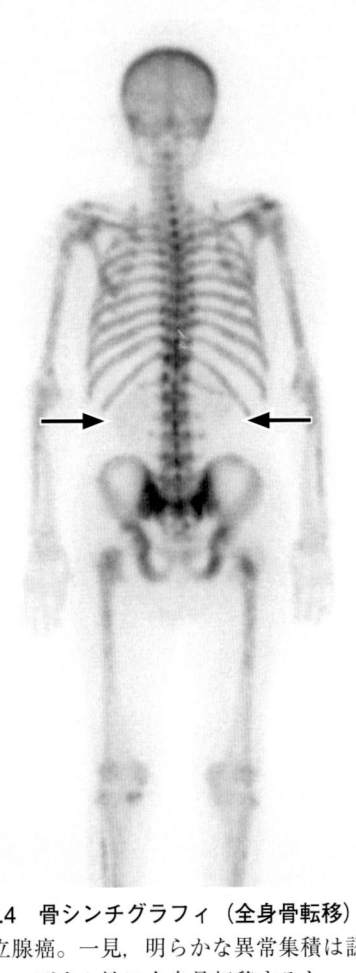

Fig.4 骨シンチグラフィ（全身骨転移）
前立腺癌。一見，明らかな異常集積は認めない。びまん性に全身骨転移すると，一様に集積が増加するため，正常像のように見えてしまう。これを super bone scan という。相対的に腎臓の描出が悪くなるため，一次読影の際は注意する必要がある。

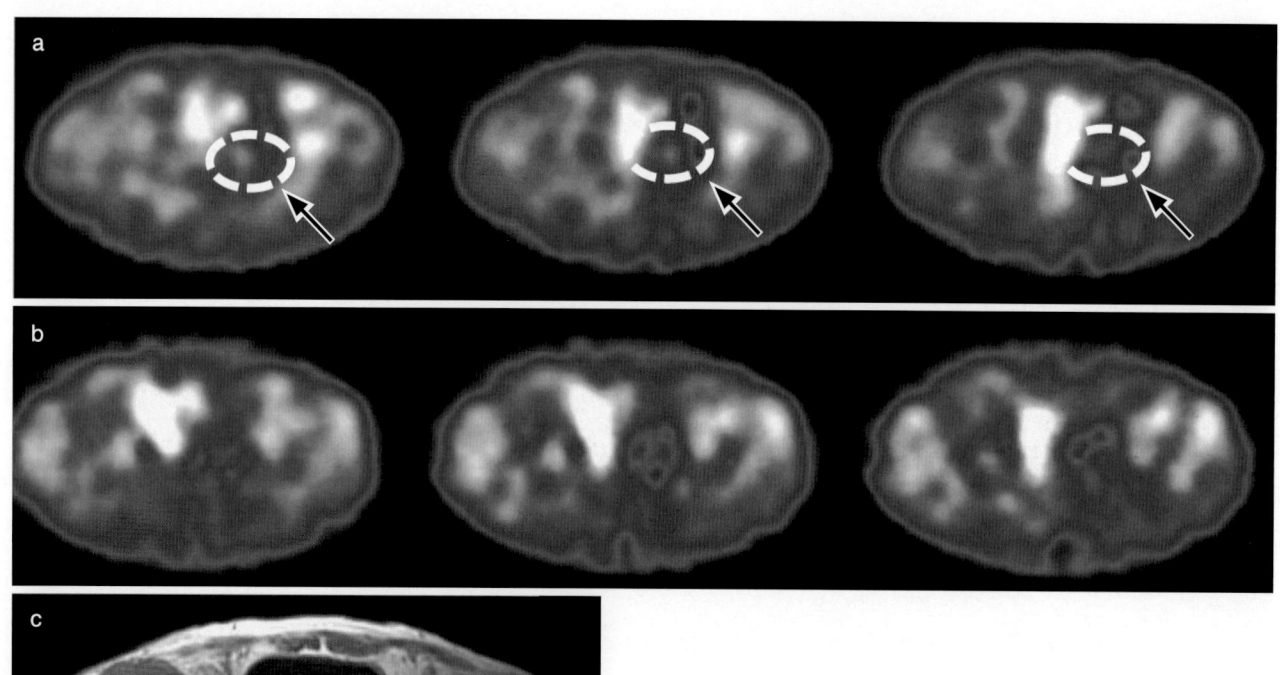

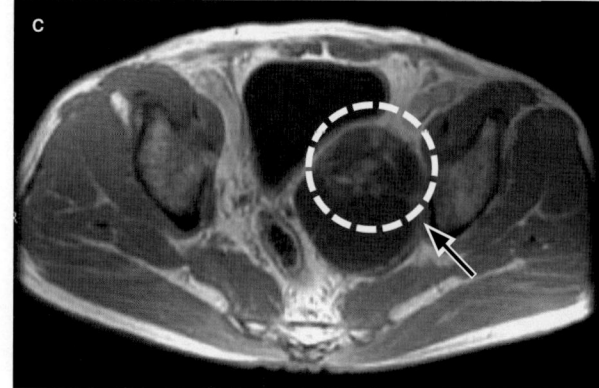

Fig.5 タリウムシンチグラフィ（SPECT）
静注10分後の早期相（a）では，造影T1強調MRI（c）で濃染されている腫瘍部と同じ領域に異常集積を認める（→）。
静注2時間後の遅延相（b）では，集積を認めないため悪性度は低いと考えられる。

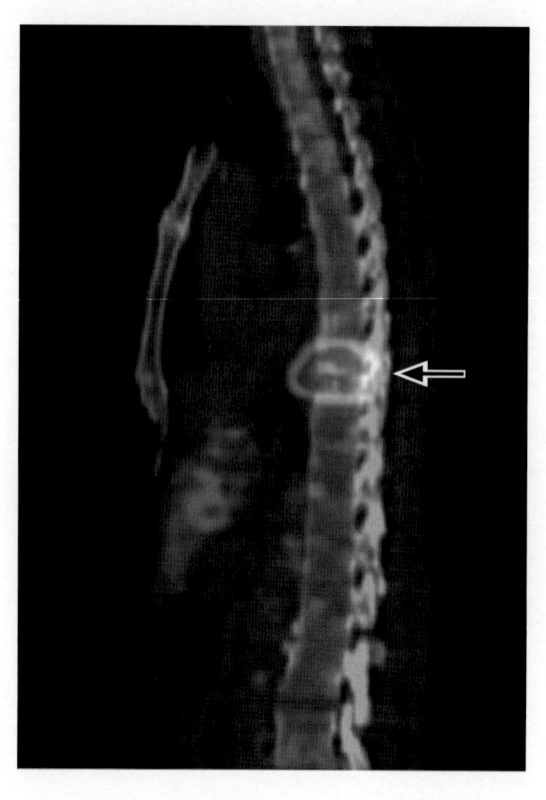

Fig.6 ^{18}F-FDG（PETCT）
結核性脊椎炎。胸椎9.10番に異常集積を認める。

4. 核医学画像における読影手順

　核医学画像の読影において重要なことは，正常集積部位を知ることである。核医学画像は，X線検査・CT・MRIに比べ，形体情報に乏しいため，異常陰影がどの部位に相当するのか把握する解剖学的知識も必要となる。また，放射線医薬品から放出されたγ線は，体内で大きく減弱を受けるため撮像方向の依存性が強いことを理解したうえで読影を行わなければならない。

読影手順

①正常集積部位との比較
②多方向からの異常部位の検討
②他モダリティと比較を行い，異常集積部位の形態情報を得る。

5. 核医学画像におけるアーチファクト

1）異物による吸収
　衣類の金属やプラスチック，アクセサリーが陰性像として描出される。
2）前処置不良によるアーチファクト
　骨シンチグラフィの膀胱内の尿やガリウムシンチグラフィの腸管内の糞便に，排泄された放射線医薬品が溜まるためアーチファクトとなる（Fig.7）。
3）動きによるアーチファクト
　体動により，画像がぶれて描出されてしまう（Fig.8）。

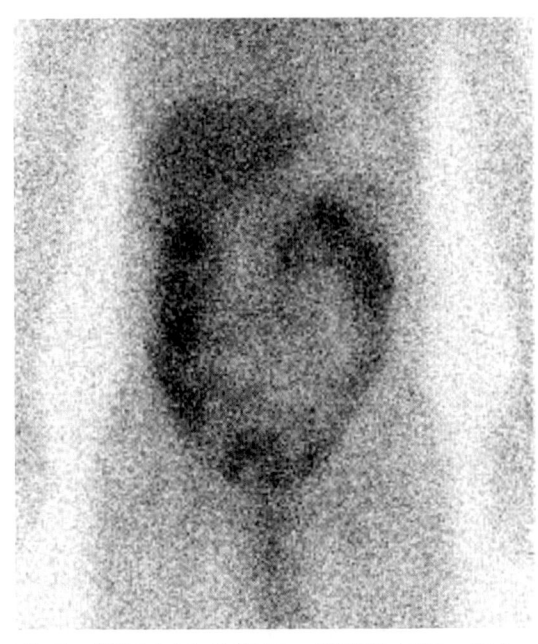

Fig.7　ガリウムシンチグラフィ（糞便によるアーチファクト）

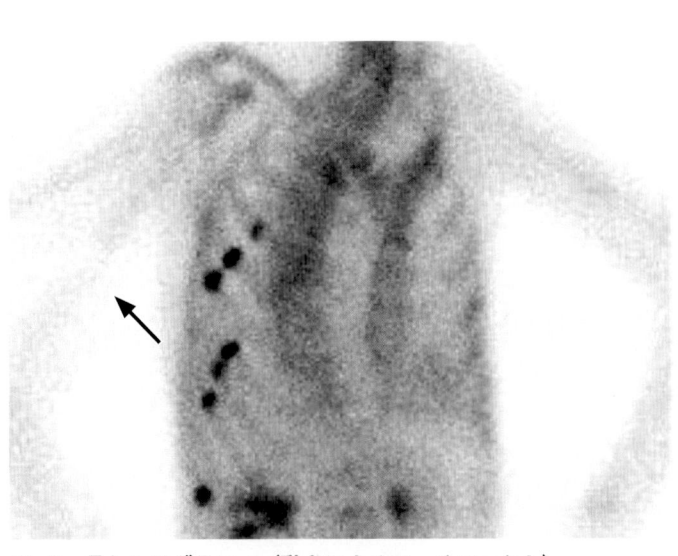

Fig.8　骨シンチグラフィ（動きによるアーチファクト）
動きにより上腕が二重に描出されている。

I-6 DR・IVRの読影方法

1. DR・IVRの目的

　DR（digital radiography）・IVR（interventional radiology）検査は，X線透視を使用し関節造影・滑液包造影・椎間板造影・経皮的骨軟骨組織生検・脱臼骨折整復・血管造影（DSA）・外傷性出血の塞栓術・脊髄造影・トモシンセシス撮影・骨動態撮影などが行われる。しかし関節造影・滑液包造影・椎間板造影・脊髄造影などは他モダリティ（CT・MRIなど）での検査で行われている。
　DRで行われる検査は，多技にわたり関節の動きの評価・一過性の亜脱臼の評価・整復が行われる，また脊髄造影は水溶性造影剤を使用し脊髄造影を行い，くも膜下腔での造影剤の広がりや移動による狭窄の評価をする。CT検査は必須となっており，トモシンセシス動態撮影を同時に行い痛みの肢位での神経束の描出を行うこともある。
　DSA（digital subtraction angiography）は，血管系の一般的な評価に使われ外傷や骨・軟部組織腫瘍の評価が行われ，四肢の外傷における血管閉塞・偽血管腫・動静脈瘤や奇形，骨軟部腫瘍の腫瘍血管の評価を行える，また局所の脈管解剖を示し切断に対し部位決定を可能にし患肢温存の計画を立てるのに役立つ。IVRは，非侵襲的であるという大きなメリットを有する反面，合併症を起こした場合に臓器に大きな障害を残したり，まれに生命に関わる危険性を有する場合もある。その目的は大きく分けて3つあり，①血管を閉塞させる，②血管を再建させる，③選択的注入療法がある。救急では外傷性の骨盤骨折で後腹膜出血治療のための血管塞栓術が行われる。骨腫瘍に対するIVRは，経皮的椎体形成術（PVP）・ラジオ波凝固療法（RFA）があり，いずれの治療法も劇的な治療効果（除痛効果）を有し，疼痛緩和に有望な治療法である。

DR・IVR検査の特徴
① FPDでの低被ばく透視造影検査
② トモシンセシス撮影での低被ばく・荷重位・機能写断層撮影ができる。
③ 動画での荷重位動態撮影ができる。
④ IVRでの血管治療は，非侵襲的である。
⑤ 骨腫瘍に対するIVR（PVP・RFA）は，劇的な治療効果を有する。

---

2. DR・IVR画像の基本

　DR・IVRでの画像は，フラットパネル・ディテクタ（flat panel detector：FPD）化となっている。FPDは，入射X線を高変換効率で変換するため被ばく線量が大幅に軽減され，高解像度の透視画像・撮影画像となり3D画像もできる。FPDには，直接変換方式と間接変換方式があり，近年間接変換方式のFPDが使用されている。画像のX線検出器の高画質化には，X線情報の利用効率を高めることと，X線情報の広がりを小さくすることが重要である。間接変換型FPDにおいては，シンチレーター層のX線吸収を高めること，発光の検出効率を高く（減衰を小さく）すること，さらに発光の広がり（ボケ）が小さくなるようにコントロールすることが，高画質化を達成するうえのポイントとなる。

血管撮影手技はカテーテル，ガイドワイヤを始めとする各種ディバイスを操作する．透視下でのディバイスの視認性を把握することは"読影技術"の基本であろう．X線吸収差が個々違うので，透視線量を適宜に可変できるように設定すべきである。ただし操作部位における骨・消化管ガス・横隔膜，そしてそれらの動きに考慮を要する．透視像へのデジタル処理の加減調整は効果的である。骨軟部領域でのDRやIVRでは，障害陰影があり技師技量でのデジタル処理の選択，X線量の可変の必要性は高い。

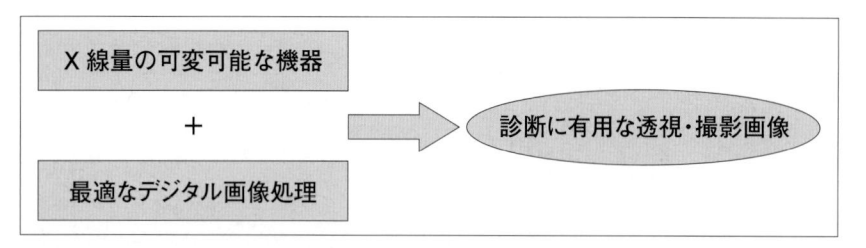

```
┌──────────────────────┐
│  X線量の可変可能な機器  │
│           +           │ ──→  診断に有用な透視・撮影画像
│  最適なデジタル画像処理 │
└──────────────────────┘
```

3. DR・IVR画像異常所見

　骨軟部領域におけるDR画像は，骨折・脱臼の整復のため透視下で目的部の形態的診断情報を得ることであり，関節造影・滑液包造影・椎間板造影などでは直接穿刺し陽性造影剤を注入することで関節軟骨の異常に効果的であるが，現在はCT・MRIによりその必要性があまりない。脊髄造影は，造影剤をくも膜下腔へ注入し重力により上下に流し，その流れによる狭窄・馬尾神経束の変化を描出できる（**Fig.1**）。

　トモシンセシス撮影は，インプラントなどの金属に対しアーチファクトを抑制し，低被ばくで単純撮影に近い断層写真を得られる（**Fig.2**）。

　骨IVRは，造影剤を使用して血管を描出，血管の出血・瘤・狭窄や，がんに栄養を送っている血管を調べ（**Fig.3**），同時に血管からがんに栄養を送っている血管を閉塞させ，カテーテル動脈塞栓術（transcatheter arterial embolization：TAE）により，がん本体を縮小させる治療を行う（**Fig.4**）。

　救急外傷における骨盤骨折（不安定型骨折）に伴う後腹膜腔内出血（**Fig.5**）は，出血性ショックを引き起こすため，TAEが施行される（**Fig.6**）。

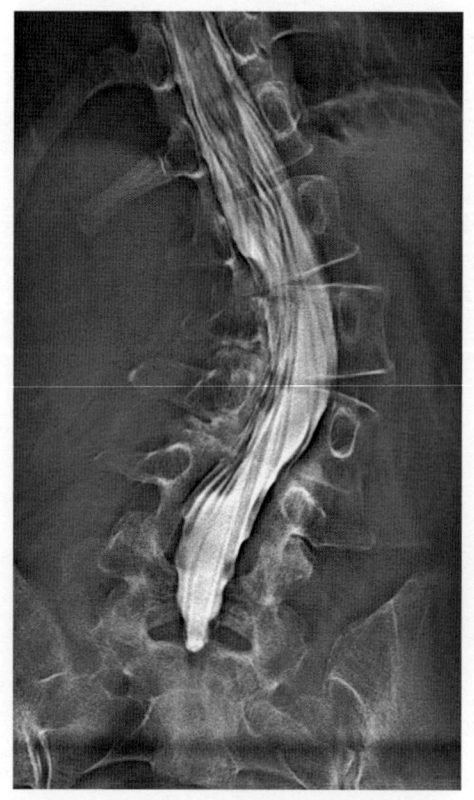

Fig.1 ミエロ-トモシンセシス動態撮影
腰椎中間位での断層正面像

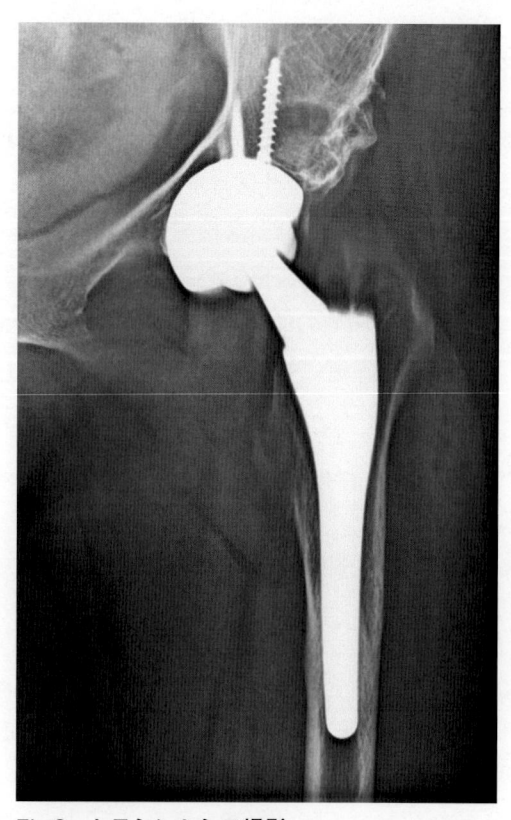

Fig.2 トモシンセシス撮影
股関節インプラント正面像

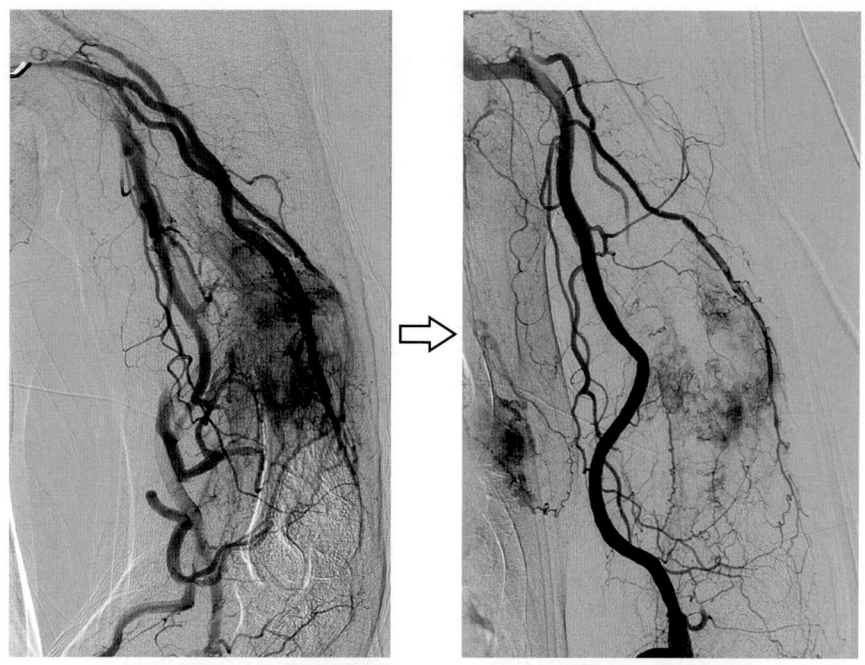

Fig.3 　上腕骨軟部腫瘍上腕動脈造影像

Fig.4 　上腕動脈 TAE 後造影像

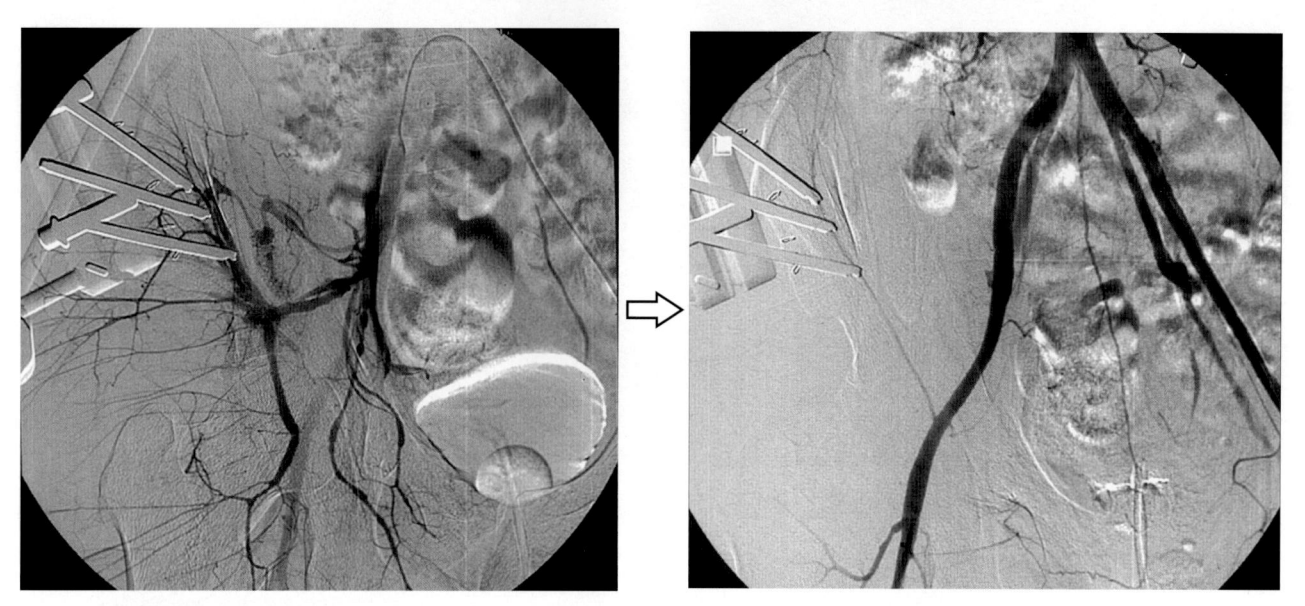

Fig.5 　後腹膜腔内出血

Fig.6 　TAE 後血管造影撮影

4. DR・IVR 画像における読影手順

DR・IVR 領域における画像の読影手順で重要なことは，正常な画像を知ることである。
以下の 3 点がまずは必須の条件となる。
①解剖を理解する。
②正常画像を知る。
③血流動態を把握する。

正常画像と解剖を理解し，さまざまなパターンの正常解剖を見て経験することにより異常を見い出すことができる。異常を見い出し，それがどんな異常かを考察し鑑別することである。

造影剤を使用することにより，腫瘍の血行動態を時間的・空間的に正確に把握でき疾患の鑑別診断が可能となる。血管造影は，その後の IVR を目的として行われるようになっており，骨軟部腫瘍の血管の塞栓術・外傷性出血の止血などが行われる。

5. DR・IVR画像におけるアーチファクト

1) 画像処理による障害陰影
　過度の周波数強調などをした場合，インプラントなどの金属からアーチファクトが発生する（Fig.7）。
2) 呼吸や体動によるアーチファクト
　息止め不良や体動により，造影剤注入時の血管がぶれて描出されてしまう（Fig.8），体動によるボケ。
3) 過剰線量による画像つぶれ
　線量過多により，被写体厚の薄い部分のデータが過剰で黒つぶれする（Fig.9）。

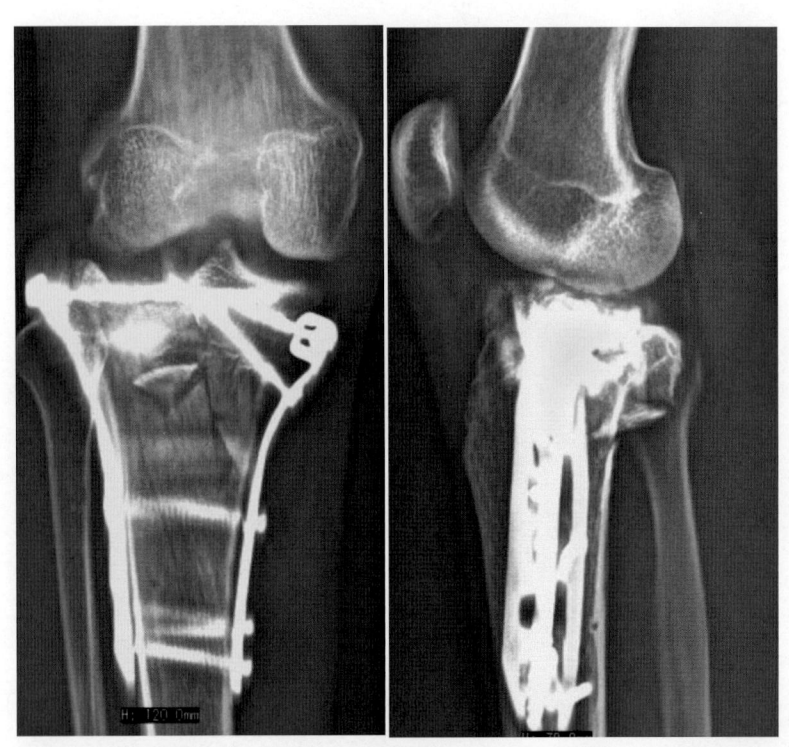

Fig.7　膝関節2方向（インプラント挿入後トモシンセシス像）

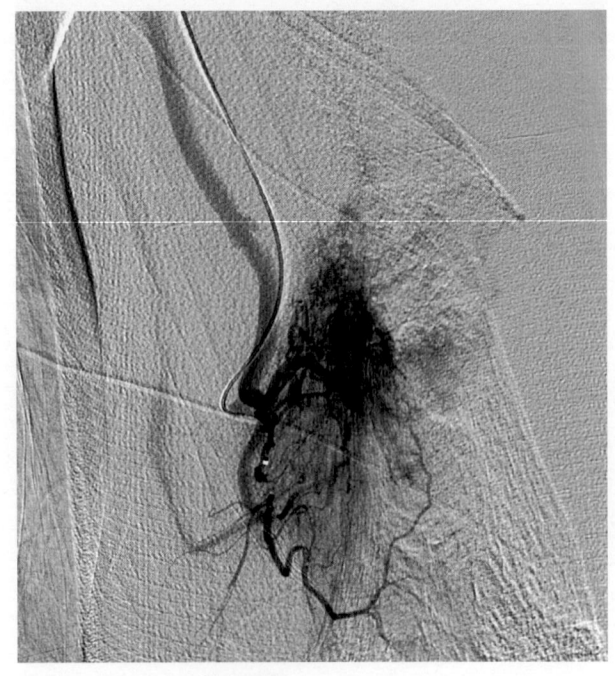

Fig.8　動きによる描出不良

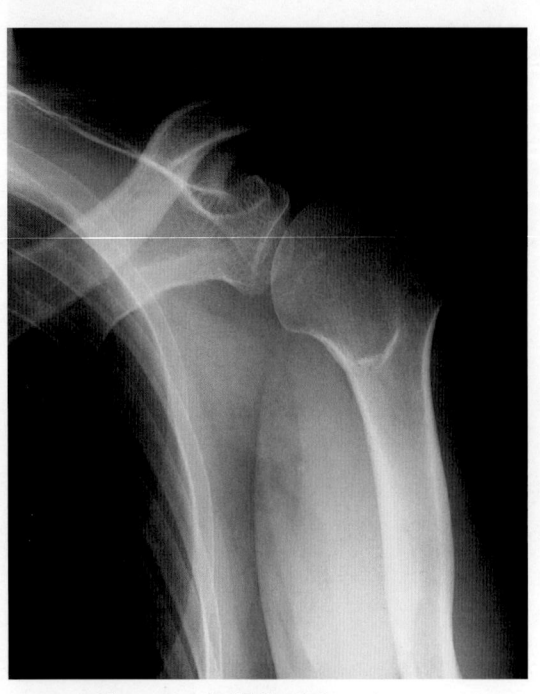

Fig.9　画像つぶれ（肩関節正面）

I-7　AO 分類

　X 線撮影における骨折分類法は多くあるなかで，AO 分類はアルファベットと数字を組み合わせた表示を原則に，外科医が骨折を評価する指標として全身の四肢骨折が網羅された共通の分類法を提案し，近年，学会発表，論文記載などで広く採用されるようになり，臨床の現場でも引用されている。今後，整形外科の診療現場で普及する骨折治療に関する AO 分類法は，診療放射線技師が骨折の一次読影するにあたりその理論を知っておく必要がある。

1. AO 分類

　AO（Arbeitsgemeinschaft für Osteosynthesefragen）とは，1958 年，スイスで 13 名の外科医によって創設された骨折治療に関する研究グループで，国際的，外科的，および科学的な研究財団（foundation）へと発展し，現在，世界各国 12,000 人以上の外科医が所属する世界有数の学術的組織となり，その AO 基準は現代の外傷および骨接合法において最も優れた基準となった。2010 年には，より高度で専門的な外傷治療を目指す外科医に臨床・教育・交流の場を提供することを主な目的とした AO Trauma が設立された。各国独自の多くの骨折分類があり，日本においても病院や医局ごとに使用する骨折分類や疾患分類が異っている現状で，AO 分類は言語でたとえると世界共通の「英語」のようなものである。

2. 分類における診断コード化と表記

　Müller AO 分類（以下「AO 分類」）における診断コード化とは，骨折部位と骨折の形態を数字とアルファベットで組み合わせ表記している（**Fig.1**）。最初の 2 つの数字は解剖学的部位として骨の名称と部位を表し，次のアルファベットは骨折の形態学的特徴を型（Type）として A，B，C で表現し，それぞれの骨折の型に対し群（Group）として 1，2，3 に分類し，さらに詳細な小群（Subgroup）として，1，2，3 へと階層形式で細分類している。この分類は系統的で，すべての骨折を同一形式で評価可能であり，重症度の判定に有用であるため，日常診療で活用されている。

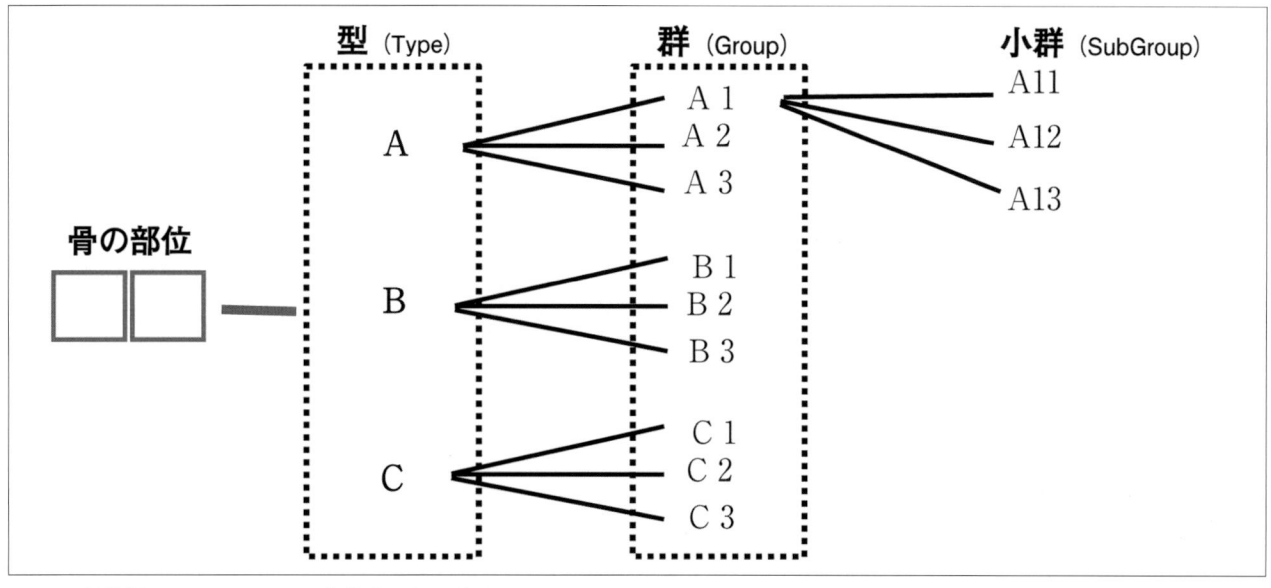

Fig.1　骨分類のアルファベットと数字の組み合わせ

AO分類では共通用語として，骨折分類を骨折をコード化するため局在（Location）と形態（Morphology）からなる部位別と種類別に（□□-□□□）のアルファベットと数字で構成しているコード化がある（**Fig.2**）。

　この局在の**Fig.2**に示すコード化には，骨折分類（部位）のコード化として例えば上肢の４つの長管骨から，①上腕骨，②前腕骨（橈骨／尺骨），下肢の③大腿骨，④下腿骨（脛骨／腓骨）の局在部位を数字で示している。局在部位には，体幹の⑤脊椎，⑥骨盤，⑦手の骨，⑧足の骨で数値化され，その骨領域を３つの部位（Segment）で数値化している（**Fig.3**）。局在にある次の数値は，骨領域として骨を近位，骨幹部，遠位の３つの部位で表す数字である。例えば，上腕骨の遠位に骨折があり，骨折形態が重症度の（A2）であれば23-A2と表現する。

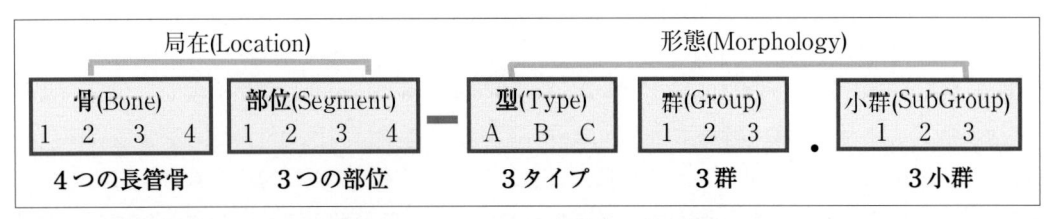

Fig.2　長管骨骨折のMüller AO分類のアルファベットと数字による構成

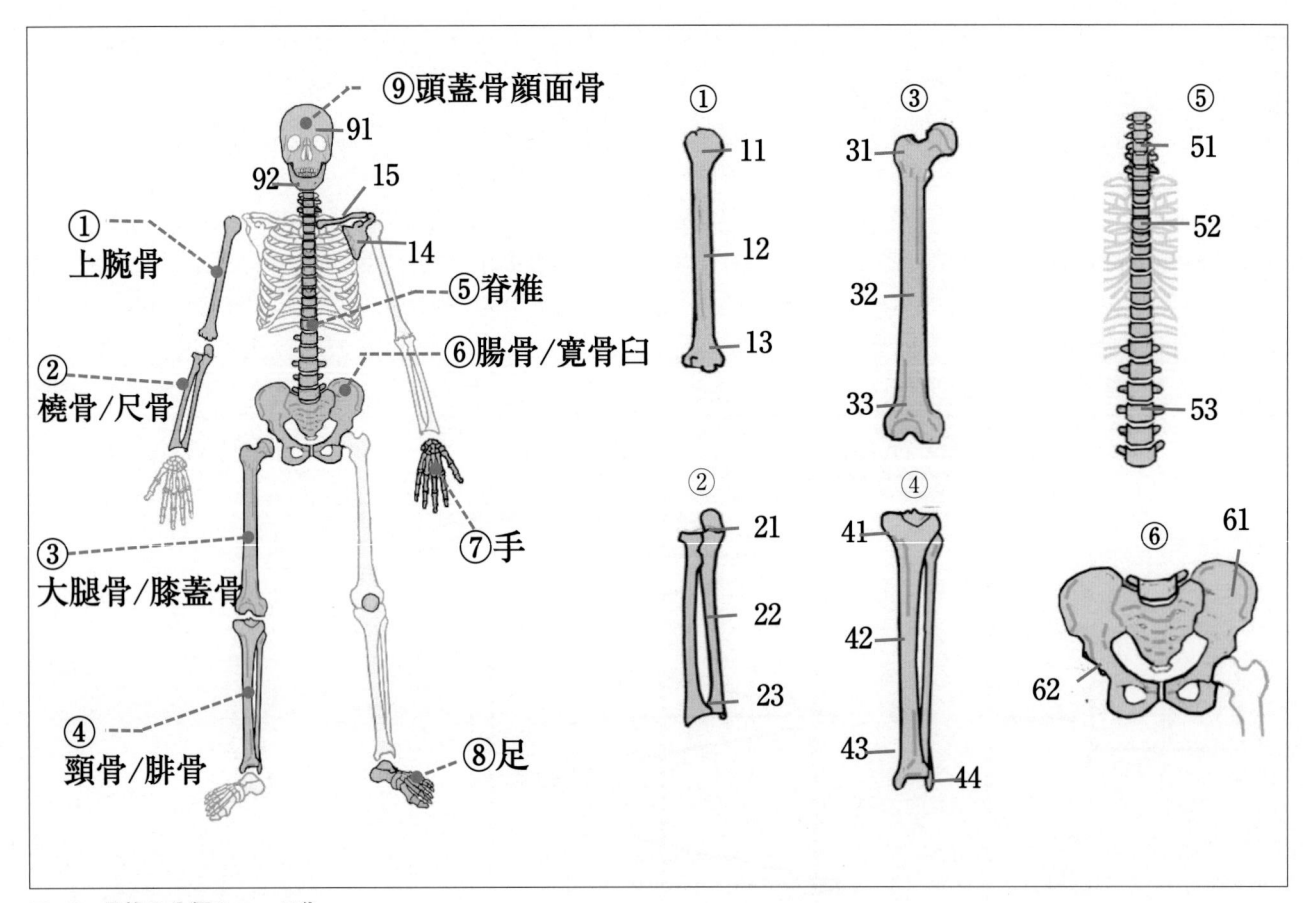

Fig.3　骨格の分類のコード化
　「系統的骨格コード化」は，2005年にAO分類の包括版とOrthopaedic Trauma Association（OTA）版を修正し，両者の合意に基づきMüller AO/OTA分類の全体構造が掲載された。骨折の解剖学的部位を３部位（近位：1，骨幹部：2，遠位：3）にコード化したAO/OTA分類システム絵図。

3. 長管骨における3つの部位

AO分類では長管骨を3つの部位に（Segment）に分ける（**Fig.4**）。

長管骨は，通常1つの骨幹部と2つの骨端，骨幹端部に分ける。

　　1：近位部（骨端部）
　　2：骨幹部（中間部）
　　3：遠位部（骨端部）

例外として脛腓骨遠位部では，4：果部となる。

その果部は，骨折の複雑性に関係し，脛腓骨の第4部位として分類する。

1）正方形のルール（segments are）

AO分類での近位部および遠位部の定義は，正方形のルールに基づいている。そのルールは各骨の近位部，遠位部の骨端部の最大幅を一辺（a）とした同じ長さをもつ正方形に囲まれた部分とする（**Fig.5**）。正方形のルールにはいくつかの例外がある。これは大腿骨近位部(31)と下腿骨遠位部（脛骨（44）／腓骨（43））である（**Fig.6**）。

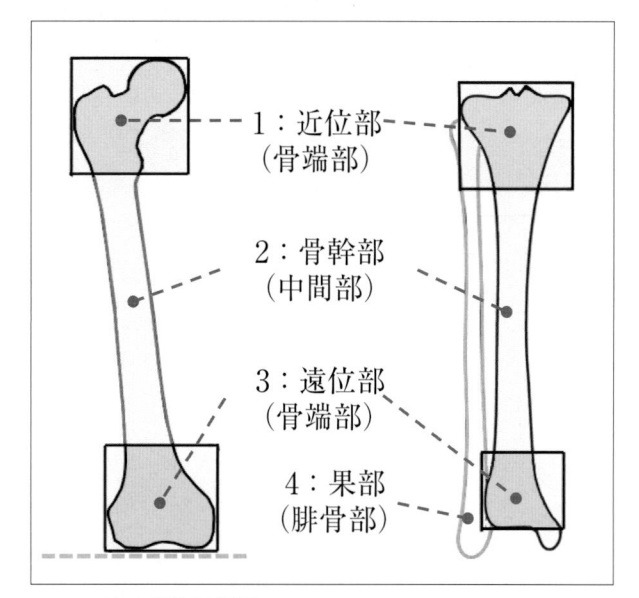

Fig.4　骨の部位別分類

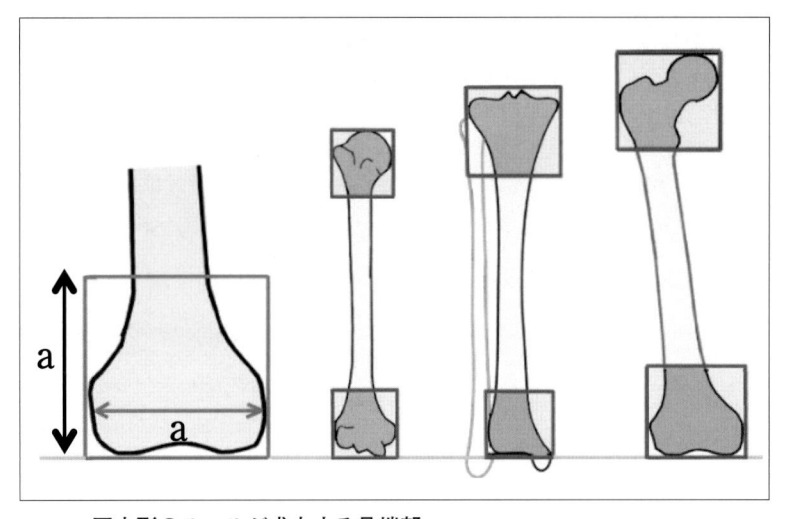

Fig.5　正方形のルールが成立する骨端部

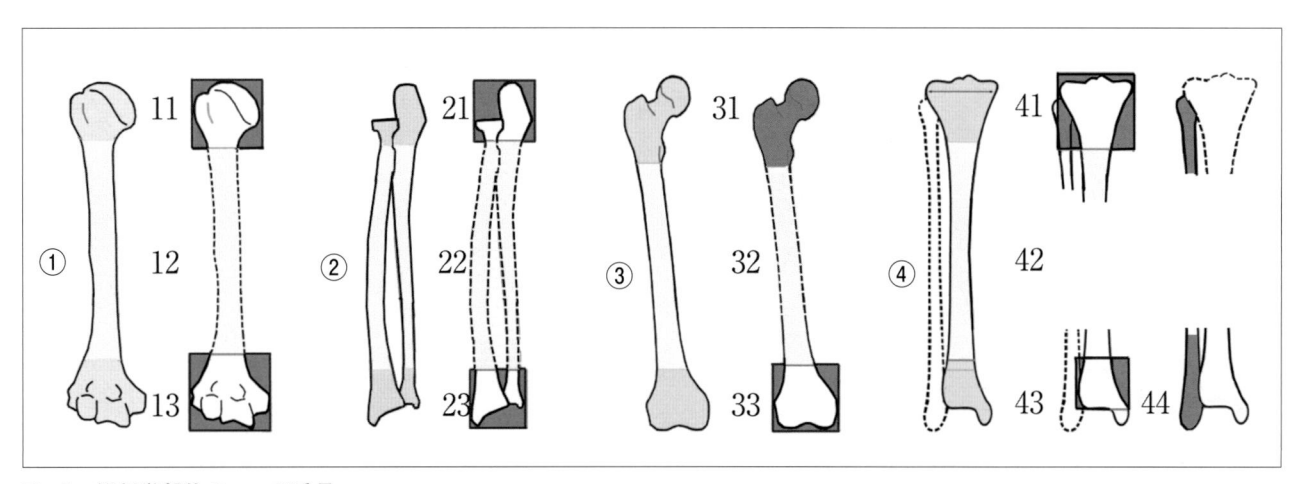

Fig.6　解剖学部位のコード番号

2）正方形の例外ルール（exceptions are）

大腿骨近位部（31）は，最大幅を一辺（a）の正方形のルールで領域を設定すると小転子を含まないため，正方形ルールが適応しない小転子下端を含む近位部とする。

脛腓骨遠位部の果部骨折は脛骨（43）と腓骨（44）を別の部位として分類している。その下腿骨遠位部（44）は，両骨の靭帯結合部を結合部の部位別区域としてtype B 領域とし，B より遠位を type A，近位を type C の3つに分類する（**Fig.7**）。

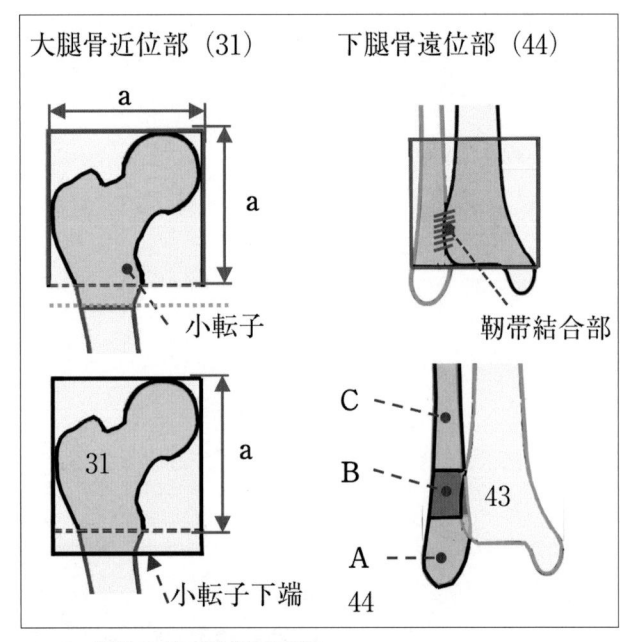

Fig.7　例外の骨の部位別区域

4. 骨折重症度による分類（type）

AO 分類では骨折部位のコード化の次に骨折の形態学的特徴からの重症度を，3つの型（TypeA, B, C）に分けている。その重症度について骨幹部と骨端部があり，骨端部では大腿骨遠位以外に体幹部の近位部として上腕骨近位部（11）と大腿骨近位部（31）についての分類がある。

1）骨幹部（diaphyseal fracture）

骨幹部における骨折は3つの型（type）に分けられる（**Fig.8**）。

<u>Type A</u> は完全骨折で単純骨折であり，骨幹における1か所だけの骨折となる。

<u>Type B</u> は楔状骨折であり，骨幹における1つまたはそれ以上の中間骨片を有する骨折である。

<u>Type C</u> は複雑骨折であり，骨幹における複雑な骨片を複数有する骨折である。

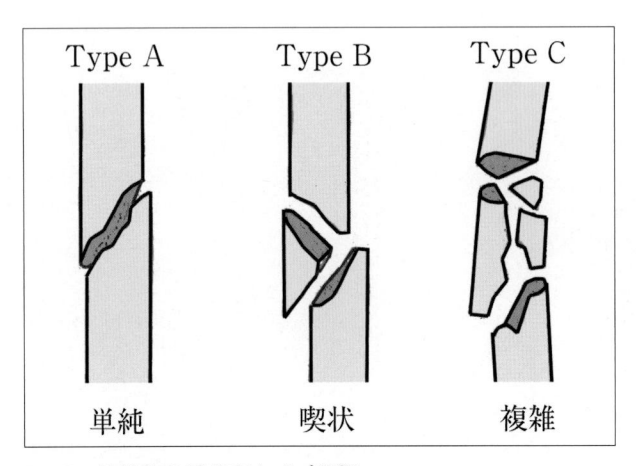

Fig.8　骨幹部の重症度タイプ分類

2）骨端部（近位・遠位部）（epiphyseal fracture）

骨端部の重症度は，遠位部の形態を代表して大腿骨の遠位部を分類する（Fig.9）。大腿骨の顆上骨折などは，関節包内の骨折の可能性があるが関節面は含まないので，関節外骨折，関節内，部分的関節内などの3つに分類している。

Type A は関節外骨折で完全骨折で単純骨折である。

Type B は部分関節内骨折であり，関節の一部のみ損傷されたもので，残りの関節面は骨幹部と連続している。

Type C は完全関節内骨折で関節節が骨幹部から完全に分離している。

上腕骨近位部（11）などの骨折の型は，結節や骨幹端骨折と関節内・外により以下の3つに分類している（Fig.10）。

Type A は関節外単極骨折で，大結節または小結節の骨折あるいは骨幹端骨折で単純骨折タイプである。

Type B は関節外双極骨折で，大結節または小結節の骨折と骨幹端骨折が組み合わさったタイプである。

Type C は関節内骨折で，大結節または小結節の骨折と骨幹端骨折が組み合わさり関節面を含むタイプである。

大腿骨近位部（31）骨折の型は，転子部や頚部，骨頭部を以下の3つに分類している（Fig.11）

Type A は転子部骨折で，骨折線が小転子から上縁が転子間線までおよぶ骨折タイプである。

Type B は頚部骨折で，骨折線が頚部から骨頭下も含むタイプである。

Type C は骨頭骨折で，骨頭部で骨頭下も含まないタイプである。

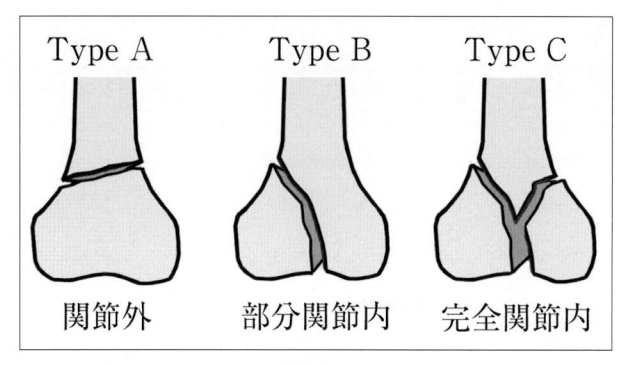

Fig.9 骨端部の骨折タイプ分類

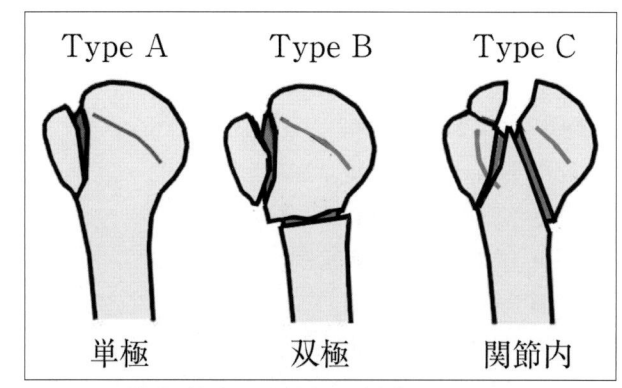

Fig.10 上腕骨近位部の骨折タイプ分類

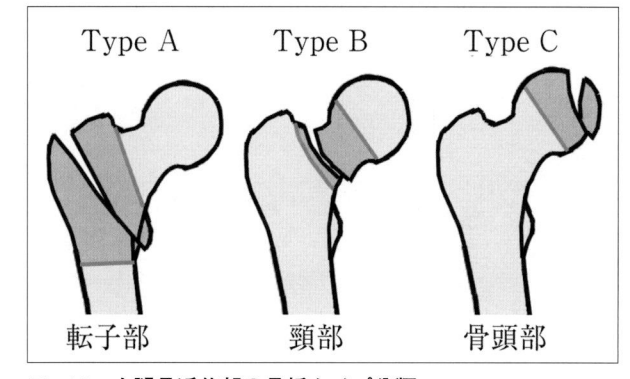

Fig.11 大腿骨近位部の骨折タイプ分類

5. 骨折の中心のルール

骨折を記述するうえで骨折部の「中心」という用語がある。その中心を決めるのに，骨折中心のルールというものがある（Fig.12）。

単純骨折では骨折線の中点とする。

楔状骨折では楔状骨片の最大幅の level とする。

複雑骨折では整復後に決定するが，粉砕部の中点とする。

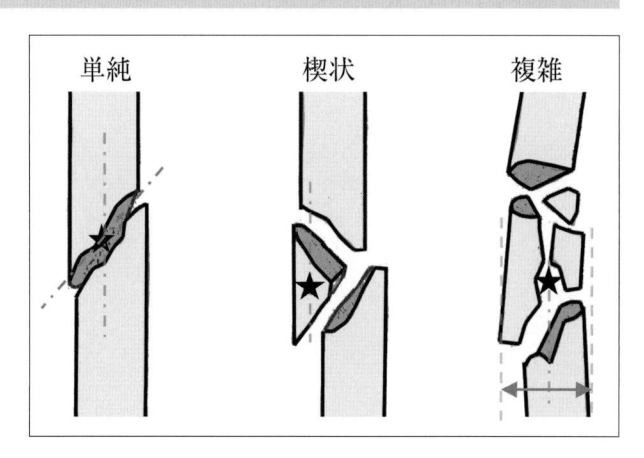

Fig.12 骨折中心のルール（骨幹部）

6. 骨折の複雑さを分類（group）

　AO分類では骨折の重傷度とする型（Type）の次に，骨折の複雑さを3つの群（group 1, 2, 3）に分けられる。これらの群は，さらに3つの小群（1, 2, 3）に分類され，特殊な複雑性を有する領域においては，付帯条件として知られる補助分類が適用される。

1）骨幹部（diaphyseal fracture）
　骨幹部骨折は，単純骨折，楔状骨折，複雑骨折に分類される。
・単純骨折に対しての群（**Fig.13**）
Group A1 は，螺旋骨折である。
Group A2 は，斜骨折（30°以上）。
Group A3 は，横骨折（30°未満）。
・楔状骨折に対しての群（**Fig.14**）
Group B1 は，螺旋骨折である。
Group B2 は，屈曲骨折である。
Group B3 は，多骨片楔状骨折である。
・複雑骨折に対しての群（**Fig.15**）
Group C1 は，螺旋骨折である。
Group C2 は，分節骨折である。
Group C3 は，不規則骨折である。

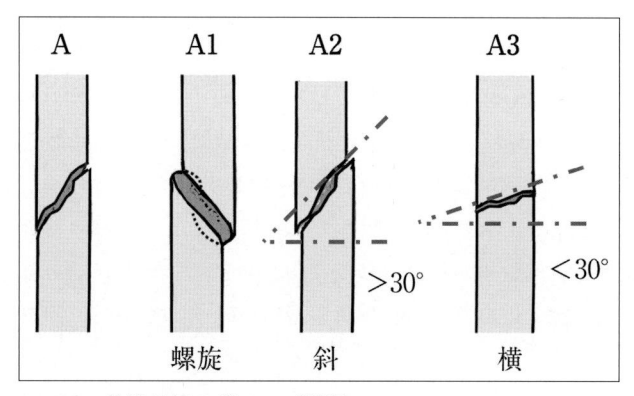

Fig.13　単純骨折のグループ分類

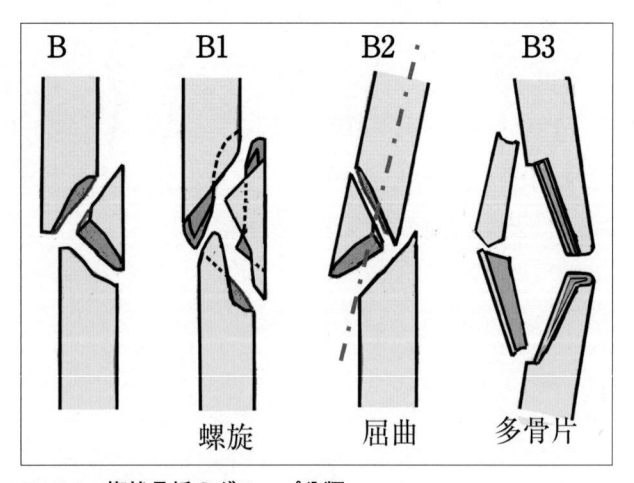

Fig.14　楔状骨折のグループ分類

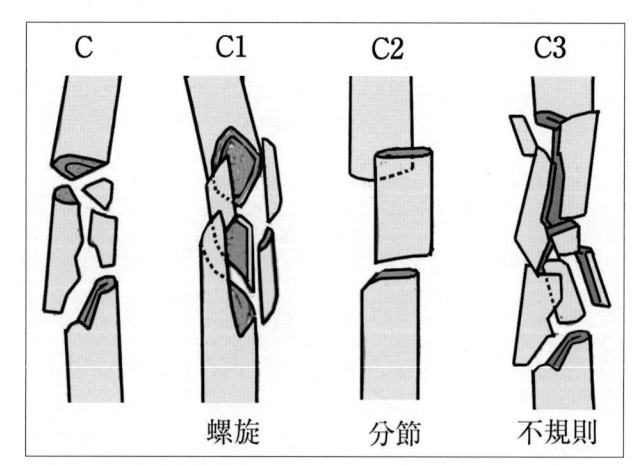

Fig.15　複雑骨折のグループ分類

2) 骨端部 (diaphyseal fracture)

骨端部（遠位端骨折・近位端骨折）は，関節外骨折（A），部分関節内骨折（B），完全関節内骨折（C）に分類される。

- 関節外骨折に対しての群（Fig.16）

  Group A1 は，単純骨折である。
  Group A2 は，骨幹端楔状骨折である。
  Group A3 は，骨幹端多骨片骨折である。

- 部分関節内骨折に対しての群（Fig.17）

  Group B1 は，矢状面で，外顆骨折している。
  Group B2 は，矢状面で，内顆骨折している。
  Group B3 は，前額面骨折している。

- 完全関節内骨折に対しての群（Fig.18）

  Group C1 は，関節面と骨幹端部ともに単純骨折である。
  Group C2 は，関面面単純骨折，骨幹端多骨片骨折である。
  Group C3 は，関節内で多骨片骨折している。

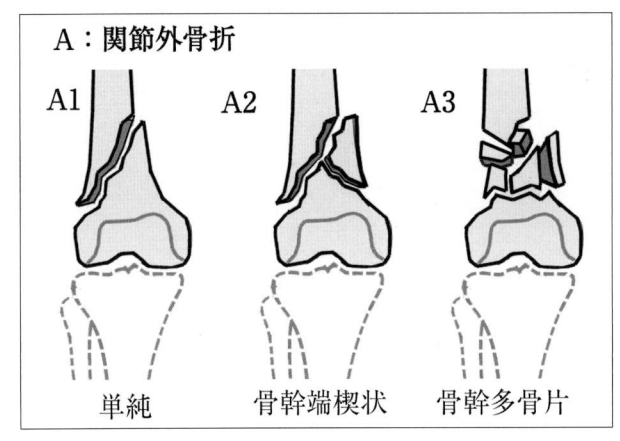

Fig.16 関節外骨折のグループ分類

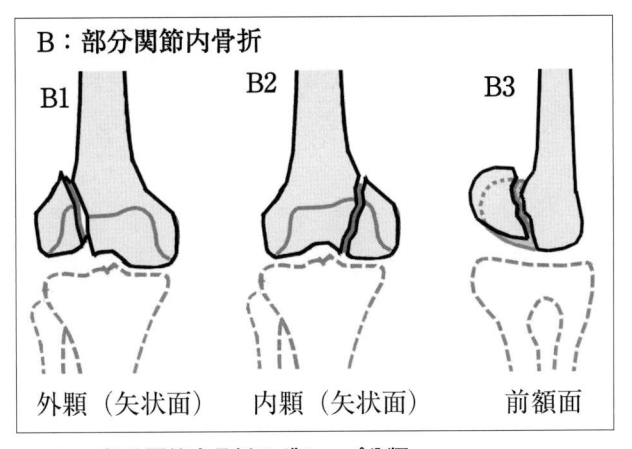

Fig.17 部分関節内骨折のグループ分類

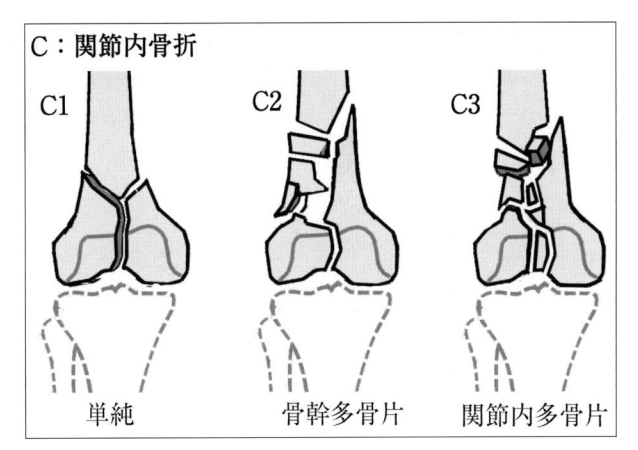

Fig.18 関節内骨折のグループ分類

7. 脊椎損傷のAO分類

脊椎損傷の分類は，長管骨のAO Müllerの分類に準じて損傷度や解剖学的な部位により，階層的に位置付けられている。AO分類は大まかには，圧縮損傷，伸延損傷，多方向損傷の3タイプに分けられる。Type AからType Cへと重症度が増すように，それぞれの型の中でも，群そして小群が同様の位置付けとなっている。脊椎損傷の順位は，主に不安定性の程度によって決定される。

脊椎損傷に対して従来から脊椎を分割した要素（column）として3つの要素として考えられてきた。しかし，AO分類では損傷を理解して単純化するため前方と後方の2要素を適用した（Fig.19）。

下位頸椎，胸椎，腰椎の骨折には3つの基本的な損傷型が存在し分類している（Fig.20）

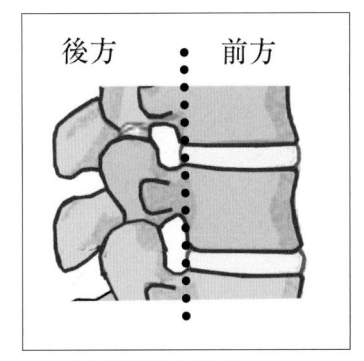

Fig.19 脊椎の2要素

Type A は，圧迫による椎体損傷タイプである。
Type B は，伸延による前方または後方要素が損傷タイプである。
Type C は，TypeA，B に回旋を伴い，複雑骨折や脱臼を伴うタイプである。

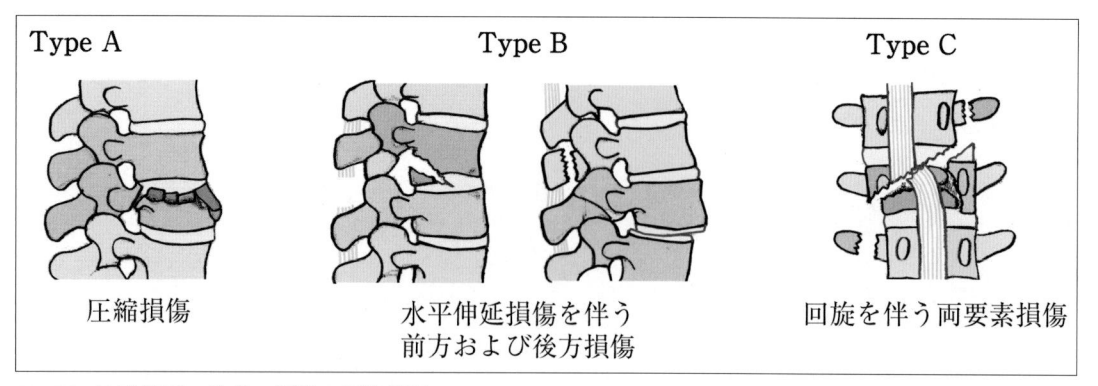

Fig.20　下位頸椎，胸椎，腰椎の損傷分類

8. 骨盤損傷のAO分類

1）骨盤輪（ring pelvis）

骨盤損傷の分類はM.E. Müllerらによる一般的なAO分類の命名法とM.Tileらの分類法を基礎とし，両者を融合したものである．この現在のAO分類，Müllerによる骨盤損傷の分類は受傷機序の評価と，その結果としての骨盤輪の"安定性または不安定性"に由来している（Fig.21）。

この安定型と不安定型分類もまた，骨（6），部位（1，2），型（A，B，C），群（1，2，3）に分けられる（Fig.22）。

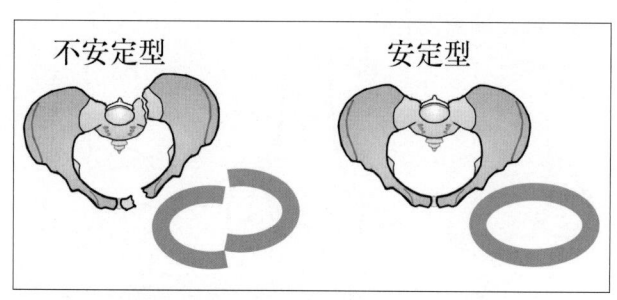

Fig.21　骨盤輪の"安定性と不安定性"

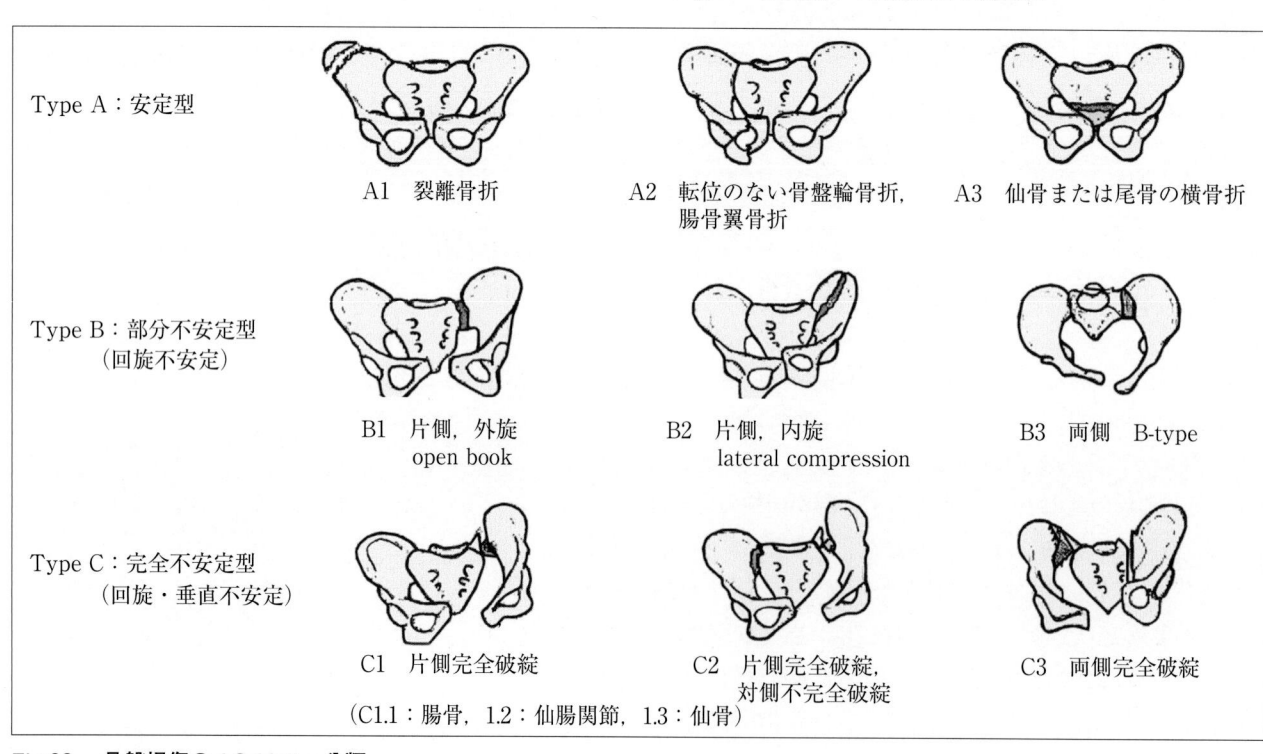

Type A：安定型
- A1　裂離骨折
- A2　転位のない骨盤輪骨折，腸骨翼骨折
- A3　仙骨または尾骨の横骨折

Type B：部分不安定型（回旋不安定）
- B1　片側，外旋 open book
- B2　片側，内旋 lateral compression
- B3　両側　B-type

Type C：完全不安定型（回旋・垂直不安定）
- C1　片側完全破綻
- C2　片側完全破綻，対側不完全破綻
- C3　両側完全破綻

（C1.1：腸骨，1.2：仙腸関節，1.3：仙骨）

Fig.22　骨盤損傷のAO Müller分類

2）寛骨臼（acetabulum）

寛骨臼骨折とそれらの分類に関する見解は，主にJudetとLetournelの先駆的な業績に由来している。Letournelにより作られた特殊な分類シェーマは，複雑な損傷の日常診療に広く用いられている。これは解剖学的な前柱，後柱の概念に基づいている（**Fig.23**）。

この概念は，より詳細なAO Müller分類にも反映する。

TypeA骨折：部分関節内骨折，両柱のうち1つの柱のみに骨折がある。

Group A1は，後壁骨折。

Group A2は，後柱骨折（**Fig.24**）。

Group A3は，前柱または前壁骨折。

TypeB骨折：部分関節内骨折，横骨折を含む

Group B1は，単純横骨折。

Group B2は，T字状骨折（**Fig.25**）。

Group B3は，前柱＋後方半横骨折。

TypeC骨折：完全関節内骨折（両柱骨折）

Group C1は，腸骨骨折高位型，骨折は腸骨稜に達する（**Fig.26**）。

Group C2は，腸骨骨折低位型，骨折は腸骨前縁に達する。

Group C3は，仙腸関節に及ぶ骨折。

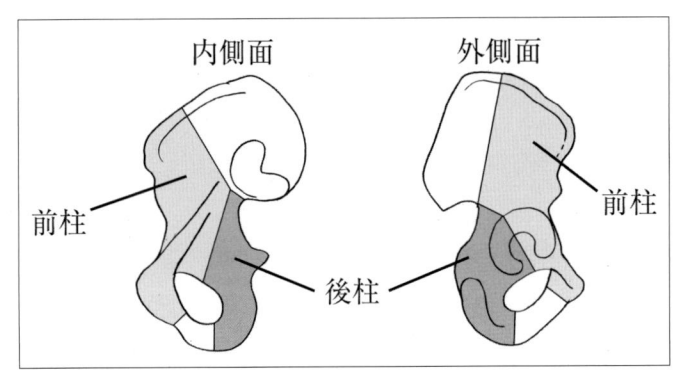

Fig.23 寛骨臼を構成する2つの骨の柱

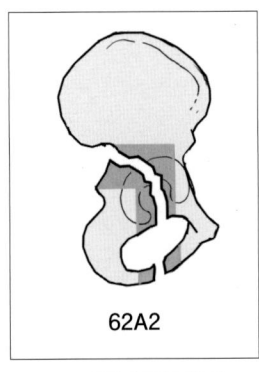

Fig.24 寛骨臼骨折のAO Müller分類のA2

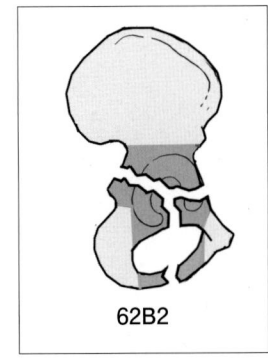

Fig.25 寛骨臼骨折のAO Müller分類のB2

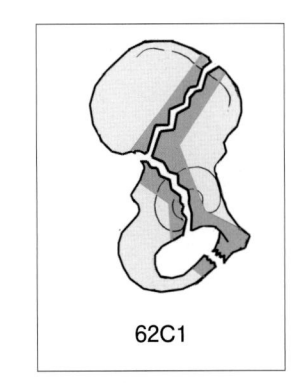

Fig.26 寛骨臼骨折のAO Müller分類のC1

II 臨床事例

II-1 外傷

1. 肩甲骨骨折 fracture of the scapula

主訴・既往
40歳代，男性。転倒し受傷した。肩関節運動時痛と不安定性を認めている。

臨床基礎知識
　肩甲骨骨折は，全骨折中0.4～1％，肩関節周辺骨折の3～5％であり頻度は比較的低い。骨折部位により，体部，頸部，関節窩，肩峰，烏口突起骨折に分けられ，頻度もこの順である。受傷機転は，バイクなどの交通外傷，高エネルギー外傷による直達外力や介達外力によって生じる。臨床症状は，骨折部の疼痛・腫脹・圧痛であり，体部骨折や烏口突起骨折では深呼吸による疼痛も訴える。合併損傷は，35～95％で存在し，肩甲骨骨折が単独で生じることは少なく鎖骨骨折，肋骨骨折，肺損傷，頭蓋骨骨折，中枢神経障害，血管損傷などである。分類は，烏口突起骨折が小川らの分類，関節窩骨折は，Ideberg分類にGossがType VIを追加したもの（Table.1）などがある。

Table.1　Ideberg分類（GossのType VI含む）

Type I：関節窩縁骨折	Type III：烏口突起を含んだ関節窩上方1/3骨折
Type I-A 前方関節窩縁骨折	Type IV：関節窩から肩甲骨内側縁に達する骨折
Type I-B 後方関節窩縁骨折	Type V：Type II＋IV，II＋III，II＋III＋IV
Type II：横断する横・斜骨折，下方の骨片が遊離	Type VI：関節窩の粉砕骨折

検査・読影のポイント
　X線検査の基本は，trauma series（正面・軸位・scapula-Y）であり，骨折部位により特殊撮影（Table.2）を用いる。また，多発肋骨骨折など高度に合併することから肋骨や胸部撮影が必要なことがある。読影のポイントは，Gossの提唱した3つのリングを注意深く観察する。CT検査は，関節窩骨折における骨折型と骨欠損の評価，高度損傷例など複雑な肩甲骨の外観を観察するために用いる。また，合併損傷の重篤度判定に非常に有用である。MRI検査は，関節窩骨折に伴う関節唇や関節上腕靱帯の損傷，腱板断裂などを検索し，外傷性肩関節脱臼との鑑別も容易である。

Table.2　肩甲骨骨折における特殊撮影

骨折部位	撮　影　法
関節窩骨折	
前下方	45°cranio-caudal（apical oblique）
前上方	30°頭側斜位撮影
烏口突起骨折	30°頭側斜位撮影
頸部骨折	30°頭側斜位撮影，45°cranio-caudal（apical oblique）
肩峰骨折	30°頭側斜位撮影，45°cranio-caudal（apical oblique）
肩甲棘骨折	45°cranio-caudal（apical oblique）

X線検査

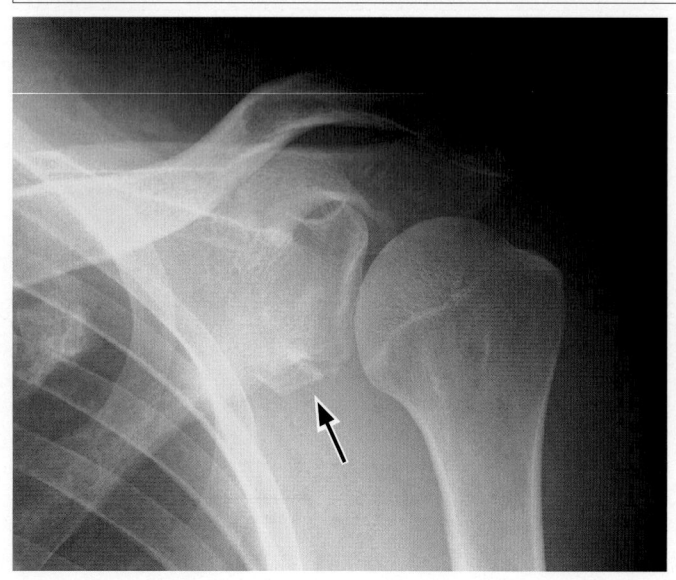

Fig.1：関節窩下縁から頸部に転位骨片を認める（→）。受傷時は正面像とScapula-Yのみ撮影されており，Scapula-Yでは異常を指摘することはできていない。なお，45°cranio-caudal撮影は行われていなかった。

Fig.1　受傷時正面像

CT 検査

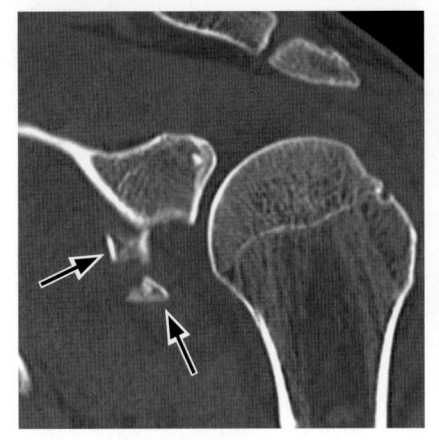

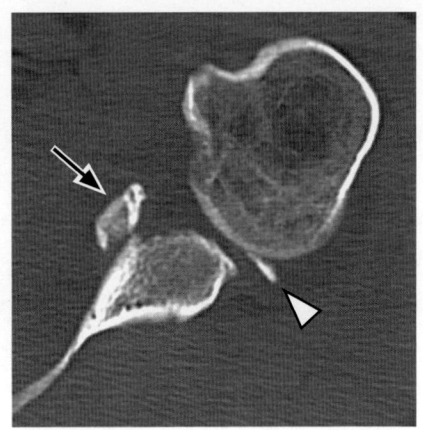

Fig.2　MPR 冠状断像　　Fig.3　横断像　　Fig.4　VR 画像

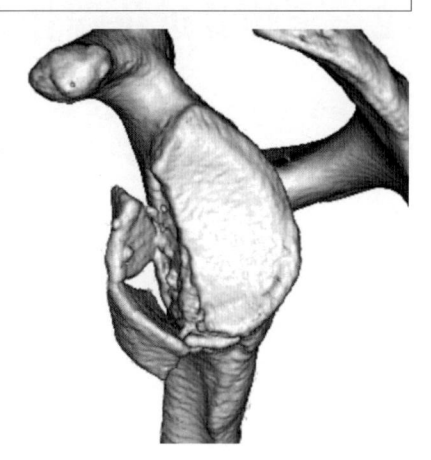

Fig.2：関節窩の骨折を認める（→）。骨片は内側下方へ転位している。
Fig.3：関節窩の骨片は前方に転位し（→），後方では肩甲上腕関節内に遊離骨片を認める（▷）。
Fig.4：骨片の転位を明瞭にとらえている。関節窩骨欠損は，Burkhart が用いた方法により，41.3％であり手術適応例である。これらの所見から，関節窩骨折，Ideberg 分類 Type II と診断された。

MRI 検査（参考症例）

60 歳代，女性。自転車で転倒し手をついて受傷した。

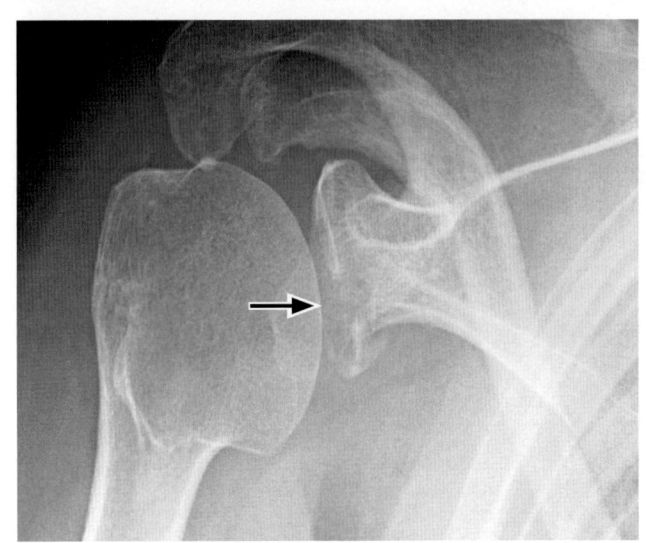

Fig.5　45°cranio-caudal 像

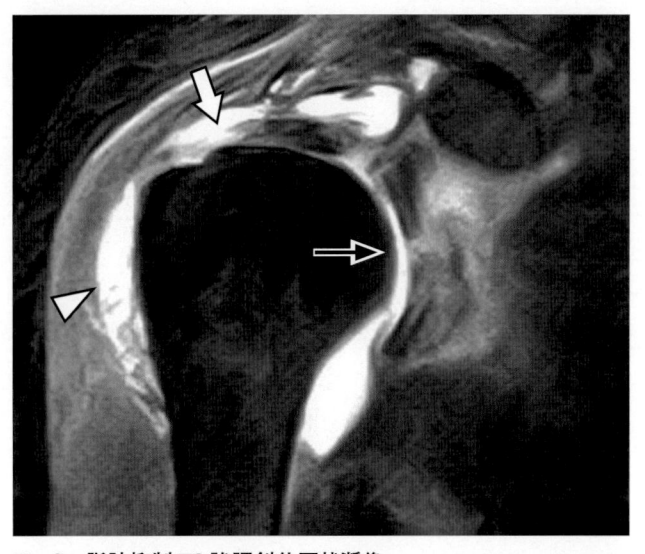

Fig.6　脂肪抑制 T2 強調斜位冠状断像

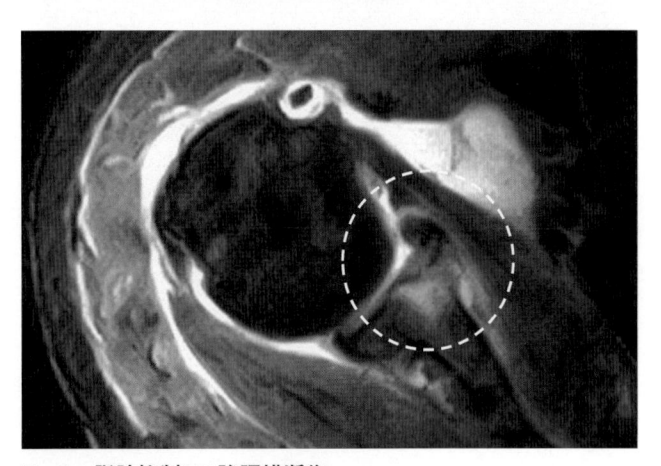

Fig.7　脂肪抑制 T2 強調横断像

Fig.5：関節窩前縁に明らかな骨折と前下方への転位を認める（→）。上腕骨後方の Hill-Sachs lesion は認めない。
Fig.6：関節窩に高信号を認める（→）。また，肩峰下，三角筋下滑液包と関節腔に effusion を認め（▷），棘上筋腱の全層断裂（⇨）である。
Fig.7：関節窩は中央から前方に高信号を認め，関節唇損傷を伴い前方に転位している（○）。effusion は，烏口下滑液包や三角筋，上腕二頭筋長頭腱周囲，棘下筋周囲の筋膜にまで及んでいる。これらの所見から，関節窩骨折 Ideberg 分類 Type1-A とした。

Ⅱ-1 外傷

2. 上腕骨近位端骨折 fracture of the proximal humeral

主訴・既往
80歳代，男性。散歩中転倒し受傷した。10年前より左脳梗塞，右上肢麻痺。

臨床基礎知識
　上腕骨近位端骨折は，全骨折の4〜5％，上腕骨骨折全体では45％を占め，65歳以上の肩関節外傷においては81％を占める。骨片の転位を推測するうえで，腱板や大胸筋の作用を念頭におくことが重要であり，解剖頸骨折では骨頭血流の途絶にも注意が必要である。幼小児期では，骨端線離開と骨幹端骨折となり，全骨端離開における上腕骨近位端離開は3％，小児骨折における上腕骨近位端骨折は3.4％とされている。受傷機転は，転倒による介達外力や交通事故などの直達外力により生じる。臨床症状は，肩関節の運動障害と激しい疼痛，腫脹，皮下出血などを認めるが，不顕性骨折などでは軽度となることが多い。合併損傷・鑑別疾患は，腱板断裂，上腕二頭筋損傷，関節唇損傷，骨頭壊死，脱臼骨折における神経損傷などである。分類は，Neer分類（Fig.1）を用いることが多く，一般に，転位が1cm以下あるいは45°以下のminimal displacementが80％を占める。

検査・読影のポイント
X線検査の基本は，trauma series（正面・軸位・scapula-Y）である。Neerが報告した肩甲上腕関節裂隙を抜く正面像と肩甲上腕関節裂隙に直交するscapula-Yを撮影する。軸位撮影は，疼痛のため困難なことが多いが小結節骨折では有用である。転位が軽度な大・小結節骨折や解剖頸骨折を疑う場合は内外旋撮影も有用である。読影のポイントは，骨折の部位（segment），転位の程度とその数（part）である。CT検査は，3part以上の骨折や脱臼を伴う骨折，骨頭関節面の骨折など骨片転位が高度な例に有用で，VR画像を作成することにより，治療方針や術前計画に役立つ。また，造影CTにより回旋動脈の走行を確認することもある。MRI検査は，解剖頸骨折や術後における骨頭壊死の評価，大結節骨折に多い不顕性骨折や腱板断裂，上腕二頭筋腱損傷，関節唇損傷などの合併損傷を検索する。

Fig.1　Neer分類

X線検査

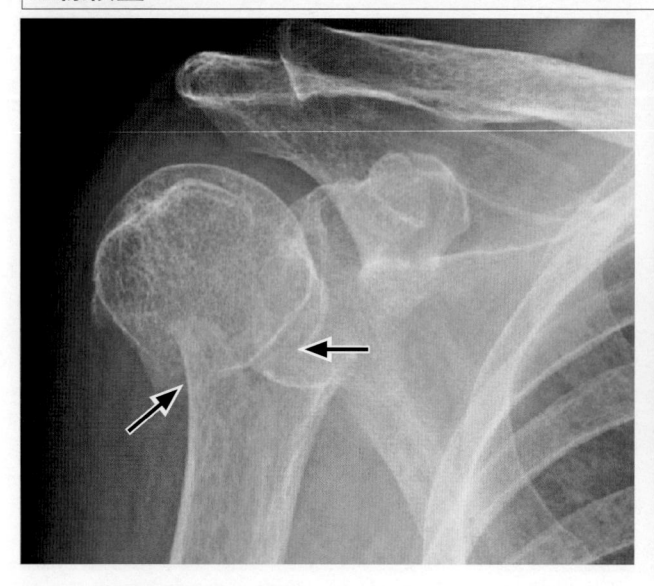

Fig.2　正面像（Routine-AP）

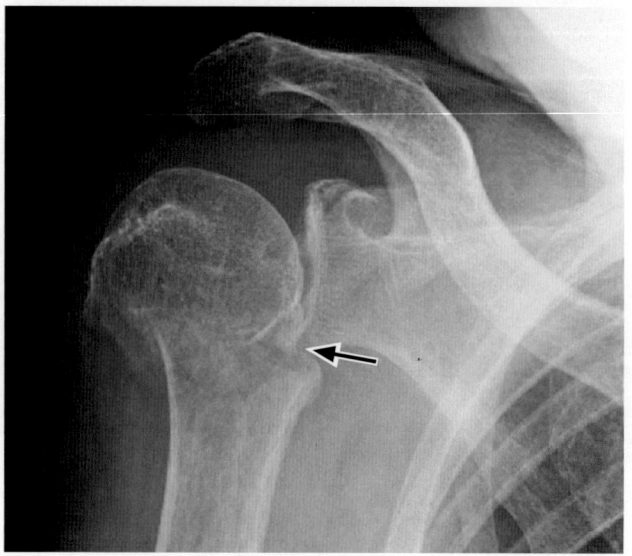

Fig.3　正面像（True-AP）

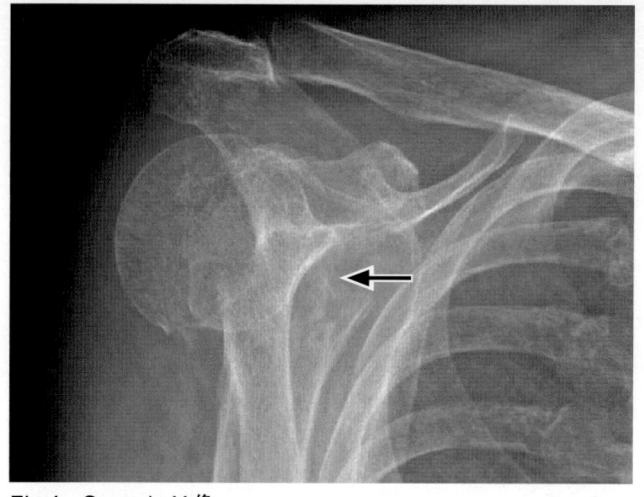

Fig.4 Scapula-Y 像

Fig.2～4：上腕骨外科頸に骨折（→）を認める。骨頭，大・小結節を含む骨片は内旋転位し2part骨折である。肩甲上腕関節の脱臼は認めない。

CT 検査

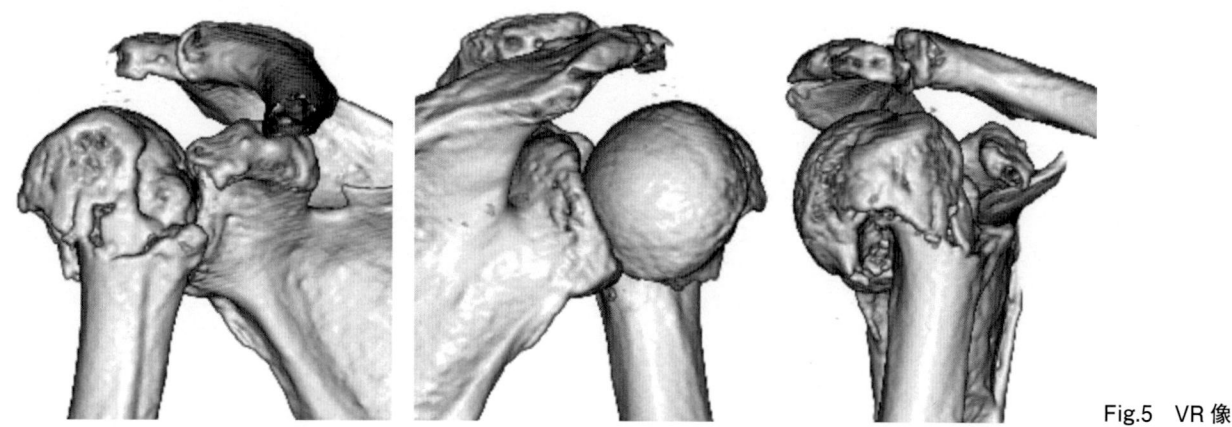

Fig.5　VR 像

Fig.5：外科頸のみに骨折を認め，骨片は45°以上，1cm以上転位していることから2part骨折である。他に骨折の合併は認めない。

MRI 検査（参考症例）

40歳代，男性。機械にはさまれ受傷した。臨床所見はpainful arcとdrop arm signを認めた。

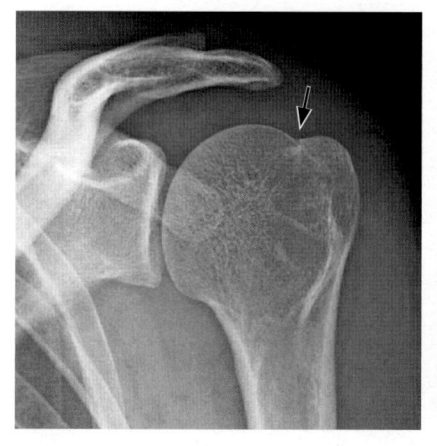

Fig.6　正面像（True-AP） 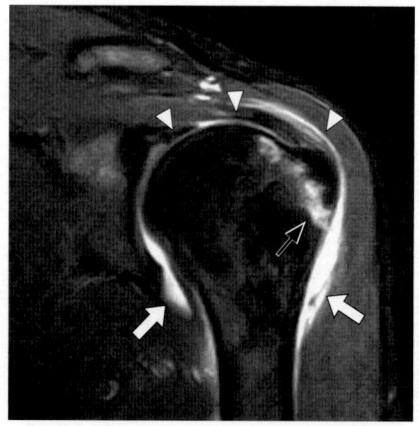　　Fig.7　脂肪抑制T2強調斜位冠状断像 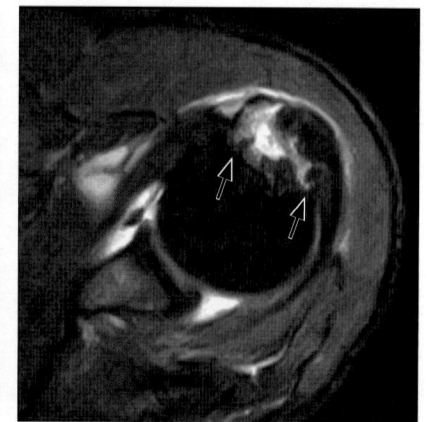　　Fig.8　脂肪抑制T2強調横断像

Fig.6：上腕骨大結節にきわめて軽度のstep off（→）を認めるのみである。

Fig.7：上腕骨大結節に高信号を認め，大結節骨折と骨挫傷を認める（→）。さらに，関節腔や滑液包，三角筋下にeffusionを認め（▷），上方関節唇損傷や棘上筋腱部分断裂も合併している（⇨）。

Fig.8：上腕骨大結節の高信号域は肩甲下筋腱停止部から棘下筋腱停止部まで及んでいる（→）。

II-1　外　傷　55

II-1 外傷

3. 腱板断裂 rotator cuff tear

主訴・既往

30歳代，男性。1か月前から肩関節外転，内旋時の痛みが継続するため受診。肩関節外転約90°で側方やや下方に位置する重量物を手前に引き下ろす作業をしていた。

臨床基礎知識

　腱板とは，肩甲下筋，棘上筋，棘下筋，小円筋の総称である。これらの筋は，肩甲骨から起始し肩甲下筋腱が上腕骨小結節から上腕骨頭窩（舌部），棘上筋腱が大結節前方（一部では小結節上前部まで），棘下筋腱は棘上筋の外側を回り込み棘上筋腱の停止部まで重なり合う，小円筋腱は大結節の後下面に停止している。動作筋としての主な機能は，肩関節の回旋外内転，屈曲伸展運動である。好発部は，棘上筋腱大結節停止部手前の critical zone であり，若年層から高齢者まで広い年齢層に生じる。受傷機転は，脱臼，直達外力，手や肘をついたときの介達外力，後上方・烏口突起下・前上方インピンジメントを契機に生じる。変性を基盤としているものは，自家筋力などの軽微な外傷によっても生じる。臨床症状は，各動作筋の機能低下と運動時の疼痛である。代表的な理学所見は，painful arc sign，drop arm sign，belly-press test など多数報告され臨床で行われている。合併損傷・鑑別疾患は，大結節骨折，石灰性腱炎，肩関節周囲炎などとの鑑別が必要である。全層広範断裂例では，長頭腱の断裂や脱臼，棘上筋腱であれば前後の腱板断裂を合併することが多く，最終的には cuff tear arthropathy に至る。また，外傷性肩関節脱臼・前方不安定症などに合併することがある。分類は，Ellman や Cofield が部分断裂（Table.1）や完全断裂（全層断裂）（Table.2）の分類をしている。筋萎縮と脂肪浸潤については Goutallier が CT，Thomazeau が MRI，Fuchs が CT と MRI を比較して分類している（Table.3）。

Table.1　部分断裂

滑液包側
腱内
関節包側

Table.2　完全断裂

小断裂	10mm 未満
中断裂	10mm 以上 30mm 未満
大断裂	30mm 以上 50mm 未満
広範断裂	50mm 以上，2つ以上の腱板全層断裂

Table.3　筋萎縮と脂肪浸潤の分類

Stage 0	脂肪浸潤なし
Stage 1	軽度の脂肪浸潤
Stage 2	筋よりも脂肪浸潤の範囲が狭い
Stage 3	筋と脂肪浸潤が同程度の範囲
Stage 4	筋よりも脂肪浸潤の範囲が大きい

判定は斜位矢状断像で行う

検査・読影のポイント

　X線検査は，腱板断裂を確定するには至らず，付随して起こる2次的所見を読影する。Scapula-45撮影などの腱板機能撮影も報告されているが，断裂部を描出するMRI検査（3断面）が必須となる。MRI検査は，腱板断裂のみならず上腕二頭筋腱や関節唇，関節上腕靭帯などの損傷や関節構造を広視野で観察することが可能である。腱板の走行は，すべての断面において観察可能であるが，斜位矢状断ではすべての腱板を1スライスで確認できる。

　ポジショニングは，肩甲骨関節窩と大結節腱板停止部を対向させることにより斜位冠状断や斜位矢状断で関節窩と腱板の正確な断面を得ることが可能である。一般的に用いられるシークエンスは，脂肪抑制T2強調像である。

　読影のポイントは，断裂部に流入する関節液や滲出液による高信号を検索する。また，断裂により生じる断端や腱の腫脹，菲薄化，断裂腱の引き込み（retraction），層間剝離（delamination）などがある。

MRI 検査

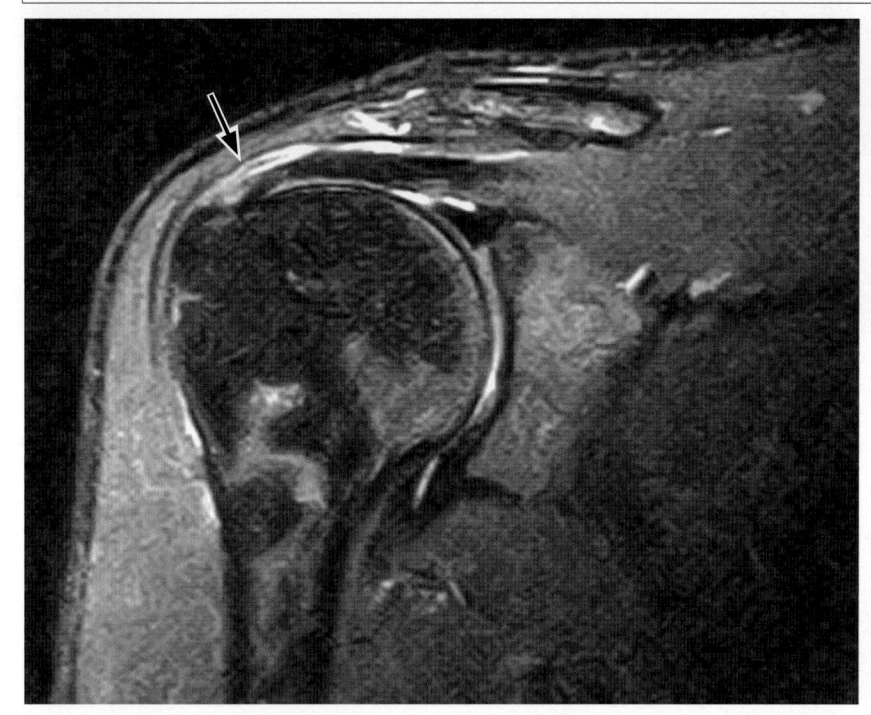

Fig.1 脂肪抑制 T2 斜位冠状断像

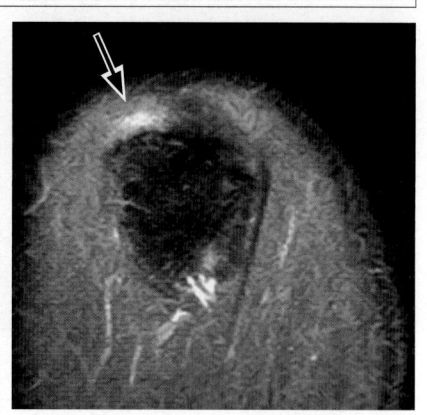

Fig.2 脂肪抑制 T2 斜位矢状断像

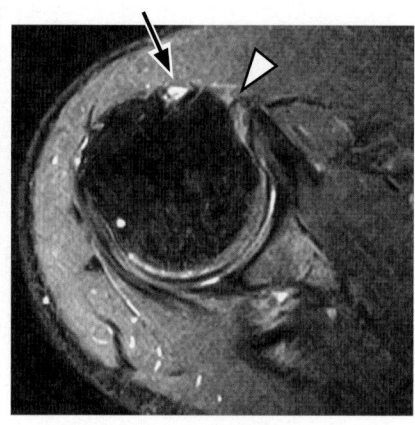

Fig.3 脂肪抑制 T2 軸位断像

Fig.1, 2：滑液包に effusion と棘上筋腱大結節停止部に滑液包側からの高信号を認め（→），棘上筋腱の滑液包側部分断裂である。

Fig.3：上腕二頭筋長頭腱は結節間溝からきわめて軽度な亜脱臼を認め（→），肩甲下筋腱は，小結節停止部に高信号を認め断裂している（▷）。

X 線検査（参考症例）

80 歳代，男性。犬に引っ張られて受傷した。MRI 検査にて広範断裂が確認されている。

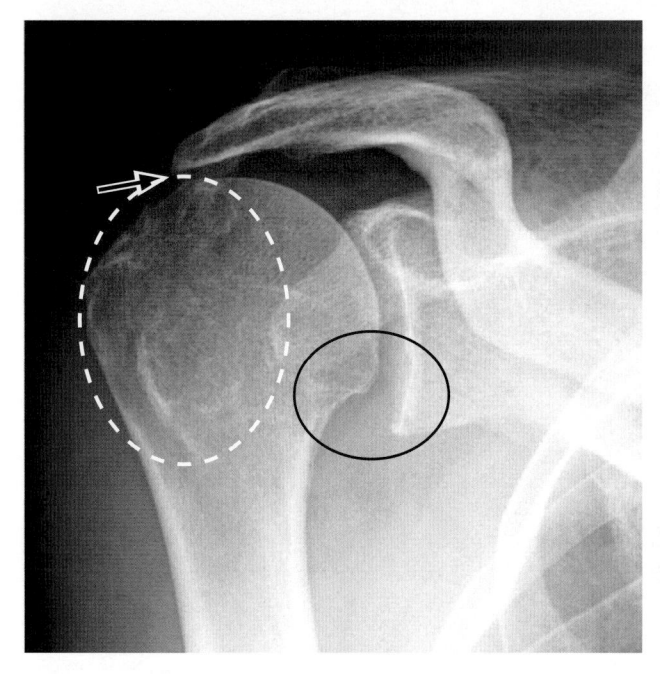

Fig.4 正面像（True-AP）

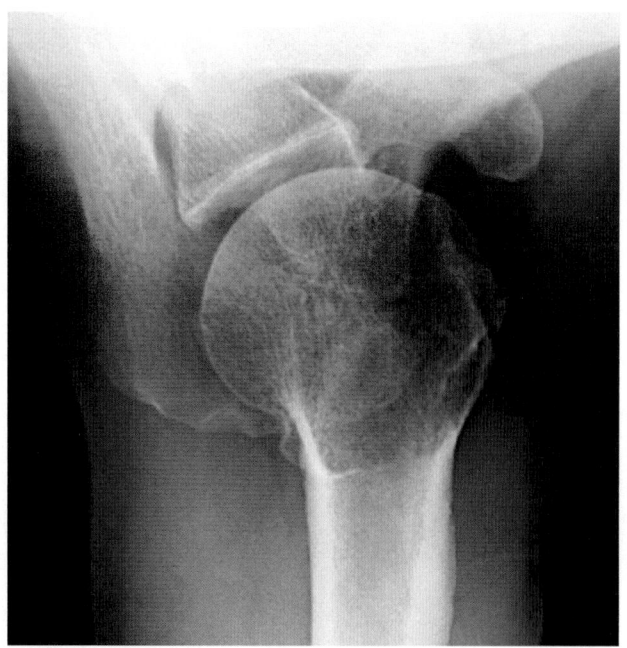

Fig.5 軸位像

Fig.4：上腕骨頭が上方化（○）し，肩峰骨頭間距離（acromiohumeral interval：AHI）の減少を認める（→）。大・小結節〜骨頭は嚢胞状変化と骨硬化（○），肩峰は関節面側の扁平化と骨硬化，骨棘形成を認め femoralization を呈する。

Fig.5：軸位像において肩峰三角筋付着部の不整像と肩峰から烏口肩峰靱帯の方向に骨棘形成を認める。

II-1 外傷

4. 上腕骨顆上骨折 supracondylar fracture of the humerus

主訴・既往

7歳，女児。椅子から転落し手をついて受傷。肘関節の腫脹と圧痛，運動障害を訴え，肘関節伸展は困難であった。

臨床基礎知識

上腕骨顆上骨折は，小児肘関節周辺骨折の50〜60%を占め，6〜7歳頃に多発する。3歳以下では遠位骨端線離開となることが多い。受傷機転は，伸展型（98%）と屈曲型（2%）である。臨床症状は，転位が著明であればクランク状の変形となり，骨折部に応じた圧痛と運動障害を認める。合併損傷・鑑別診断は，骨片転位により内反肘などの変形治癒をきたす頻度が高い。受傷直後では，伸展型近位骨片のanterior spikeで正中神経や橈骨神経，尺骨神経が損傷しやすい。他にVolkmann拘縮などにも注意が必要である。鑑別診断は，上腕骨外側顆骨折，上腕骨遠位骨端線離開などである。分類は，阿部分類（Table.1）やGartland-Wilkins分類がある。

Table.1　阿部分類

I型	転位がないもの
II型	矢状面での転位が主なもの
III型	中等度の転位はあるが骨片間に接触があるもの
IV型	転位が著明で骨片間に接触がないもの

検査・読影のポイント

X線検査は必須であり，4方向撮影を基本とする。通常，X線検査のみで診断を確定し治療されることが大半である。撮影順は，前腕全長を含めた正確な側面を撮影し骨折の有無を読影する。側面像で明らかな骨折や遠位骨片の転位を認める場合は，肘関節屈曲位で上腕骨を基準とした撮影を行う。阿部分類III〜IV型は，立位また坐位にて肩関節下垂位のままX線管と受像面の移動のみで行う。神経・血管損傷の可能性もあるため，可能な限り愛護的なポジショニングを行うことが重要である。読影のポイントは，骨端核の出現から癒合過程を念頭におき，遠位骨片の転位を観察する。また，X線学的指標や計測は治療過程において非常に重要である。正面像ではcarring angle（Fig.1）やBaumann angle（Fig.2）による内・外反角の計測，側面像ではtilting angle（Fig.3），anterior humeral line（Fig.4）を確認する。正確な撮影を行い健側と比較することが重要である。正面・側面像では，橈骨長軸延長と小頭骨端核中心との対向（radial shaft line）などがある。転位が軽度な骨折の判定は困難なことが多く，fat pad signの有無を確認する。CT検査は，遠位骨片の転位の程度や粉砕の程度を把握するために用いる。特に，関節内遊離骨片の検出や上腕骨外側顆骨折，T字型骨折などの鑑別に有用である。

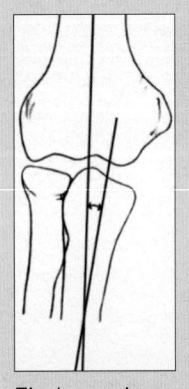

Fig.1　carring angle

Fig.2　Baumann angle

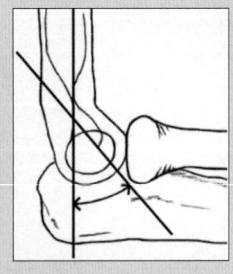

Fig.3　tilting angle

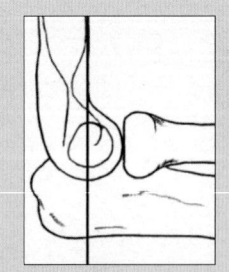

Fig.4　anterior humeral line

Fig.1：上腕骨長軸と尺骨長軸のなす角。男性11〜14°，女性13〜16°
Fig.2：上腕長軸と外側顆骨端線のなす角 a。正常平均72±4°，補角（90°−a）で表すこともある。伸展困難例に有用でありcarring angleと相関。
Fig.3：上腕骨長軸と上腕骨外側顆長軸のなす角。正常値約40°
Fig.4：上腕骨前縁の延長線が上腕骨小頭骨端核の中央1/3を通る。

X線検査

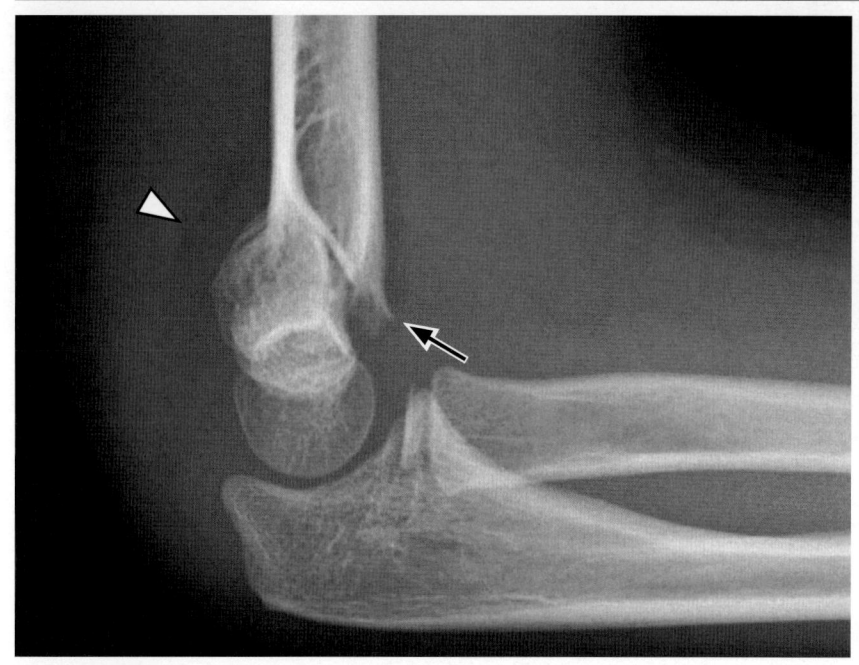

Fig.5 側面像

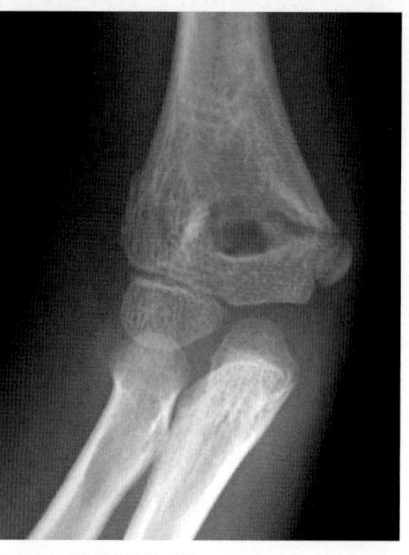

Fig.6 屈曲位正面像

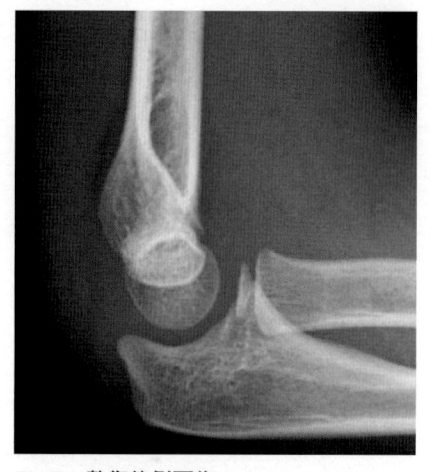

Fig.7 整復後側面像

Fig.5：骨折線は後上方へ斜走し遠位骨片は後方転位となり，近位骨片の anterior spike（→）を認める。tilting angle は 10°, anterior humeral line は小頭骨端核前縁を通る典型的な伸展型である。tear drop を認めることから回旋転位は軽度であり，遠位骨片後上方には fat pat sign も認める（▶）。

Fig.6：内外側上顆上部に骨折を認め，内側は外側に比べ開大しており遠位骨片は軽度外反を疑う。Baumann angle は 67°であった。これらの所見から，阿部分類Ⅱ型とした。

Fig.7：tilting angle は 30°となり，anterior spike がほぼ消失，tear drop がさらに明瞭となり，十分な整復位を得ている。

CT検査（参考症例）

12歳，男児。自転車運転中 1.2m 転落し受傷した。

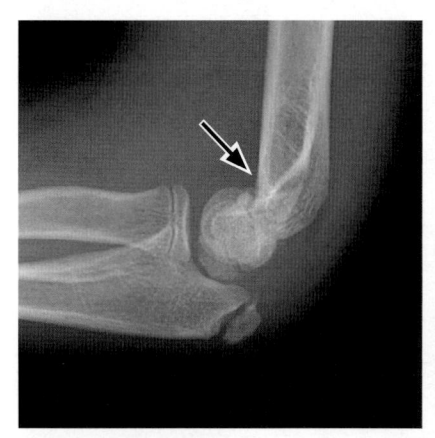

Fig.8 初診時側面像

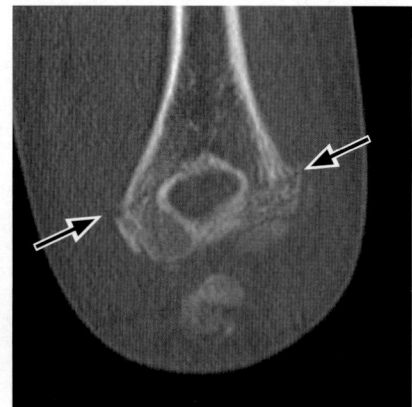

Fig.9 整復後 MPR 冠状断像

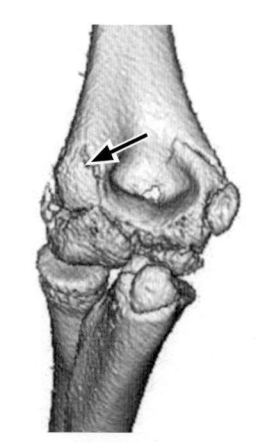

Fig.10 整復後 VR 画像

Fig.8：遠位骨片は前方転位し tilting angle 60°, anterior humeral line は小頭骨端核後方を通る典型的な屈曲型である。

Fig.9：内外側上顆上部に骨折を認める（→）。遠位骨片の内外側転位は軽度であり安定している。

Fig.10：外側顆後方にも骨折を認める（→）が，転位はきわめて軽度で安定している。関節内の遊離骨片は認めない。

Ⅱ-1 外 傷

II-1 外　傷

5. 橈骨頭・橈骨頸部骨折 fracture of the neck and head of the radius

主訴・既往
40歳代，女性。転倒し受傷。肘関節の腫脹と前腕回旋，屈曲伸展時の疼痛を認め，内・外側部痛を訴えていた。

臨床基礎知識
橈骨頭・頸部骨折の肘関節周辺骨折における頻度は約10〜30%であり，小児は骨端核や軟骨の残存により頸部骨折となる。小児肘関節周辺骨折における頸部骨折の頻度は4.5〜14%である。受傷機転は，外反によるものと後方脱臼に合併するものがある。臨床症状は，橈骨近位と肘関節内側部に腫脹と圧痛を認め，前腕回旋運動が制限される。損傷の程度により皮下出血や遠位橈尺関節部痛を伴うこともある。合併損傷・鑑別疾患は，内側側副靱帯損傷，肘頭・尺骨近位部骨折，尺骨鉤状突起骨折，神経・血管損傷など多数あり，手関節周辺に痛みを訴える場合はEssex-Lopresti骨折などのbipolar injuryを疑うべきである。分類はMasson-Morrey分類（Table.1），小児ではWilkins分類や頸部軸に対する傾斜角により分類したO'Brien分類（Table.2）を用いる。

Table.1　Masson-Morrey 分類
Ⅰ型：ほとんど転位がないもの（転位があってもごくわずか，2mm以内10°以下）
Ⅱ型：骨片が転位しているもの（橈骨頭30%以上の転位，転位2mm以上10°以上）
Ⅲ型：粉砕骨折
Ⅳ型：肘関節脱臼に伴うもの（Johnston）

Table.2　O'Brien 分類
Type Ⅰ：30°以内
Type Ⅱ：30〜60°未満
Type Ⅲ：60°以上
Type Ⅳ：分類不能
最も転位が大きい方向で計測

検査・読影のポイント
X線検査は必須であり，4方向撮影を基本とする。補助的な撮影法は，radial head-capitellum viewや前腕回内回外撮影などがある。受傷直後，肘関節伸展困難例では，上腕骨と前腕に分けて行う必要もある。本骨折は，関節内骨折であるためfat pad signが観察された場合，骨折を疑うべきである。

CT検査は高度粉砕例や他の骨折や脱臼を合併する場合に有用であり，骨折型の特定や関節内遊離骨片の検出を行う。

X線検査

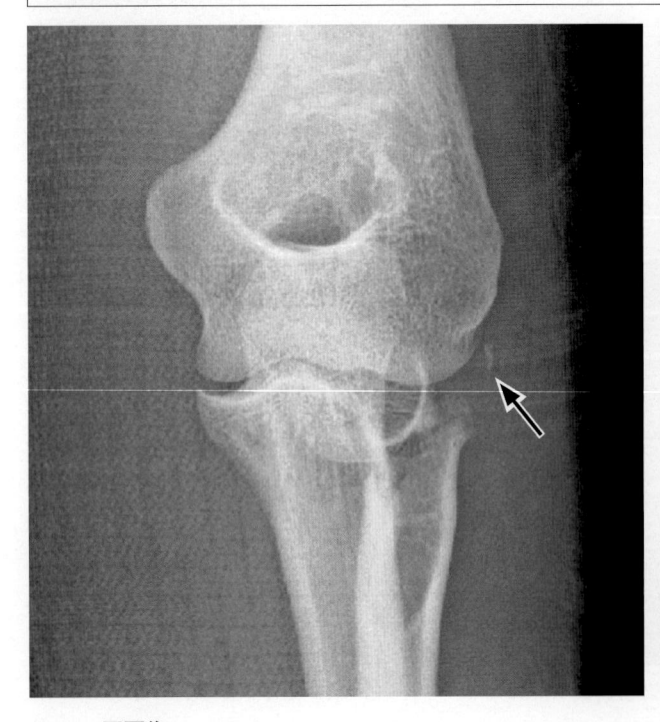

Fig.1　正面像

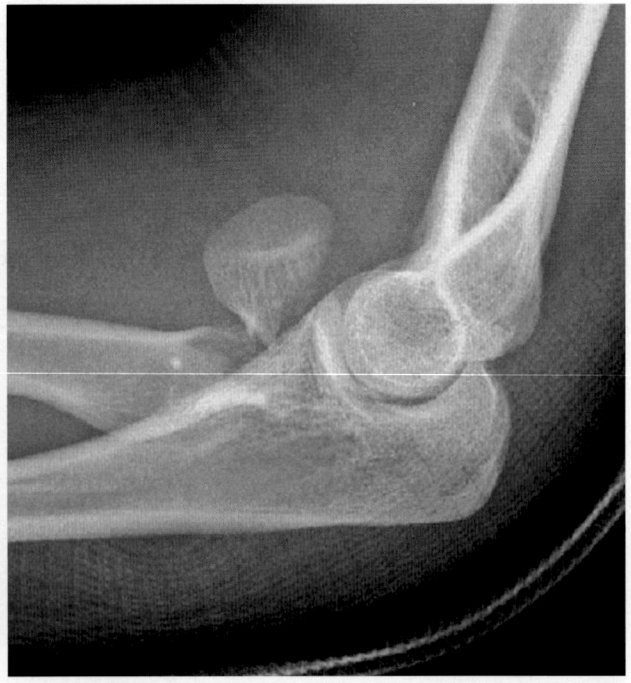

Fig.2　側面像

Fig.1，2：橈骨頸部に明らかな骨折を認める。橈骨頸部は橈骨軸に対し前方に90°以上かつ内側に転位している。上腕骨小頭外側には微小骨片を認める（→）。これらの所見からMasson-Morrey分類Ⅲ型，O'Brien分類Ⅲ型とした。

CT 検査

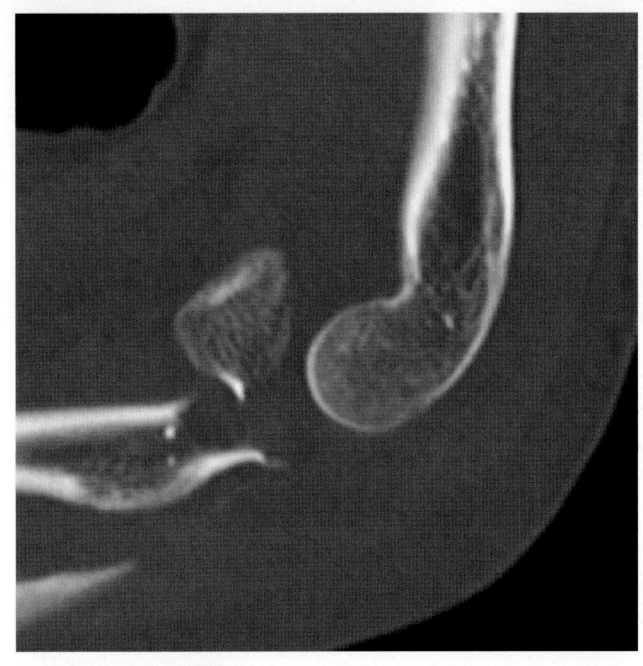

Fig.3　MPR 矢状断像

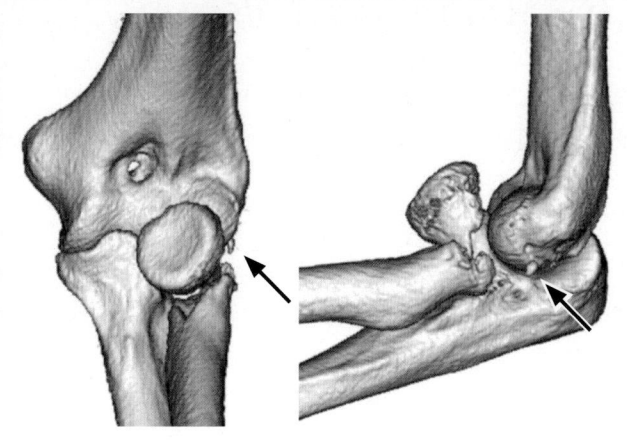

Fig.4　VR 画像

Fig.3, 4：橈骨頭には骨折を認めず，上腕骨小頭後外側に微小骨片を認める（→）。転位の程度や方向が明瞭に描出されている。

X 線検査（参考症例）

40 歳代，男性。70cm の高さから転落し受傷した。激しい疼痛と運動制限，クランク状変形を認めた。

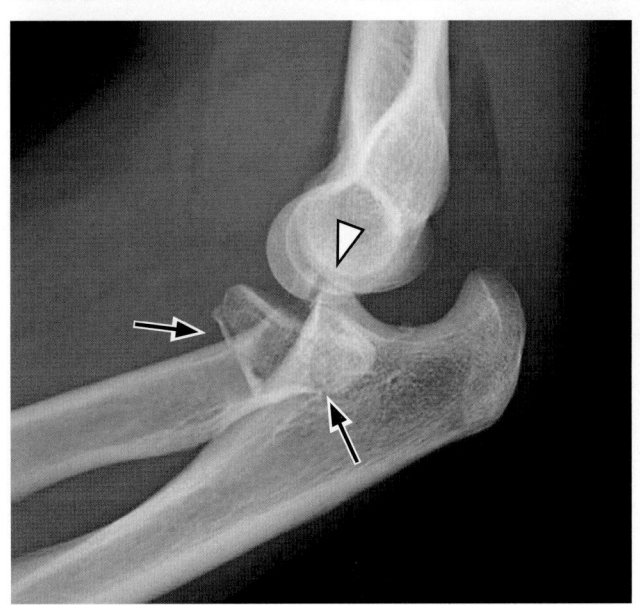

Fig.5　側面像

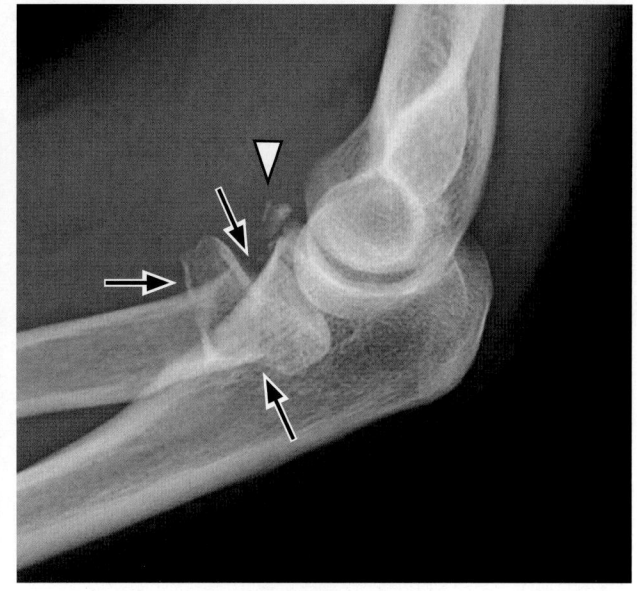

Fig.6　整復後側面像

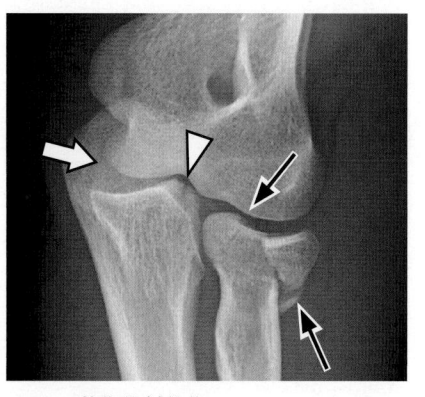

Fig.7　整復後斜位像

Fig.5：肘関節は後方脱臼となり，橈骨頭から頸部に骨折を認める（→）。尺骨鉤状突起は上腕骨滑車にかみ込み（▷），その前方には尺骨鉤状突起骨折を疑う骨片を認める。（正面像では側方向の脱臼は認めていない）

Fig.6：橈骨頭から頸部に骨折（→）と尺骨鉤状突起骨折を認める（▷）。

Fig.7：橈骨頭（→）と尺骨鉤状突起外側（▷）に明らかな骨折を認め，内側関節裂隙は開大している（⇨）。

これらの所見から Masson-Morrey 分類Ⅳ型と診断された。

6. Monteggia 骨折 Monteggia fracture (fracture dislocation)

主訴・既往
6歳，女児。手をついて転倒した。肘関節から前腕中央にかけての腫脹と肘関節屈曲伸展制限，前腕回旋制限と回旋時痛を認めた。

臨床基礎知識

Monteggia 骨折は，Monteggia が橈骨頭前方脱臼を伴った尺骨近位 1/3 の骨折と報告し，現在では，橈骨頭脱臼を伴った尺骨骨幹部の骨折とされ，Borden が報告した小児の急性塑性変形（acute plastic bowing deformity）も含まれる。前腕の運動は，尺骨を軸とした橈骨の回旋運動であり，橈骨と尺骨が一定の長さを保っていることが重要である。頻度は比較的まれで，肘関節周辺骨折・脱臼において 2.8% との報告がある。受傷機転は，Bado 分類の型によって異なる。臨床症状は，肘関節以遠の腫脹と激しい疼痛，皮下出血や回旋困難，屈曲伸展困難である。小児は塑性変形をとることが多く，腫脹や回旋制限が軽度なことがある。成人陳旧例では，可動域制限，外反肘，遅発性尺骨神経麻痺，変形性肘関節症などをきたしていることがある。分類は，成人が Bado 分類（Table.1），小児が Letts 分類（Table.2）を用いる。合併症・後遺症は，Bado 分類 I 型・III 型に多い橈骨神経麻痺（後骨間神経麻痺），異所性骨化，橈骨遠位端骨折，回旋制限，橈骨頭の変形などがある。

Table.1　Bado 分類
I 型：尺骨前方凸骨折と橈骨頭前方脱臼（小児に多い）[約 60%]
II 型：尺骨後方凸骨折と橈骨頭後方あるいは後外側脱臼（成人に多い）[約 15%]
III 型：尺骨外側凸骨折と橈骨頭外側あるいは前外側脱臼（小児に多い）[約 20%]
　　　（尺骨外側凸骨折は近位肘頭直下に多い）
IV 型：尺骨・橈骨骨折と橈骨頭前方脱臼（成人に多い）

Table.2　Letts 分類
A：尺骨前方凸塑性変形と橈骨頭前方脱臼
B：尺骨若木骨折と橈骨頭前方脱臼
C：尺骨前方凸骨折と橈骨頭前方脱臼
D：尺骨後方凸骨折と橈骨頭後方脱臼
E：尺骨近位部骨折と骨頭側方脱臼

検査・読影のポイント

X 線検査は最も重要な検査であり，大半が X 線検査のみで診断可能である。撮影は肘関節と手関節を含めた正確な前腕 2 方向撮影を行う。軽度な脱臼や急性塑性変形を疑う場合は健側も正確な 2 方向撮影を行い比較する。また，正確な腕橈関節の評価を求める場合は肘関節 2 方向撮影も行う。

　読影のポイントは橈骨長軸延長と上腕骨小頭骨端核中心との対向（radial shaft line）と，尺骨と橈骨の alignment である。急性塑性変形では，Lincoln らが側面 X 線像で尺骨後縁の尺骨遠位骨端と肘頭を結ぶ線を ulnar bow line とし，この線から尺骨後縁までの垂直最大距離を maximum ulnar bow（MUB）（Fig.1）と定めた。MUB 正常値は 1mm 以下であり，急性塑性変形や若木骨折が生じると尺骨の後縁凹が生じ，MUB は 1mm を超え ulnar bow sign 陽性となる。

　尺骨の変形や骨折を認めた場合，必ず橈骨頭脱臼を念頭におき，Monteggia 骨折を意識した撮影や読影を行う必要がある。

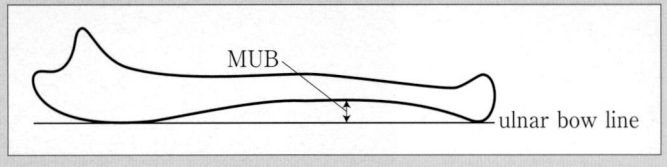

Fig.1　maximum ulnar bow

X線検査

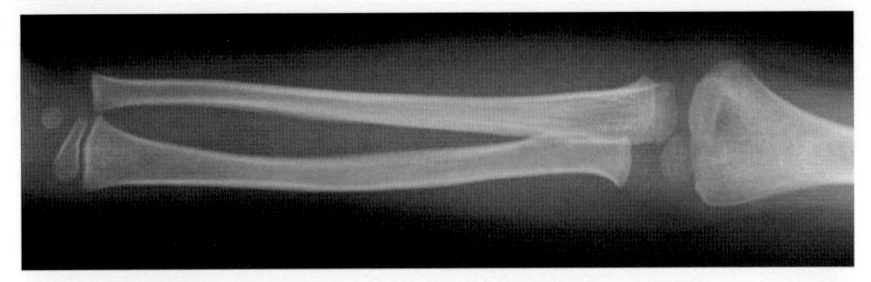

Fig.2 前腕正面像

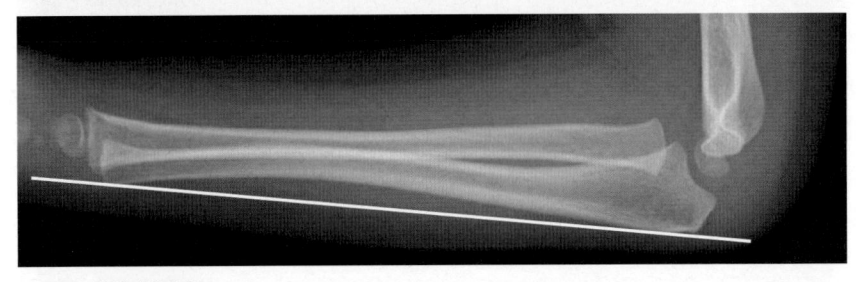

Fig.3 前腕側面像

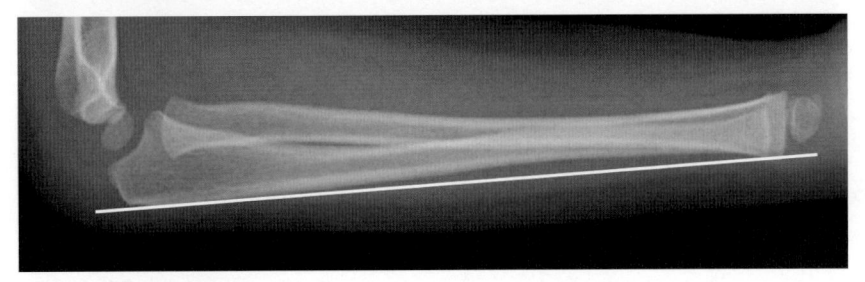

Fig.4 健側前腕側面像

Fig.2：明らかな骨折や橈骨，尺骨のalignmentの異常は認めない。橈骨軸延長は上腕骨小頭骨端核中心を通過している。

Fig.3：尺骨は，遠位1/3前方凸のbowingを認める。MUBは，明らかに1mmを越え健側（**Fig.4**）以上に弯曲している。MUBは陽性であり，弯曲角は10°（健側は4°）である。また，橈骨軸延長は上腕骨小頭骨端核中心を通過せず，前方脱臼を認める。これらの所見から，Letts分類Aと診断された。

X線検査（参考症例）

60歳代，女性。手，肘をつき転倒し受傷した。肘関節の高度腫脹と変形，激しい疼痛，運動制限を認めた。DXA YAM73％あった。

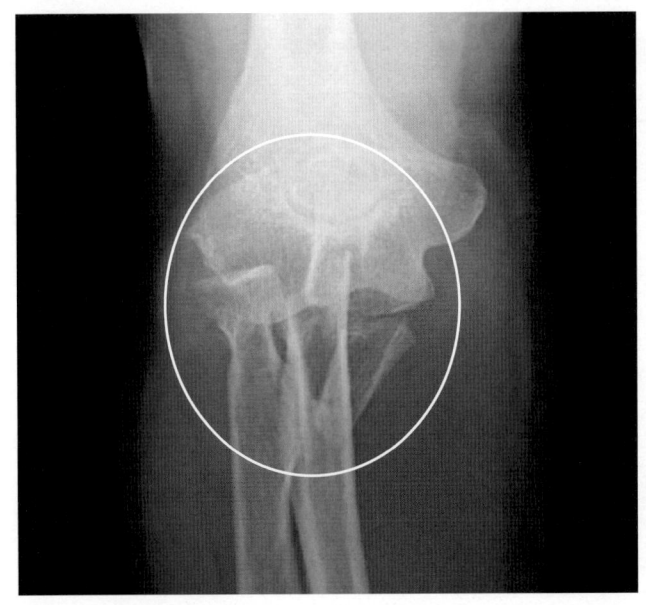

Fig.5 肘関節正面像

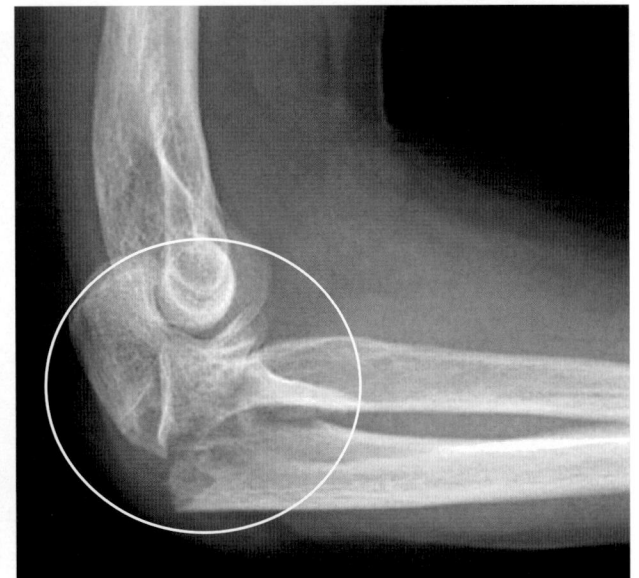

Fig.6 肘関節側面像

Fig.5：尺骨は，外側凸骨折，橈骨頭も外側脱臼かつ近位に転位し腕尺・腕橈関節の適合性は認めない（○）。正面像のみで橈骨頭が前後どちらに脱臼しているか判定するのは困難である。

Fig.6：尺骨は，後方凸骨折，橈骨頭は後方脱臼を認める（○）。これらの所見から，Bado分類Ⅱ型と診断された。

Ⅱ-1 外 傷

Ⅱ-1 外傷

7. Galeazzi 骨折 Galeazzi fracture

主訴・既往
20歳代，男性。バイクで転倒し受傷した。手関節は屈曲変形となり回旋障害と尺骨の背側突出を認めた。

臨床基礎知識

　Galeazzi 骨折は，橈骨骨幹部骨折（中下 1/3 境界）または，Colles 骨折や Smith 骨折などの橈骨遠位端骨折に遠位橈尺関節（distal radioulnar joint：DRUJ）の脱臼を伴うものである。前腕骨幹部骨折において約 6% とまれな損傷である。小児では，尺骨遠位骨端線離開となることがあり，Galeazzi 類似骨折と呼ばれ，好発年齢は 7～14 歳に集中している。本骨折は，DRUJ の正確な評価がなされないことが多いため注意が必要な疾患である。受傷機転は，前腕に軸圧が加わった状態での回外損傷と回内損傷である。特徴的な臨床症状は，DRUJ の脱臼により橈骨または尺骨頭が背側・掌側に突出し変形を来している。合併損傷・鑑別疾患は，遠位橈尺関節支持機構の損傷が主となり，大半の例で TFCC 損傷や尺骨茎状突起骨折を伴う。他には，橈骨の短縮などによる骨間膜損傷や尺骨神経損傷などの合併がある。小児では，転位が軽度なことがあるため，橈骨遠位端骨折との鑑別が必要なことがある。

　分類は，Walsh らが橈骨中下 1/3 境界骨幹部骨折と橈骨遠位端骨折において DRUJ の脱臼方向で分け，Chambers らが改変し，回外損傷と回内損傷に分類した（Fig.1）。

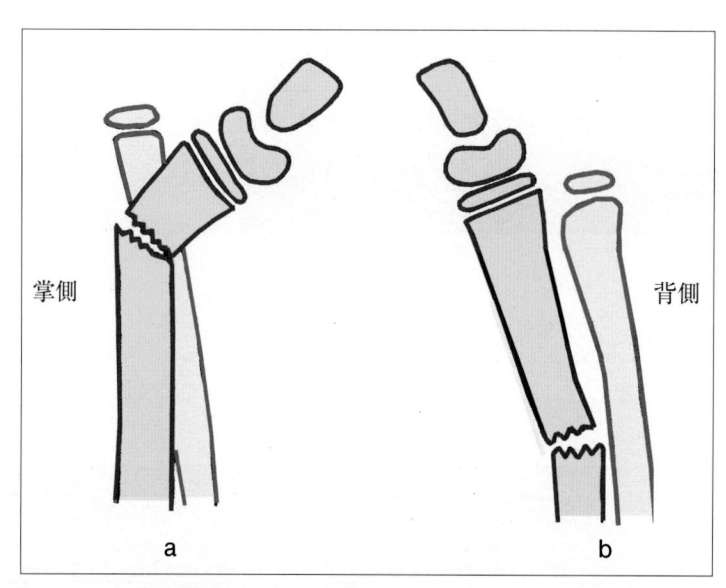

Fig.1　Galeazzi 骨折の Walsh 分類
a　橈骨遠位骨片の背側転位（橈骨骨折部が掌側凸），尺骨頭掌側脱臼（回外損傷）
b　橈骨遠位骨片の掌側転位（橈骨骨折部が背側凸），尺骨頭背側脱臼（回内損傷）

検査・読影のポイント

　X 線検査は，最も重要な検査であり，大半の橈骨骨折は X 線検査のみで診断可能である。撮影法の基本は，肘関節を含めた手関節 4 方向撮影を行う。DRUJ の脱臼を見逃さないため正確な正面・側面撮影が求められるが，回旋制限と疼痛のため困難なことがある。

　読影のポイントは，正面像にて DRUJ の開大，側面像では DRUJ 脱臼の程度やその方向，斜方向では尺骨茎状突起骨折の有無や転位の方向などを検索する。小児では，尺骨遠位骨端線離開の有無を確認する。CT 検査は，DRUJ の適合性と尺骨茎状突起骨折の評価を行う。X 線検査にて判定困難な DRUJ の脱臼など確定診断に有用であり，DRUJ での横断像により評価する。TFCC 損傷に対しては，MRI 検査や手関節鏡，骨間膜損傷を疑う場合は，超音波検査が簡便である。

X線検査

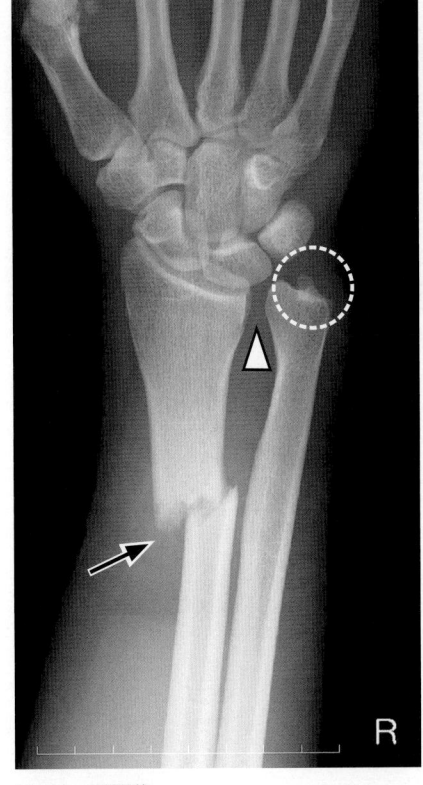

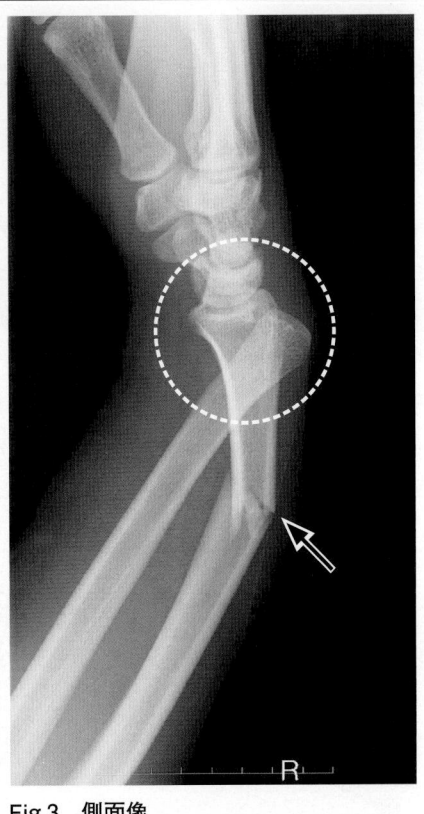

Fig.2 正面像

Fig.3 側面像

Fig.2：橈骨骨幹部に骨折を認め，遠位骨片は橈側へ転位している（→）。DRUJ は開大し脱臼または亜脱臼を疑う（▷）。尺骨茎状突起も骨折を認め，背側または掌側に転位している（○）。

Fig.3：橈骨は背側凸骨折となり（→），DRUJ は脱臼または亜脱臼を認める（○）。尺骨茎状突起を指摘することは困難であり，背側に認めないことから掌側転位を強く疑う。これらの所見から Galeazzi 骨折回内損傷とした。

CT 検査

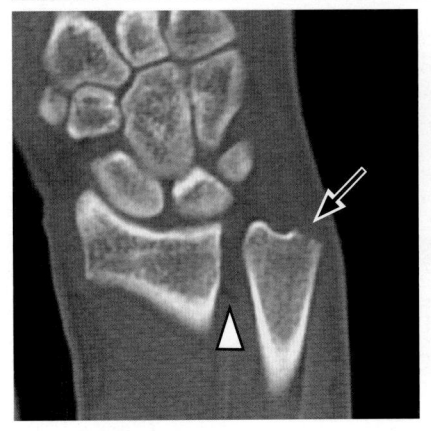

Fig.4 冠状断 MPR 像

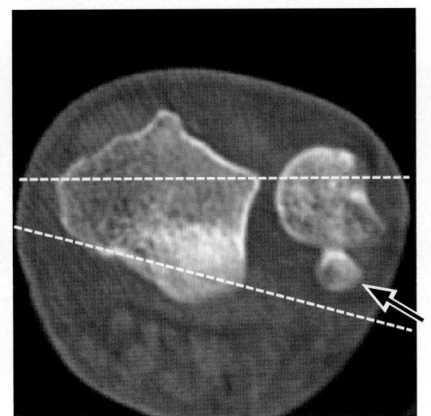

Fig.5 軸位断 MPR 像

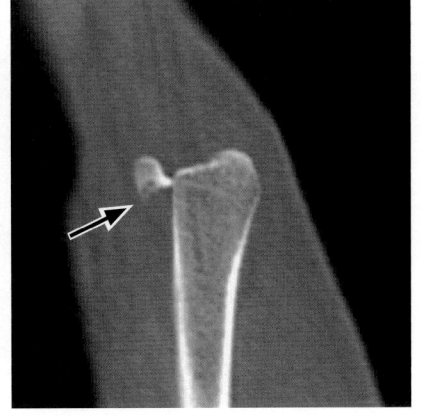

Fig.6 矢状断 MPR 像

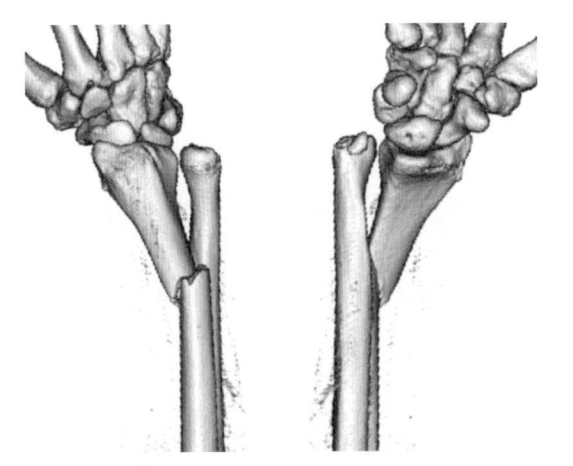

Fig.7 VR 像

Fig.4：DRUJ の開大（▷）と尺骨茎状突起骨折を認める（→）。
Fig.5：尺骨は，橈骨尺骨切痕との適合性を認めず背側亜脱臼と茎状突起（→）の掌側かつ橈側転位を認める。
Fig.6：尺骨茎状突起（→）の掌側転位を認める。
Fig.7：橈骨遠位骨片は回内，掌側転位（橈骨骨折部が背側凸）し，尺骨頭背側亜脱臼と尺骨茎状突起を明瞭にとらえている。

8. 橈骨遠位端骨折 fracture of the distal radius

主訴・既往
20歳代，男性。バイクで手をつき転倒し受傷した。手関節部の変形と腫脹を認めた。

臨床基礎知識

橈骨遠位端骨折は，小児と高齢者に発生のピークがあり，60〜70歳代の女性では男性の3〜4倍多いとされている。小児は，骨幹部遠位1/3，骨幹端部，骨端線で生じ，膨隆骨折や若木骨折などの不全骨折と完全骨折，骨端線損傷に分類される。最も頻度が高い骨折型は，関節内骨折を含めたColles骨折で約73.8%である。受傷機転は，手をつき転倒した時の介達外力によるものが最も多く，臨床症状は，橈骨遠位端から手部の腫脹や皮下出血，圧痛，銃剣変形やフォーク状変形を呈する。合併損傷・鑑別疾患は，Colles骨折近位骨片による正中神経損傷や循環障害，手根管症候群，手根靱帯損傷，変形治癒，長母指伸筋腱皮下断裂，TFCC損傷などがある。同様の受傷機転でも生じる舟状骨折や月状骨周囲脱臼との鑑別が必要である。分類は，AO分類(Fig.1)，Frykman分類，斎藤の分類の順によく用いられ，Smith骨折においてはThomas分類も用いる。

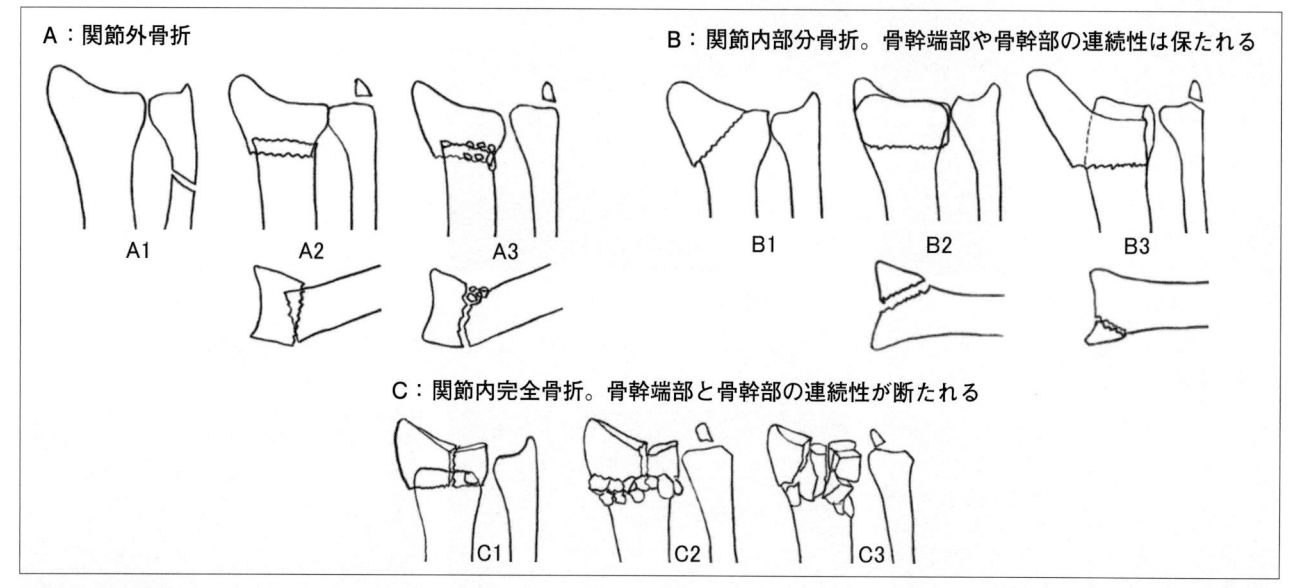

A：関節外骨折　　　　　　　　　B：関節内部分骨折。骨幹端部や骨幹部の連続性は保たれる

A1　A2　A3　　　　　　　　　B1　B2　B3

C：関節内完全骨折。骨幹端部と骨幹部の連続性が断たれる

C1　C2　C3

Fig.1　AO分類

検査・読影のポイント

X線検査は受傷機転や腫脹，圧痛などを知ることにより，90%で診断可能であり非常に重要である。CT検査同様，橈骨関節面のstep offの評価に有用で，撮影法の基本は4方向撮影である。撮影肢位は必ず前腕回旋手関節中間位とし，正面では肩関節外転90°肘関節屈曲90°，側面は肩関節下垂位中間位，肘関節屈曲90°とする。

読影のポイントは橈骨関節面のgapとstep offを注意深く観察するとともに，Gilula lineや橈骨月状骨角にも目を配る。治療過程では転位の程度や整復位を評価することが重要である(Fig.2)。CT検査は，関節内骨折で生じるgapとstep offの観察である。粉砕や転位の程度など詳しく観察することが可能であり，X線検査に比べ再現性に優れ，治療方針や術前計画に非常に役立つ。

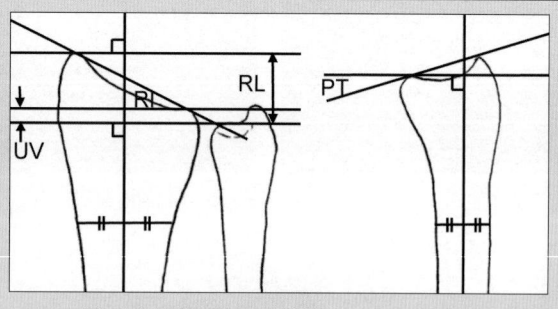

Fig.2　橈骨遠位関節面のX線学的評価

正面像では，radial inclination：RI, radial length：RLまたはshortening, ulna variance：UV, 側面像では，palmar tilt：PT マイナスの場合 dorsal tiltを計測し健側と比較する。
RI：橈骨長軸の垂線と橈骨遠位関節面とのなす角。遠位骨片の背側転位が高度な場合，橈骨遠位関節面は，橈骨茎状突起と橈骨遠位尺側の掌側と背側の中点を結ぶ線。平均23〜27°
UV：橈骨長軸に対し橈骨遠位関節面尺側と尺骨関節面を通る2つの垂線の距離。平均+1〜2mm
RL：橈骨長軸に対し橈骨茎状突起と尺骨関節面を通る2つの垂線の距離。
PT：橈骨長軸の垂線と橈骨遠位関節面とのなす角。平均8〜15°

X線検査

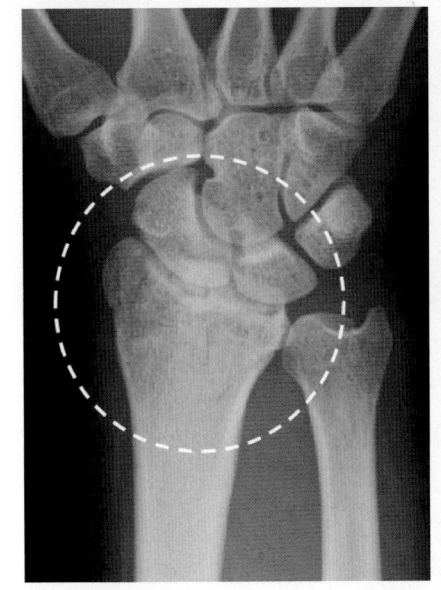

Fig.3　正面像

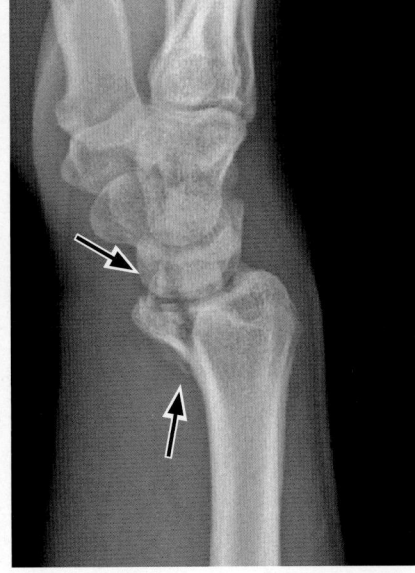

Fig.4　側面像

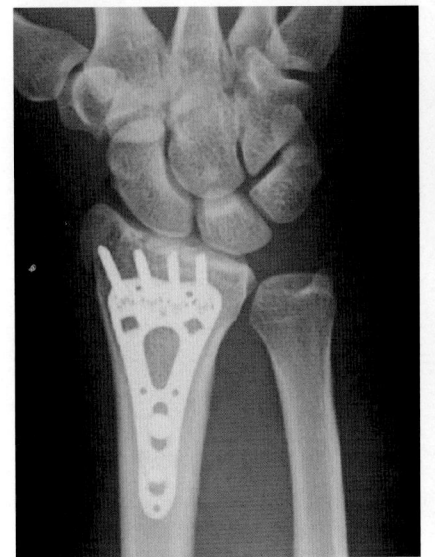

Fig.5　術後正面像

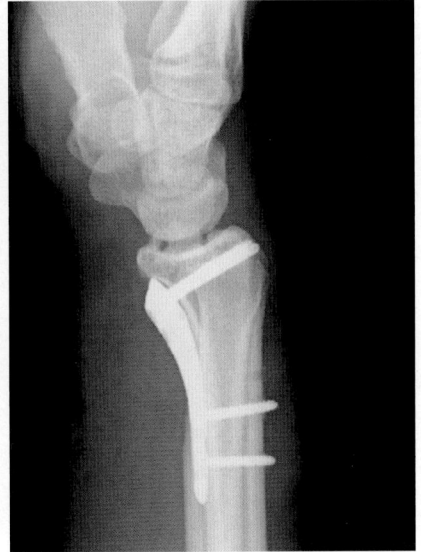

Fig.6　術後側面像

Fig.3：橈骨遠位骨幹端部に関節内に及ぶ骨折を認め，関節内に step off と gap が生じている（○）。RI は 20° であった。

Fig.4：橈骨遠位骨端部掌側に骨折を認め，関節内に step off と gap を認める（→）。手根骨以下手部は，掌側亜脱臼を認め，PT は 20° であった。これらの所見から AO 分類 B3（掌側 Barton，Smith 骨折の Thomas 分類 II 型）と診断された。

Fig.5：関節内の step off と gap は減少し，舟状骨窩や月状骨窩が描出されていることから橈骨遠位骨端部掌側の骨転位が整復されている。RI は 20° であった。

Fig.6：橈骨遠位骨端部掌側の骨転位が整復され手根骨以下の亜脱臼も整復されている。PT は 10° であった。

CT 検査

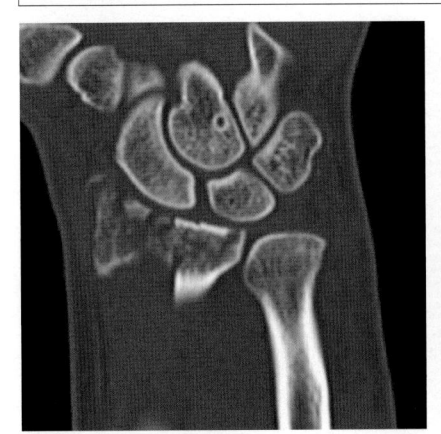

Fig.7　MPR 冠状断像

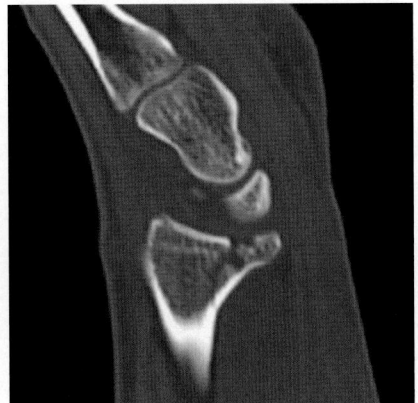

Fig.8　MPR 矢状断像

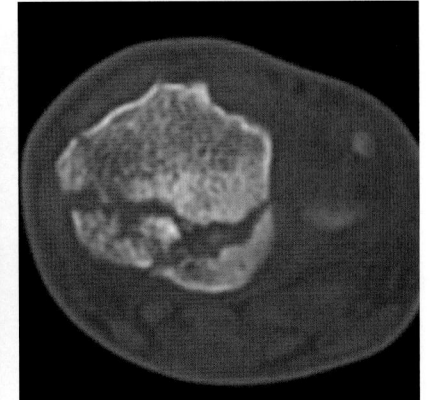

Fig.9　MPR 横断像

Fig.7〜9：各断面において関節面 step off と gap，さらにそれらの範囲が非常に明瞭に描出されている。骨折は尺骨切痕まで及び，gap は 5mm を超えている。

II-1 外傷

9. 舟状骨骨折 fracture of the scaphoid

主訴・既往
20歳代，男性。手をついて転倒し受傷した。手関節運動時痛，握力低下，可動域制限，嗅ぎたばこ入れの限局性圧痛を認めた。

臨床基礎知識
舟状骨骨折は，手根骨骨折の中で最も頻度が高く約80％である。舟状骨の大部分は軟骨に覆われ，中1/3より近位部での骨折は偽関節や無腐性骨壊死を生じやすい。受傷機転は，転倒などで手関節が背屈強制されたときや第2中手骨からの軸圧が舟状骨に作用したときに生じる。臨床症状は，手関節運動時痛，握力低下，可動域制限，舟状骨骨折を最も疑う所見は，嗅ぎたばこ入れ（anatomical snuffbox）の限局性圧痛である。合併損傷・鑑別疾患は，TFCC損傷や有頭骨骨折の合併，大菱形骨骨折，舟状月状骨間離開，Preiser病との鑑別が必要である。舟状骨骨折後では，舟状骨近位骨片が月状骨とともに背側転位する背側手根不安定症（DISI）があり，舟状骨偽関節長期放置例では変形性手関節症であるSNAC wristが生じる。分類は，Herbert分類（1986年）（Fig.1）を用いる。

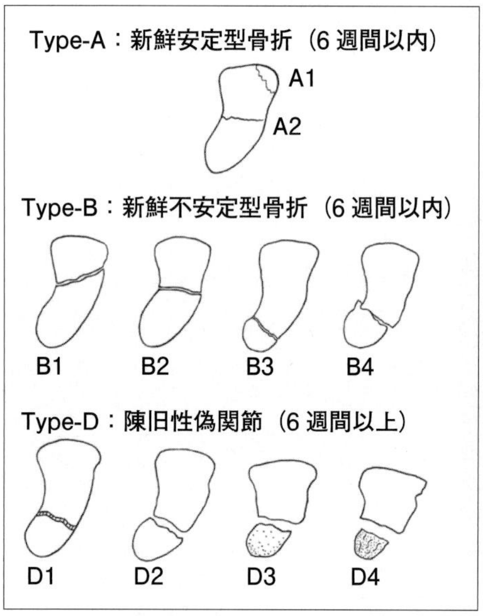

Fig.1 Herbert分類
- Type-A：新鮮安定型骨折（6週間以内） A1, A2
- Type-B：新鮮不安定型骨折（6週間以内） B1, B2, B3, B4
- Type-D：陳旧性偽関節（6週間以上） D1, D2, D3, D4

検査・読影のポイント
X線検査は4方向以上の撮影が必須である。撮影肢位は前腕中間位を基本肢位とし，正面撮影は最大尺屈軽度背屈位とする。読影のポイントは舟状骨のみにとらわれず，Gilula lineや遠位橈尺関節，舟状月状骨角や橈骨月状骨角なども確認する。転位を伴わない場合は，約30％の症例で診断困難とされる。CT検査はgapとstep offを詳細に観察でき，分類の鑑別に有用である。特に，舟状骨長軸矢状断像や長軸冠状断像を作成することにより，治療方針や術前計画，術後骨癒合判定に役立つ。MRI検査はX線検査やCTで骨折を認めない不顕性骨折に有用であり，診断能が最も高く受傷早期に診断可能である。臨床症状で舟状骨を疑うが，初診時X線像で骨折を認めない場合，MRIを行うか舟状骨骨折を念頭においた治療が行われ，2～3週後再度X線撮影を行う。

X線検査

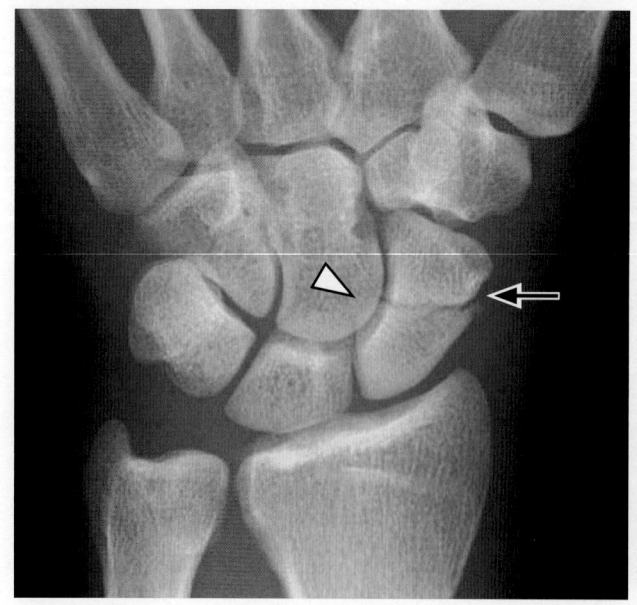

Fig.2 正面像

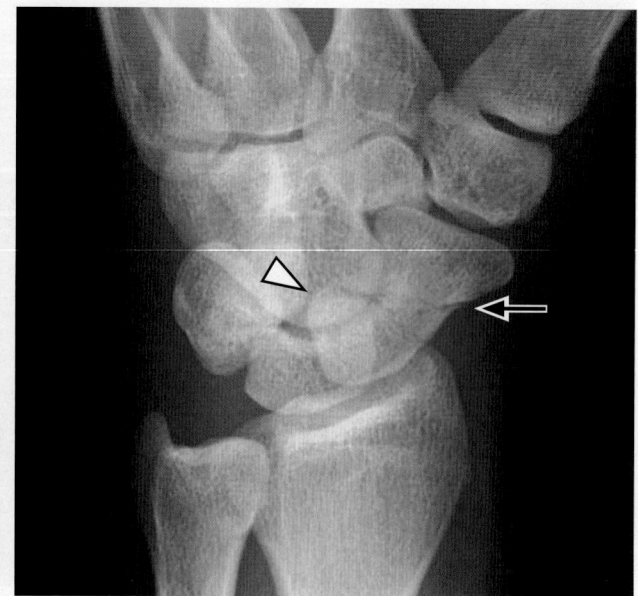

Fig.3 回内斜位像

Fig.2, 3：舟状骨に辺縁明瞭なgapとstep offを認める（→）。骨折線はwaistかつ舟状骨突起（▷）より遠位にあることから，Herbert分類B2と診断された。手根列の乱れや他の骨折は認めない。

CT 検査（参考症例 1）

20歳代，男性。3か月前に手をついて転倒し放置していた。

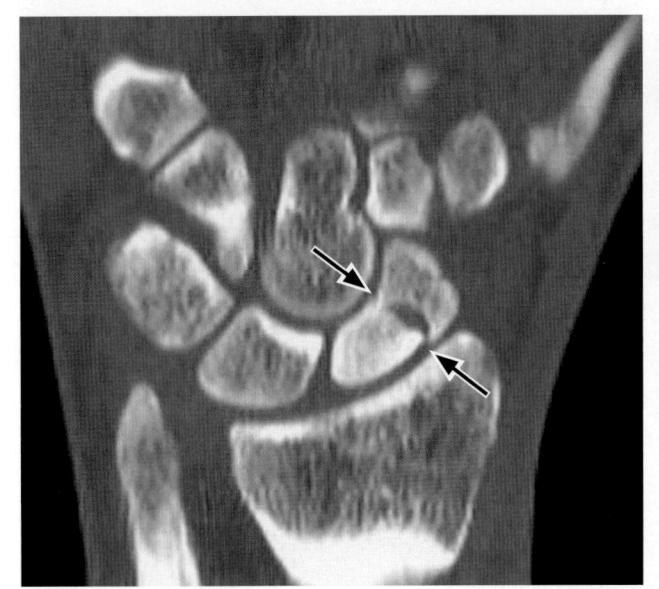

Fig.4 MPR 冠状断像

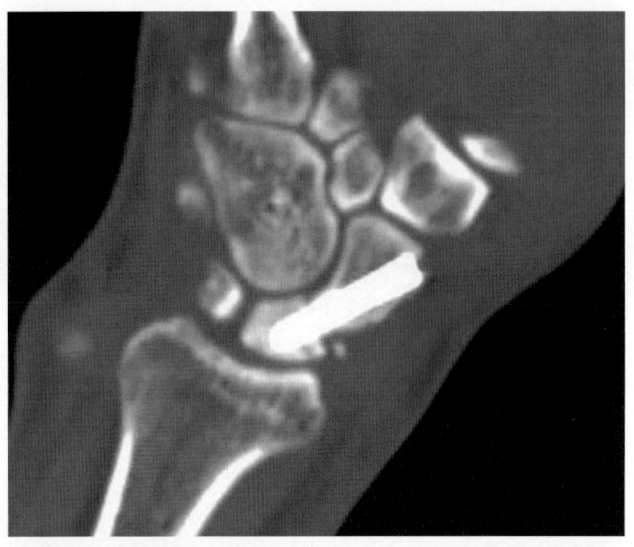

Fig.5 MPR 長軸冠状断像

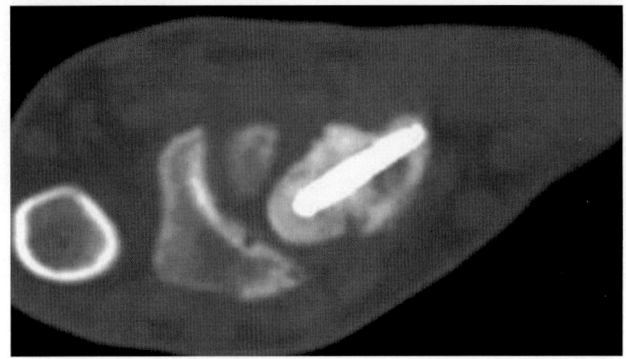

Fig.6 MPR 長軸矢状断像

Fig.4：舟状骨に明瞭な gap と step off，骨吸収像と骨折面の軽度骨硬化を認め，偽関節を形成している（→）。受傷後3か月経過していることをふまえ，Herbert 分類 D2 と診断された。

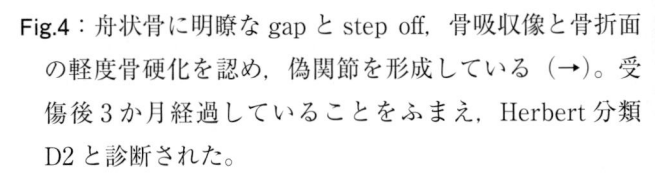

Fig.5，Fig.6：自家骨移植と screw による内固定術後5か月である。骨折部は骨移植により癒合しており，明らかな壊死は認めない。

MRI 検査（参考症例 2）

60歳代，男性。70cm から転落し受傷した。受傷日に X 線検査を行い，翌日に MRI 検査を行った。

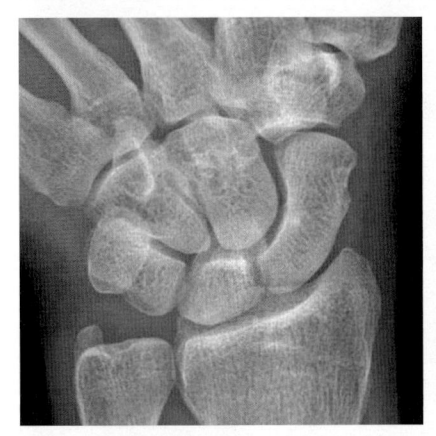

Fig.7 単純 X 線正面像（受傷時）

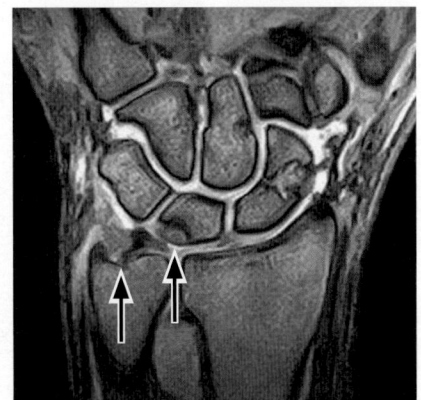

Fig.8 T2*強調冠状断像

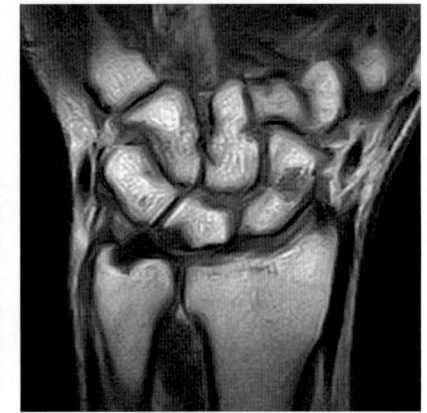

Fig.9 T1 強調冠状断像

Fig.7：受傷時 X 線画像のみでは異常を指摘することはできない。受傷機転や臨床症状から舟状骨骨折を強く疑い翌日に MRI 検査となった。

Fig.8：舟状骨 waist と月状骨尺側に中～高信号の骨髄びまん像を認める。さらに，TFCC 関節円盤と三角靱帯の distal lamina と proximal lamina に中～高信号を認める（→）。

Fig.9：T2*強調冠状断像の中～高信号域に応じた部位に低信号を認め，舟状骨は，骨折または bone bruise である。これらの所見より，Herbert 分類 A2，TFCC 損傷と診断され，保存的に治療された。

Ⅱ-1 外傷

10. 有鉤骨骨折 fracture of the hook of hamate

主訴・既往

20歳代，男性。壁を殴って受傷した。手背尺側に腫脹と圧痛を認め，中手骨頸部や骨幹部に圧痛は認めない。

臨床基礎知識

有鉤骨は，鉤部と体部からなり，体部遠位は第4・5中手骨とCM関節を形成し，鉤部は，Guyon管遠位の橈側壁，手根管の尺側壁をなし，掌側尺骨動脈の背側かつ尺側には尺骨神経の浅枝と深枝が走行し，屈筋腱のpullyとしても働く。発生頻度は，手根骨骨折の2%であり，脆弱な鉤部近位1/3骨折が大半を占める。体部骨折は，手を握った状態で手をつくなど中手骨からの軸圧で発生する。鉤部骨折は，グリップを握るスポーツにより発生し，疲労骨折が生じることもある。臨床症状は，鉤部に限局した腫脹や圧痛，グリップ時の疼痛があり，尺骨神経麻痺を呈することもある。体部骨折は，脱臼を伴うことがあるため背側の腫脹や圧痛を認める。合併損傷・鑑別診断は，豆状骨骨折，有頭骨骨折，第4・5中手骨骨折，第5中手骨基部脱臼骨折や手根骨長軸脱臼骨折，Guyon管症候群，小・環指屈筋腱断裂などがある。骨折型の分類はStark分類がある（**Fig.1**）。

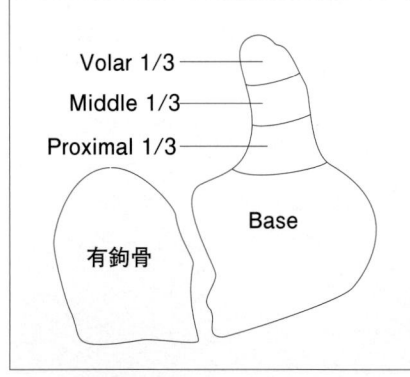

Fig.1 Stark分類

検査・読影のポイント

X線検査は，中手骨を含めた手関節4方向撮影とし，有鉤骨鉤撮影や最大橈屈正面撮影なども行われる。鉤部は手根管撮影が必須だが強い疼痛のため撮影困難なこともある。読影のポイントは，好発部位である鉤部近位1/3を注意深く観察するとともに，第4・5中手骨軸と手根骨との対向，手根骨の配列を確認する。正面像における尺側CM関節脱臼の有無はMetacarpal cascade lineにより行う。CT検査は，X線検査で描出困難な体部・鉤部骨折，CM関節の脱臼骨折，偽関節との鑑別，手根管やGuyon管の形態の観察などに有用である。CM関節脱臼や手根骨長軸脱臼骨折例ではMPR矢状断と横断像が必須である。

X線検査

Fig.2 正面像

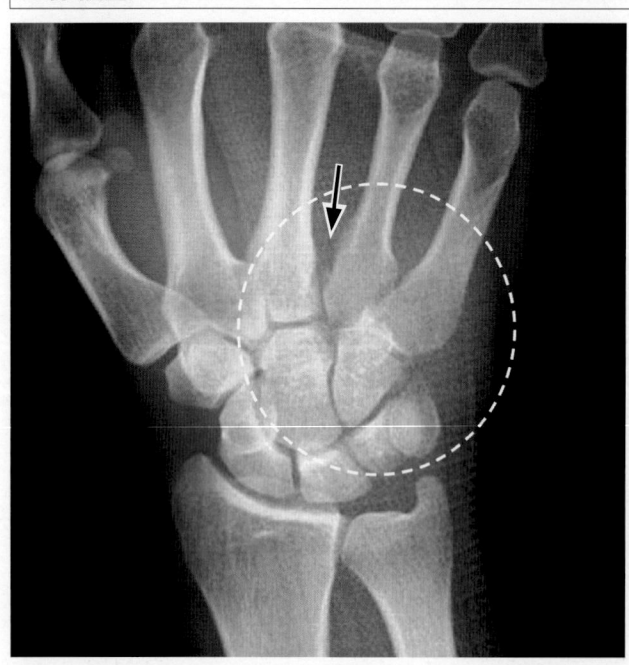

Fig.3 側面像

Fig.2：第4・5CM関節裂隙の狭小化，有鉤骨関節面の不整を認める（○）。さらに，第3・4中手骨基部間の軽度離開と微小骨片を認める（→）。受傷機転から，中手骨骨折を疑うが明らかな骨折は認めない。

Fig.3：有鉤骨または有頭骨背側に骨片（→）を認める。第2・3中手骨軸と手根骨との対向は正常であるが，第4・5中手骨軸は骨片とともに背側に向かっている。これらの所見から第4・5CM関節脱臼に伴う有鉤骨背側の骨折を強く疑う。

CT 検査

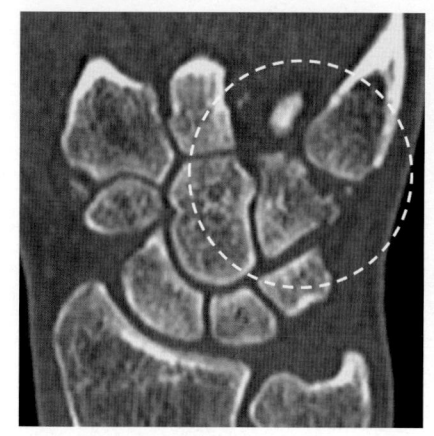

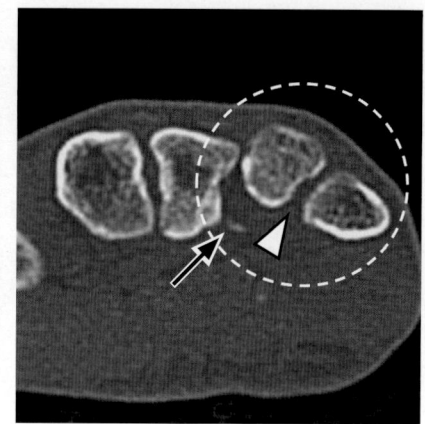

Fig.4　MPR 冠状断像
Fig.5　横断像
Fig.6　MPR 矢状断像

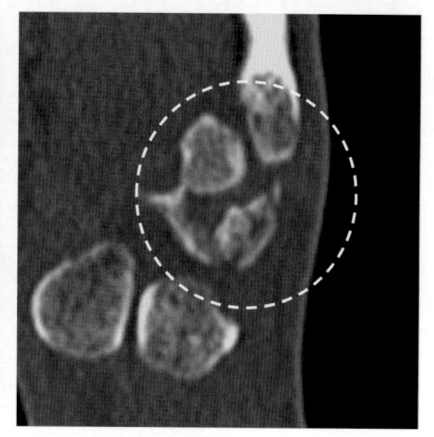

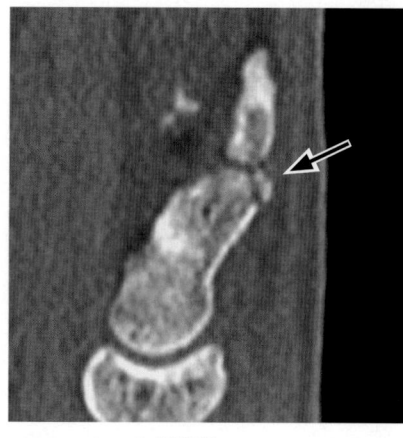

Fig.7　MPR 矢状断像

Fig.4：第3・4中手骨基部間に微小骨片を認め（→），有鈎骨CM関節面に明瞭な gap と step off を認める（○）。手根骨長軸脱臼を疑う手根骨の離開は認めない。

Fig.5：中手骨基部軸位断像において，第3・4中手骨間掌側に微小骨片（→）を認め，第4・5中手骨は背側転位し脱臼している（○），両間の軽度離開も認める（▷）。

Fig.6：第4・5中手骨間矢状断像では，中手骨の背側脱臼とCM関節を含む有鈎骨体部の骨折を認める（○）。骨片は背側に転位し不安定である。

Fig.7：有頭骨尺側矢状断像では，有頭骨背側CM関節に及ぶ微小骨折を認める（→）。

CT 検査（参考症例）

30歳代，男性。ゴルフでダフリ（ボール手前の地面を打つこと），受傷した。手掌尺側に腫脹と圧痛を認めた。

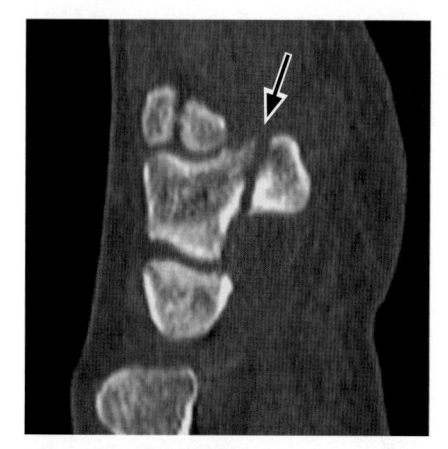

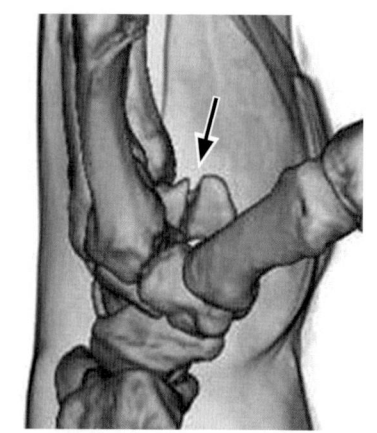

Fig.8　MPR 矢状断像
Fig.9　VR 画像
Fig.10　横断像

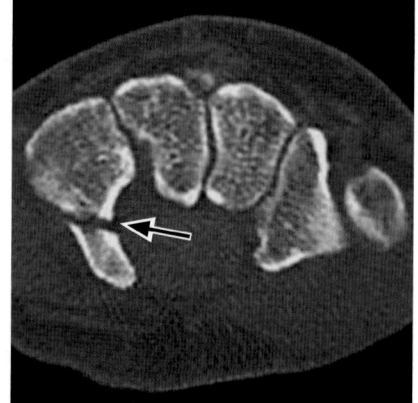

Fig.8〜10：有鈎骨鈎部 proximal から middle に明瞭な骨折を認める（→）。骨折部は約2mmの gap を認める。

＜謝辞＞

　上肢外傷を執筆するにあたり，症例画像の一部を提供していただいた東邦大学医療センター大森病院　中野秀治氏，鈴鹿回生病院　山口智也氏，水井雅人氏，山田隆憲氏に厚くお礼申し上げます。

II-1 外傷

11. Jefferson骨折 fracture of the Jefferson

主訴・既往

70歳代，男性。公園の木に登り落葉の処理をしていたところ，4mの高さから転落。右大腿骨転子部骨折，右肘頭骨折，頭部打撲。

臨床基礎知識

Jefferson骨折は環椎破裂骨折とも呼ばれ，前弓および後弓ともにそれぞれ1箇所以上の骨折をきたし，環椎が破裂したように外側へ転位する。その転位の程度は，歯突起を環椎前弓と挟みこむように位置している横靭帯が断裂するか，環椎の付着部の骨が剥離するか，もしくは伸びるだけかによって異なる。軸椎の歯突起が環椎の脊柱管に入り，環椎の回旋する軸となっている (Fig.1)。また歯突起は環椎前弓のすぐ後面に位置し，環椎の横靭帯（矢印）と挟まれた形となっている。頸椎開口位単純X線撮影において，環椎外側塊の側方への転位が少ない場合「安定型」である。しかし両軸椎外側との位相の和 (Fig.2：A + B) が6.9mmを超すと環椎横靭帯の断裂が疑われ，「不安定型」となる。

頭頂部からの直達外力が伝達され，環椎に骨折が生じる。環椎の前弓および後弓がそれぞれ薄くなっている箇所が破綻をきたし，骨折，乖離する。

上位頸椎，特に環椎は脊柱管が下位頸椎と比べ広い (Fig.3)。また環椎骨折は外側に広がるように転位するため，ほとんどの場合頸髄損傷までには至らない。そのため特徴的な症状には乏しさを呈する。立位時などでは，斜頸位や頭部を両手で支えるしぐさを呈する場合がある。

ハローベストを装着し，およそ2か月間の保存的療法を行い，CTで骨癒合を確認してから頸椎カラーに変更する。また疼痛が残存する場合，環軸椎後方固定術を行う場合もある。

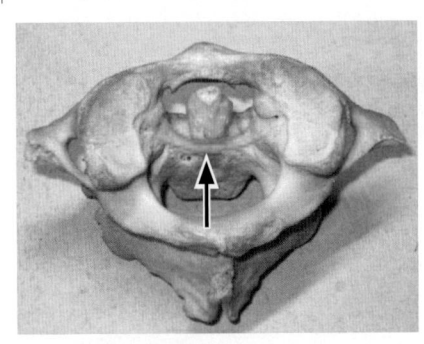

Fig.1 環椎と軸椎

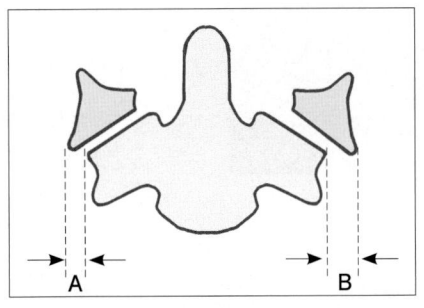

Fig.2 不安定型環椎骨折

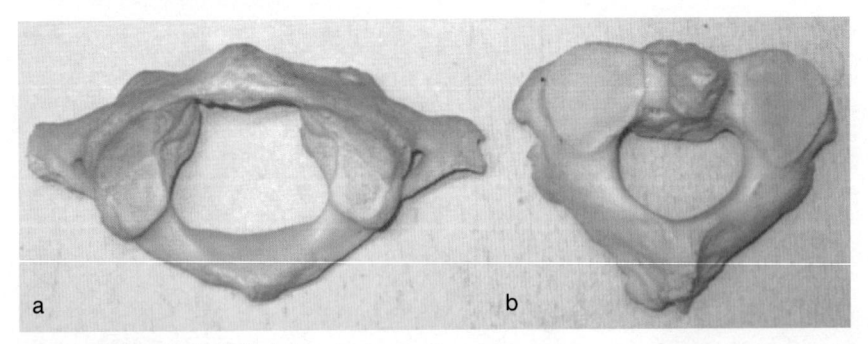

Fig.3 環椎 (a) と軸椎 (b)

検査・読影のポイント

頸椎骨折を疑う際は，頸部単純X線撮影3方向（正面，側面，開口位）が重要である。特に開口位では前歯との重なりを避けるように撮影し，歯突起および環軸関節，環軸椎外側縁が観察できなければならない。被ばく等の関係上，近接撮影はあまり行われなくなりつつあるが，近接撮影を行う場合水晶体被ばくを考慮して，眼球を照射野から外すことが望ましい。鎖骨より上部の外傷ではMPR (multiplanar reconstruction) や3DCTを再構成することにより，容易に診断がつきやすい。CTなどで環椎前方亜脱臼が確認されれば，頸髄損傷や脊柱管内血腫等の鑑別目的で緊急MRI検査を施行する場合がある。一方，頸髄への長時間圧排を緩和するためにも，非観血的に整復してからMRI検査を施行したほうがよいという報告もある。

X線検査

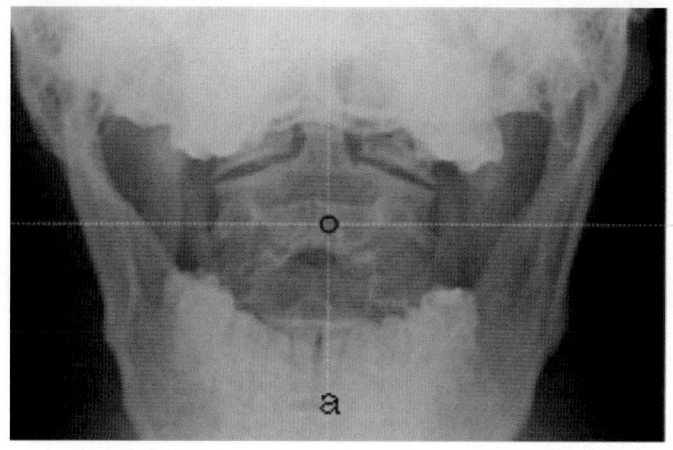

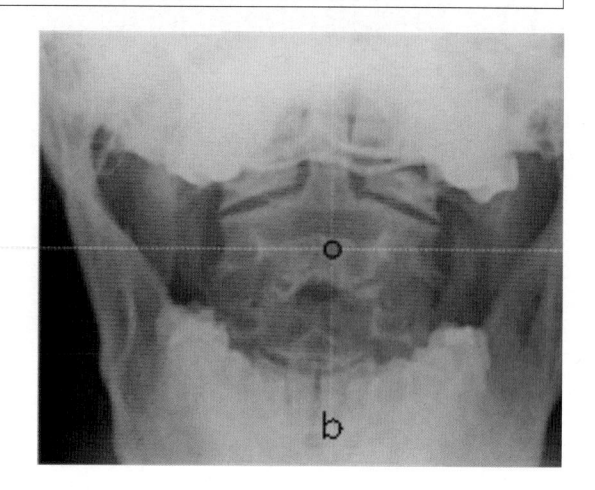

Fig4 開口位撮影における SID の違いによる環軸椎の描出の違い

Fig.4：a の SID 120cm に対し，b は SID 80cm であるが，描出能に大きな違いはない。また頸椎カラーを装着している場合は，開口位撮影時のみカラーを外して撮影するのが望ましい。

CT検査

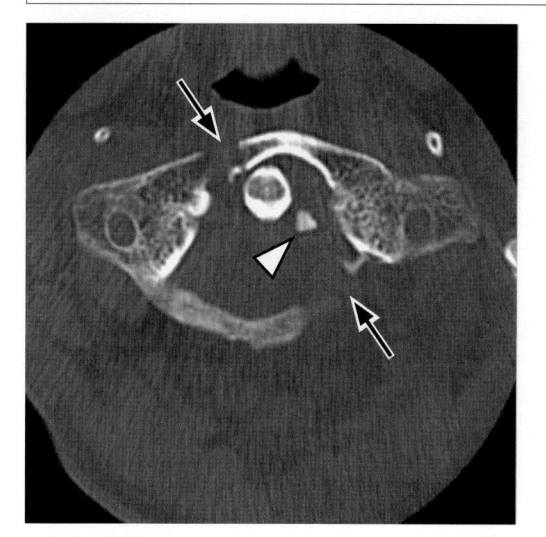

Fig.5 軸位像

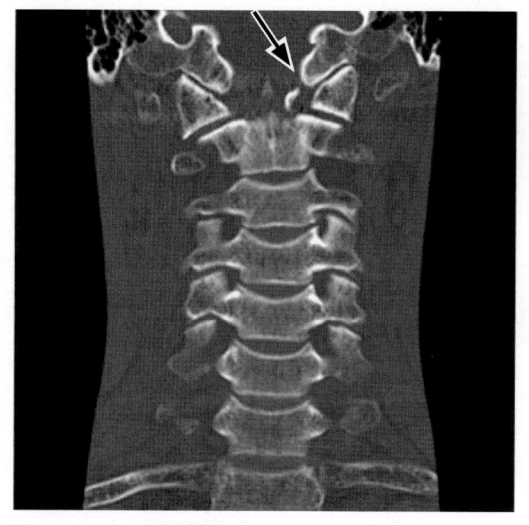

Fig.6 MPR 冠状断像

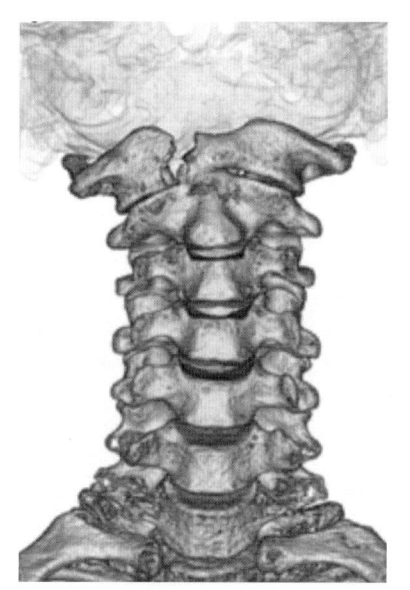

Fig.7 3DCT 像

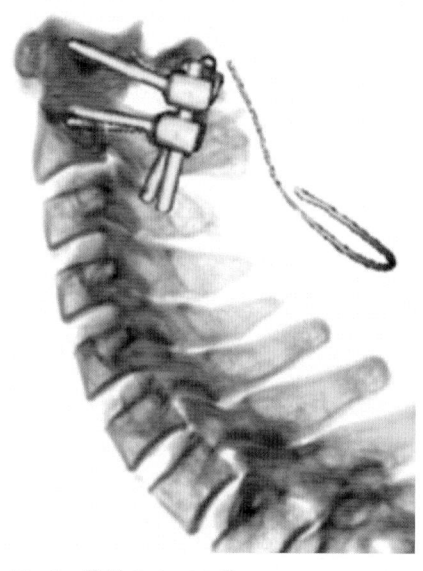

Fig.8 術後の 3DCT 像

Fig.5：環椎前弓と後弓が骨折し側方向へ転位し（→），正中環軸椎関節が乖離している（▷）。

Fig.6：横靭帯付着部に裂離骨折がある（→）。

Fig.7：3DCT では容易に骨折が観察される。軸椎に対する環椎の転位量が 7.2mm であったため，不安定型と診断された。

Fig.8：転位が大きいため，後方固定術を施行された。

Ⅱ-1 外　傷

12. 環軸椎回旋位固定　atlantoaxial rotatory fixation：ARF

主訴・既往
8歳，女児。起床時から頸部痛と左斜頸位，出現。cock robin position，頸椎の運動制限あり。

臨床基礎知識
　小児にみられる斜頸は骨性斜頸と関節性斜頸に大別され，関節性斜頸の代表的な疾患が環軸椎回旋位固定であり，環軸関節が生理的運動範囲において回旋位で固定された状態をいう。就学期前後の小児に多く，性差はない。一般的には，環軸椎回旋位固定が疑われる場合，頸部単純X線撮影（正面・側面・開口位）とCTで評価を行う。その多くが数日で改善するため，小児に多い当該疾患としてはCT検査をルーチン化すべきか意見が分かれるところである。外見は特徴的な「cock robin position」を呈する。ちなみに「cock robin」とは「ヨーロッパコマドリ」のことであり，コマドリが首を傾げているように，片側に側屈しその反対側に回旋するような外観を呈する。
　朝目覚めたとき，突然首を押さえて強い痛みを訴えたりするので，保護者は寝違えたと思い込んだりする場合が多い。また，頭部をぶつけたり，頸部を捻ったりして受傷する。原因不明の場合も多い。
　多くの場合，抗炎症剤を服用し自然治癒する場合が多い。軽度の場合は頸部カラーで様子をみるが，1週間経っても治癒しない場合，牽引治療のため入院加療となる。重症の場合は，徒手整復や観血的手術を行う場合もある。

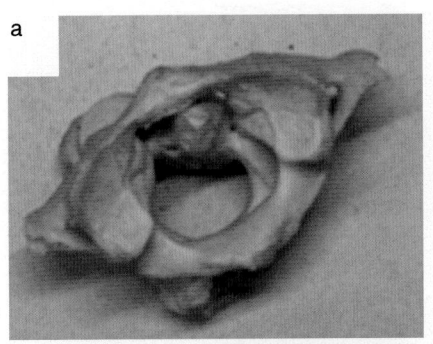

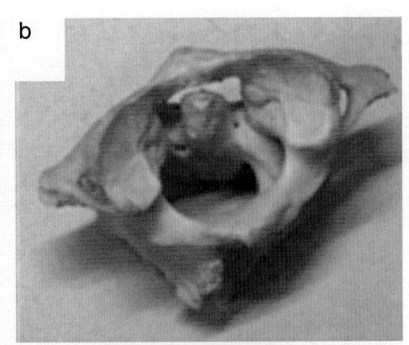

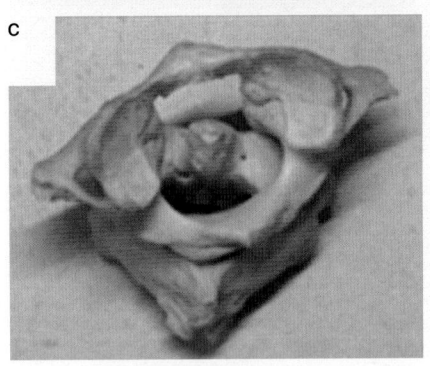

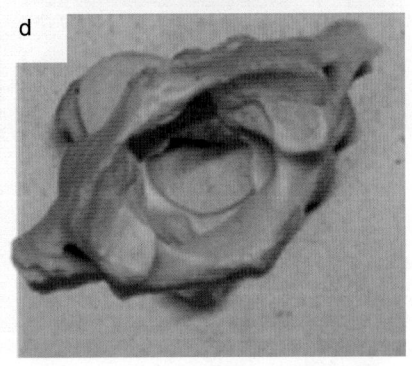

a：Type Ⅰ…環椎の前方への転位を伴わず，環椎は歯突起を軸として回旋。
b：Type Ⅱ…環椎の5mm以下の前方への転位を伴い，片側の外側関節突起が回転軸となる。
c：Type Ⅲ…環椎の5mm以上の前方への転位を伴う。
d：Type Ⅳ…環椎の後方転位を伴う。
（歯突起の形成不全）

Fig.1　環軸椎回旋位固定のFielding分類

検査・読影のポイント
　正面像では頸椎のアライメントを観察し，側面像では環椎歯突起間距離（atlanto dens interval：ADI）の乖離をチェックする。環椎歯突起間距離は通常の成人では3mm以下であり，環軸椎回旋位固定分類のTypeⅡ，TypeⅢでは環椎歯突起間距離が大きくなる。また環椎が回旋固定しているため，開口位では正中環軸椎関節が片側で乖離がみられ，もう一方では関節の狭窄あるいは歯突起と軸椎外側塊の重なりとなる。しかし発症直後などでは痛みが強く，開口位の撮影が困難な場合が多い。
　環軸椎回旋位固定の場合，最もわかりやすいのがCT検査である。軸椎に対して環椎が何度傾斜しているか，経過観察にも適している。しかし就学前後の児童に多いことから，動いて撮影が困難な場合も少なくない。また，撮影する際は，水晶体の被ばく軽減のため，眼窩下縁から撮影するのが望ましい。

X線検査

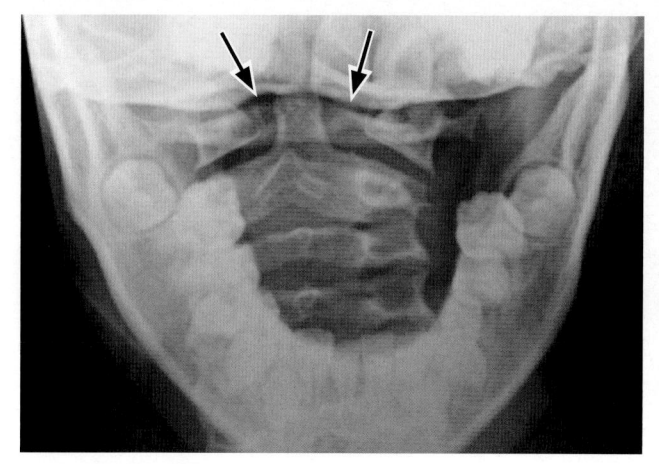

Fig.2 開口位撮影像

Fig.2：歯突起で環椎側塊間距離で左右差（→）あり。
Fig.3：側面像では ADI：2mm で（→），前方転移はみられない。Type Ⅰの環椎回旋位固定である。

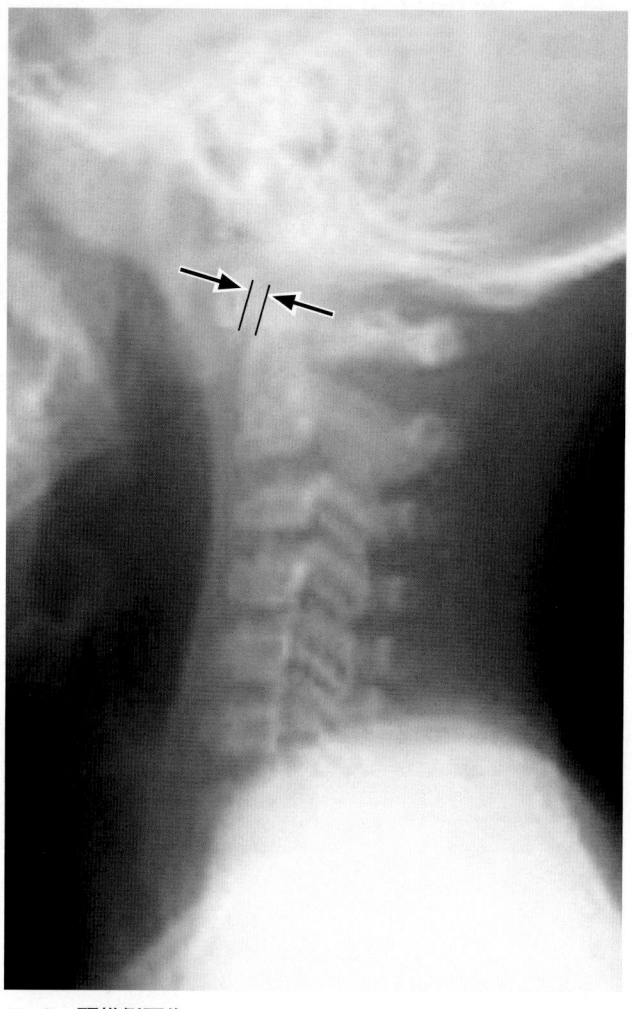

Fig.3 頸椎側面像

CT 検査（参考症例）

5歳，男児。家でソファーの上で遊んでいて，ソファーごと転倒し受傷。頸部痛出現。

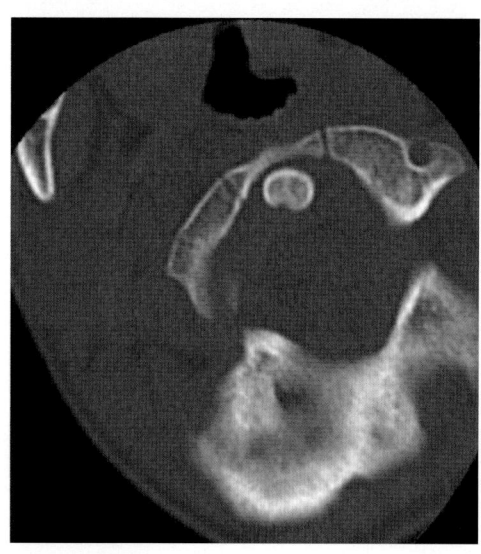

Fig.4. 横断像

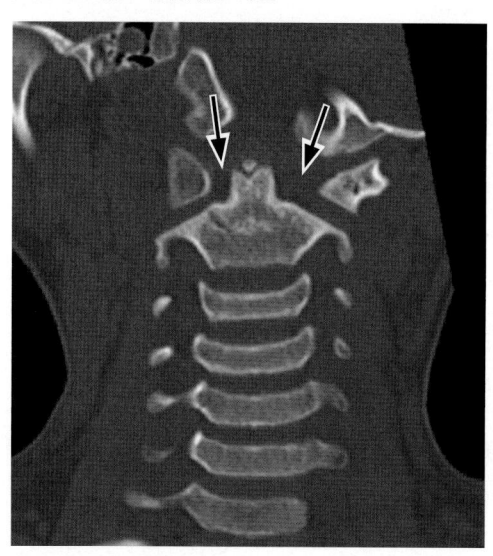

Fig.5 MPR 冠状断像

Fig.4：軸椎に対して環椎が 25°回旋固定されている。
Fig.5：冠状断を見ても歯突起－環椎側塊間距離に顕著な左右差がある（→）。前方転位が認められないので，Fielding 分類 Type Ⅰ である。

Ⅱ-1 外傷

13. 腰椎圧迫骨折 compression fracture of the lumbar spine

主訴・既往
80歳代，男性。自転車で走行中，バイクと衝突。

臨床基礎知識

腰椎の圧迫骨折には，高齢者が尻もちをついた程度の軽い外傷においても発症する「骨粗鬆症性椎体骨折」と，比較的若い年代～壮年期までに多い高エネルギー外傷（交通事故や高所からの転落等）による圧迫骨折とに大別される。両者とも胸腰椎移行部に頻発しやすい。

骨粗鬆症性椎体骨折には主に，閉経後骨粗鬆症やステロイド性骨粗鬆症が原因でみられ，疼痛を訴えている部位と圧迫骨折をきたしている部位とに相違がある場合が多い。また股関節疾患と腰痛には密接な関係を有している (hip-spine syndrome)。そのため臀部などの下位腰部の疼痛を訴えても，好発部位である胸腰椎移行部～股関節まで含めた撮影を行うことが望ましい。この他にくる病や骨軟化症など骨の代謝による疾患でも，同様に骨折が起こる。また軽い外傷による圧迫骨折は，受傷直後圧迫骨折を見逃されることもあるが，その後徐々に圧潰が進行していくことも少なくない。

一方，高エネルギー外傷などによる圧迫骨折では，転落などによって大きな外力が椎体の軸方向にかかることによって，椎体が押しつぶされるように骨折をきたす。この場合，胸部損傷，腹部損傷，骨盤骨折，下肢帯の骨折など他部位の損傷を合併することも少なくない。外傷ではないが，腫瘍や感染などによっても圧迫骨折は起こりうる。

骨粗鬆症性椎体骨折では，仰臥位時に痛みがほとんどないが，起き上がると継続的な鈍い痛みが続く。高エネルギー外傷による圧迫骨折では，椎体損傷だけではなく腹部臓器等の損傷，骨盤骨折，など重症症状を合併している場合が多い。重症麻痺をきたしている場合，腰部の痛みを感じない場合もある。

軽傷の場合，安静や装具で固定し，重症になると後方除圧固定を行う。最近では経皮的に針を椎体内に挿入しバルーンを膨らませ，特殊のセメントを充填する「バルーン椎体形成術」が行われるようになった (**Fig.1～3**)。

椎体を anterior column, middle column, posterior column の3つの列に分ける Denis の three-column theory が広く用いられている (**Fig.4**)。脊椎の損傷には圧迫骨折，破裂骨折，シートベルトタイプ損傷 (Chance 骨折)，脱臼骨折に分かれる。圧迫骨折と破裂骨折は同じ楔状を呈するが，圧迫骨折は anterior column の損傷に対して，破裂骨折は middle column まで達し脊柱管内にまで骨片が陥入している。

また，脊柱を前方と後方の2列に分けた AO 分類もある。

検査・読影のポイント

X線検査では，側面像にて椎体高の減少が認められ，前方が潰れた楔状を呈する。骨粗鬆症性椎体骨折においては急性期に椎体の高さの変化が画像上では認められない場合がある。その場合，臨床症状などで圧迫骨折を疑い，CT, MRI で確定診断が行われる。正面像では，椎体の回旋，椎弓根間の乖離，棘突起の配列や楕円形状が破綻を来していないかをチェックする。骨粗鬆症性椎体骨折の場合，側面像を座位と臥位で撮影すると，前壁の椎体の高さに差が生じるのが特徴である。座位にて前壁の高さが縮小する。また軽い外傷の後，圧潰が進行していくとき，椎体内にガス像が認められることがある。ガス像は臥位で撮影すると描出し，立位で撮影すると消失する。同様に立位後屈で描出し，前屈で消失する (Kummell 病)。

CT 検査では主に骨の状態を観察する。また MPR を再構成し，骨折の原因が圧縮型か伸延型か，middle column への損傷の有無，椎体の回旋性損傷の有無などをチェックする。

MRI 検査は主に椎間板，靭帯，神経などの損傷を観察する。特に脊柱管内の神経に椎体後壁が損傷を与えていないか，重要である。圧迫骨折急性期の症例では，骨折を起こした椎体から出血があるので，脂肪抑制 T2 強調画像や STIR において損傷箇所では高信号を呈する。陳旧性では高信号とならない。

Fig.1：受傷後の腰椎側面像。
Fig.2, 3：L2骨折後のfollow up CT。L2圧迫骨折に対し，セメント充填術および後方固定術が施行されている。

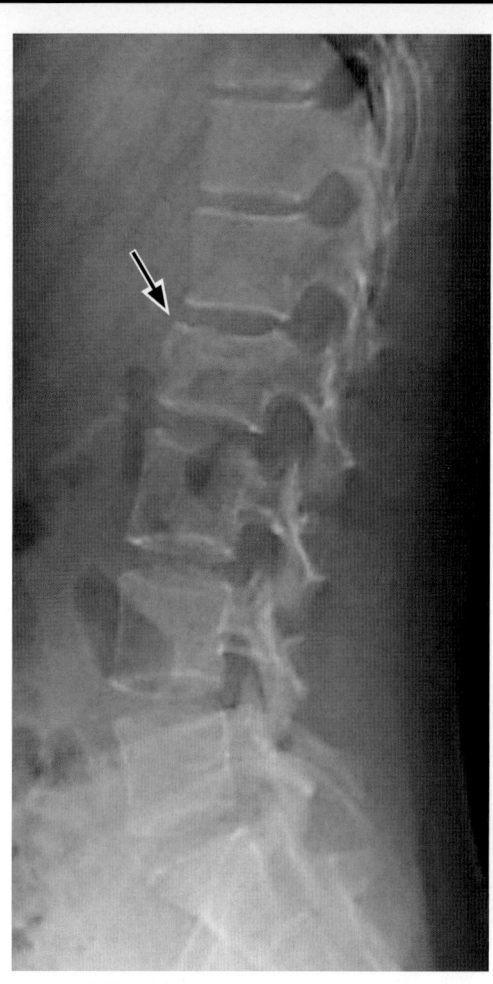

Fig.1　腰椎側面像

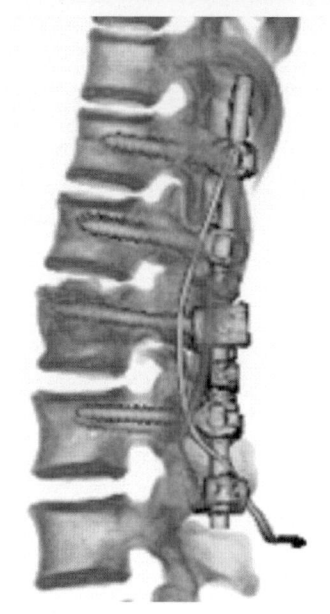

Fig.2　3DCT像

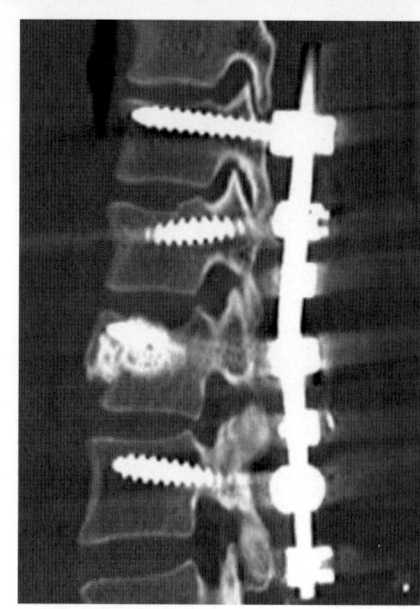

Fig.3　CT矢状断像

A：anterior column
B：middle column
C：posterior column

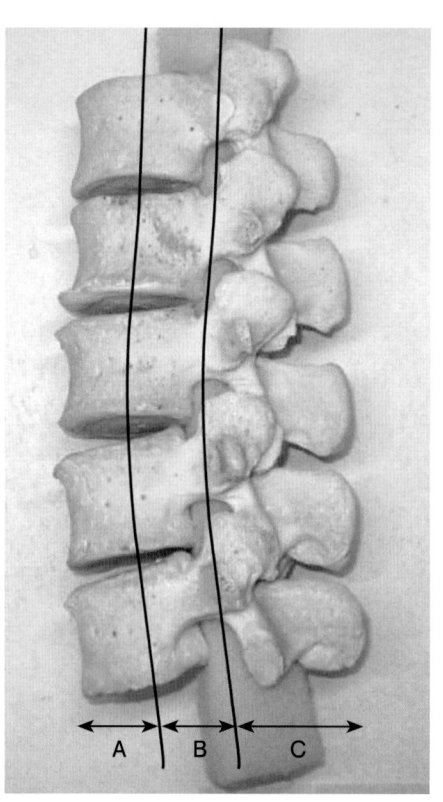

Fig.4　Denis分類

II-1　外　傷　77

Ⅱ-1 外　傷

X線検査

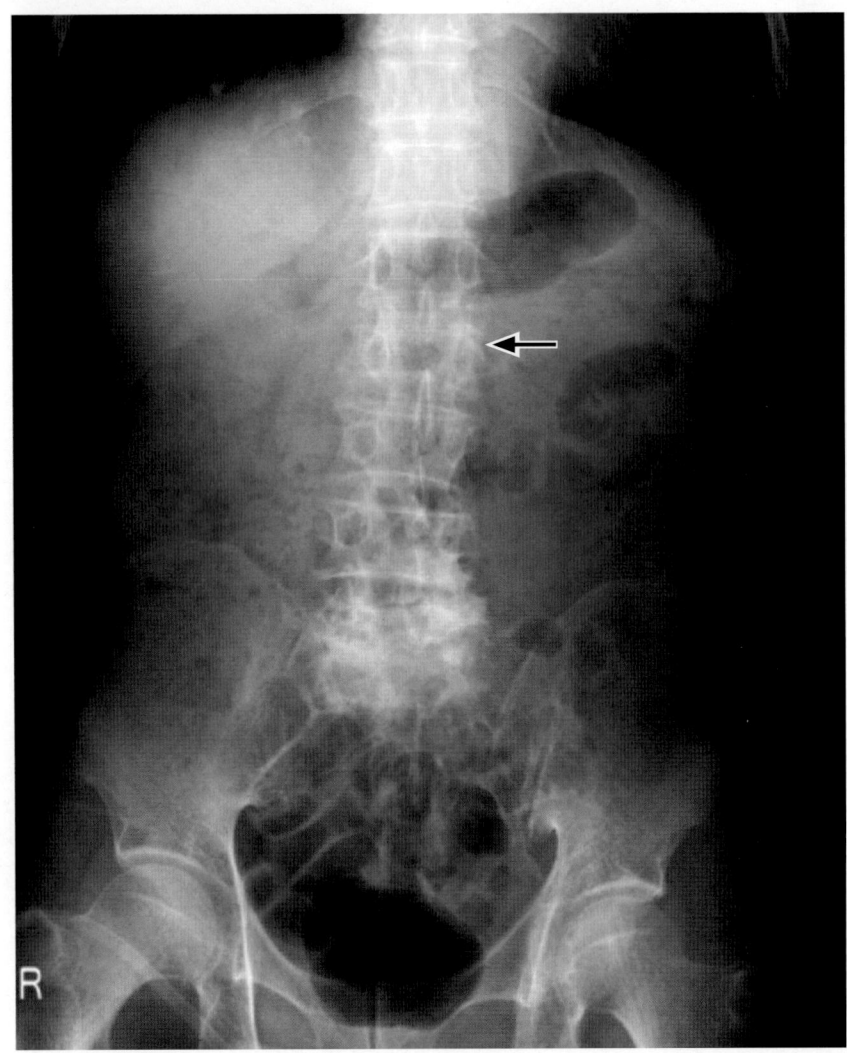

Fig.5　腰椎正面像

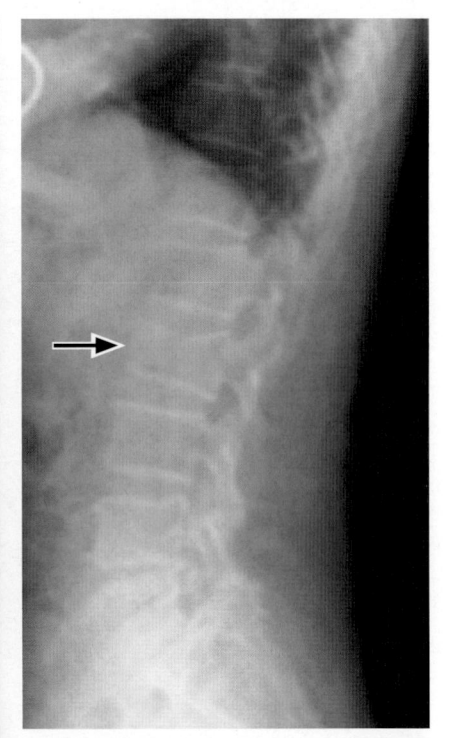

Fig.6　腰椎側面像

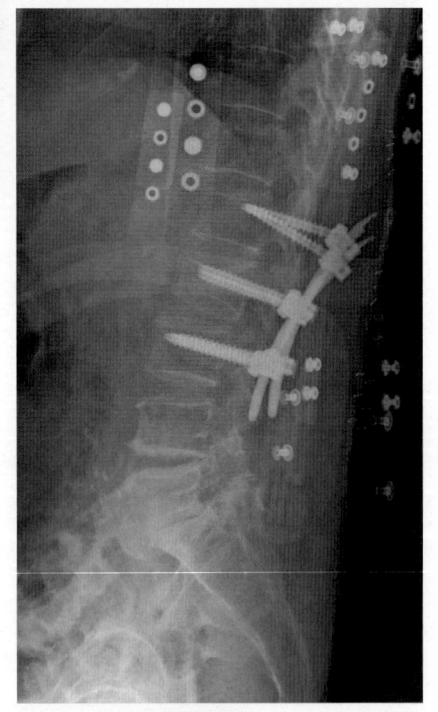

Fig.7　術後腰椎側面像

Fig.5〜7：受傷直後，背部L3部に圧痛あり。腰椎単純X線検査にて，L2の軽度椎体高減少を認める。数か月後，L2椎体前方圧潰進行。後方除圧固定術を行った。

CT 検査（参考症例 1）

20 歳代，女性。スノーボード中に腰から転倒。

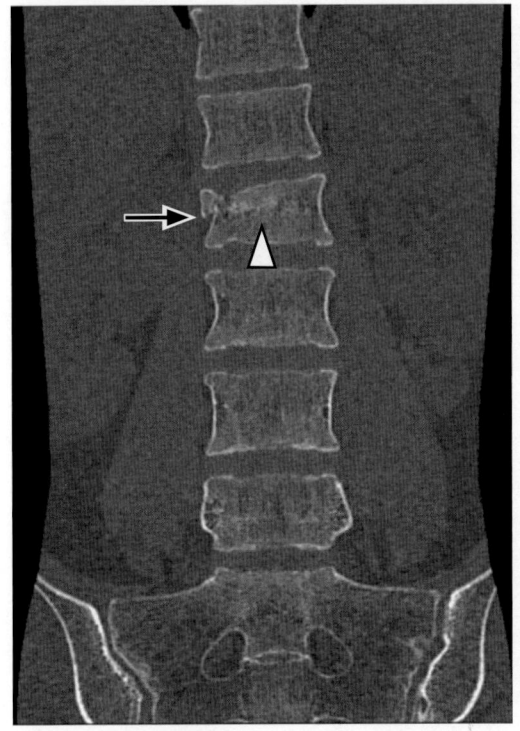

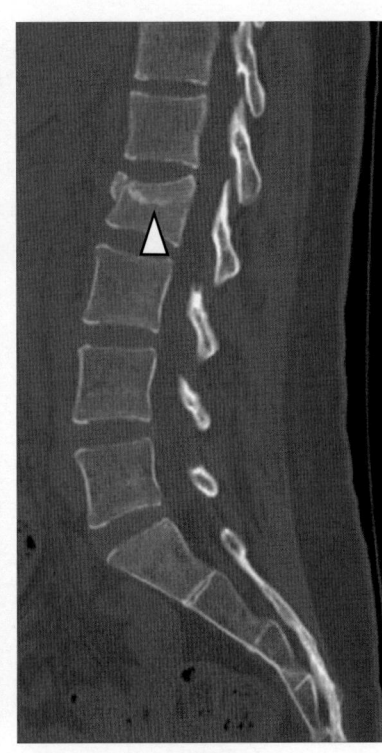

Fig.8　MPR 冠状断像

Fig.9　MPR 矢状断像

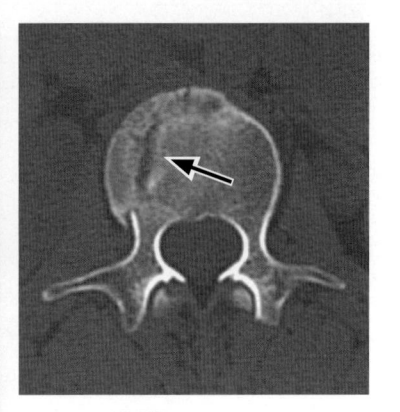

Fig.10　横断像

Fig.8～10：L2 圧迫骨折（→）。矢状断では前壁が後壁に比べ椎体高が減少し，骨折線が確認できる（▷）。後壁は神経を圧排しておらず，anterior column だけの椎体損傷である。また冠状断や横断像でも回旋や側方への転位が認められず，垂直方向の圧縮力による損傷と思われる。

MRI 検査（参考症例 2）

30 歳代，男性。ふらついて 4m の高さから転落。

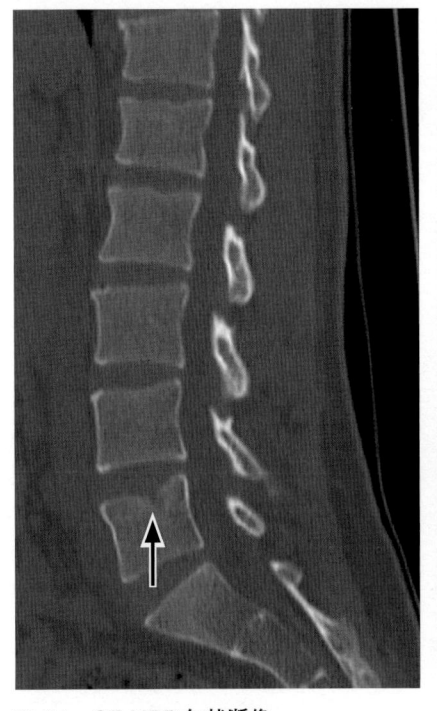

Fig11　CT MPR 矢状断像

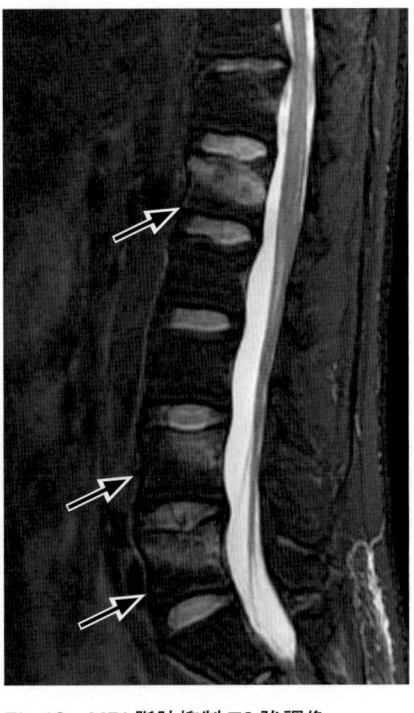

Fig.12　MRI 脂肪抑制 T2 強調像

Fig.11，12：L1, L4, L5 椎体に浮腫と思われる信号異常が認められる（→）。急性期の圧迫骨折か骨挫傷が疑われる。L5 椎体は上部終板が陥凹している。

II-1 外傷

14. 骨盤骨折 fracture of the pelvis

主訴・既往
40歳代，男性。交通外傷により，前足部変形と腫脹を認める。

臨床基礎知識

骨盤骨折は，交通事故，墜落外傷等の大きな外力による骨折だけでなく，成長期のスポーツ外傷として裂離骨折や高齢者の軽微な外力による脆弱性骨折まである (**Fig.1**)。ここでは外傷による骨盤骨折について述べる。高エネルギー外傷の骨盤骨折には 骨盤輪骨折と寛骨臼骨折がある。高エネルギー外傷による骨盤骨折は出血性ショック，後腹膜血腫，骨盤内の臓器の損傷などの合併損傷を伴うこともある。

骨盤輪骨折の分類は，骨盤に及んだ外力の方向と不安定性を考慮して，日本外傷学会分類，Peltier分類，Trunkey分類，Key & Conwell分類，Letournel分類，Pennal & Tile分類，Young & Burgess分類，AO/ASIF分類など多くの分類があるが，Tile分類が現在最も用いられている。しかしAO分類が世界的に使用される傾向にある。

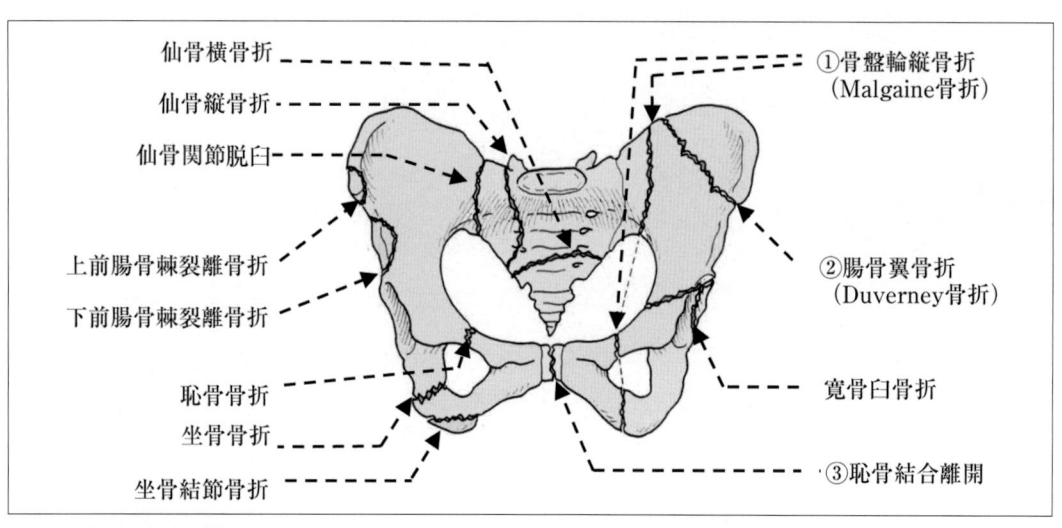

Fig.1 骨盤骨折の種類

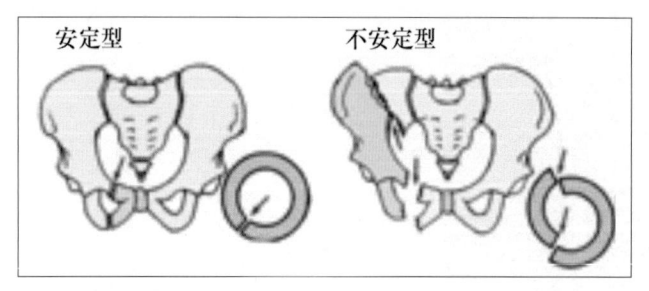

Fig.2 骨盤輪骨折

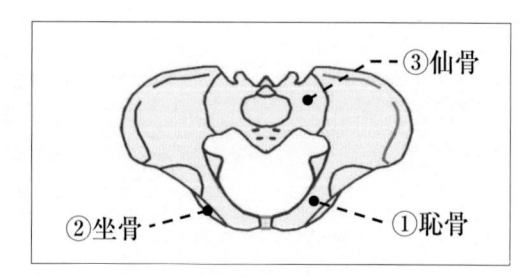

Fig.3 インレット位像 (inlet view)

検査・読影のポイント

X線撮影の基本は正面像である。追加撮影としてインレット位撮影で骨盤輪と関節臼を観察し，アウトレット位撮影で仙骨と仙腸関節や閉鎖孔周辺の骨折などを観察する (**Fig.3, Fig.4**)。

CT検査は微細な骨折の描出だけではなく，3次元的に骨折の状態や骨片の転位を把握できるため，手術計画や術後評価に有用である。

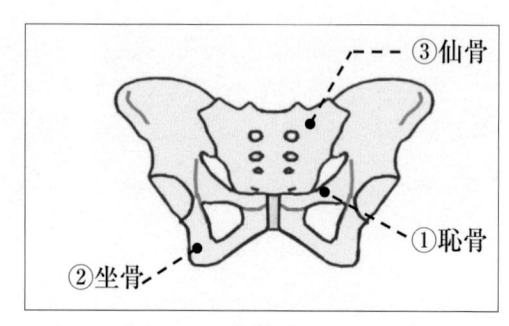

Fig.4 アウトレット位像 (outlet view)

X線検査

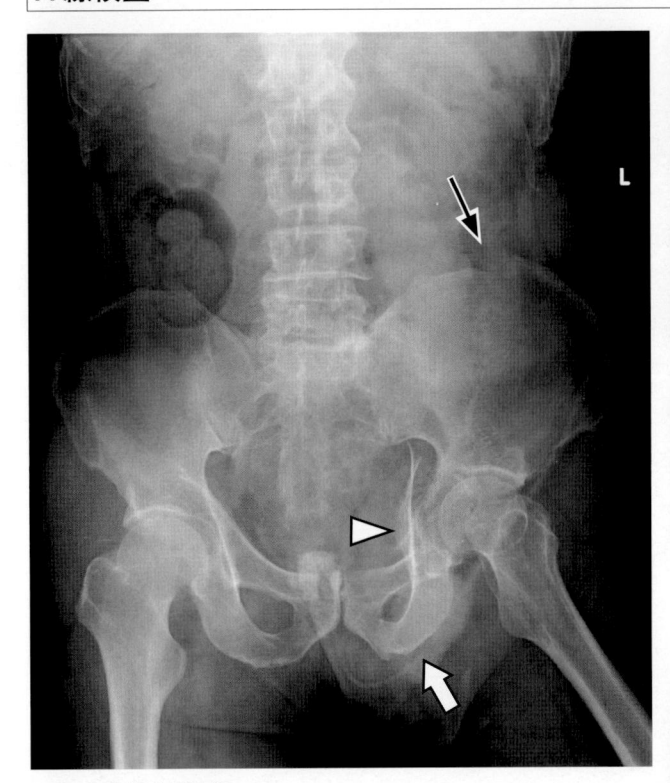

Fig.5 受傷時正面像

Fig.5：腸骨稜の段差による骨折像（→）と坐骨（▷），恥骨から臼蓋前壁の骨片像（⇨）の内側への転位を認める。

Fig.6：骨盤輪は右前柱となる恥骨の骨折像（→）と，臼蓋骨折（▷）を認める。

Fig.7：骨折側の腸骨骨片は反対側に比べ垂直方向に転位し坐骨と恥骨骨折像（→）との（▷）はなく仙骨骨折像（→）頭側へ転位を認める。

この読影から骨折分類すると，回旋方向と垂直方向ともに不安定性と臼蓋骨折を合併していることから，Tile分類のC3と診断される。

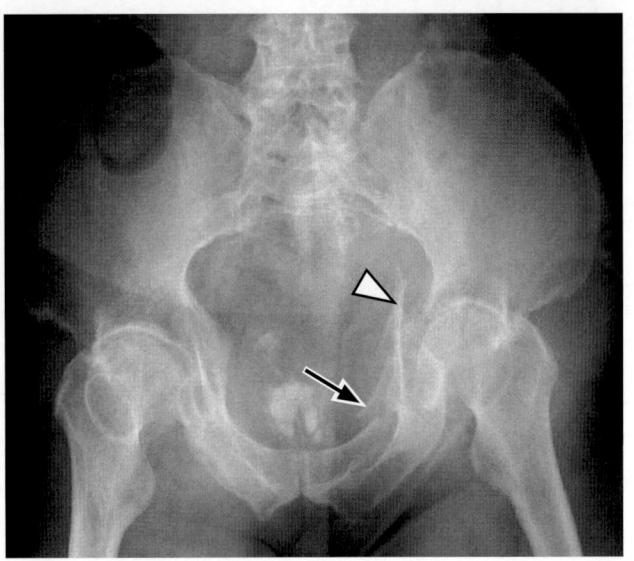

Fig.6 受傷時インレット位像

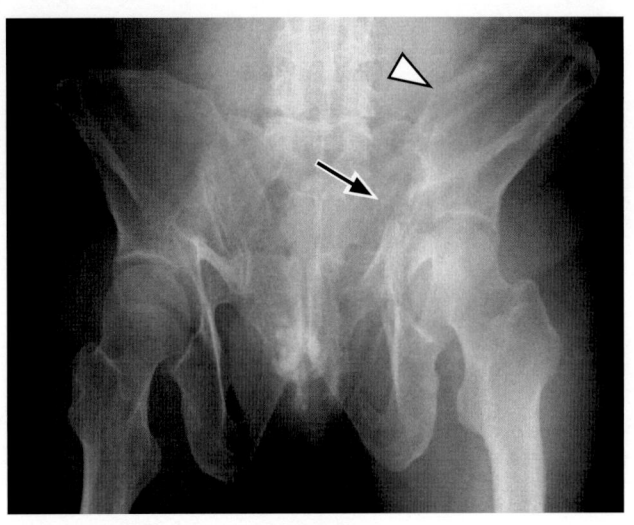

Fig.7 受傷時アウトレット位像

CT検査

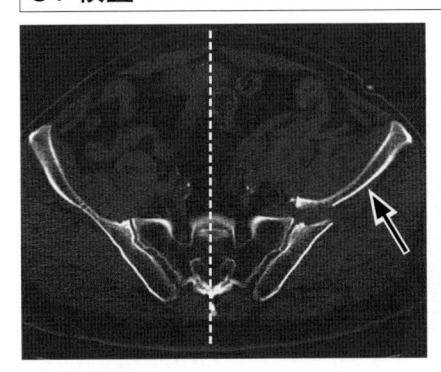

Fig.8 横断像 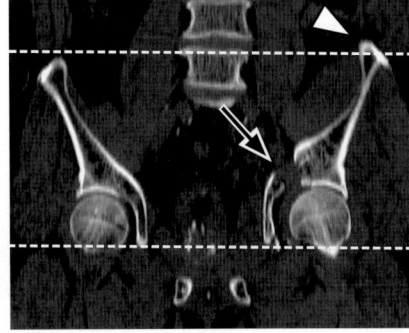　　Fig.9 MPR冠状断像 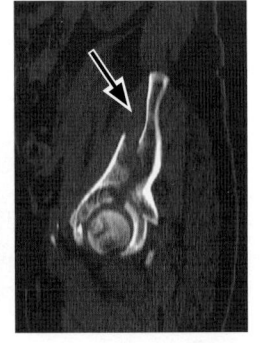　　Fig.10 MPR矢状断像

Fig.8：腸骨（→）の外側への回旋転位を認める。
Fig.9：臼蓋骨折（→）と腸骨の垂直方向への転位（▷）が示唆される。
Fig.10：腸骨の後方転位を伴った，臼蓋の天蓋部からの腸骨骨折（→）を認める。

II-1 外傷

15. 寛骨臼骨折 fractures of the acetabulum

主訴・既往

40歳代，男性。乗車中の交通事故で，膝を強打し股関節痛と腫脹を認める。

臨床基礎知識

　寛骨臼骨折は高エネルギー外傷で多く起こる。また下肢からの介達外力により生じる関節内骨折である。多発外傷となりやすく，臓器損傷や下肢骨折を合併することが多い。その寛骨臼骨折では臼蓋部を囲むように2本の柱として，腸骨稜から恥骨結合に至る弓状線が柱状に支える「前柱」と，仙腸関節から坐骨結節まで至る「後柱」があり，この骨折は「前柱と後柱」の機能構造が破綻する (**Fig.1**)。

　ダッシュボード損傷 (dashboard injury) は，運転席や助手席で膝を曲げた状態のまま，ダッシュボードに膝を打ちつけ，大腿骨が関節包を突き破り長軸方向・後方に押し上げられる外傷性股関節脱臼である。この損傷には膝蓋骨骨折，大腿骨顆部骨折などを伴うことが多い (**Fig.2**)。

　現在最も汎用されているのが Judet & Letournel の分類である。この分類には2つのアプローチがあり，基本骨折として後壁，後柱，前壁，前柱，横骨の5つのタイプと，少なくとも2つ以上のタイプからなる複合骨折として T 型，後柱+後壁，横+後壁，前柱 or 前壁+後半横，両柱の5つのタイプがある (**Fig.3**)。今後これらの分類は，AO 分類が多用される傾向にある。

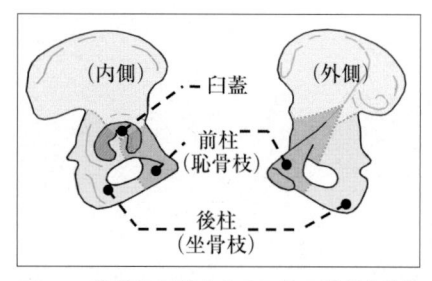

Fig.1 寛骨臼を構成する2本の前柱と後柱

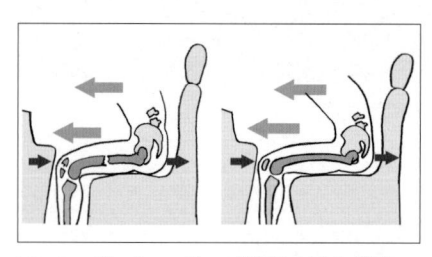

Fig.2 ダッシュボード損傷の発生機序

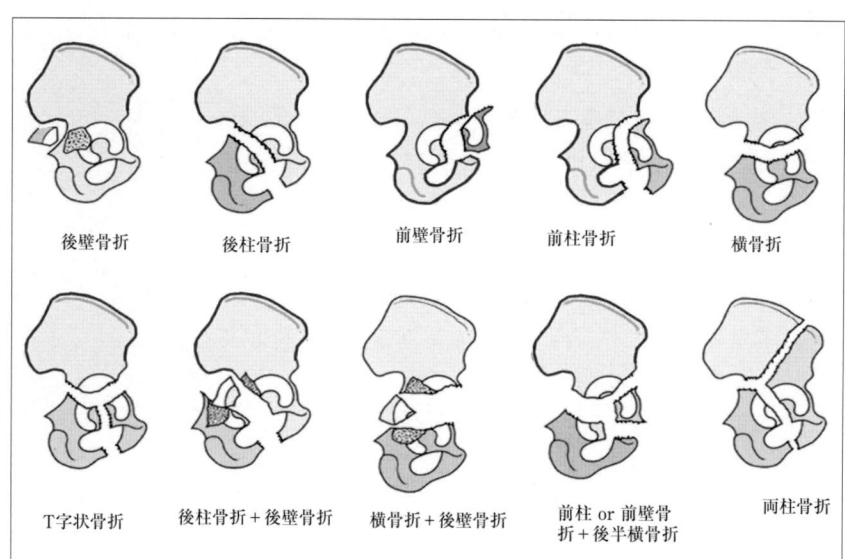

Fig.3 Judet & Letournel の分類

後壁骨折　後柱骨折　前壁骨折　前柱骨折　横骨折

T字状骨折　後柱骨折+後壁骨折　横骨折+後壁骨折　前柱 or 前壁骨折+後半横骨折　両柱骨折

検査・読影のポイント

　X線検査の正面撮影では寛骨臼と骨頭部の損傷を把握するが，両斜位を追加撮影することで骨折型の分類が容易となる。その両斜位撮影では，腸骨斜位 (**Fig.4**) で臼蓋前壁 (前縁) と後柱，(**Fig.5**) で臼蓋後壁 (後縁) と前柱を投影する。

　CT検査では骨片の位置より骨折パターンを把握するだけでなく関節断面の損傷を詳細に把握でき，術前計画や術後評価に有効な検査となる。

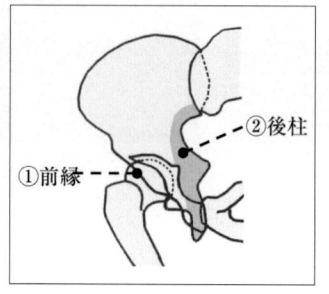

Fig.4 腸骨斜位像 (iliac oblique view)

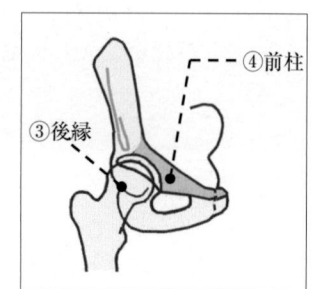

①前縁　②後柱

Fig.5 閉鎖孔斜位像 (obturator oblique view)

③後縁　④前柱

X線検査

Fig.6 受傷時正面像

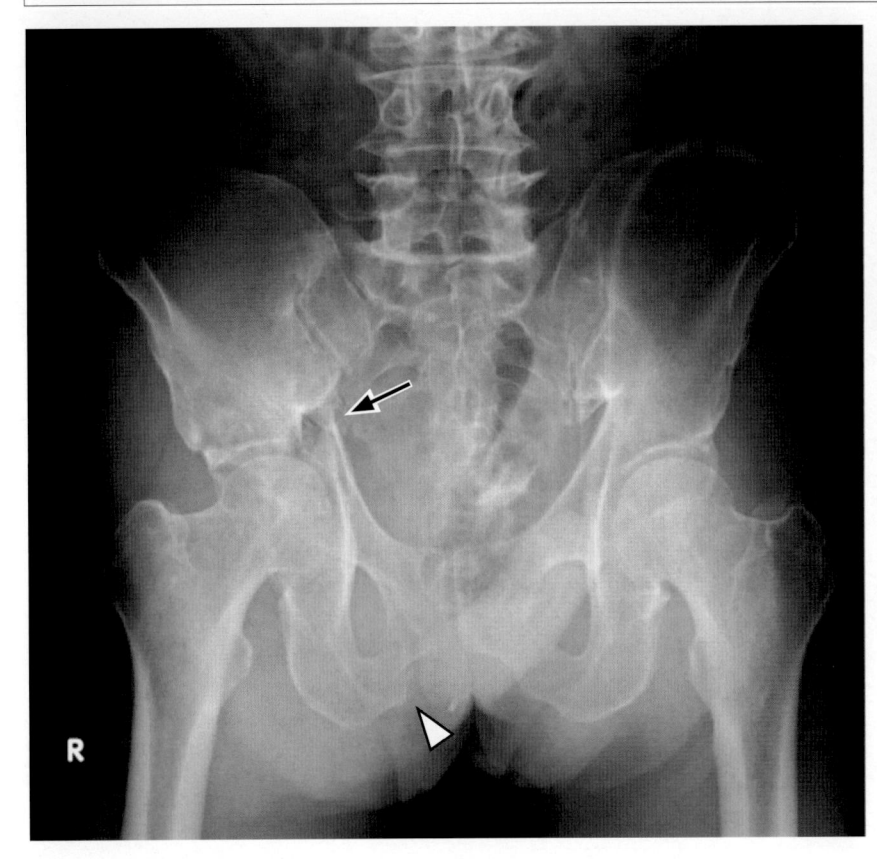

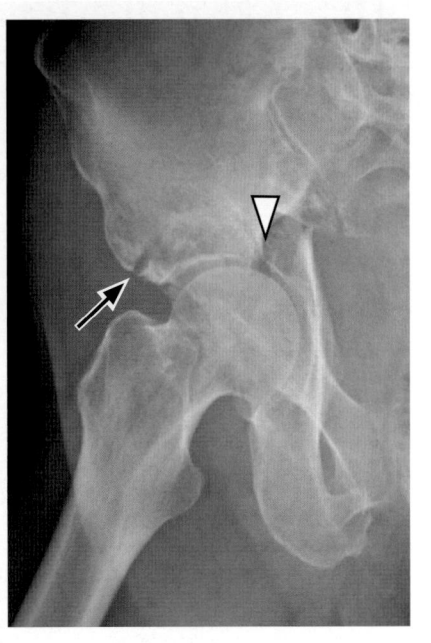

Fig.7 受傷時斜位像

Fig.6：右側の大腿骨骨頭からの介達外力により寛骨臼が脱臼骨折（→）し，臼蓋前壁を含む前柱と恥骨骨折（▷）を認める。

Fig.7：臼蓋前壁から前柱への骨折の内側転位（③→）を認める。臼蓋部では後柱までの骨折（④▷）も示唆される。

この寛骨臼骨折から読影すると，Judet & Letournel の分類の複合骨折で前柱 or 前壁骨折＋後半横骨折と診断される。

CT検査

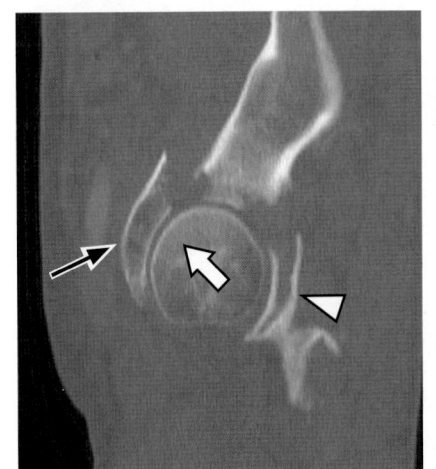

Fig.8 受傷時 MPR 矢状断像

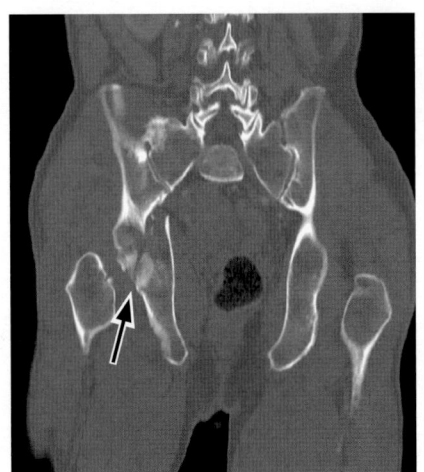

Fig.9 受傷時 MPR 冠状断像

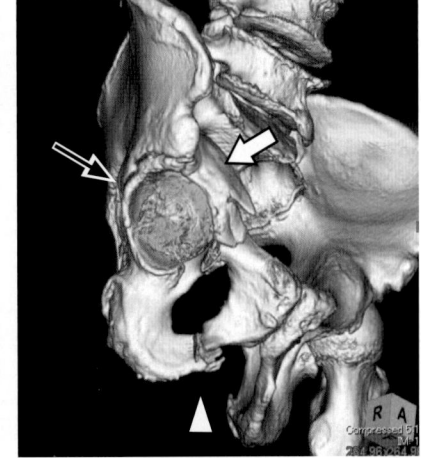

Fig.10 受傷時 VR 画像

Fig.8：臼蓋の前壁（→）と後壁（▷）の骨片を認める。⇨は脱臼方向。

Fig.9：後柱（→）の骨折線を認める。

Fig.10：後柱（→），恥骨（▷），前壁（⇨）の骨片を認める。

臼蓋と骨折線や骨片の位置関係が把握でき，治療方針の術前計画に役立つ。

II-1 外　傷

16. 大腿骨頸部骨折　fracture of the femoral neck

主訴・既往
80歳代，女性。自宅で転倒し，股関節に痛みが走り歩行困難となった。

臨床基礎知識
　大腿骨頸部骨折は高齢者の骨粗鬆症を伴う女性に多い骨折である。従来，大腿骨頸部骨折は関節包内の内側骨折と関節包外骨折を含んでいたが，この両者では治療法も予後も大きく異なる。そこで大腿骨近位部の骨折として，大腿骨頸部内側骨折（関節包内骨折）と大腿骨頸部外側骨折（関節包外骨折）と大きく2つに分類し，その各部位の骨折を図示する（**Fig.1**）。

　大腿骨近位の正常な骨梁は主圧縮骨梁群，主引張骨梁群，副圧縮骨梁群，副引張骨梁群，大転子骨梁群の5つが存在する。骨梁構造は，骨折読影の目安になり，特に遠位骨片と近位骨片の主圧縮骨梁の方向性の乱れ，主引張骨梁群の断裂の有無などが骨折読影のポイントとなる（**Fig.2**）。

　大腿骨頸部骨折の分類には，現在，Garden分類を用いるのが一般的である。GardenはGarden大腿骨頸部骨折を転位の程度によりstage I～IVの4段階に分類する（**Fig.3**）。

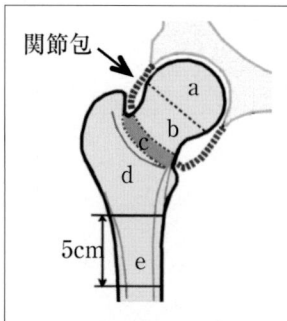

a. 骨頭骨折（head fracture）
b. 頸部骨折（neck fracture）
c. 頸基部骨折（basi-cervical fracture, basal fracture of the femoral neck）
d. 転子部骨折（trochanteric fracture）および転子間骨折（intertrochanteric fracture）
e. 転子下骨折（subtrotrochanteric fracture）

Fig.1　大腿骨近位部骨折の分類
骨折は大転子，小転子を結ぶ線すなわち関節包付着部より近位の関節内での内側骨折として骨頭（a），頸部（b），頸部基部（c）骨折と，遠位で生じる外側骨折として転子間および転子部（d）と転子下（e））の大腿骨頸部に分類される。

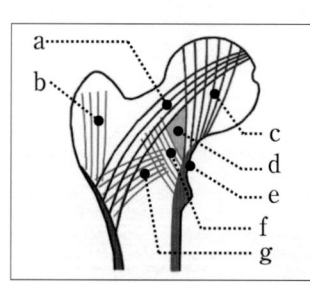

a：主引張骨梁群
b：大転子骨梁群
c：主圧縮骨梁群
d：Wardの三角（骨梁が粗の領域）
e：大腿骨距（Adams弓）
f：副圧縮骨梁群
g：副引張骨梁群

Fig.2　大腿骨近位部の骨梁構造

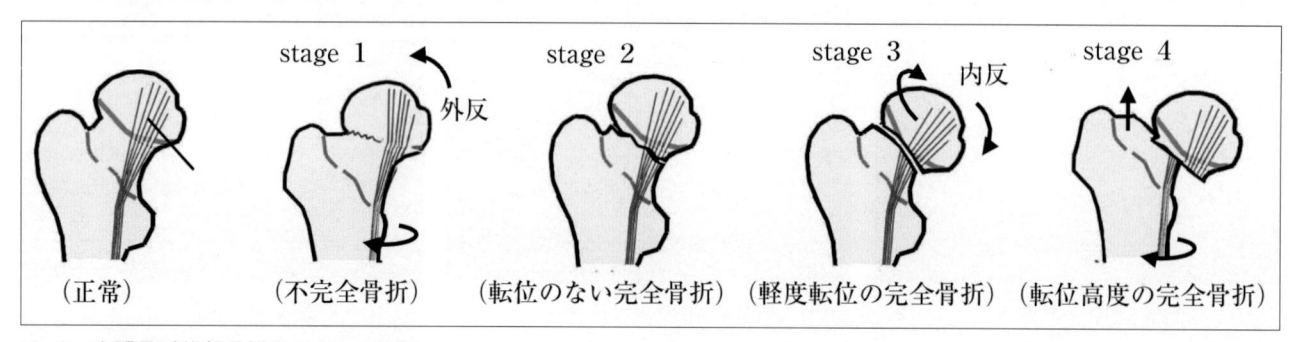

stage 1　外反　　stage 2　　stage 3　内反　　stage 4
（正常）（不完全骨折）（転位のない完全骨折）（軽度転位の完全骨折）（転位高度の完全骨折）

Fig.3　大腿骨近位部骨折のGarden分類

検査・読影のポイント
　X線撮影では両股関節の正面像と患側股関節軸位像の2方向撮影を行う。CT検査は骨折の詳細な観察，3次元的な評価が可能なことから手術計画や術後評価に必要である。また，特に微細な骨折の検出にはMRIが最も有用である。

X線検査

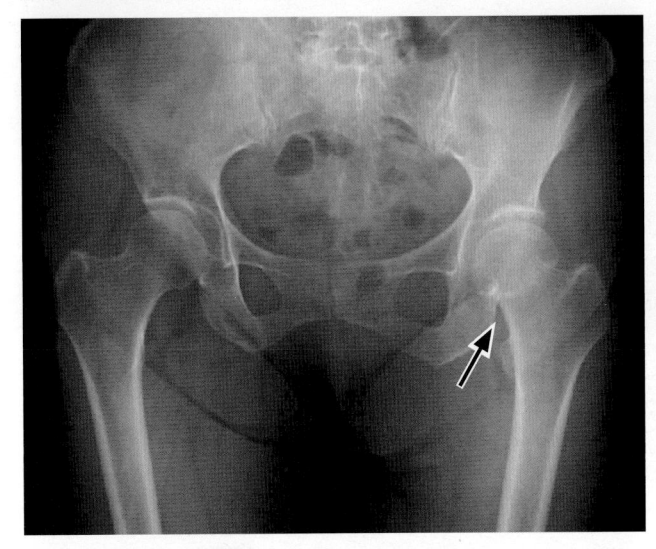

Fig.4　受傷時の正面像

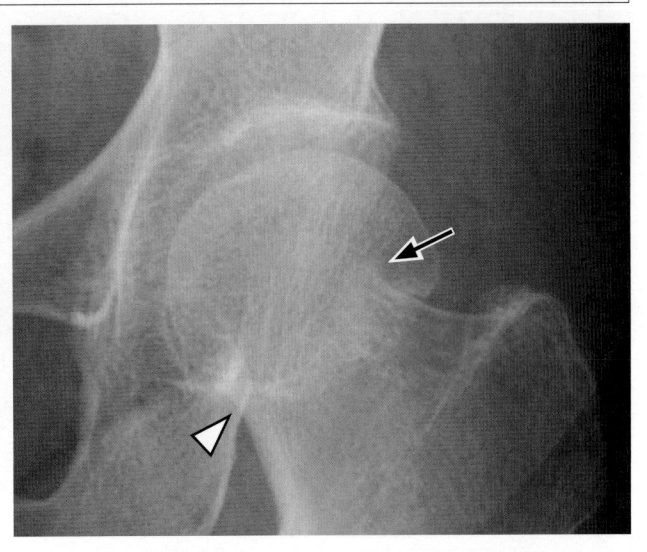

Fig.5　Fig.4 の拡大像

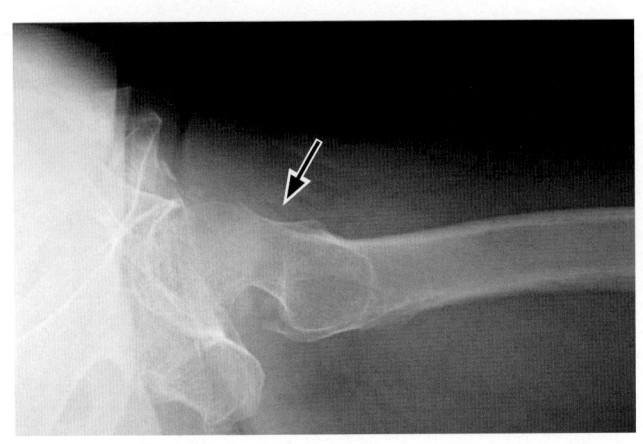

Fig.6　受傷時の軸位像

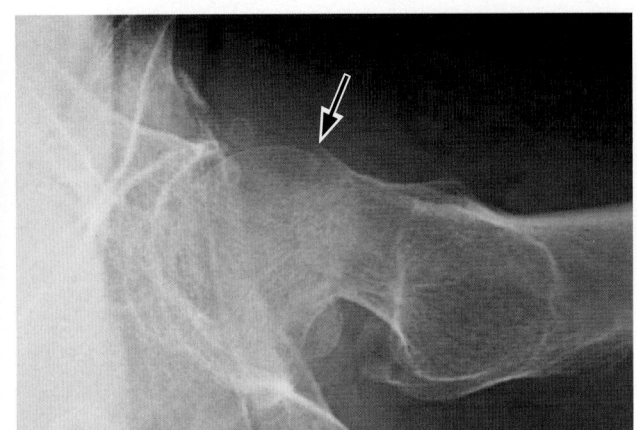

Fig.7　Fig.6 の拡大像

Fig.4：左側の大腿骨頸部（→）に骨折像を認める。

Fig.5：頸部の外側（→）が頸部に入り込んでいるが，内側（▷）では骨折線は込んでいないことを認める。骨梁は外反を呈する走行である。

Fig.6：大腿骨頸部（→）には転位がない。

Fig.7：大腿骨頸部の前側に骨折線（→）を認めるが，軸位方向での転位がない。

これらの読影より Garden 分類の stage 3 と診断される。

CT検査

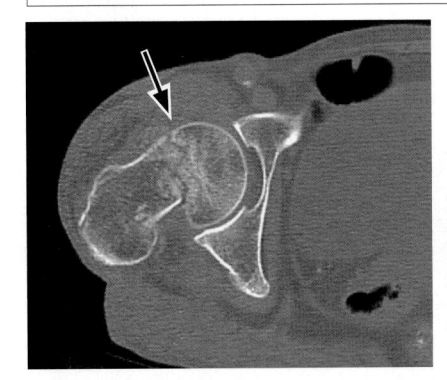

Fig.8　受傷時の横断像

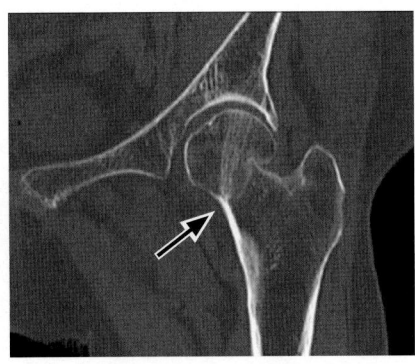

Fig.9　受傷時の MPR 冠状断像

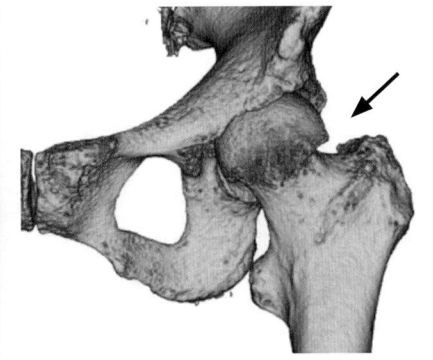

Fig.10　受傷時 VR 画像

Fig.8〜10：横断像や冠状断像で頸部骨折（→）の骨折線と，その位置関係が容易に把握できる。また，股関節全体を描出する VR 画像を併せて観察することで，治療方針の決定や術前計画に役立つ。

II-1　外　傷　85

II-1 外傷

17. 脛骨プラトー骨折 tibial plateau fractures

主訴・既往
40歳代，男性。スキーで転倒し，受傷直後から強い疼痛のため，歩行困難となる。

臨床基礎知識

脛骨プラトー骨折は，転落・転倒や交通事故によって大腿骨遠位の顆部が脛骨近位の高原部に衝突することで，脛骨高原部に縦割れ・陥没骨折が生じる骨折である (**Fig.1**)。近位部は脆弱な海綿骨で構成されているため，高齢者の伴脆弱な海綿骨による脆弱性の骨折を起こすケースがある (**Fig.2**)。

膝関節内骨折を伴うことが多く，靱帯および半月板の損傷を合併する。その骨折を部位別に分けると，外顆骨折，内顆骨折，両顆骨折に分類される (**Fig.3**)。

X線分類としては，基本的な分類として外力の強さと，その働いた方向により，古典的な Hohl の分類 (**Fig.4**) と Schatzker の分類 (**Fig.5**) がよく用いられている。

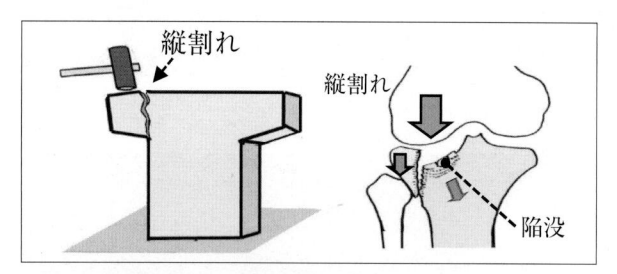

Fig.1 脛骨高原部の骨折発生機序
大腿骨顆部のハンマーが脛骨高原の顆部に当たると，「縦割れ」や「陥没」骨折する。

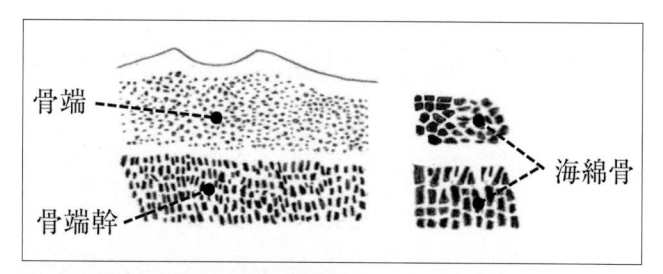

Fig.2 脛骨近位部は脆弱な海綿骨
骨幹端の骨梁の走行は，脛骨全体の長軸に一致するため圧縮力より剪断力に対し弱く，崩れ圧潰し骨折陥没する。

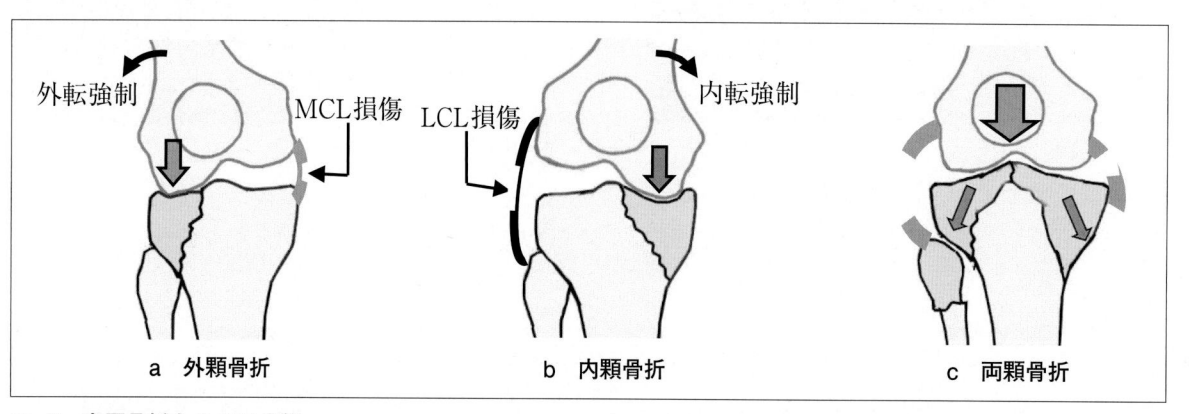

Fig.3 高原骨折を3つに分類
a　外顆骨折：外反強制による脛骨外顆骨折に伴い，大腿骨の顆部骨折や反対側の MCL 損傷もある。
b　内顆骨折：内反強制による脛骨外顆骨折に伴い，大腿骨の顆部骨折や反対側の MCL 損傷もある。LCL の牽引力により腓骨頭骨折が合併することもある。
c　両顆骨折：外顆・内顆の複合骨折により，大腿骨の顆部骨折や多くの靱帯や半月板損傷もある。

検査・読影のポイント

X線撮影では骨折線や陥没状態を把握するために，膝関節2方向以外に両斜位が必要となる。この骨折は関節面の損傷状態を把握することが重要な読影ポイントとなるので，CT 検査による MPR 処理や VR 処理による関節面の描出が必要になる。

CT 検査は高原骨折による骨折範囲だけでなく潜在骨折（occult fracture）も描出可能である。VR 画像は治療計画や術前計画に役立つ。

MRI 検査は骨折による骨変化を描出し，靱帯・半月板損傷をとらえることが可能である。また手術前の関節鏡検査も有用である。

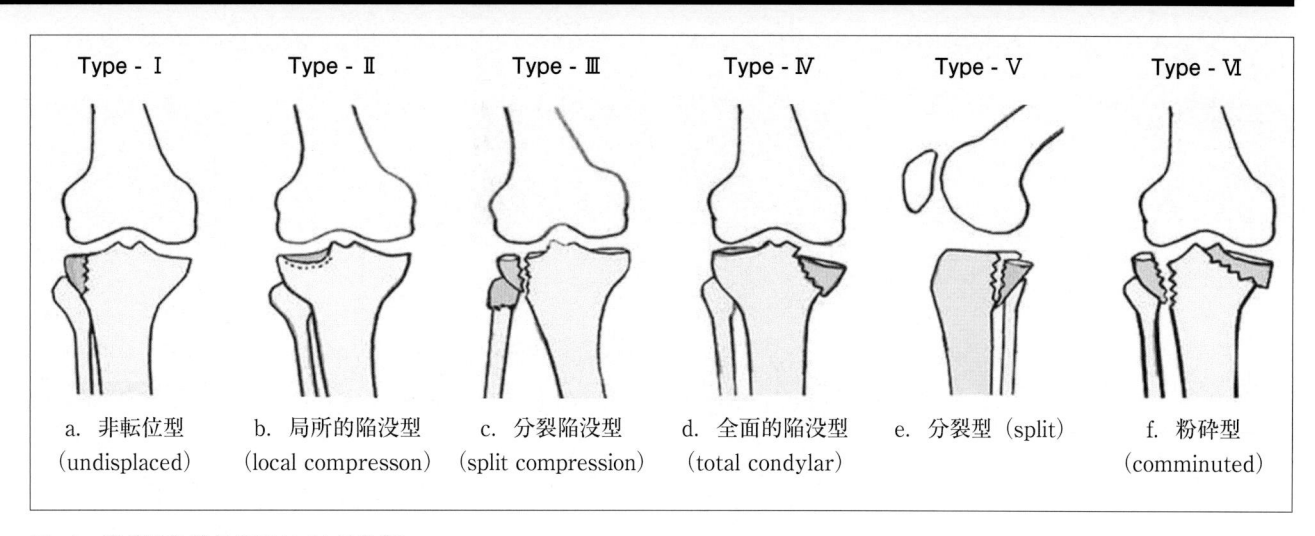

Type - Ⅰ	Type - Ⅱ	Type - Ⅲ	Type - Ⅳ	Type - Ⅴ	Type - Ⅵ
a. 非転位型 (undisplaced)	b. 局所的陥没型 (local compresson)	c. 分裂陥没型 (split compression)	d. 全面的陥没型 (total condylar)	e. 分裂型 (split)	f. 粉砕型 (comminuted)

Fig.4 脛骨近位端骨折の Hohl の分類
顆部骨折は，X 線撮影の膝関節 4 方向により関節面損傷状態を把握する Hohl 分類がある。

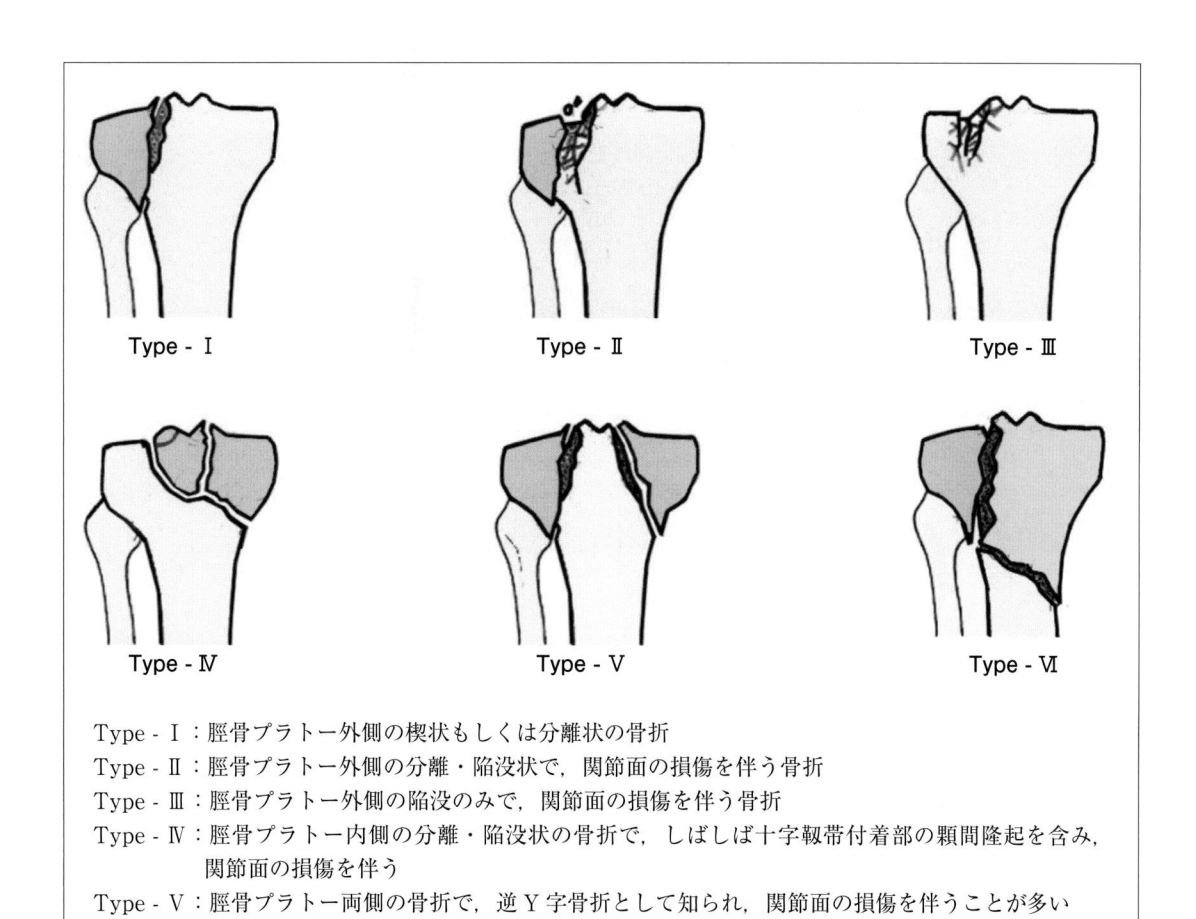

Type - Ⅰ：脛骨プラトー外側の楔状もしくは分離状の骨折
Type - Ⅱ：脛骨プラトー外側の分離・陥没状で，関節面の損傷を伴う骨折
Type - Ⅲ：脛骨プラトー外側の陥没のみで，関節面の損傷を伴う骨折
Type - Ⅳ：脛骨プラトー内側の分離・陥没状の骨折で，しばしば十字靱帯付着部の顆間隆起を含み，関節面の損傷を伴う
Type - Ⅴ：脛骨プラトー両側の骨折で，逆 Y 字骨折として知られ，関節面の損傷を伴うことが多い
Type - Ⅵ：脛骨近位骨幹端・骨端境界部の骨折

Fig.5 脛骨近位端骨折の Schatzker の分類
基本的な骨折に，内顆骨折と骨幹端に達する骨折を加えた骨折分類として Schatzker 分類がある。

Ⅱ-1 外 傷 87

II-1 外　傷

X線検査

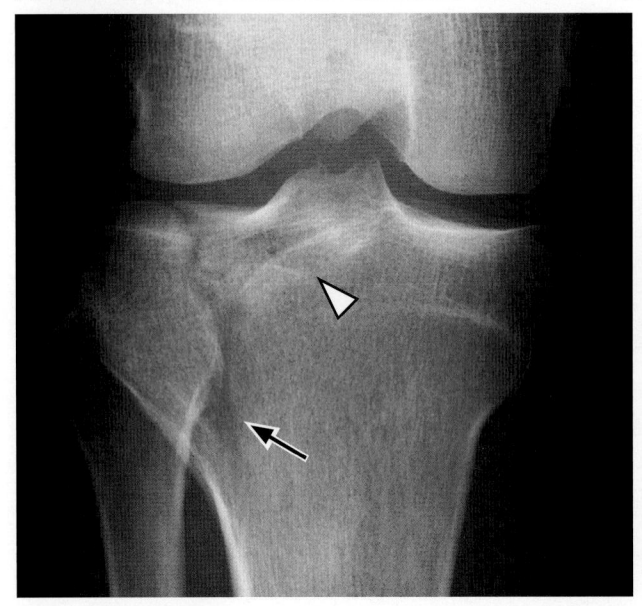

Fig.6　受傷時正面像

Fig.7　受傷時側面像

Fig.6：外顆部に転位のない縦骨折像（→）と，中央部の顆間隆起からその縦骨折部に至るまでの陥没骨折像（▷）を認める。

Fig.7：側面像では明らかな骨折像を指摘することは困難である。

CT検査

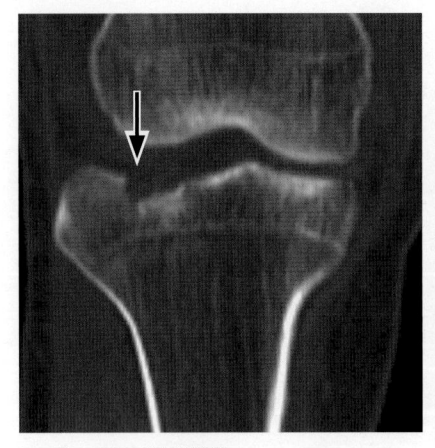

Fig.8　MPR冠状断像

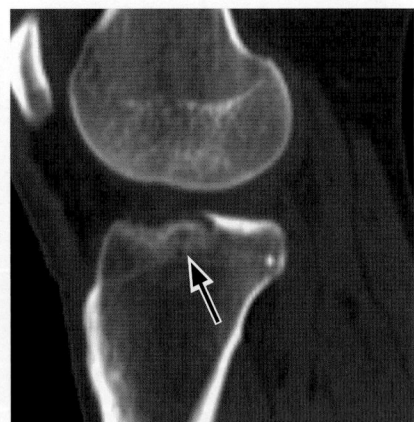

Fig.9　MPR矢状断像

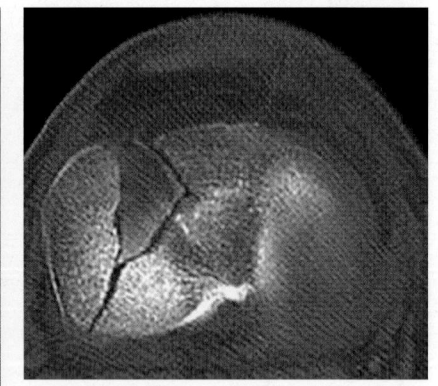

Fig.10　横断像

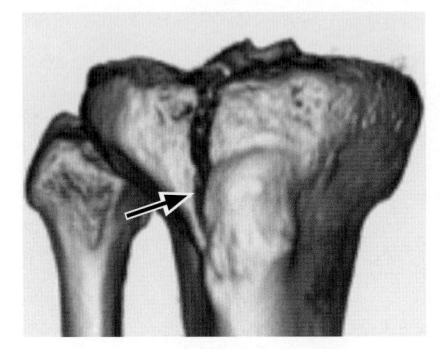

Fig.11　VR画像の関節面（正面）

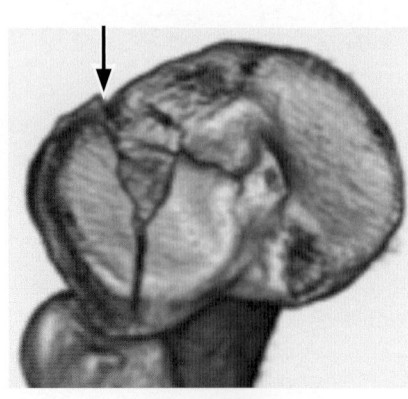

Fig.12　VR画像の関節面（上面）

Fig.8：関節面の外顆部に5mm程度の陥没骨折を認める。

Fig.9：関節面の前面部に陥没骨折を認める。

Fig.10：外顆部を横切る縦骨折を認める。

Fig.11：関節面の外側顆部を縦断する縦骨折を認める。

Fig.12：骨折線が関節面の前面から外顆後面まで横断する骨折線を認める。

X線検査（参考症例）

20歳代，女性。バイクを運転中に転倒，腫脹を認める。

Fig.13　受傷時正面像

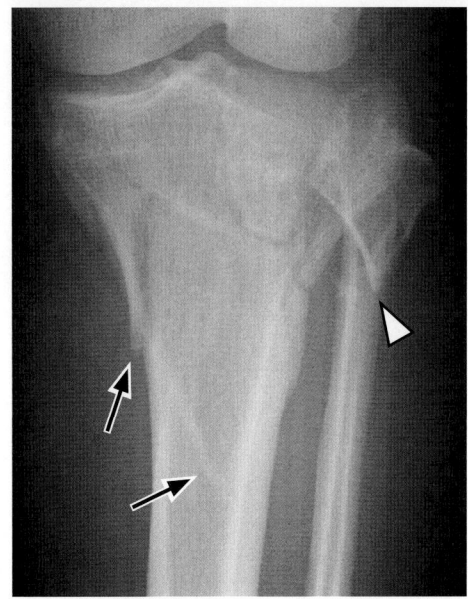

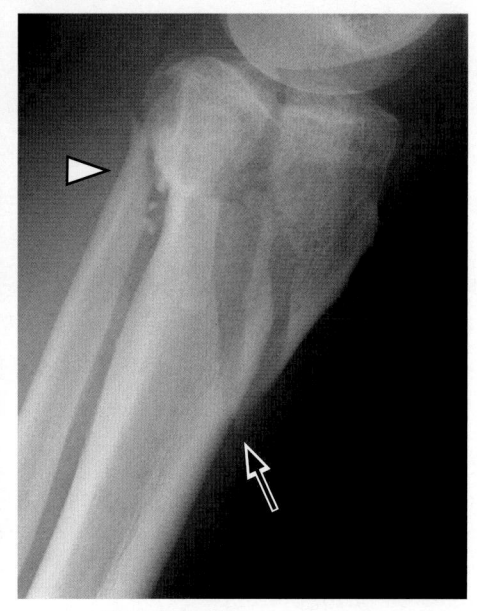

Fig.14　受傷時側面像

Fig.13：両顆骨折（→）と腓骨頭骨折（▷）を認める。

Fig.14：関節面から骨幹部まで及ぶ軽度の転位を有する縦骨折（→）を認める。腓骨頸部（▷）には，斜骨折線と粉砕骨折様の骨片を認める。

Hohl 分類では Type-Ⅵ（粉砕型）とし，Schatzker 分類では両顆骨折で逆 Y 字骨折で Type-V と診断される。

CT検査（参考症例）

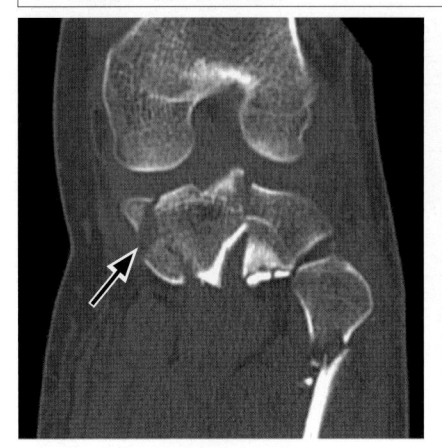

Fig.15　MPR 冠状断像

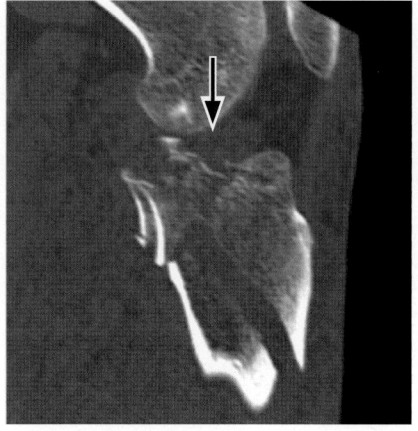

Fig.16　MPR 矢状断像

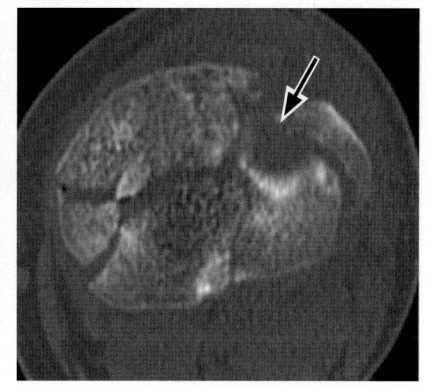

Fig.17　MPR 横断像

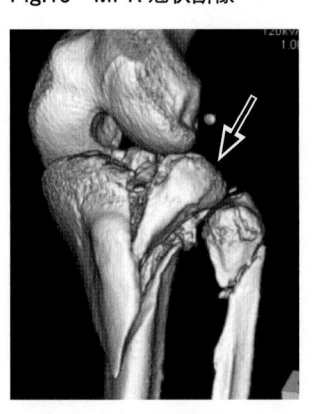

Fig.18　VR 画像の関節面（正面）

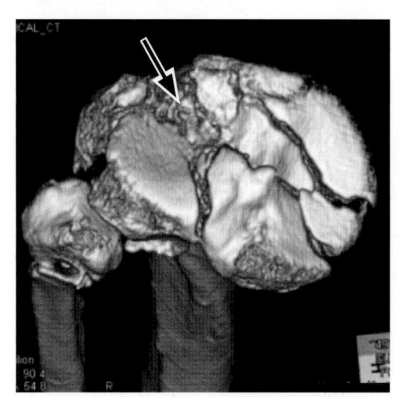

Fig.19　VR 画像の関節面（上面）

Fig.15：関節面の粉砕骨折と腓骨頸部の骨折を認める。

Fig.16：関節面の陥没骨折（→）を認める。

Fig.17：関節面の陥没骨折（→）を認める。

Fig.18：外側顆部の大きな骨片（→）は外側への転位を認める。

Fig.19：大きな骨折線（→）が関節面の前方から後方へ。

Ⅱ-1 外傷

18. 脛骨天蓋骨折 tibial plafond fracture

主訴・既往
40歳代，男性。石垣から飛び降り受傷。その後，足関節部に強い痛みを訴え受診。

臨床基礎知識
　高所からの転落や交通事故によって下腿長軸方向に強大な外力が作用した場合に起こる骨折である（Fig.1）。脛骨天蓋骨折（別名Pilon骨折）は，遠位脛骨骨幹端部から関節面（荷重部）に及ぶ骨折であり，関節面に損傷のない骨折を果部骨折として区別する。受傷直後から強い疼痛のため起立歩行困難となる。
　小児の外傷性骨端線損傷において脛骨下端前面の前脛腓靱帯が付着する結節が裂離骨折したものをjuvenile Tillaux骨折，その際に生じる骨片をTillaux骨片と呼ぶ（Fig.2）。Tillaux骨折は骨端離開のSalter-Harris型損傷（typeⅢ）をTillaux骨折と呼ぶこともあり，足部の回外・外旋の強制で発生し手術適応となる。骨片の転位は不明瞭であるが，斜位撮影で投影されることが多く，詳細な読影にはCTが有用である。
　X線骨折分類は，一般的にLauge-Hansen分類（Fig.3）とRuedi分類（Fig.4）が用いられる。

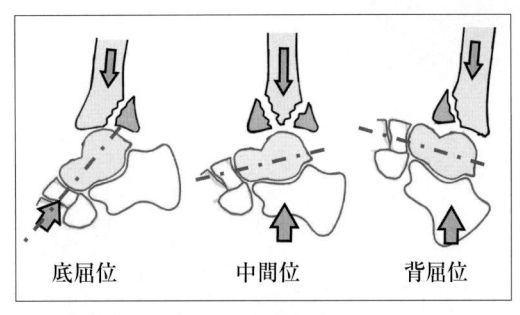

Fig.1　外傷メカニズムと軸圧方向
底屈位　中間位　背屈位

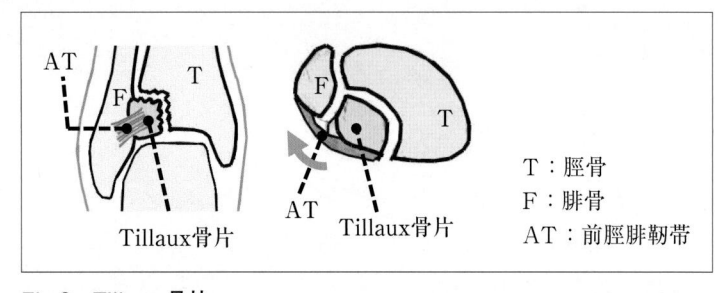

Fig.2　Tillaux骨片
足部に強い外旋力が働くと，前脛腓靱帯の牽引によりJuvenile Tillaux骨折が発生する。
T：脛骨　F：腓骨　AT：前脛腓靱帯

Type Ⅰ（内果骨折）
Type Ⅱ
Type Ⅲ
Type Ⅳ

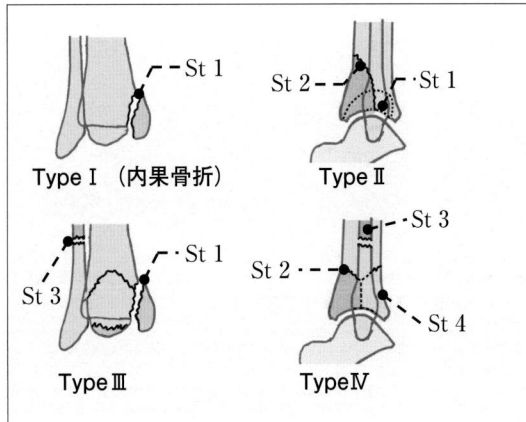

Stage 1（St 1）：内果の骨折
Stage 2（St 2）：関節面を含む脛骨前方の骨折
Stage 3（St 3）：腓骨の果上部での骨折
Stage 4（St 4）：脛骨後方の骨折（脛骨前方の骨折と関係する）

Fig.3　Lauge-Hansen分類の回内-背屈骨折
受傷時の肢位とその力の作用方向による分類

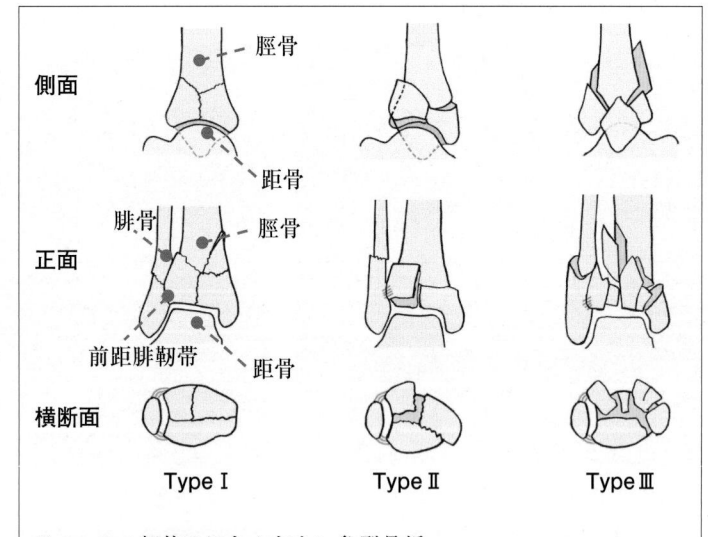

側面／正面／横断面
Type Ⅰ　Type Ⅱ　Type Ⅲ

Type Ⅰ：転位のほとんどない亀裂骨折
Type Ⅱ：比較的大きい骨片で関節面の粉砕はないが，明らかな転位を認める
type Ⅲ：天蓋部の粉砕や圧迫骨折

Fig.4　Ruedi分類
関節面の転位，粉砕の程度の判定による分類

検査・読影のポイント
　X線撮影では足関節の正・側面の2方向に両斜位を追加する4方向撮影とする。特に斜位撮影では骨折線が接線投影されることで4方向撮影は必須となる。X線撮影だけでなく骨折の詳細な検討にはCT画像が必要であり，MPR処理やVR画像による天蓋（関節面）骨折，腓骨などの骨折が把握できる。

X線検査

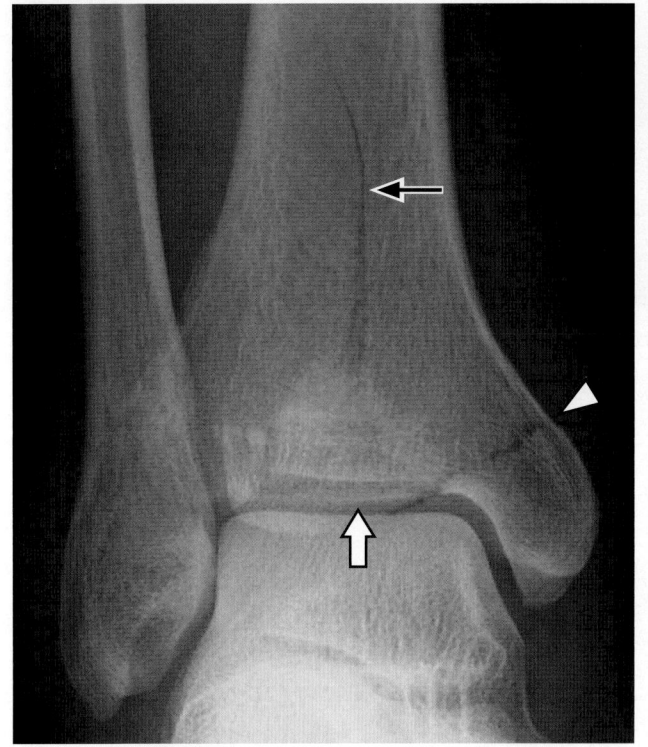

Fig.5 受傷時正面像

Fig.6 受傷時側面像

Fig.5：天蓋に縦骨折（→）と内果部に横骨折（▷），天蓋部に陥没像（⇨）を認める。

Fig.6：正面像で把握できなかった天蓋前縁部の背側への陥没像（→）を認める。

CT検査

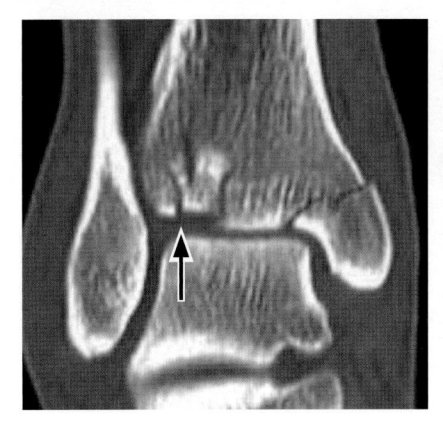

Fig.7 MPR冠状断像

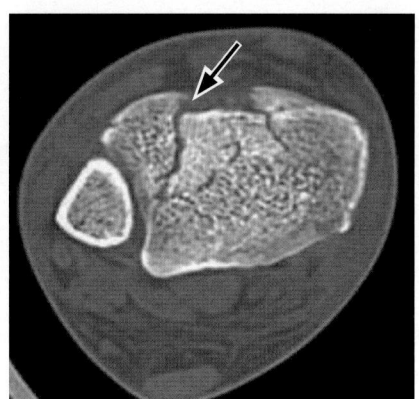

Fig.8 横断像

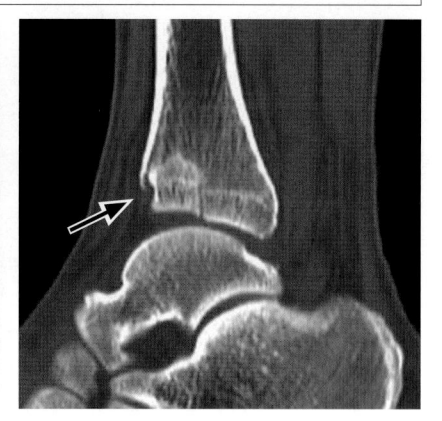

Fig.9 MPR矢状断像

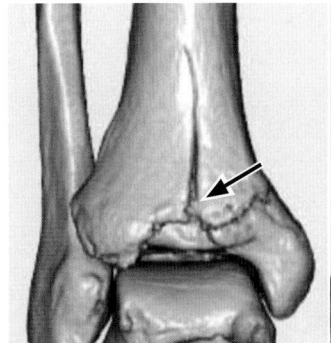

Fig.10 VR像

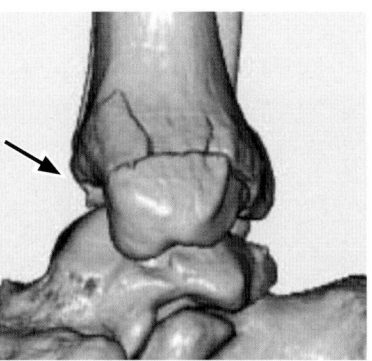

Fig.7：関節面の陥没状態が把握できる（→）。

Fig.8：前縁の陥没骨折を把握できる（→）。

Fig.9：横断面と同じ部位で陥没骨折を把握できる（→）。

Fig.10：VR像では，足関節の状態と脛骨内果骨折が把握できる。

関節面の転位は軽度であるので，X線像と同じRuedi分類のType Ⅱと分類する。

Ⅱ-1 外傷

19. 距骨骨折 fracture of the talus

主訴・既往
50歳代，男性。飛び降りた際，左足関節を捻り受傷。左足関節外側部痛を訴え受診。

臨床基礎知識
距骨骨折は足根骨の中では踵骨の次に多い骨折で，頸部骨折と体部骨折に分かれる（Fig.1）。頸部骨折は足関節の背屈強制により起こる。体部骨折は下腿と踵骨の間に起こる圧迫力と剪断力によって生じる。距骨は表面の約60％が軟骨で覆われており，筋の起始部と停止部がなく血流の供給路が限定されるため，骨折後に骨壊死が起こる割合が高いといわれる。

頸部骨折は転位の程度により分類し，血行状態が推測できるHawkins分類が広く用いられる（Fig.2）。体部の骨折はSneppen分類が広く用いられる（Fig.3）。

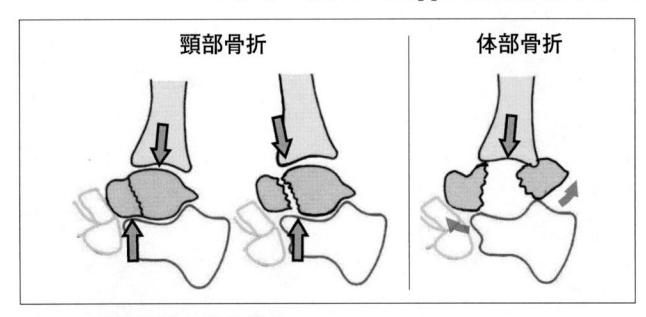

Fig.1 距骨骨折の発生機序

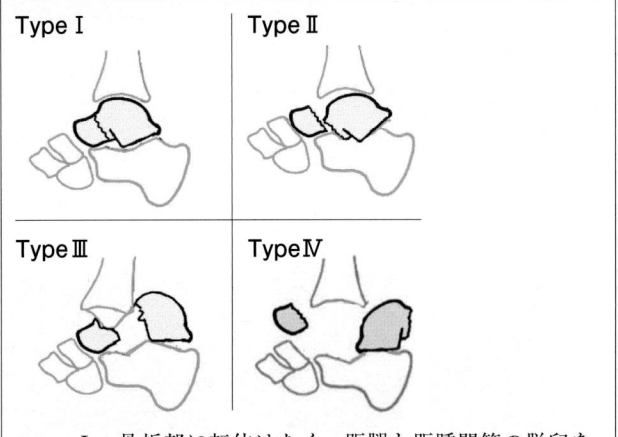

Fig.2 Hawkins分類

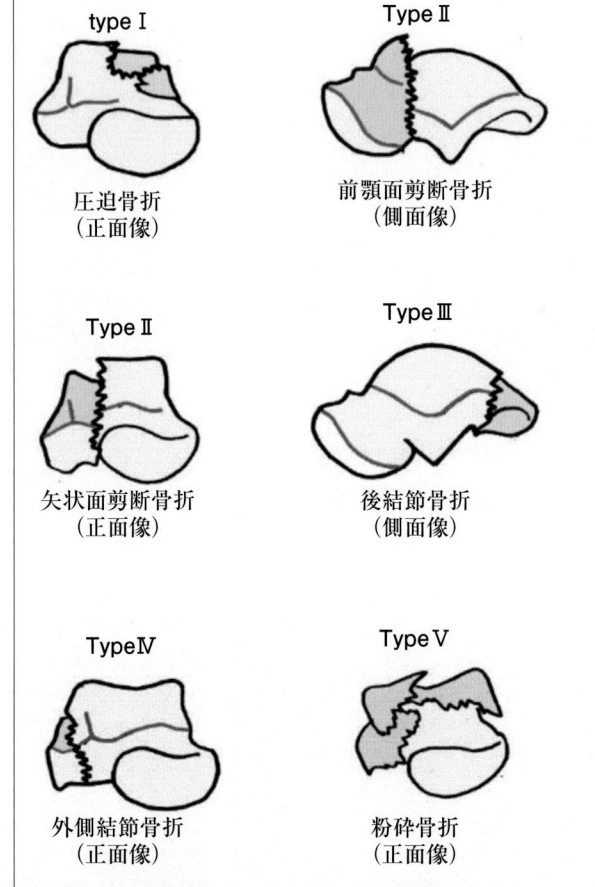

- ttype Ⅰ：骨折部に転位はなく，距腿と距踵関節の脱臼を認めない。
- type Ⅱ：骨折部に転位を生じ，距踵関節は亜脱臼ないし脱臼し，3本の主な栄養動脈のうち2本が障害を受ける。
- type Ⅲ：骨折部（体部）が大きく転位し，距腿と距踵関節は脱臼し，すべての栄養動脈が障害を受ける。
- type Ⅳ：骨折部は大きく転位し，距腿と距踵関節が脱臼，距骨と舟状骨も脱臼し，すべての栄養動脈が障害を受ける。

Fig.3 Sneppen分類

- type Ⅰ：滑車部の圧迫や剪断面による骨軟骨骨折
- type Ⅱ：3種類の骨折（圧迫骨折，前額面剪断骨折，矢状面剪断骨折）が含まれる
- type Ⅲ：後結節骨折
- type Ⅳ：外側結節骨折
- type Ⅴ：粉砕骨折

（圧迫骨折（正面像），前額面剪断骨折（側面像），矢状面剪断骨折（正面像），後結節骨折（側面像），外側結節骨折（正面像），粉砕骨折（正面像））

検査・読影のポイント
X線撮影では距骨に撮影条件を合わせた足関節の正面，側面，斜位を撮影する。さらに距骨下関節の評価にはAnthonsen（アントンセン）撮影を追加する。X線撮影だけでなく骨折の詳細な検討にはCT画像が必要であり，内果，踵骨，舟状骨，立方骨，距骨外側突起，後方突起などの骨折を合併していることがある。X線撮影をするまでに，距骨下関節の脱臼が自然整復されることがある。しかし，骨間靱帯が損傷されていれば無腐性壊死の可能性は脱臼が整復されていないときと同様に高いので，距骨下関節の不適合（関節裂隙の不均等など）があれば脱臼ありとしなければならない。骨壊死の早期診断にはMRIが有用である。

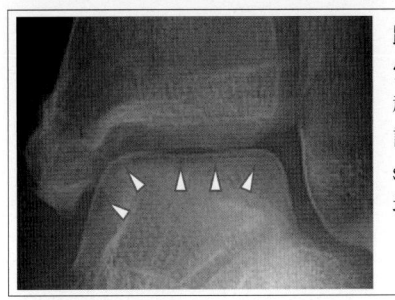

Fig.4 Hawkins sign
外傷後6〜8週の滑車部軟骨下に，透過性を示すHawkins signが認められる。

距骨骨折では無腐性壊死の診断として，受傷後6〜8週で距骨周囲の骨萎縮が起き，距骨滑車の軟骨下骨に骨萎縮が認められる。この透亮像をHawkins signという。このsignが陽性であれば壊死は進行しないとする目安となる。

X線検査

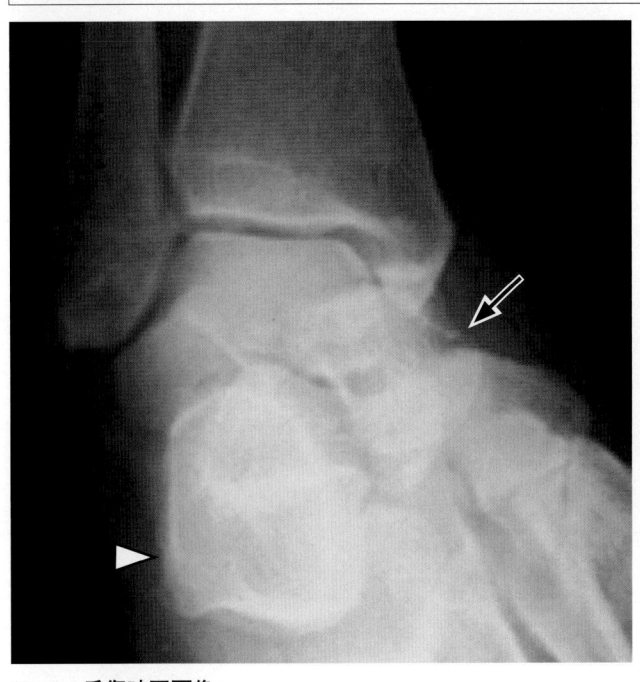

Fig.5 受傷時正面像

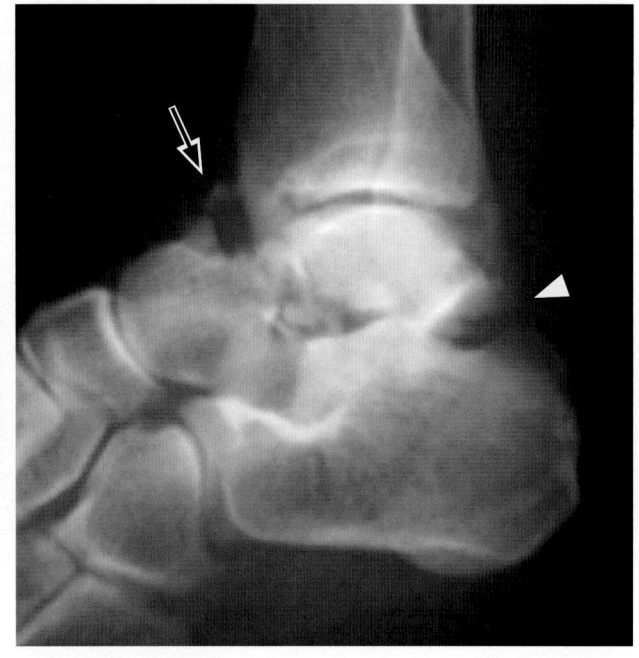

Fig.6 受傷時側面像

Fig.5：距骨滑車部に骨折線はないが，距骨頭（→）が転位し，踵骨（▷）が内転像を認める。

Fig.6：距骨体部に骨折像を認め（→），体部は距踵関節（▷）で亜脱臼を示す。

正・側面の2方向像より，距骨頸部骨折と距骨体部は軽度後方転位し，距踵関節の脱臼を認めるためHawkins分類のtype Ⅱと診断される。

CT検査

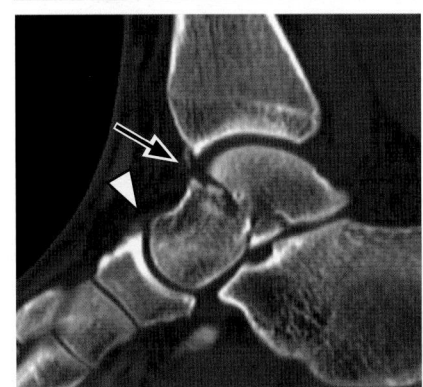

Fig.7 MPR矢状断像

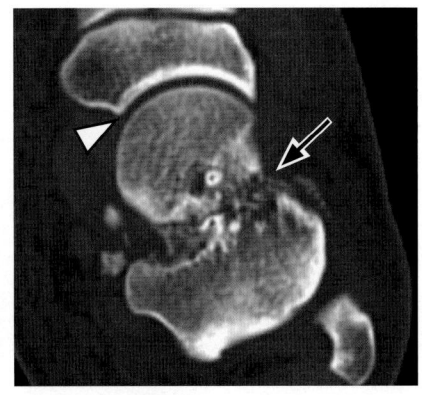

Fig.8 MPR横断像

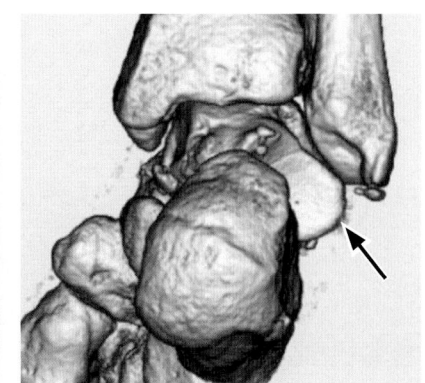

Fig.9 VR像

Fig.7：距骨頸部から距踵関節面までの完全骨折を認める（→）。

Fig.8：距骨頸部骨折を認めるが，距舟関節の距骨脱臼（▷）を認めない（→）。

Fig.9：距踵関節の距骨亜脱臼を認め，後距骨下関節面が見える（→）。

頸部骨折と距踵関節亜脱臼を認めるが，明らかな距腿関節と距舟関節の脱臼骨折を認めない。

II-1 外　傷

20. 踵骨骨折　fracture of the calcaneus

主訴・既往
40歳代，男性。階段で足を滑らせて落下，踵部への荷重が疼痛のため不能となり，歩行困難をきたし受診。

臨床基礎知識
　踵骨は足部最大の骨で，大きな荷重負荷と，アキレス腱や足底筋膜からの牽引力を受けるため，圧縮応力による骨梁と引っ張り応力による骨梁を併せ持つ特殊な骨梁構造である (**Fig.1**)。踵骨骨折は足根骨骨折の約60%を占め，高所から落下し足底から着地し受傷することがほとんどで，両側の骨折を伴うこともある。外力が足底面に垂直に加わる場合には舌状型骨折となり，後距踵関節面に外力が垂直に作用した場合には陥没型骨折になる (**Fig.2**)。踵骨の関節内骨折を (受傷機序から) 結節部の骨片が関節と一体となった舌状型と，それ以外の陥没型の2つに分け，骨片数や転位の程度を加味して分類するEssex-Lopresti分類を用いるのが一般的である。

① BA：Böhler角（正常：20°〜40°）
② crucial angle
③ NT：neutral triangle（中立三角）

Fig.1　踵骨の骨梁構造

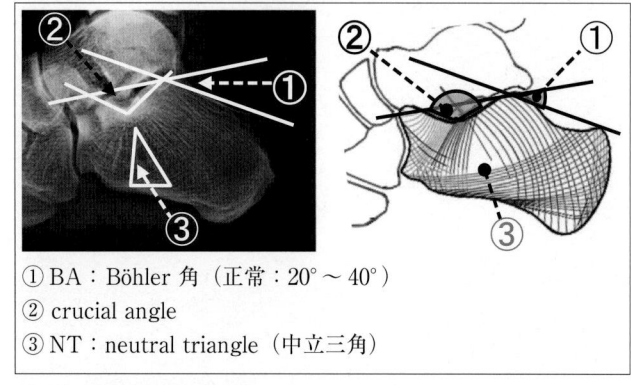

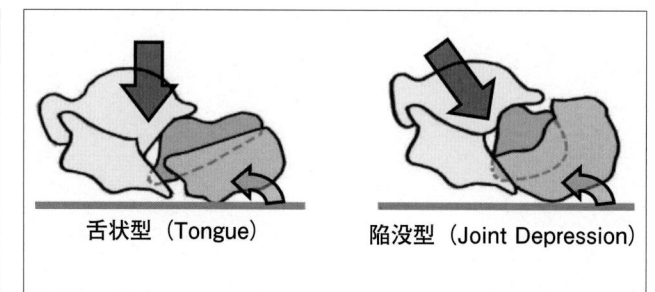

Fig.2　骨折方向と骨折分類

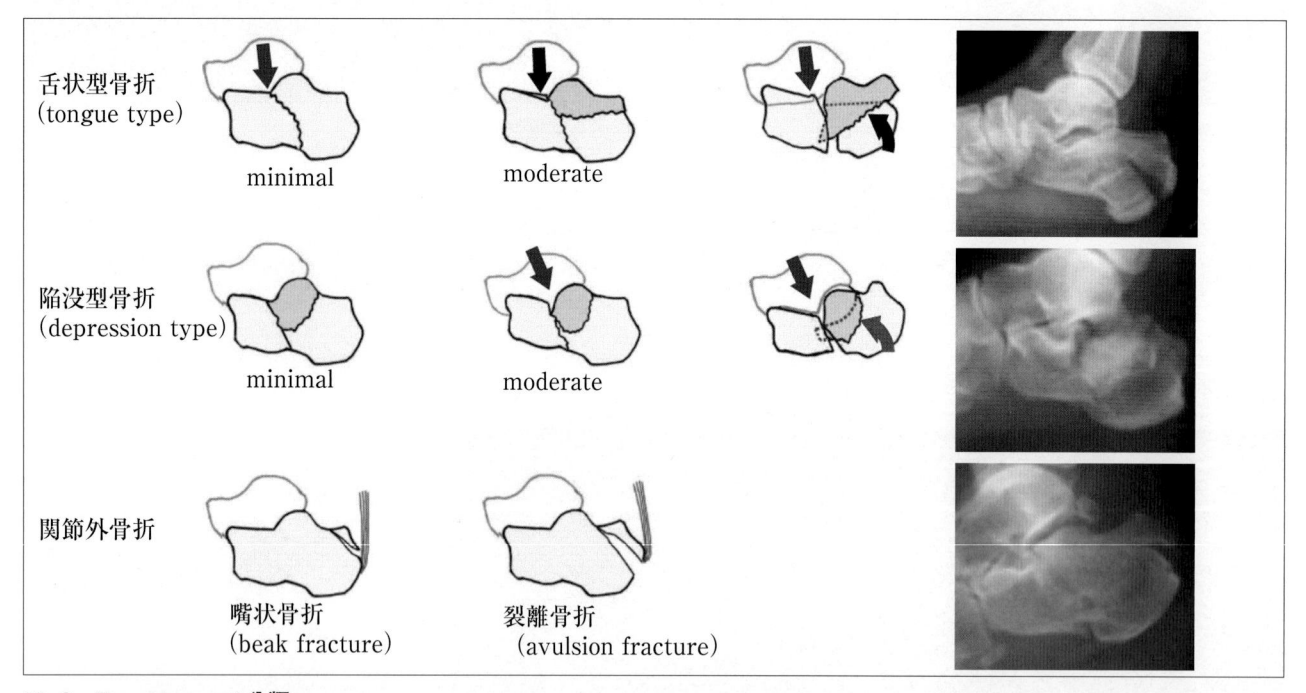

Fig.3　Essex-Lopresti分類

検査・読影のポイント
　X線撮影では側面と軸位を基本とする2方向にアントンセン撮影を追加する3方向撮影がある。側面像では踵骨骨折を確定すべきいわゆる舌状型と陥没型が判別でき，骨折のX線計測評価としてBöhler角がある。軸位像では踵骨外壁の突出度および内側の骨折の有無や転位度に対してのX線計測評価にPreis角があり，関節内骨折の後距踵関節を観察する。アントンセン撮影像は後距踵関節面の転位の状態が描出され，整復前や整復後の目安になる。
　CTは骨折の詳細な状態と治療後の評価に有用である。

X線検査

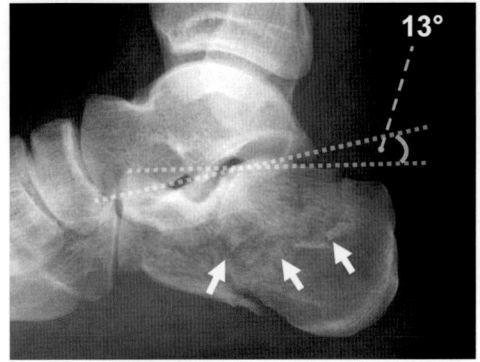

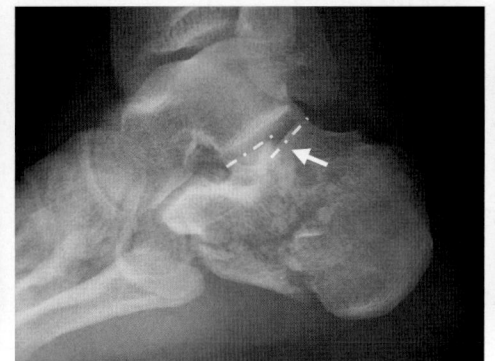

Fig.4 受傷時側面像
Fig.5 受傷時アントンセン像
Fig.6 受傷時軸位像

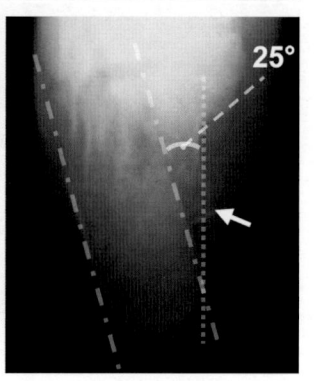

Fig.4：後距踵関節面に陥没像（→）を認める。
Fig.5：骨折像は後距踵関節で段差を呈している。
Fig.6：外壁（→）と内壁（②→）に骨折像を認める。

側面像（Fig.4）において距踵関節面の落ち込みを評価するためX線計測のBöhler角（Fig.7）で計測すると，計測値は正常値が15°〜40°に対して13°と低下し陥没を示す。アントンセン斜位像（Fig.5）は，後距踵関節面に2mm程度の段差を認める。軸位像（Fig.6）では，踵骨外壁の膨隆と内壁の咬み込みを認め，外壁の突出度および転位度を評価するためX線計測のPreis角（Fig.8）で計測すると，計測値は正常値は15°〜17°に対し25°と外壁の突出を示す。これらの計測値は整復中や整復後の目安となる。これら骨折分類では，関節外と関節内骨折に分け，特に後距踵関節面の骨折の有無が予後が異なる。骨折分類で多用されているEssex-Lopresti分類では，踵骨隆起の底屈転位が大きいほど重度な陥没型と診断される。

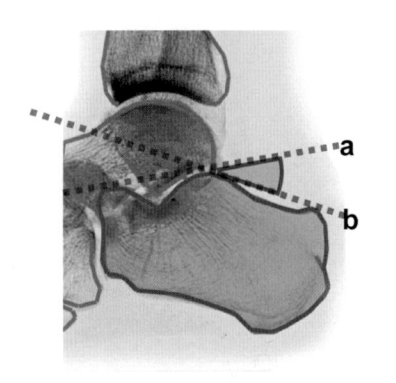

Fig.7 Böhler角
踵骨関節面の前関節面の頂点（a）と踵骨の上方頂点（b）を結ぶ線でなす角。

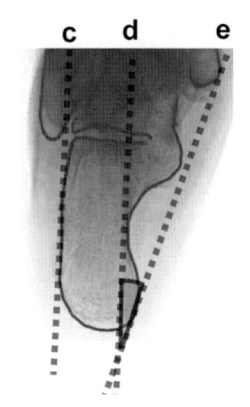

Fig.8 Preis角
踵骨外壁接線（c）に平行な線（d）と載距突起から内壁を結ぶ線（e）でなす角。

CT検査

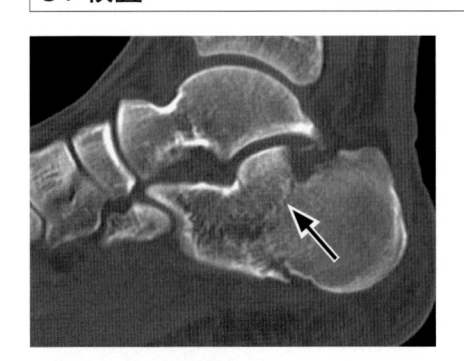

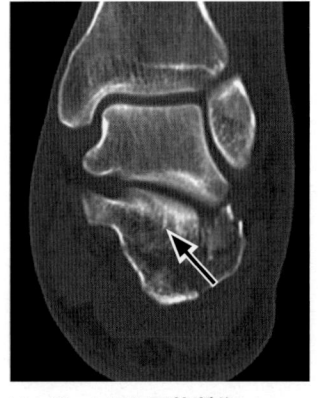

Fig.9 MPR矢状断像
Fig.10 MPR冠状断像
Fig.11 VR画像

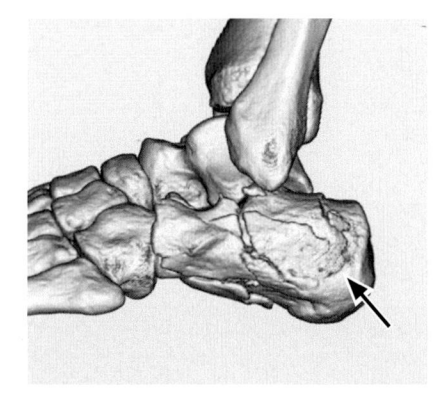

Fig.9：距踵関節面距骨頸部からまでの陥没骨折を認める（→）。
Fig.10：距踵関節面に骨折（→）を認め，踵骨が扁平化している。
Fig.11：足全体から外壁骨片（→）により踵骨の膨隆を認める。

II-1 外傷

21. リスフラン関節脱臼骨折 dislocation and fracture of the Lisfran's joint

主訴・既往
40歳代，男性。交通外傷により，前足部変形と腫脹を認める。

臨床基礎知識

　足を底屈位にした状態で，交通事故や転落，転倒などで前足部に強い外力（→）が加わると，リスフラン関節部で中足骨が側方や背側に脱臼・骨折（→）を生じる（**Fig.1**）。足背に変形がみられ，また，合併症としてリスフラン関節脱臼に伴う圧痛・腫脹がある。足背動脈の損傷や外側足底神経損傷による知覚麻痺や運動神経麻痺などもある。

　全外側脱臼（molateral type）で中足骨すべてが外側に転位するタイプと，内・外側脱臼（divergent type）で第1中足骨は内側に転位し，第2から第5中足骨は外側に転位する2つに大別される（**Fig.2**）。

　Myerson分類は，前足部の全中足骨が外側に脱臼するtype A，全足でなく部分的に脱臼するtype B，第1と第2中足骨間が離開し両側に脱臼するtype Cに分類する（**Fig.3**）。

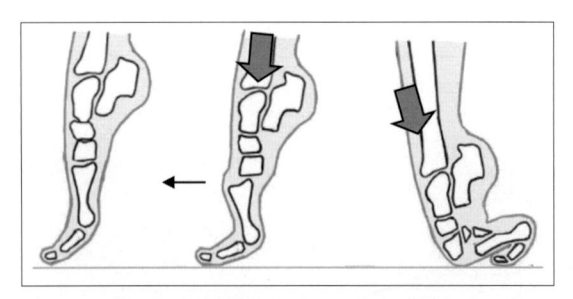

Fig.1　リスフラン関節脱臼骨折の発生機序

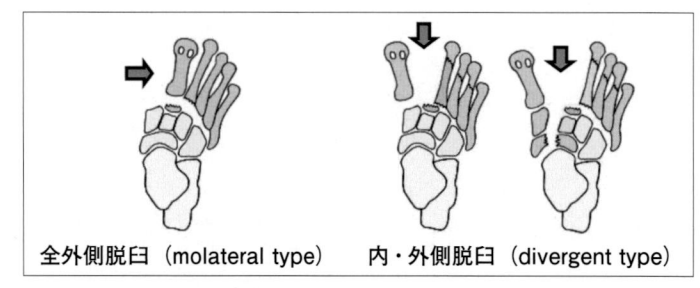

Fig.2　2つに大別する脱臼
全外側脱臼（molateral type）　内・外側脱臼（divergent type）

Type A　外側転位　lateral
Type B1　内側脱臼　medial dislocation
Type C1　部分転位　partial displacement
Type B2　背底側転位　dosoplatar
Type B2　外側脱臼　lateral dislocation
Type C2　完全転位　total displacement

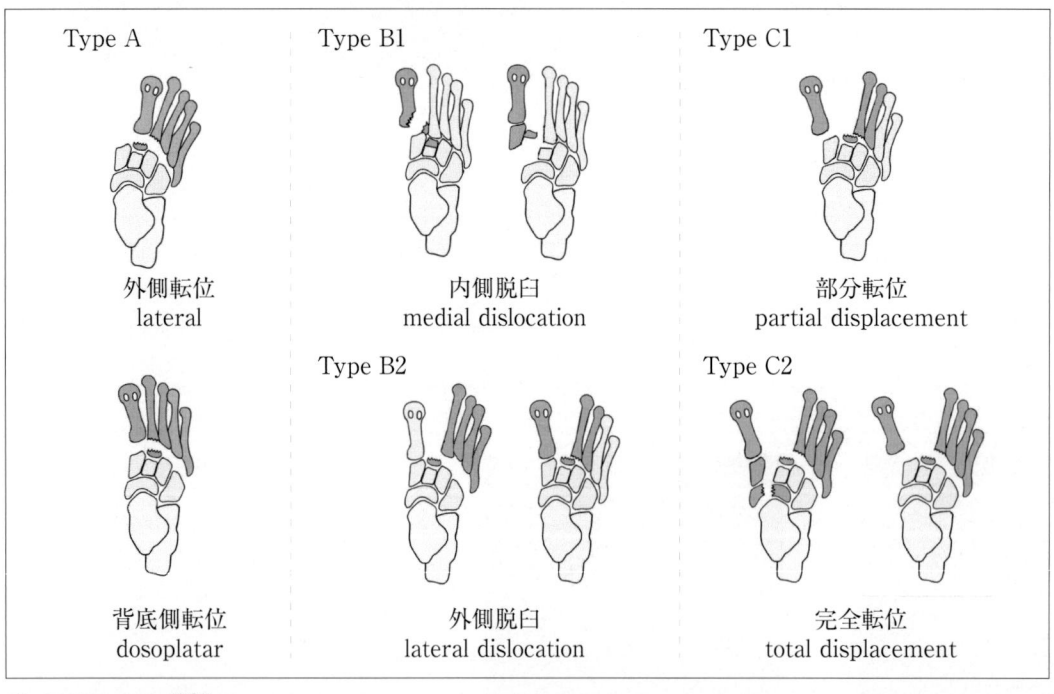

Fig.3　Myerson分類

検査・読影のポイント

　通常のX線撮影は，正面と斜位像の2方向であるが側面像と逆斜位像を追加することで詳細な骨折脱臼を投影する。軽度の脱臼で読影が容易でない場合は，健側との比較撮影が重要となり，荷重撮影を追加することでも脱臼評価する。読影ポイントとして第2中足骨基部の骨折や立方骨遠位の圧迫骨折や中足骨基部，足根骨の骨折がある。

　CT検査は術前計画だけでなく，亜脱臼での裂離骨折などの精査に有効である。CT画像では微細なリスフラン関節が破壊した骨折脱臼を描出するMPR像と，足部全体と骨折像をとらえるVR像が必要である。造影CT像では脱臼骨折に伴う足背動脈の損傷を評価する。

X線検査

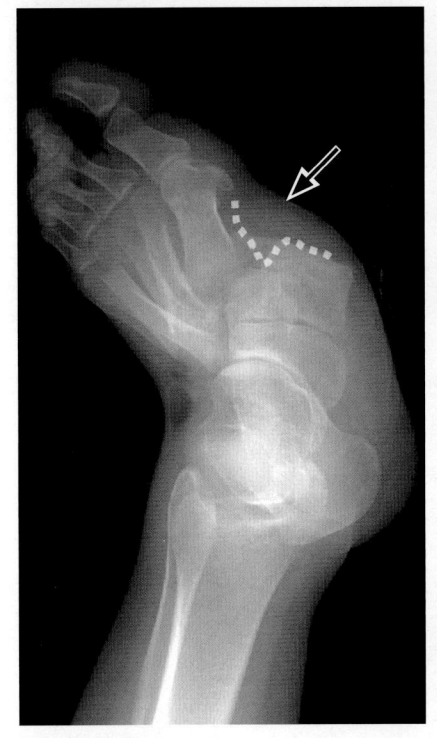

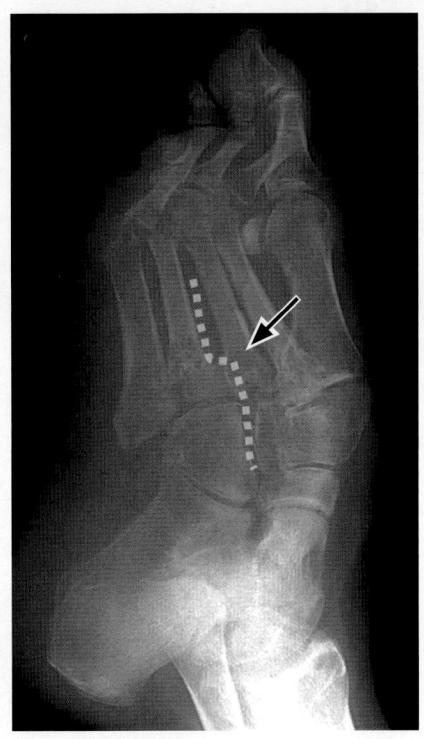

Fig.4 受傷時正面像

Fig.5 受傷時斜位像

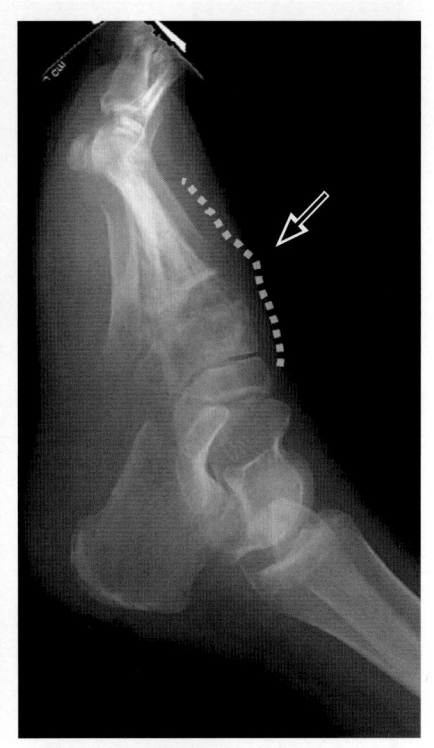

Fig.6 受傷時側面像

Fig.4：第1中足骨から内側楔状骨ライン（→）の破綻がみられ，全中足骨の外側への脱臼骨折を認める．
Fig.5：第3中足骨から外側楔状骨ライン（→）の破綻がみられ，中足骨近位部の骨折（→）を認める．
Fig.6：第2中足骨，楔状骨，舟状骨背側ライン（→）の破綻がみられ，第2中足骨近位部の背側脱臼を認める．
正面（Fig.4）・斜位（Fig.5）・側面（Fig.6）の3方向のラインの破綻より，リスフラン関節部の外側転位する全外側脱臼（molateral type）を認め，Myerson分類のtype Aと診断される．

CT検査

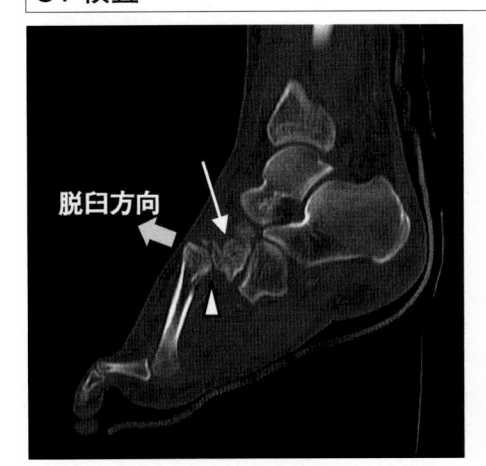

脱臼方向

Fig.7 受傷時MPR像矢状断面

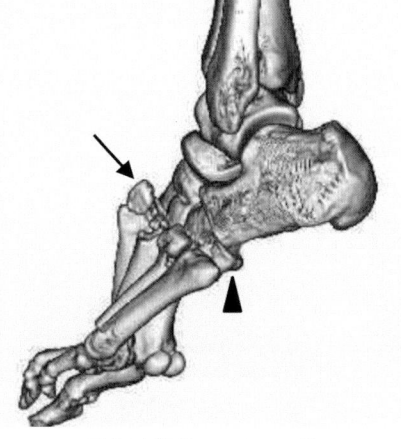

Fig.8 受傷時単純CTのVR像

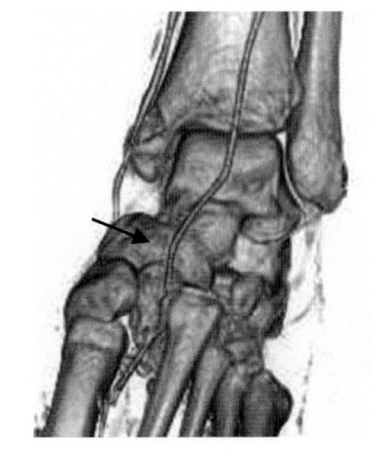

Fig.9 受傷時造影CTのVR像

Fig.7：第2楔状骨の骨折像（→），第2中足骨近位部の剝離骨片を認める（▷）．
Fig.8：第2楔状骨の骨片（→）背側転位，第5中足骨の底側転位を認める（▷）．
Fig.9：造影CTにより足背動脈の明らかな損傷がないことを認める（→）．

II-1 外傷

22. 第5中足骨基部骨折 base of 5th metatarsal fracture

主訴・既往
20歳代，女性。つまずいて足を捻って受傷。左足部痛と腫脹あり。

臨床基礎知識

第5中足骨の骨折は，結節部の骨折，Jones骨折（近位から約15mm），骨幹部の疲労骨折（近位から約15～30mm）に大別される。Jones骨折は骨幹部の疲労骨折部を含めることもあるが，新鮮骨折と考える。足骨結節部に付着する短腓骨筋腱が過伸展し，骨端を裂離する骨折である（Fig.1）。結節部の骨折は，下駄などを履いて起こる裂離骨折として通称「下駄骨折」と呼ばれる。Jones骨折は着地や踏み外しによる外傷で，疲労骨折と異なる。

第5中足骨骨折は骨折を起こす部位により，下駄（履き）骨折（結節部骨折）とJones骨折（基部骨折）に大きく分けられる（Fig.2）。この2つでは治療法や予後が異なり，転位の程度にもよるが，下駄（履き）骨折は靱帯や腱が残存し骨片の動きが少ないため骨癒合が得やすく比較的よく治り，骨癒合が得られず偽関節を生じた場合でも症状が軽い。

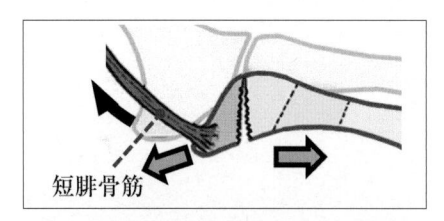

Fig.1 下駄骨折の短腓骨筋による裂離

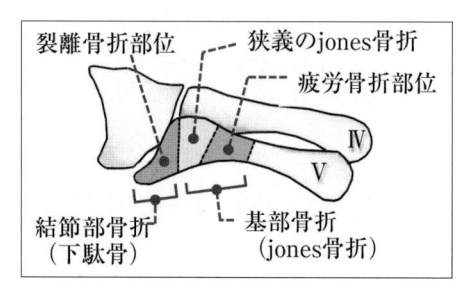

Fig.2 骨折部位による分類

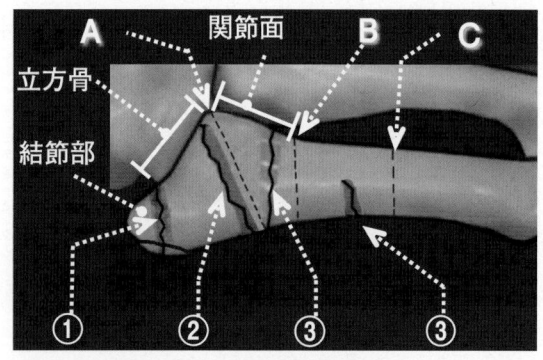

Fig.3 骨折部位によるX線分類区域

X線分類

骨折部位により3つに分類され，治療方針が異なる。第5中足骨基部の外側に突出している粗面と立方骨との関節面を含むA線までの区域の基部骨折は裂離骨折（Fig.3 ①②，Fig.4 →）となる。さらに遠位の第4中足骨関節面のB線までの骨折は，狭義のJones骨折（Fig.3 ③，Fig.5 →）とC線までを基部骨折と区分し，B線とC線の間では疲労骨折が多くある。

骨折線と紛らわしい骨折像として中足骨粗面にある成長期の骨端にある骨端突起（apophysis）がある（Fig.6 →）。この骨折像の特徴は，骨断端が丸みがあり，走行が骨長軸と並行していることである。

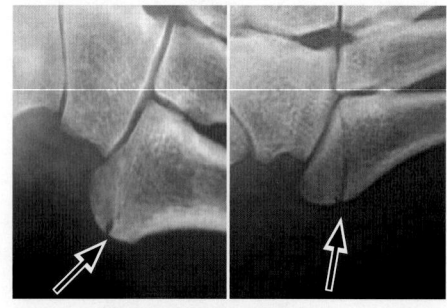

Fig.4 結節部の裂離骨折像

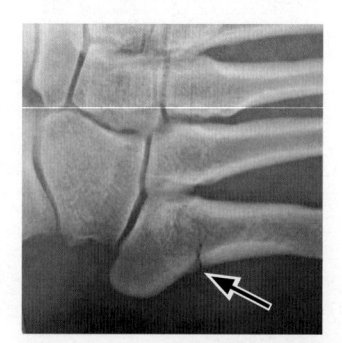

Fig.5 Jones骨折像（疲労骨折）

Fig.6 骨端突起像（apophysis）

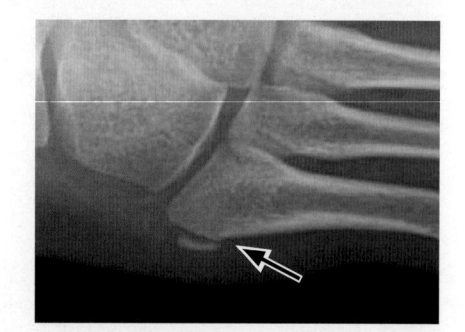

検査・読影のポイント

足部の正面と側面像の2方向だけでなく回内斜位像が必須となる。第5中足骨の剥離や疲労骨折は，読影が容易でなく，骨折部の位置が重要となるため受傷機転等を聴取し，より最適な条件の画像提供に努める必要がある。初診時の撮影では投影されず，後日の再検査で骨折部が転位や拡大をきたして投影される場合がある。

X線検査

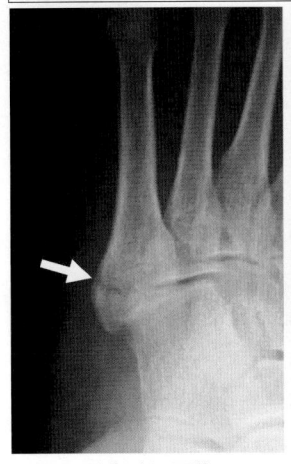

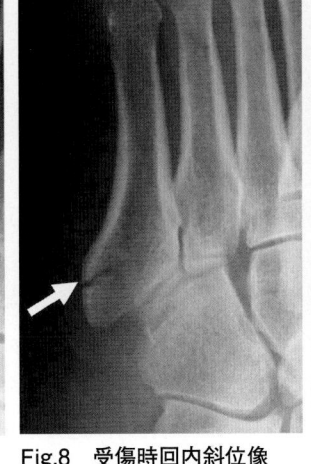

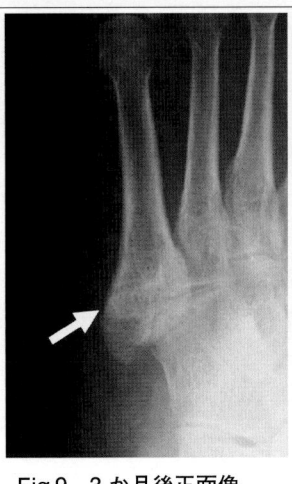

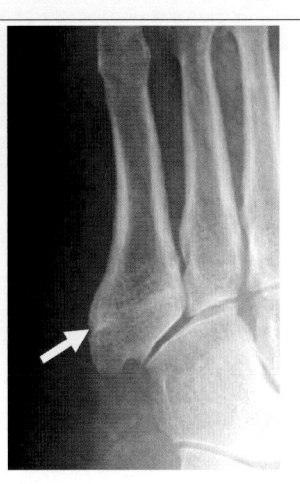

Fig.7　受傷時正面像　　Fig.8　受傷時回内斜位像　　Fig.9　3か月後正面像　　Fig.10　3か月後回内斜位像

Fig.7, 8：受傷時では，第5中足骨基部，結節部に骨折を認める（→）。骨折線は立方骨関節面に至ることなく転位も軽度である。ギプス固定と免荷により経過観察。

Fig.9, 10：受傷後3か月後では，骨折線は消失し，十分な骨癒合が得られている（→）。

X線検査（参考症例1）

70歳代，男性。足を捻って受傷。第5中足骨基部の腫脹と圧痛を認めた。

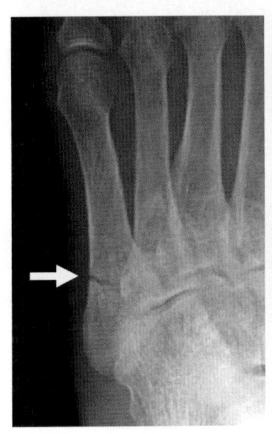

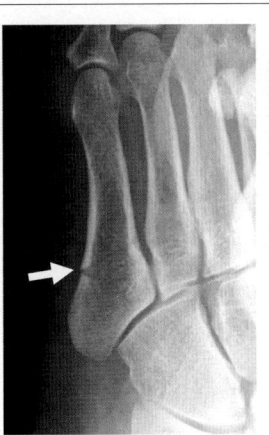

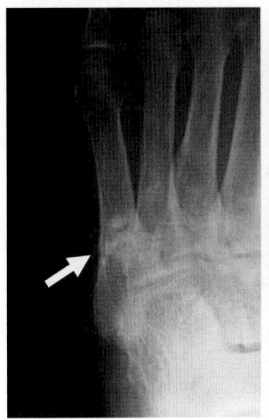

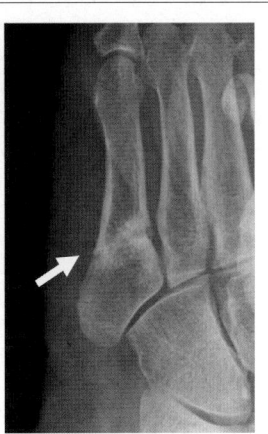

Fig.11　受傷時正面像　　Fig.12　回内斜位像　　Fig.13　9か月後正面像　　Fig.14　回内斜位像

Fig.11, 12：受傷時，第5中足骨基部にJones骨折を認める（→）。ギプス固定と免荷により経過観察。

Fig.13, 14：受傷後9か月後，骨折部の軽度透亮像と髄内の一部を含む周囲の硬化像を認め，半年以上の経過にもかかわらず完全な骨癒合には至らず遷延治癒となっている（→）。

X線検査（参考症例2）

20歳代，女性。半月前から右足外側に痛みが出現，歩行時の激しい疼痛を訴え来院。明らかな外傷や骨折の既往はない。

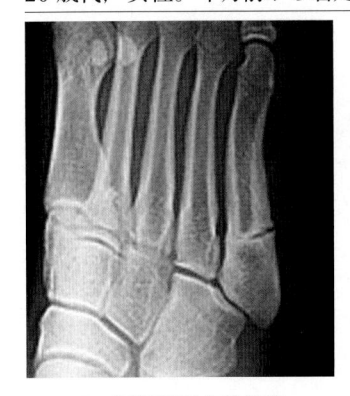

Fig.15　初診時回内斜位像　　Fig.16　スクリュー髄内固定術後6か月

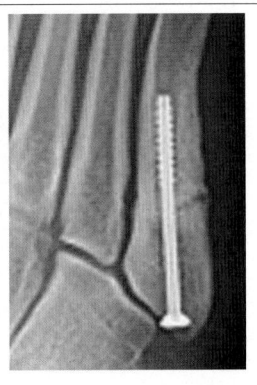

Fig.15：骨硬化像を伴う骨折線を認め骨髄内は閉塞。髄腔の軽度狭窄も認め偽関節を呈している。明らかな外傷や骨折の既往がないため疲労骨折と考える。

Fig.16：スクリュー髄内固定術後6か月，皮質の硬化を認め骨癒合良好となる。

Ⅱ-2 スポーツ障害・外傷

1. 前十字靱帯損傷 injury of the anterior cruciate ligament：injury of the ACL

主訴・既往

20歳代，男性。大学の相撲部3年，128kg・177cm。稽古中に土俵際で堪えた時に捻った。近医で血性穿刺液確認。ROM 0～125，水腫軽度，ADS ＋－，Nテスト ＋，膝0°，30°内外反不安定性なし。

臨床基礎知識

　膝関節の前十字靱帯損傷（ACL損傷）は，外傷である。スポーツ・交通事故・労働災害などが原因であり，ジャンプ，着地，捻り，ストップの際に膝にストレスがかかって受傷する非接触性損傷（noncontact injury）である。その他，膝に直接物体や人が当たって損傷を起こす接触性損傷（contact injury）や，膝に回旋力や内・外反力が介達的に働いて受傷する介達損傷である。受傷時の膝は軽度屈曲，外反位で，大腿骨は脛骨に対して外旋している。性別では，女性が男性より2～8倍高率であり，身体的特徴やホルモンの関連が提唱されている。急性期（受傷後約3週間），膝くずれ（giving way），大量の関節内出血，半月板症状（疼痛）などが起こるようになる。慢性期（受傷後3か月以後），膝くずれ・大腿四頭筋の萎縮，giving wayに伴い，二次的に半月板や軟骨損傷を引き起こし，腫脹・疼痛を起こすようになる。圧痛点は合併損傷や鑑別診断を疑うのに重要である。治療は，靱帯付着部の裂離骨折で骨転位のあるものは観血的治療（骨接合術）が選択され，実質部での断裂は，mop-end-tearの形態様式をとり強固な縫合修復は困難な場合が多い。

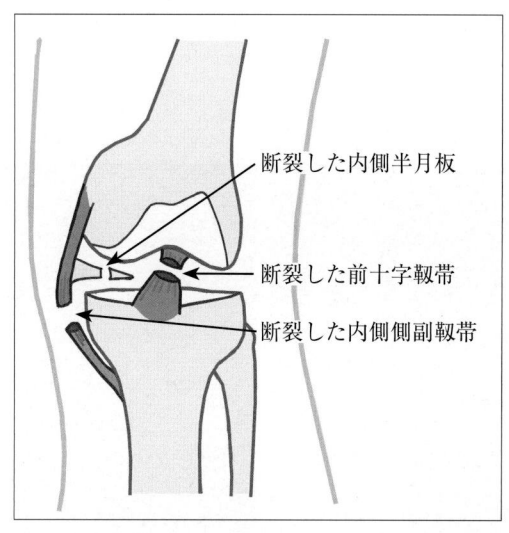

Fig.1：前十字靱帯の断裂は，普通他の内側側副靱帯・内側半月板断裂が多く合併するが，その合併損傷は "unhappy O'Donoghue triad" といわれている。"unhappy O'Donoghue triad" は外反ストレスで起こる。

（図：断裂した内側半月板／断裂した前十字靱帯／断裂した内側側副靱帯）

検査・読影のポイント

　前方引き出し徴候（anterior drawer）があり，ラックマン（Lachman）テストが陽性であること。確定診断は内視鏡検査であり手術しなければならない場合に同時に行われる。検査は，徒手テスト，X線でSegond骨折をみることがある，MRI検査は必須であり，ACLに沿った撮像を行う。ACLは，膝の屈曲に従い顆間窩の天井に当たる部分から離れていくのでコイルの中で軽度屈曲するとよい。

　X線検査から得られる情報は，疾患の診断，治療適応の決定，予後の判定に至るまで重要な検査である。CT検査は軟部組織のコントラストが低く，関節を形成する骨以外の靱帯・腱・半月板・関節軟骨やまた微小骨折や骨挫傷などの評価が困難である。MRI検査による前十字靱帯の正診率は，ほぼ100％に近い。膝関節の基本的な撮像断面は大腿骨外顆の内側面に平行な斜矢状断と外顆内顆の後端を結ぶ線に平行な冠状断である。ACLの直接所見は，靱帯の連続性の消失，走行異常，信号強度の上昇であり，間接所見には後十字靱帯（PCL）の屈曲（buckling of PCL），脛骨の前方移動，大腿骨前方と脛骨後方の衝突することによる骨挫傷（bone bruise）がある。ACL再建後のMRI検査は，術後に膝痛がみられる場合や不安定性の再発した場合の原因検索などには必須である。術後再建靱帯は，T1強調像とT2強調像で低信号の索状物として描出される。術後1年で均一の低信号に落ち着く。

X線検査

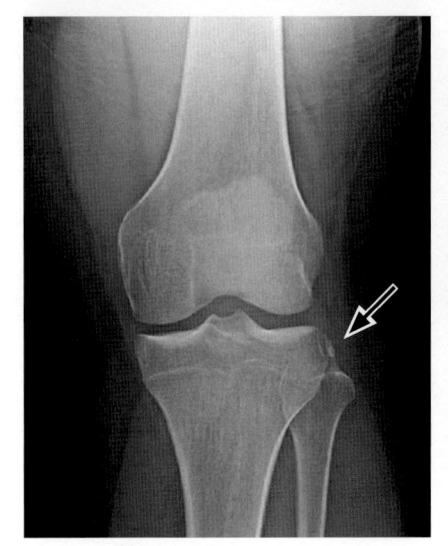

Fig.2 受傷時正面像

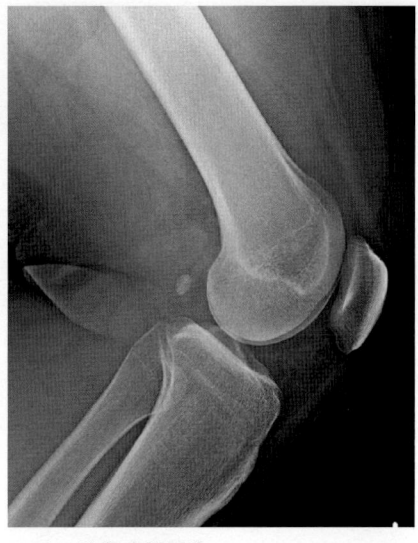

Fig.3 受傷時側面像

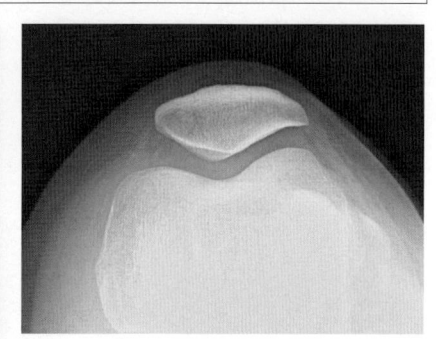

Fig.4 受傷時軸位像

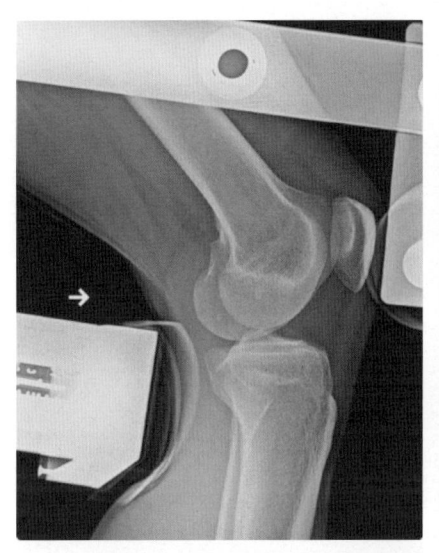

Fig.5 中間位・前方引き出しX線側面像

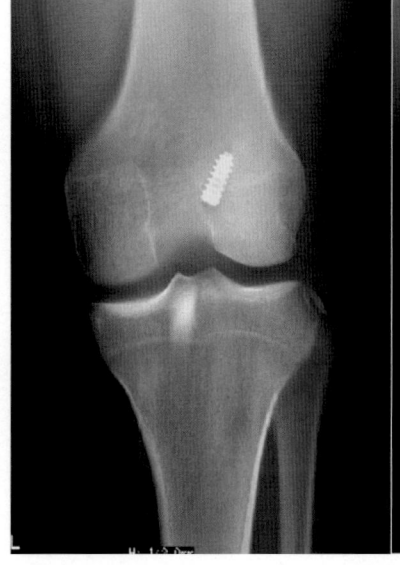

Fig.6 トモシンセシス

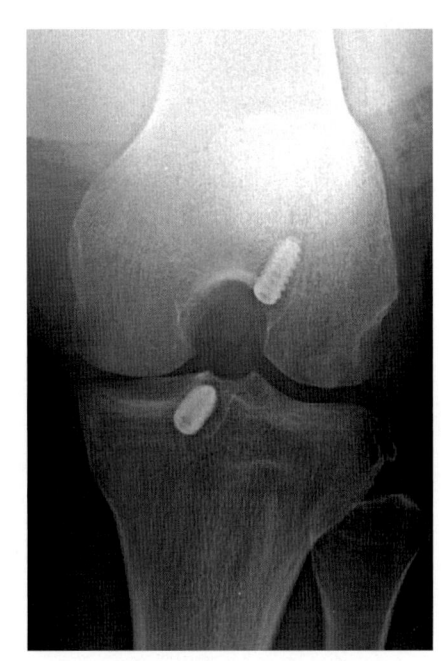

Fig.7 術後6か月のトンネルビュー

Fig.2〜4：受傷時に正面像・側面像・軸位像が撮影され，脛骨近位端外側に一部裂離骨折痕（→）を認める。ACL損傷を疑う場合，脛骨顆間隆起の骨折の有無や全体の位置の把握を行う。

Fig.5：徒手検査とは別に前方引出し徴候を検査する。

Fig.6：断層撮影（トモシンセシス撮影）を行うことで，アーチファクトがない画像を得られる。スクリューの位置やその弛みがより鮮明になる。

Fig.7：ACL再建手術後6か月のX線では，長期経過時の変形性変化の進行も注意しなければならない。スクリューの位置に変化はみられず，変形性変化も認められない。

II-2 スポーツ障害・外傷

CT検査

Fig.8 ACL再建術後 3DCT

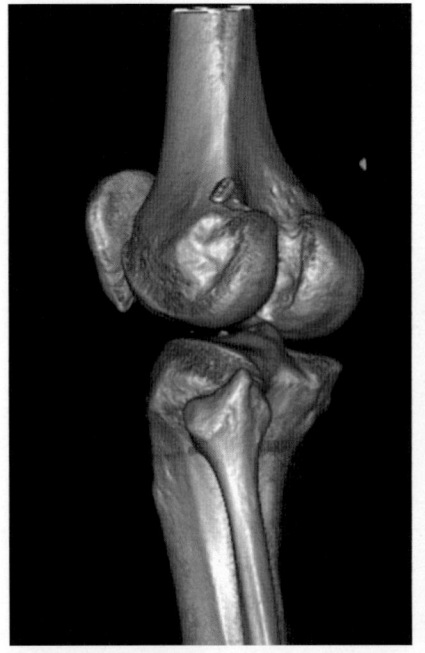

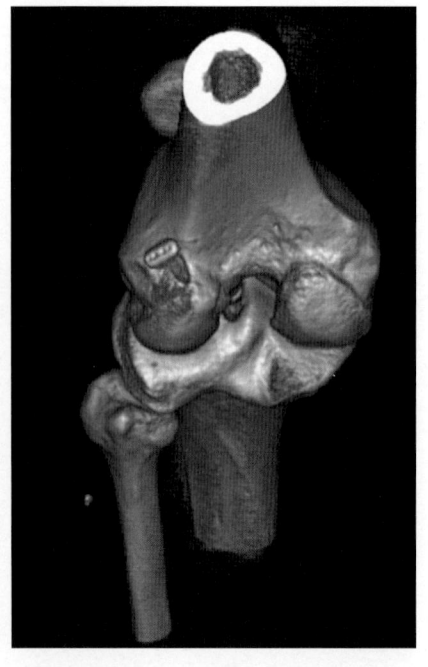

Fig.8：ACL再建後術後5か月 3DCT画像である。膝関節面は保たれており、骨孔拡大はみられない。検査での評価は、ACL再建術後の3Dでの骨孔位置評価や骨孔拡大の評価に行われる。

MRI検査

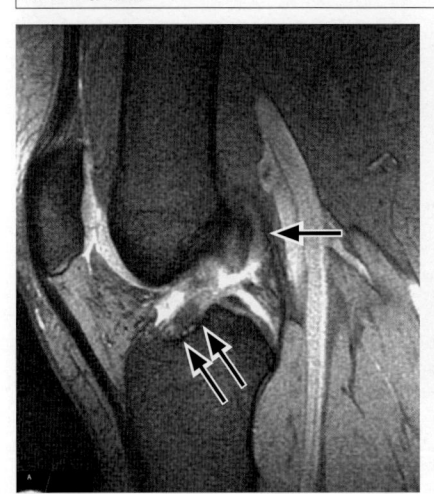

Fig.9 受傷時 T2強調斜矢状断像

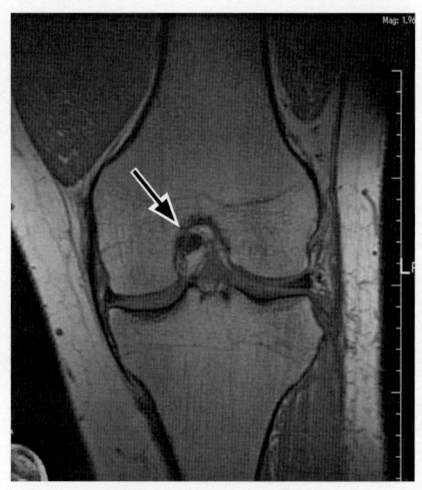

Fig.10 受傷時 T2強調冠状断像

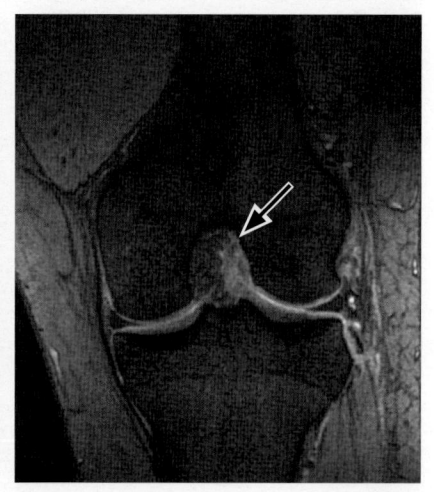

Fig.11 受傷時脂肪抑制 T2*強調冠状断像

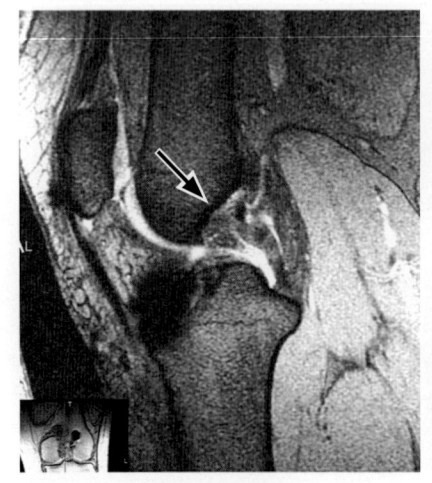

Fig.12 T1強調矢状断像

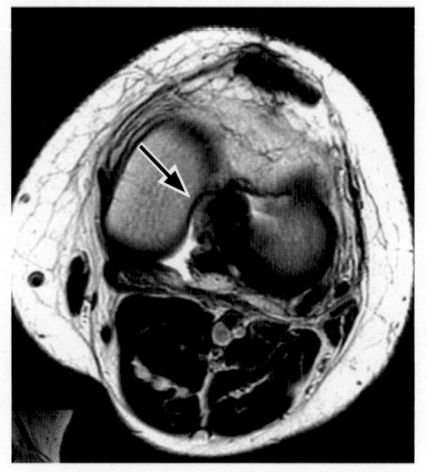

Fig.9〜11：受傷直後のMRI像では、ACLは浮腫状に肥厚しており、T2*でび漫性に軽度高信号（→）となっている。近傍にT2*高信号、T1低信号を認める（周囲の炎症に伴う液体貯留と考えられる）（▷）。

Fig.12：ACL再建術後5か月のMRI像では、関節内少量の液体貯留がみられ（→）、術後骨トンネル内に再建靱帯は不均一な中等度信号として描出（→）されており、連続性は保たれている。

2. 離断性骨軟骨炎 osteochondritis dissecans：OCD

主訴・既往
①15歳，男児。部活動で野球の投手，野球練習後の違和感，伸展制限があり来院。
②18歳，男性。運動時痛にて来院。

臨床基礎知識
離断性骨軟骨炎は，関節面の軟骨下組織が線維性結合組織や線維軟骨により隔絶された状態でX線上離断していても遊離体となっていないものや，脱落して遊離体を形成していくものなどに対する臨床的な名称である。

①上腕骨小頭離断性骨軟骨炎（osteochondritis dissecans of the elbow）

小学校高学年から中学校低学年に初発する野球肘外側型障害である。繰り返す投球動作における外反ストレスにより，上腕骨小頭の骨軟骨が変性・壊死を生じる。進行すると病巣部の骨軟骨片が遊離して関節内遊離体（関節ねずみ）になる。治療は，初期例（透亮期・分離期の一部）では局所安静，投球禁止により病巣の修復，治癒が期待できる。

②膝離断性骨軟骨炎（osteochondritis dissecans of the knee）

10歳代から20歳前半の男性に多く，好発部位は大腿骨内側顆の顆間部で最荷重部を外れていることが多い。単純撮影では見逃されやすく本疾患が疑われたときは顆間窩撮影などを行う。

③足関節離断性骨軟骨炎（osteochondritis dissecans of the ankle）

足関節のOCDは，足関節の捻挫，特に足関節外側靭帯損傷に合併して発症することが多い。X線分類は，MRIの分類（Nelson）や関節鏡分類（Pritsch）と対応している。

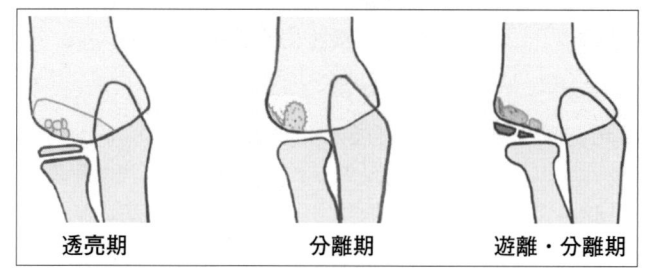

Fig.1 小頭離断性骨軟骨炎の病期

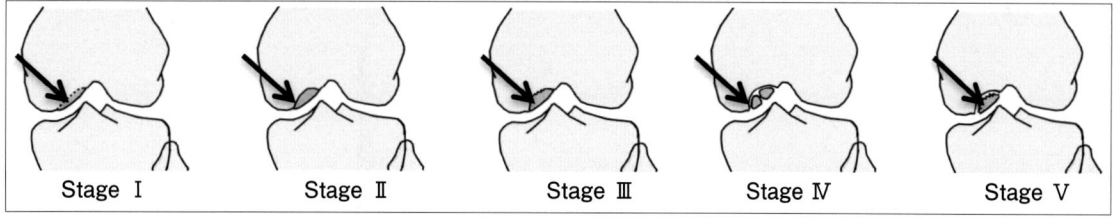

Fig.2 膝のOCDの病期X線分類（Bruckl）
X線画像では不明で，断層X線像・MRIで判明する（stage Ⅰ），軟骨下骨に骨吸収がみられる（stage Ⅱ），母床に骨硬化がみられる（stage Ⅲ），病巣の分離・分節化，母床の硬化像も顕著となる（stage Ⅳ），母床より離れ，関節内遊離体となる（stage Ⅴ）。

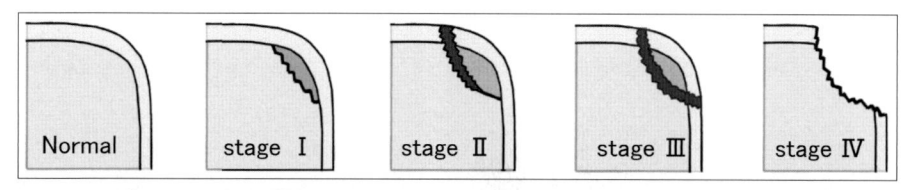

Fig.3 足関節のOCDの病期X線分類
軟骨下骨の微小骨折（stage Ⅰ），骨軟骨片の部分裂離（stage Ⅱ），骨軟骨片が完全裂離しているが，裂離部に残存している（stage Ⅲ），骨軟骨片が脱落（stage Ⅳ）。

検査・読影のポイント
初期ではX線検査で見逃しやすい病変部の分節化の状態や裂離の程度を知るにはCTやMRIを用いる。鑑別すべきものとして，骨軟骨骨折・特発性骨壊死・骨軟骨腫症・関節症などがある。特に骨軟骨骨折と紛らわしい症例があるが，外傷の既往やX線検査での硬化像の有無などより鑑別する。

Ⅱ-2 スポーツ障害・外傷

X線検査

①上腕骨小頭離断性骨軟骨炎

　一般に行われる肘関節2方向撮影（正面と側面）では，離断性骨軟骨炎の初期像やリトルリーグ肘の内側上顆下端裂離骨折の他，肘頭骨端解離を見逃すことが多く，本疾患を疑ったときには tangential view（**Fig.4**）が有用である。発育期の症例では，健側の正側2方向撮影で比較を行う。スポーツ選手では，利き手側骨端発育線が先に閉鎖するので，投球側の骨端線の閉鎖遅延があれば病的である。

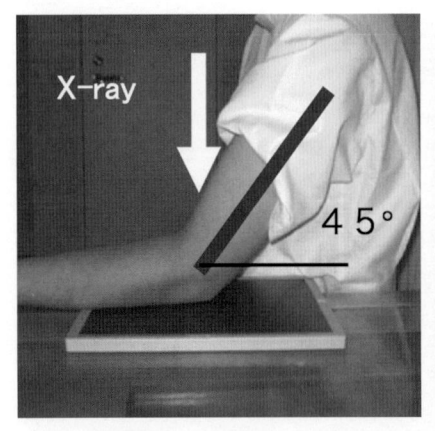

Fig.4　肘関節を45°屈曲した位置で正面像を撮影（tangential view）

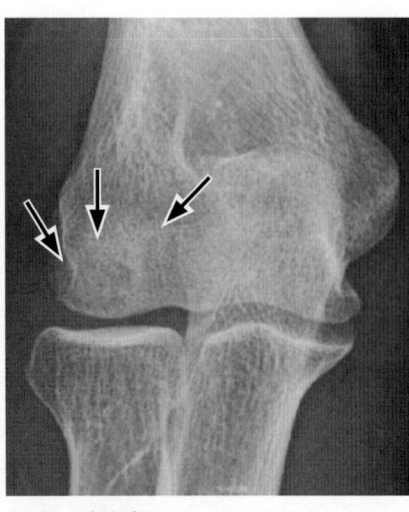

Fig.5　受診時 tangential view

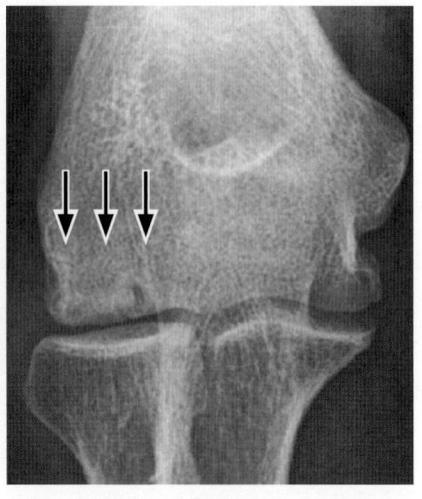

Fig.6　受診6か月後 tangential view

Fig.5：上腕骨小頭骨に透亮像（→）が認められ，初期の透亮期であり，最も早期の骨壊死状態である。
Fig.6：上腕骨小頭骨に透亮像（→）が消失し修復されている。

②膝離断性骨軟骨炎

　膝 OCD の病巣は，関節面に平行に離断が生ずるため通常撮影の X 線画像では見逃しやすい。

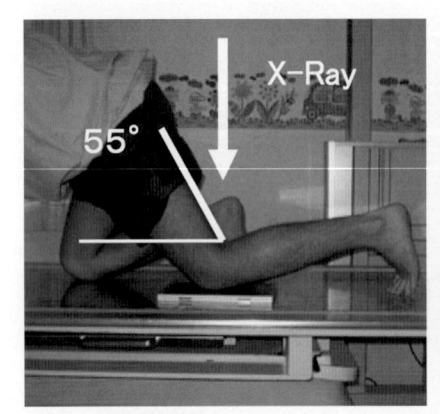

Fig.7　顆間窩撮影

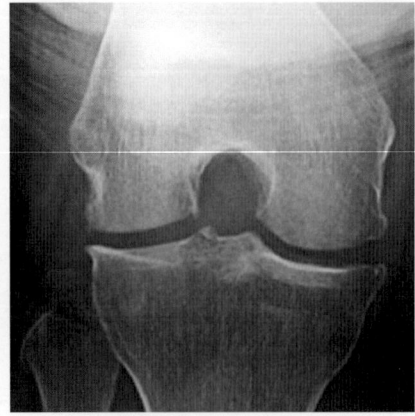

Fig.8　顆間窩像

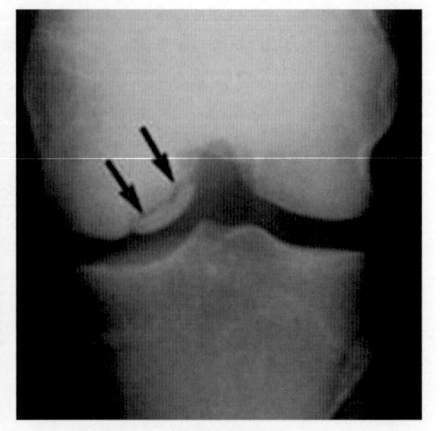

Fig.9　膝離断性骨軟骨炎

Fig.7, 8：顆間窩撮影法とその X 線画像である。膝関節内で最も多い大腿骨内側顆の病変では，顆間窩撮影やローゼンバーグ撮影が有効である。
Fig.9：ローゼンバーグ撮影での X 線画像である。病巣が母床より離れ，関節内遊離体（→）となっている（stage Ⅴ）。

CT 検査

①上腕骨小頭離断性骨軟骨炎

OCD の骨病巣，関節内遊離体の局在同定，内側側副靱帯損傷における裂離骨片，肘頭疲労骨折の走行，変形性肘関節症の骨棘・遊離体の描出に特に有用である。横断面像に加え 3D-CT も有用である。

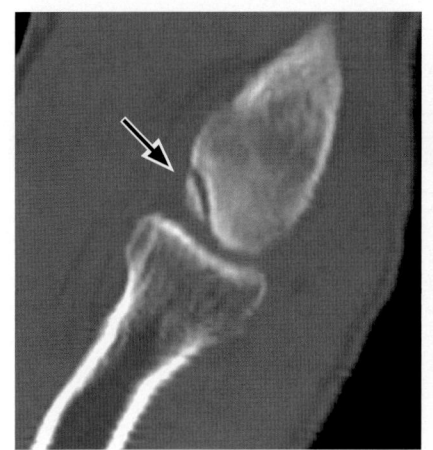

Fig.10 MPR 像

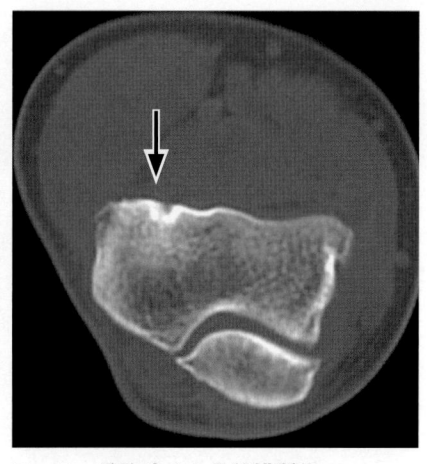

Fig.11 受診時 6 か月後横断像

Fig.10：上腕骨外顆に骨片（→）を認める。
Fig.11：上腕骨外顆の骨片（→）は癒合傾向にある。

MRI 検査

X 線像で判然としない OCD の超早期像は小頭部の T1 強調像低信号である。T2 強調像高信号は X 線像で所見が出てから出現することが多い。また関節軟骨の変性，亀裂による軟骨下への関節液の流入の有無を確認する。活動期 OCD では病巣周辺の浮腫部まで高信号になる。

①上腕骨小頭離断性骨軟骨炎

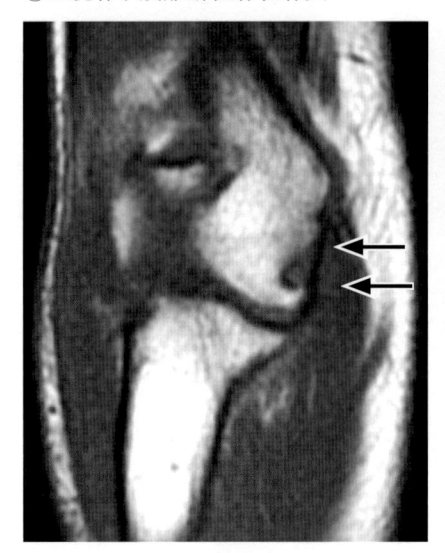

Fig.12 T1 強調冠状断像

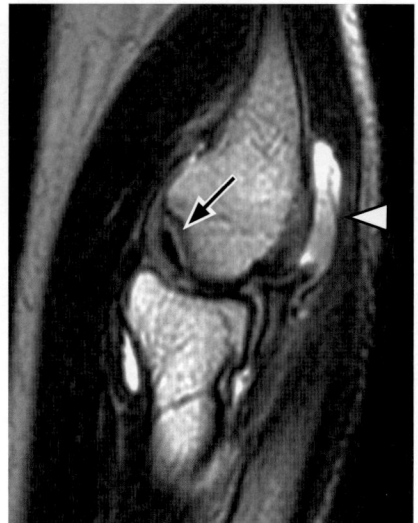

Fig.13 T2 強調矢状断像

②膝離断性骨軟骨炎

診断には非常に有用で，軟骨骨片の状態や母床との関係を詳細に描出可能である。

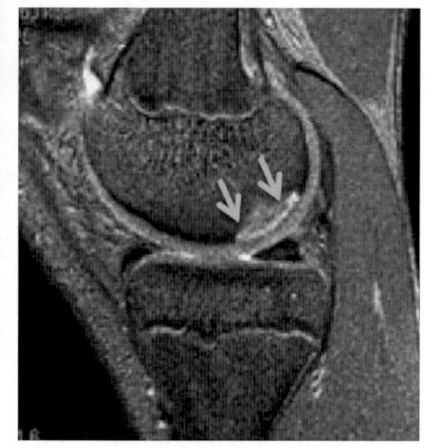

Fig.14 T2 強調矢状断像

Fig.12：外側側副靱帯と考えられる低信号（→）が認められる。
Fig.13：上腕骨外顆掌側に骨辺縁部に低信号な小構造とこれに近接した骨内部に帯状の低信号（→）が認められ，両者の間にやや高信号を示す領域が介在する。OCD の信号パターンとして矛盾はしない。また血性の関節液貯留（▷）が存在する。
Fig.14：骨軟骨片と母床との間の高信号領域（→）は関節液または幼弱な肉芽組織を意味し病変部が不安定であることを示している。

II-2 スポーツ障害・外傷

3. 上腕骨近位骨端線離開 fracture of the proximal humeral

主訴・既往

13歳，男児。野球部・投手。投球動作をしたときに肩の前方に鈍い痛みを感じる。運動をしていないときでも，肩周囲を押すと痛みがある。

臨床基礎知識

上腕骨近位骨端線離開（リトルリーガーズショルダー）は，野球肩と呼ばれる病態のひとつであり，野球以外ではほとんど起こらない，投球に伴う肩関節のオーバーユースによって生じる障害である。

投球動作（Fig.1）は，①ワインドアップ期：ボールがグラブの中に入っている状態。②コッキング前期：ボールがグラブを離れて，左踏み出し足が接地するまでである，右肩は外転90°，外旋90°～120°，伸展は最大の30°になる。③コッキング後期：前方の筋群（三角筋前部・大胸筋など）に過度の張力がかかるためその付着部は損傷を受けやすい。加速期：ボールが手から離れるまでの相である。上腕骨の内旋と前方移動のため上腕骨頭に捻りなどストレスが加わり内旋・内転筋群が強く収縮する，烏合肩峰下において腱板や滑液包は圧迫される。減速期：ボールのリリースから投球終了までで，大きな負荷が後方筋群や腱板・上腕二頭筋長頭腱に加わり付着部障害や断裂を起こす，肩への索引力は体重の1.5倍になる。フォロースルー期：投球動作が終わるまでの相である，肩関節は内旋し上腕骨頭は後方へ亜脱臼しようとする力が作用する。

上腕骨近位端には，軟骨により形成される骨端線が存在し（10～15歳）骨の成長を行っている。この時期の骨端線は弱く，転倒などの外力や投球動作によって加わる捻れや索引力により骨端線離開などの損傷（Fig.2）が起こる。これは加速期で最大外旋した上腕が急激に内旋するときの回旋トルクが原因と考えられる。上腕骨近位骨端線の離開の程度は，Ⅰ型・骨端線外側の部分拡大，Ⅱ型・骨端線全周の離開，Ⅲ型・骨端核の滑りを伴う離開の3期に分けられる（Fig.3）。

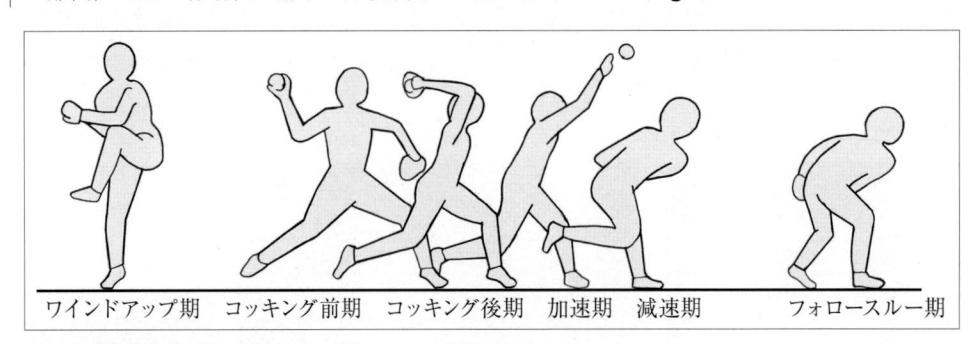

Fig.1 投球動作（右投げ・オーバースロー型）

ワインドアップ期　コッキング前期　コッキング後期　加速期　減速期　フォロースルー期

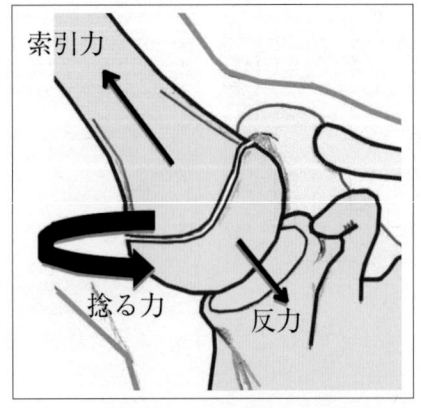

Fig.2 リトルリーガーズショルダー発生機序

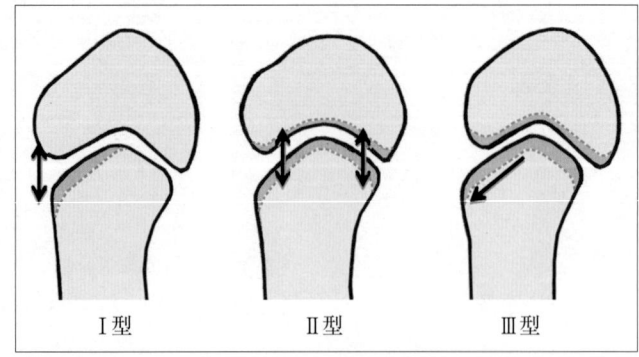

Fig.3 リトルリーガーズショルダーの分類

検査・読影のポイント

投球時に肩の疼痛を訴えた場合は，必ず両側の上腕骨近位のX線写真を撮り，健側と比較を行う。通常臨床症状とX線写真により診断・治療に入り，CT・MRIの検査は行わない。X線で上腕骨近位骨端線の不整や拡大がみられる。重傷例ではすべりを生じ，骨端部は内反する。

X線検査

Fig.4　初診時正面像

Fig.5　1か月後受診時正面像

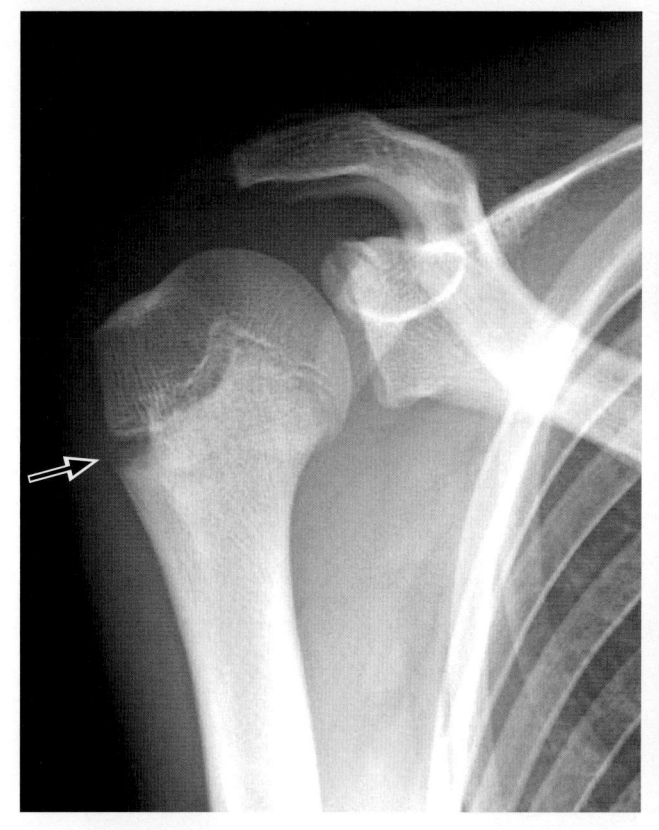

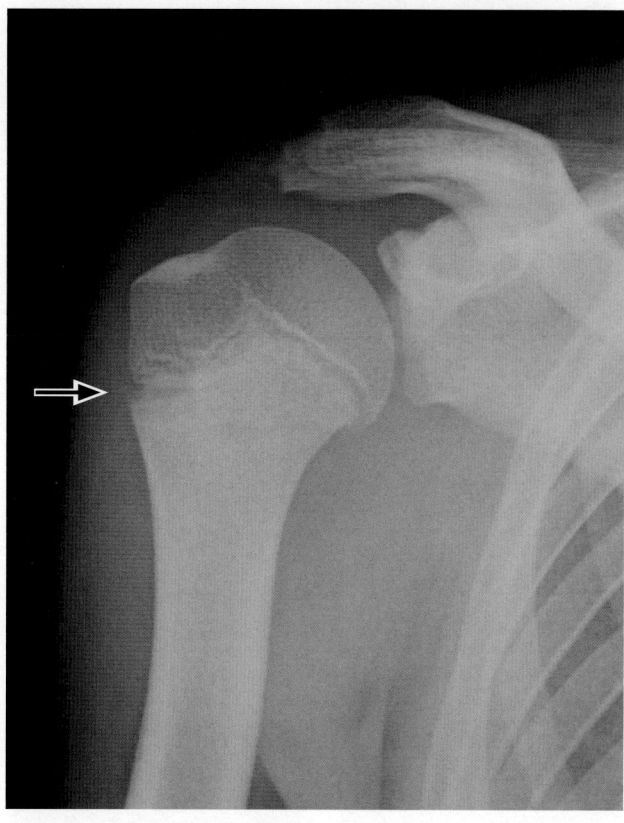

Fig.4：初診時正面像では，骨端線外側に離開（Ⅰ型）（→）がみられる。
Fig.5：局所の安静と投球禁止によって，1か月後正面像では修復されている（→）。

上腕骨投球骨折

　オーバースローで思いっきり投球したときにボキッという骨折音とともに自家筋力によって上腕螺旋骨折が起こる。好発部位は中1/3から1/3が圧倒的に多い。骨折には2型あり，外旋型は投球動作の加速期に起き外野手の遠投など思いきり強く投げようとするとき，上腕骨中枢部は固定もしくは内旋され，遠位はボールと前腕の重みで外旋される。そのため三角筋付着部の遠位から肘関節の間に外旋力が働き，力学的に弱い橈骨神経溝に沿って骨折する。内旋型は，加速期でボールを放す直前に上腕骨遠位部が強く内旋され骨幹部中央が骨折する。保存治療ではファンクショナルブレース（Fig.6）を作り，これで固定する。

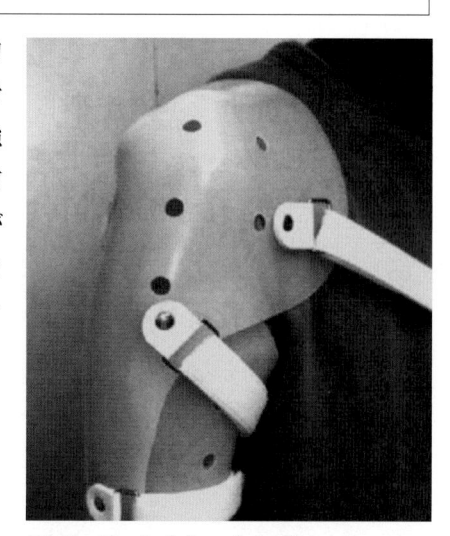

Fig.6　ファンクショナルブレース

Ⅱ-2 スポーツ障害・外傷

4. 脊椎分離症 spondylolysis

主訴・既往
13歳，男児。
野球をしていて腰痛，特に背屈時に疼痛増悪。

臨床基礎知識
　腰椎分離症の多くは，スポーツ活動による疲労骨折として発生する。早期に発見し適切な治療を開始すれば分離部の骨癒合も可能である。腰椎分離とは，腰椎の関節突起間部（pars interarticularis of the lumbar spine）で骨性の連絡がない状態であり，分離部は繊維性軟骨組織に置換されている。発生部位の70〜80%は第5腰椎である。思春期の分離症は，発症の予防，初期診断，分離部骨癒合を目的とした保存療法，運動療法，スポーツ復帰が問題になる。本症の特徴は，腰椎の伸展位により疼痛が増悪し，疼痛側に体幹を伸展させること（Kempの手技）にも疼痛が増悪する。治療は，基本的に保存治療である。

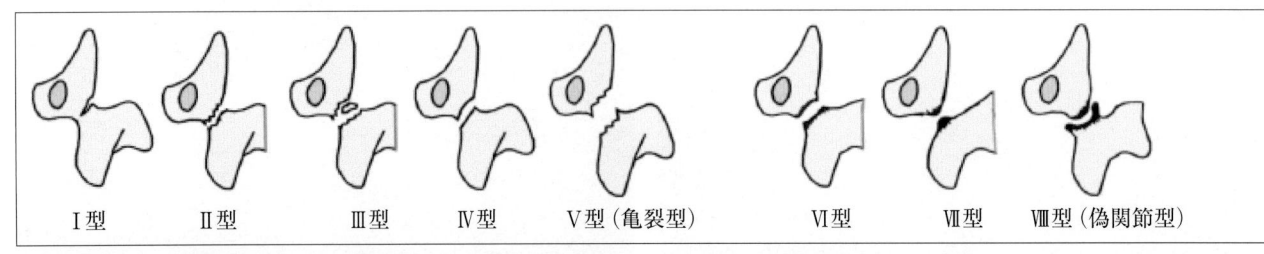

Fig.1 小宅の分離部X線的類型型略図分類，形態から亀裂型（Ⅰ〜Ⅴ型）と偽関節型（Ⅵ〜Ⅷ型）に分類

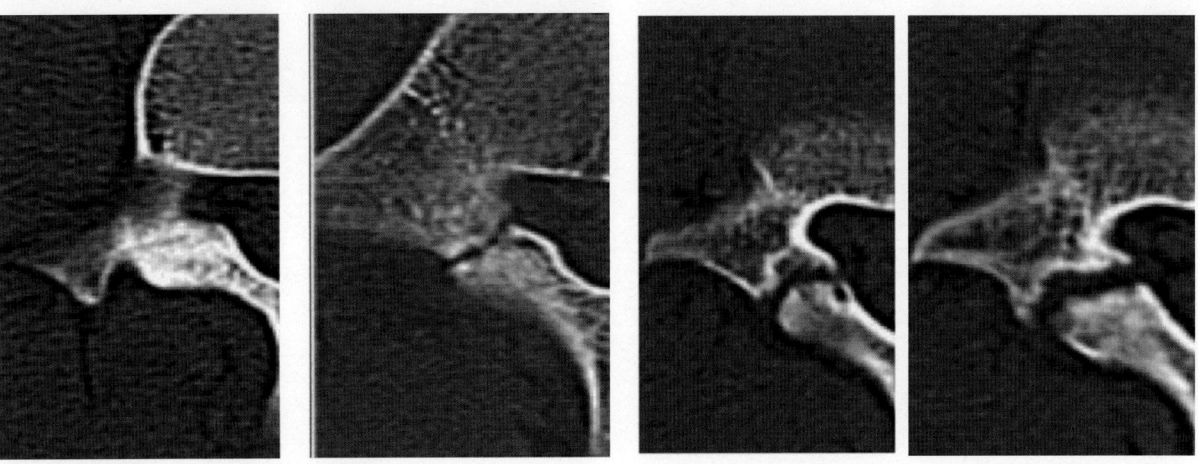

Fig.2 分離部のCT分類（小林の分類）
初期分離を2型に分け，診断や治療の判定。

検査・読影のポイント
　腰椎分離症の主症状は腰痛であるが，分離が存在しても無症状の場合が多く認められる。分離が疑わしい場合は，CT検査により明瞭に確認することができる。MRIは陳旧例との鑑別が可能であり治療方針の決定に有用である。
　X線検査では，分離に合併することの多い潜在性脊椎破裂の存在，骨端線や骨端核の状態によって椎体の成長を確認することである。分離に最も特徴的な所見である"スコッチテリアの首輪"を確認する。前額面に対する分離の角度の平均は約16°であることから，45°斜位像よりも30°斜位像のほうが描出率に優れている。また側面像で関節突起部を注意深く観察することが重要である。CT検査では，分離の有無や分離間隙の程度，分離部の仮骨形成の状態など分離形態の診断に優れており，亀裂型か偽関節型かの診断も可能である。分離の発生過程は，下-内側の骨皮質から発生し上方に進行する，また骨癒合は上方から始まって下方へ進行するといわれている。そのためCT再構成画像の任意方向でのMPRが重要である。MRI検査では，ストレスが加わった状態の骨髄の変化をbone narrow edemaとして描出でき，骨癒合の可能性や進行悪化する危険性の判断に用いられる。CTなどで明らかでない不全骨折は，T1強調像で低信号，T2強調像で高信号（骨髄浮腫や炎症による液体成分）で明らかになり，bone bruiseと呼ぶ。MRI検査のT1強調像，T2強調像の他にSTIR（T2強調像よりさらに高信号）は，特にストレス損傷の早期の段階で，bone narrow edemaやperiosteal edemaを高輝度に描出する。

X線検査

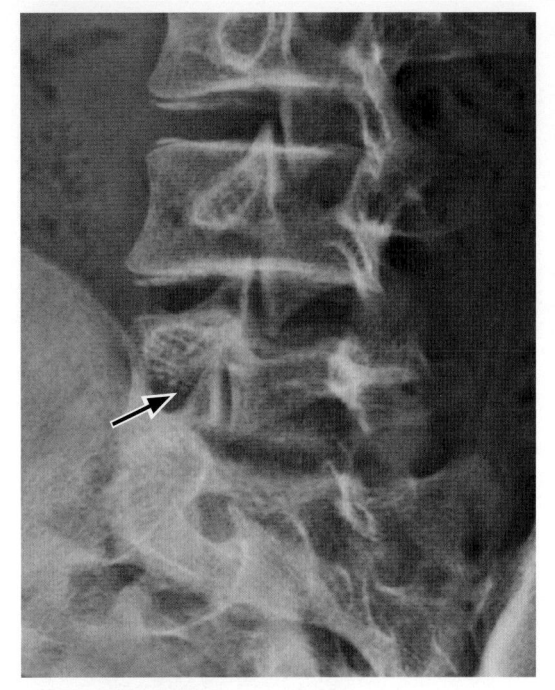

Fig.3　受診時斜位像

Fig.4　受診時側面像

Fig.3：右L5関節突起間部にわずかに分離（→）が認められる。
Fig.4：不鮮明であるが，分離を疑わせる所見（→）が認められる。

CT検査

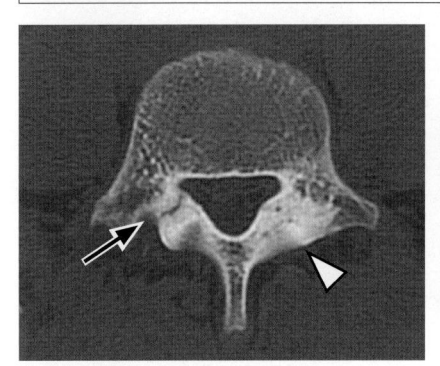

Fig.5　受診時の腰椎横断像

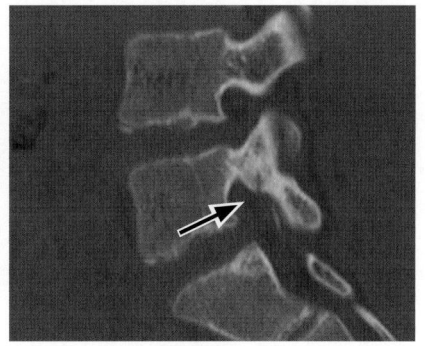

Fig.6　MPR矢状断像

Fig.5, 6：右L5椎弓板に線上の低吸収域（→）が認められる。左側にも硬化性変化（▷）が認められ分離症の既往が認められる。

MRI検査

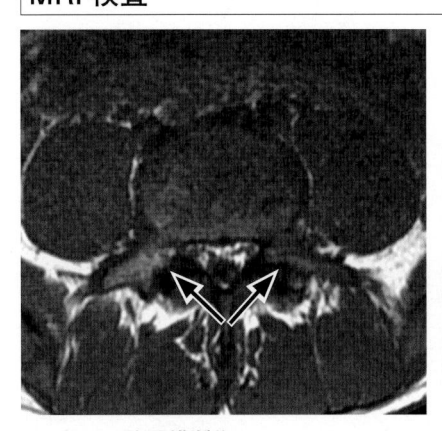

Fig.7　T1強調横断像

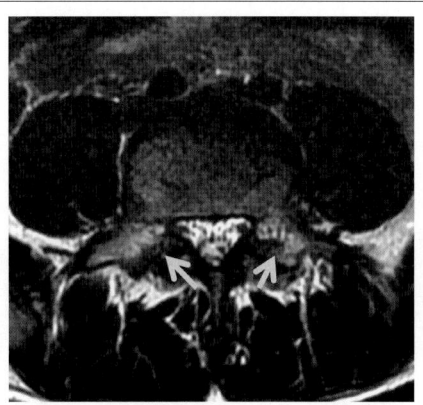

Fig.8　T2強調横断像

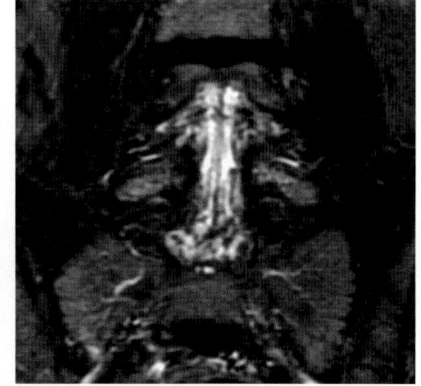

Fig.9　STIR冠状断像

Fig.7, 8：L5左右椎弓に軽度のT1強調・T2強調の延長領域（→）を認める。
Fig.9：STIR冠状断像では特に高信号領域を認めない。骨癒合が進み順調に治癒しておりスポーツ復帰が考えられる。

II-2 スポーツ障害・外傷

5. 疲労骨折 stress fracture

主訴・既往
30歳代，男性。スタントマン。バック転，宙返り等で痛み出現。左下腿に疼痛を感じていたが，我慢して仕事を続けていた。

臨床基礎知識

疲労骨折はスポーツ障害の代表的な疾患である。そのためアスリートをはじめとするスポーツに打ち込んで練習する人に多く，中でも疾走系および跳躍系のスポーツに多いことから下肢の疲労骨折が大半を占めている。下肢で最も多い部位が脛骨（Fig.1）と中足骨の疲労骨折である。種目としては，長距離走および短距離走，サッカー，バスケットボール，バレーボール，野球などが多く，年齢は小学生低学年〜60歳代までと幅広いが，16歳をピークとした高校生に多い。また女性マラソンランナーには骨密度や生理異常などの内分泌等の関連から，疲労骨折が多いとの報告もある。

痛みが出現してから，通常2〜3週間は単純X線では描出できない。2〜3週間経過すると，骨の修復過程における仮骨（外骨膜反応）形成が行われ，認識可能となる。MRIや骨シンチでは疼痛発生直後から，信号異常や集積等で描出能は優れている。しかし，コスト面や被ばく面を考慮して，疼痛が強くなく，またアスリートでなければMRIや骨シンチなどの検査依頼は少ない。

腰椎分離症や第5中足骨基部骨折（Jones骨折）も疲労骨折と考えられている。

一般的な外傷のように大きな外力を受けるのではなく，走ったりしたときに足背が地面から受ける程度の小さな外力が繰り返し同一部位へ受けることによって生じる。

疼痛を感じるようになる前に大きな外力による受傷がなく，安静時には疼痛をあまり感じないが，活動時には増強する。初期においては違和感を感じる程度が，徐々に局所的な疼痛となり，やがて急激な疼痛を生じるようになる。

発症部位にもよるが，多くの場合，特に処置を要しない。学校に通ったり，仕事を務めたり日常生活には支障がないが，疼痛がある部位を使うようなスポーツ等は休止し，数週間は安静にしておく必要がある。

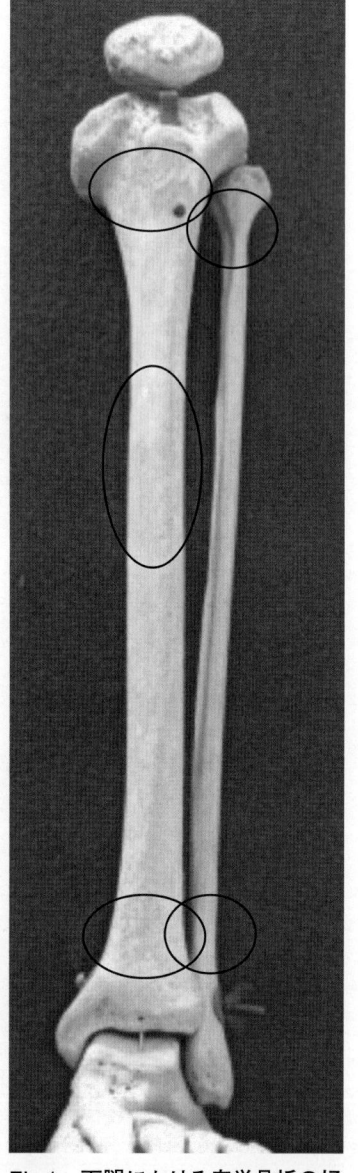

Fig.1 下腿における疲労骨折の好発部位

検査・読影のポイント

疼痛発生直後，単純X線撮影では異常所見はみられないことも多い。発症より2〜3週間後に仮骨形成など骨膜反応や骨硬化像が現れる。最終的には骨皮質の肥厚が観察できる。また，骨癒合の程度の観察などにCT MPR画像が有用である。疼痛発生直後，単純X線撮影ではほとんど異常を描出できないが，早期からMRI検査（脂肪抑制T2強調画像など）においては骨折線が高信号として描出される。急性期および亜急性期の疲労骨折には血流の増加が起き，その結果，骨シンチグラフィで局所的な異常集積が認められる。骨シンチグラフィのストレス骨折検出に対する感度は100％近いが，特異性は単純X線検査よりも低いため，マルチモダリティで総合評価する必要がある。

X線検査

Fig.2 左下腿側面線

CT検査

Fig.3 矢状断

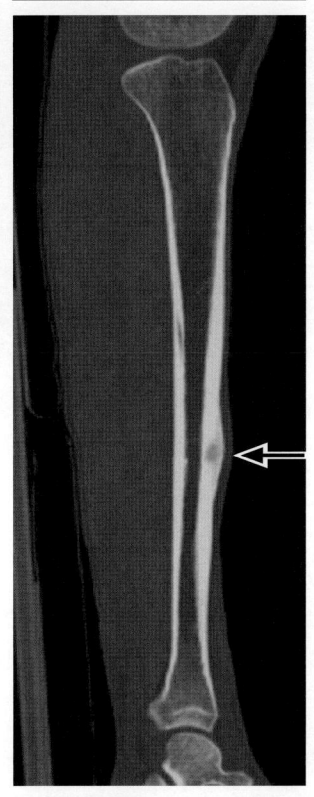

Fig.2～3：左脛骨骨幹部外側に皮質の膨隆を認める。横に走る低吸収の陰影があり、骨折線が疑われる。

MRI検査

参考症例：14歳，男性。毎日部活でサッカーの練習を行う。数日前に練習中，右腰背部に強い腰痛を自覚。その後，部活を休んで疼痛は改善された。

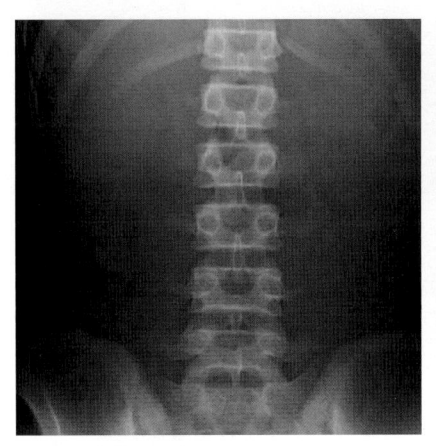

Fig.4 腰椎正面像

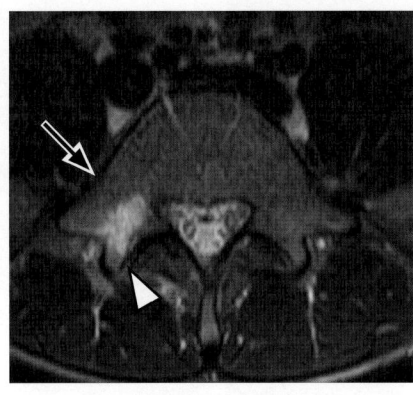

Fig.5 STIR横断像

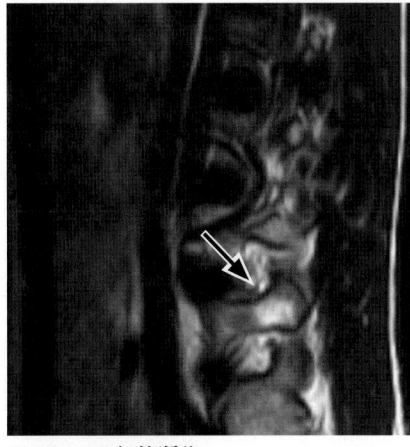

Fig.6 T2矢状断像

Fig.4：疼痛発生5日後の腰椎単純X線像では，骨に明らかな異常陰影はみられない。

Fig.5～6：T2およびSTIR画像にてL5右椎弓根に高信号域がみられる（→）。初期の疲労骨折による浮腫性変化が疑われる。Fig.5の横断像においては，関節突起間部に明らかな分離は指摘できない（▷）。

核医学検査（参考症例）

Fig.7 骨シンチグラフィ

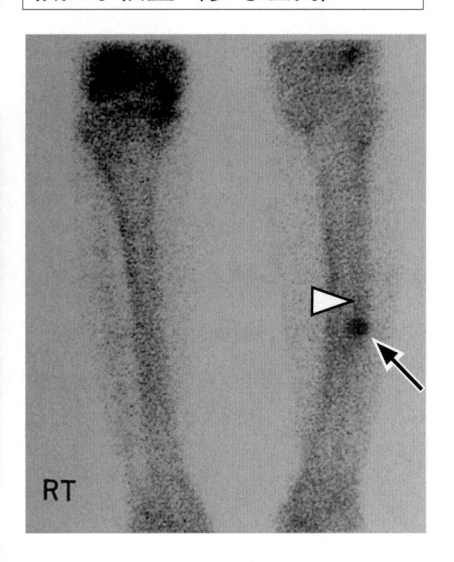

Fig.7：骨シンチグラフィでは，血流増加による局所的な異常集積（→）と，典型的疲労骨折は骨皮質に限局した線状の強い異常集積（▷）として描出される。

II-2 スポーツ障害・外傷

II-2 スポーツ障害・外傷

6. 骨挫傷 bone bruise

主訴・既往
50歳代，男性。10か月前よりマラソンを始めるが，左膝に腫脹と痛みを自覚。8か月前と1か月前にフルマラソンを行っている。

臨床基礎知識
骨挫傷はMRIの普及に伴って導入された概念で，従来からの検査である単純X線やCT検査などではほとんど描出能がない。以前は膝の前十字靱帯損傷というと靱帯の損傷のみで，骨に影響は及ぼしていないといわれていたが，MRIでは骨の内面に信号異常をきたしていることが多い。

直接外力による外傷や，関節内で骨と骨とがぶつかり合う外傷（いわゆるkissing contusion）などに起因し，MRIでは骨梁の微細骨折，それに伴う出血，骨髄の浮腫などを描出しているものと思われる。また，骨挫傷やストレス骨折は骨の海綿骨に起こり，膝関節や足関節，肩関節で多くみられる。

明らかな骨折はなく，外観的な構造は保たれている。

好発部位である膝関節部では脛骨前面の打撲（交通外傷による運転手および助手席へのダッシュボード損傷など）や転倒などによる捻転等によって，前十字靱帯損傷や後十字靱帯損傷，また関節面で骨同士でのぶつかり合いのため，関節軟骨の損傷を伴うこともある。骨梁の障害によっては脆弱性骨折の危険性が生じてくる。

ほとんどの場合，湿布などによる経皮吸収剤を用いて，安静による自然治療が主体であるが，装具，ギプスを装着する場合もある。微細骨折ではあるが，治療まで2～3か月を要する。

検査・読影のポイント
単純X線検査やCT検査ではほとんど描出能がない。MRIではT1強調画像で低信号域，T2強調画像で中等～高信号域，STIRでは明らかな高信号域を呈し，境界不明瞭な陰影となる。

X線検査

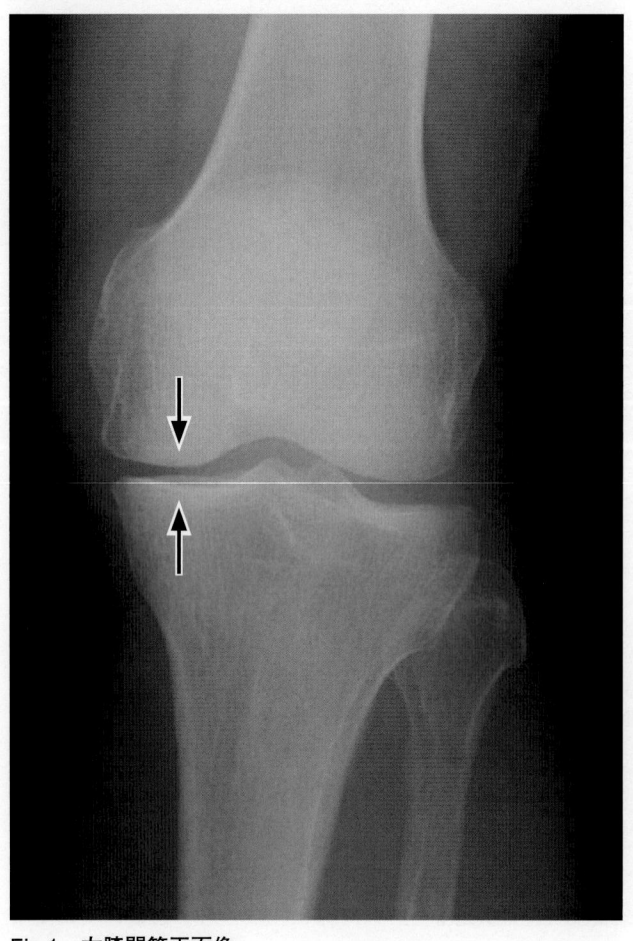

Fig.1　左膝関節正面像

Fig.1：骨挫傷は確認できないが，左膝関節内側部の関節裂隙に狭小化（→）が認められる。

MRI 検査

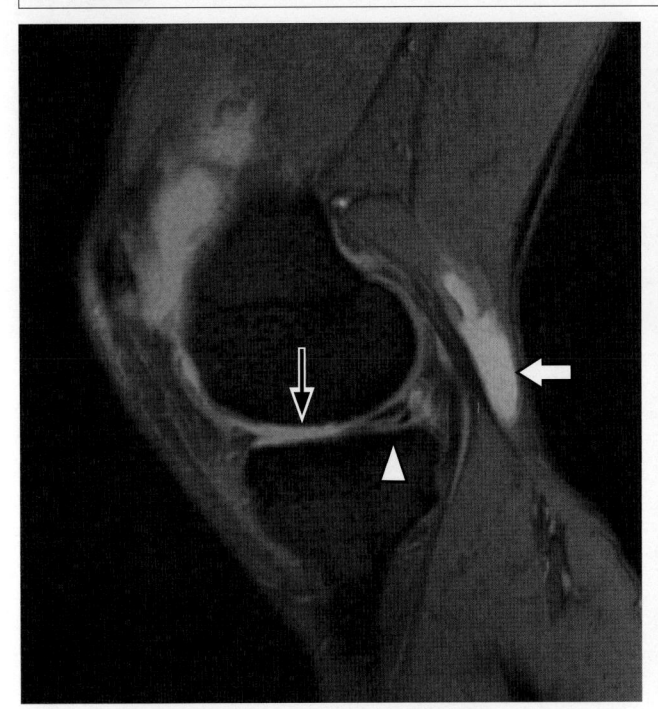

Fig.2　T2 強調グラディエントエコー矢状断像

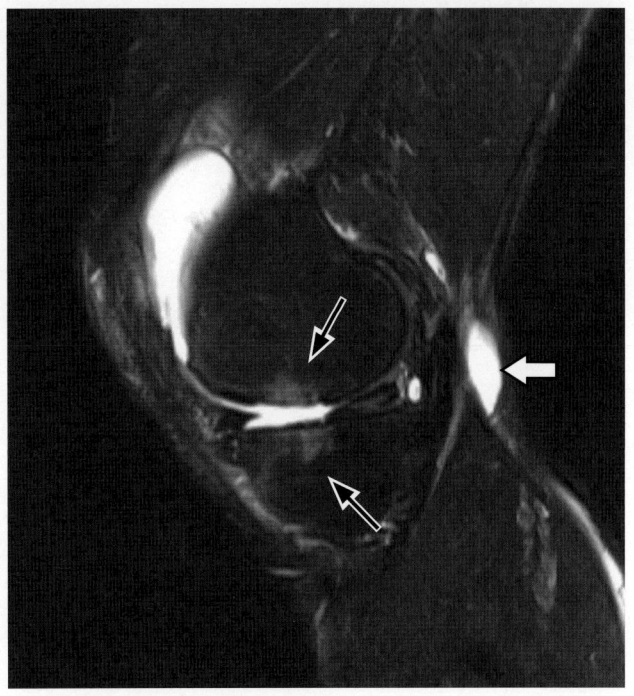

Fig.3　脂肪抑制 T2 強調矢状断像

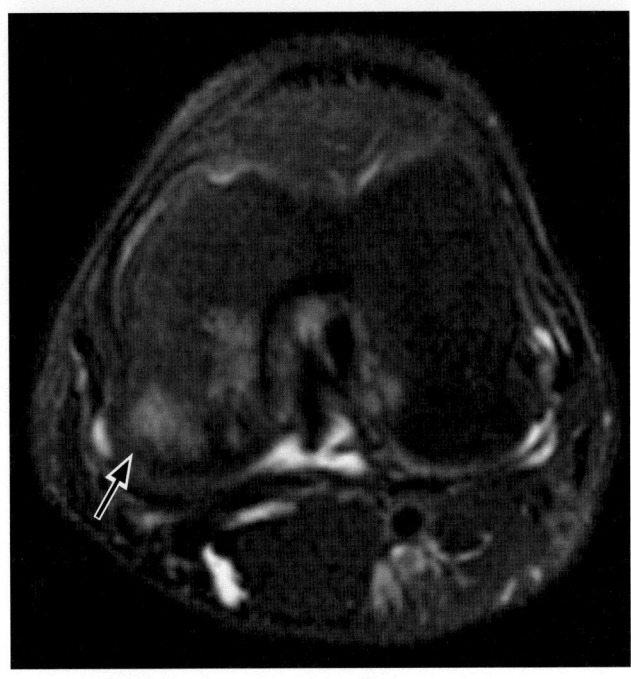

Fig.4　T2 強調 Turbo Spin Echo 横断像

Fig.2：関節軟骨は欠損し（→），内側半月板に断裂がみられる（▷）。関節液の多量の貯留がみられる。マラソンの練習などで慣習的に地面からの衝撃が膝関節に伝わり，大腿骨と脛骨が擦れ合うことが想像に容易い。⇨はベーカー嚢胞である。

Fig.3, 4：大腿骨内側顆，脛骨内側高原の軟骨下骨が露出し，不整で骨髄浮腫を伴う（→）。骨挫傷の所見と一致する。

II-2 スポーツ障害・外傷

7. 外脛骨障害 symptomatic accessory navicular

主訴・既往
15歳，女性。バレエダンスでターンすると足の内踝が痛む。3年近く症状を繰り返している。

臨床基礎知識
外脛骨とは，足部舟状骨の内側に存在する過剰骨で約20%に認められ，通常は足部の内側に骨性隆起がみられるだけで無痛性である（Fig.1）。有痛性外脛骨は若年性のスポーツ障害とみられる疾患で，成人になって疼痛が発症することもある。発症機序は，捻挫や打撲が原因で舟状骨と外脛骨の結合部に破綻が生じ，関節炎や軟骨炎を起こし痛みを誘発する。

発症機序は，捻挫や打撲が原因で舟状骨と外脛骨の結合部に亀裂が生じて関節炎や軟骨炎が生じ痛みを誘発する。

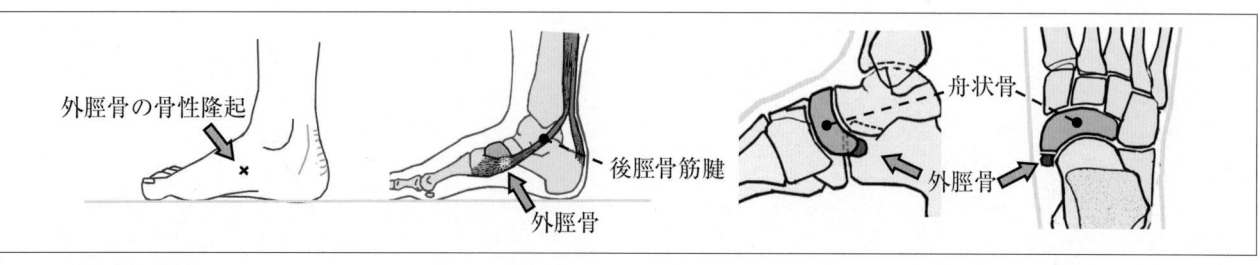

Fig.1 外脛骨の位置

X線分類

X線分類では，舟状骨内側に外脛骨の形体を3タイプに分類するVeitch分類がある（Fig.2）。最も疼痛が出現しやすいのがType IIである。

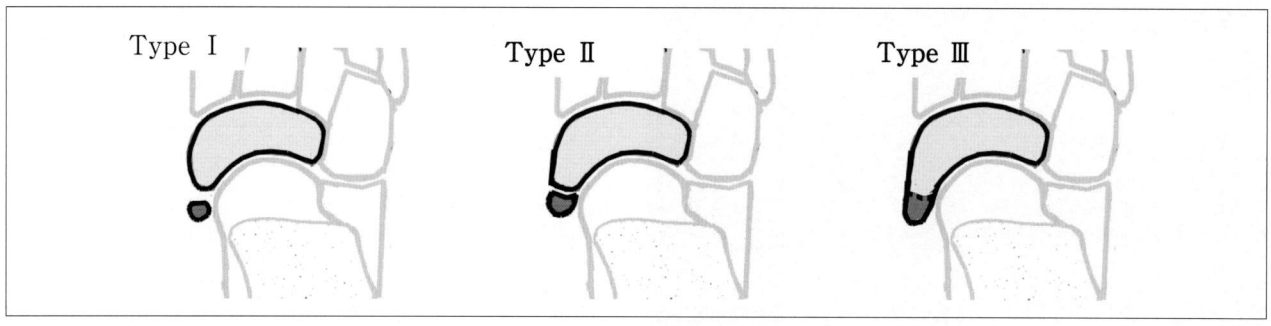

Fig.2 Veitch分類

Type Iは，舟状骨から完全に離れた位置にあり，後脛骨筋腱内に存在し，丸く小さいものが多い。
Type IIは，舟状骨の側にあって，その連結部分は線維性または軟骨性に結合し，後脛骨筋腱のつく場所の近くにある。有痛性の鑑別に有用である。
Type IIIは，外脛骨が舟状骨と骨性癒合し，舟状骨のX線状に大きく描出される。

検査・読影のポイント
外脛骨のX線撮影としては，足部の正面撮影で舟状骨と外脛骨が重なるため臥位で膝を立て外脛骨にX線束を頭尾方向に約20°～30°斜入することで外脛骨の結合部を投影する外脛骨正面撮影法がある（Fig.3）。側面は荷重時側面により荷重時の外脛骨を投影する。外脛骨の結合部をCT-MPR処理やVR処理により，詳細に描出する。

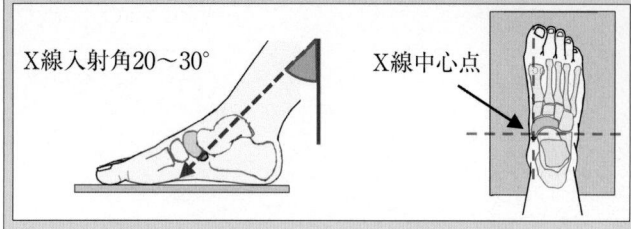

Fig.3 外脛骨撮影法

X線検査

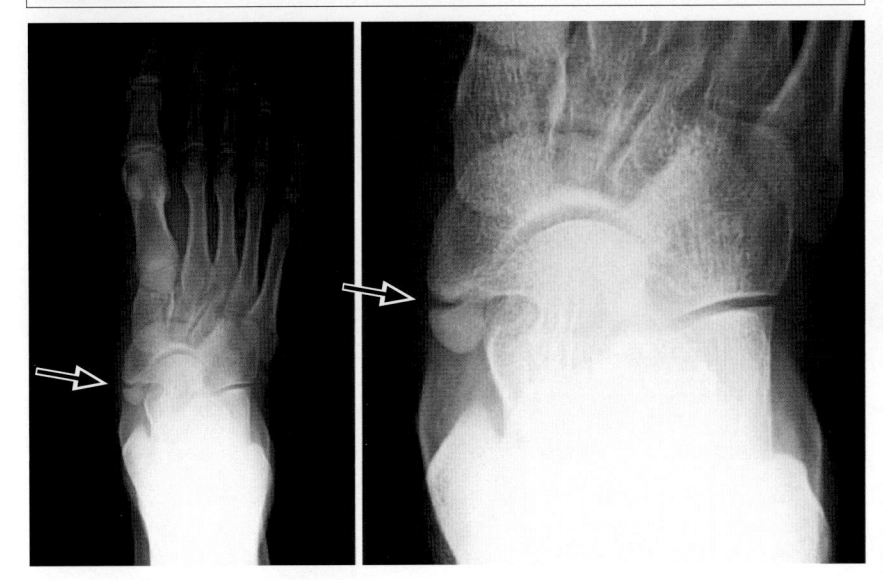

Fig.4 初診時正面像（非荷重撮影）
骨辺縁の不規則化や硬化像はなく，結合部にも骨吸収像を認めない（→）。

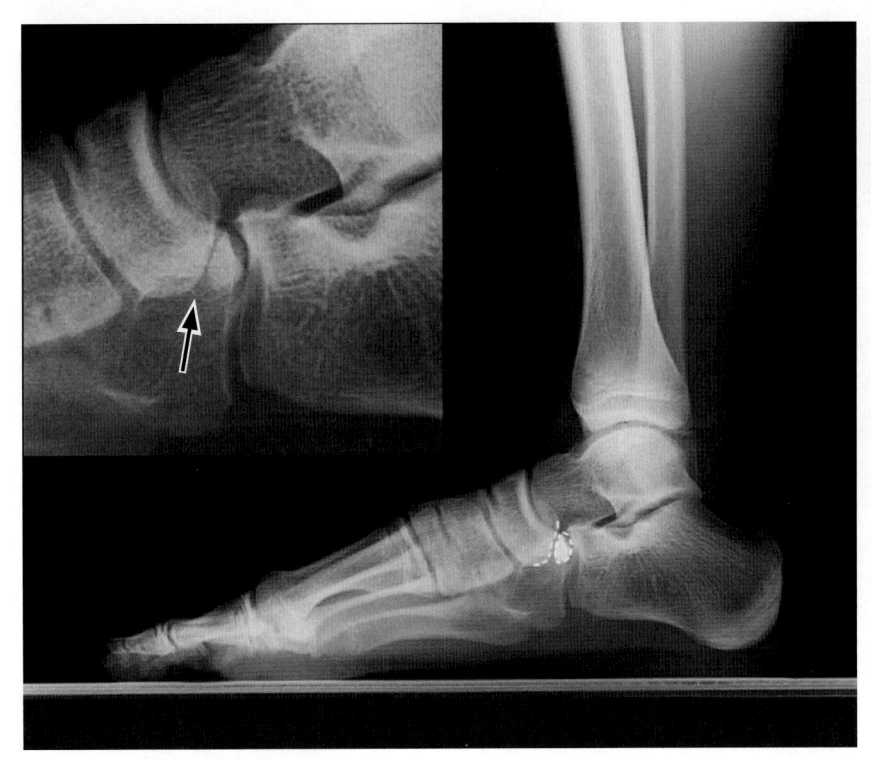

Fig.5 初診時側面像（荷重撮影）
舟状骨の内側に付着するように投影される（→）。

CT検査

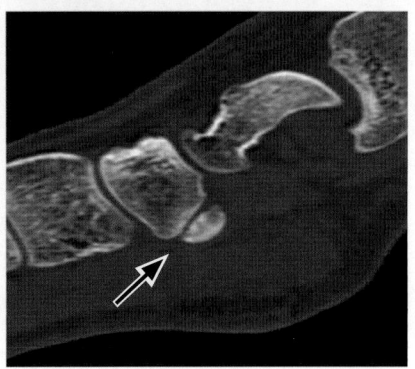

Fig.6 MPR像矢状断面
繊維軟骨結合部を認める（→）。

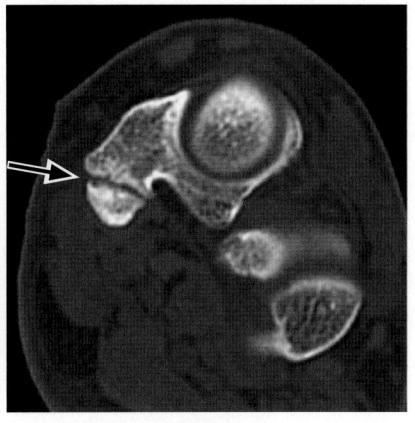

Fig.7 MPR像冠状断面
繊維軟骨結合部を認める（→）。

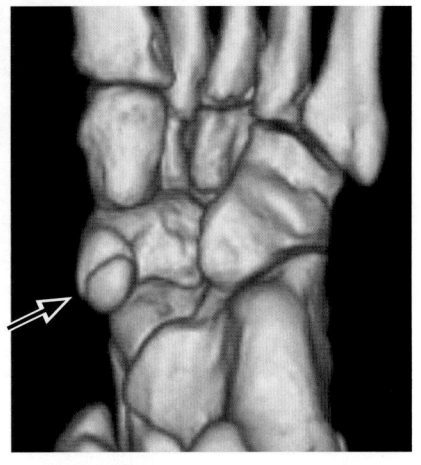

Fig.8 VR画像
舟状骨と外脛骨（→）の足部全体の中での位置関係が把握できる。

Fig.4：正面像では，外脛骨が大きく，分離しているが薄い線維性または軟骨性の関節面により結合している。

Fig.5：側面像も正面と同様に舟状骨と分離しているが薄い関節面を認める。
これらのX線画像分類としてVeitch分類のtype IIとなる。

Fig.6〜8：MPR像は骨折を矢状断面（Fig.6）や冠状断面（Fig.7）により繊維性軟骨が把握が容易となる。VR像（Fig.8）は，足部全体が投影され外脛骨の位置関係が把握でき，治療や術前計画に有用である。

II-2 スポーツ障害・外傷　115

II-3 退行性疾患

1. 変形性膝関節症 osteoarthritis of the knee

主訴・既往
70歳代，女性。変形性膝関節症で他院にて保存的加療で通院中であった。疼痛が悪化したため手術希望にて当院受診。歩行時・階段昇降時に疼痛増強あり。VAS80（visual analog scale）。長距離の歩行は困難。円背・転倒歴あり，転倒・転落アセスメントスコア12点，危険度II。膝関節JOAスコア（右膝関節：25-20-30-10，左膝関節：15-10-20-5）。

臨床基礎知識
　変形性膝関節症（膝OA）は，関節軟骨の変性と摩耗を主体とした退行性変化に骨棘形成などの増殖性変化や軟骨下骨の骨硬化さらに滑膜炎が加わり，膝関節全体の形態変化と機能障害をきたす疾患である。罹患例の年齢分布はほとんどが45歳以降，60歳後半が多く，男女比は約3：1で女性が多い。発生原因は，一次性と二次性に分類される。一次性（突発性，primary osteoarthritis）は，明らかな原因がないもので，膝OAの約90％を占め，両側性で左右とも同程度の所見を示す。二次性（続発性，secondary osteoarthritis）は，関節軟骨を障害する既存の要因があるもので，膝OAの約10％を占め，外傷，感染，腫瘍などに続発する。片側性のことが多く，左右いずれかの進行度に相違を認める場合は二次性の可能性が高い。OAと重複することがあるのが，痛風性膝関節炎である。反復性に関節内に出血する突発性膝関節内出血は，外側型・膝蓋型膝OAに付随して生じることがあるので注意を要する。

検査・読影のポイント
　膝OAとの鑑別が必要な突発性膝骨壊死や神経障害性関節症（Charcot関節）の初期にはX線画像で描出されないため，膝OAと診断されることが多く，早期にMRIで検査を行うことが重要である。半月板損傷は，関節裂隙が比較的少ない場合に膝OAとの鑑別が必要となる。膝OAと同様の炎症像を呈するのが，偽痛風で関節裂隙に石灰化陰影を認めることが多い。

　膝OAの診断はX線検査が最も重要である。片脚立位荷重時正面，側面，軸位（skyline view）の3方向撮影が必須であり，関節裂隙とアライメントの変化や関節の適合性を確認する。X線所見は，関節裂隙の狭小化，軟骨下骨の骨硬化，骨棘形成，骨嚢腫，関節内遊離体などがあり，FT関節の側方または前方亜脱臼，膝蓋骨の外方偏位や亜脱臼など，関節適合性に変化を生ずる。特に膝蓋骨の外側亜脱臼は，その有無が手術の術式選択に影響するため30°，60°，90°屈曲位の膝蓋骨軸位撮影を行う。

　CT検査は，膝関節領域において冠状断や矢状断などの他方向の再構成画像や3D画像が比較的容易に得られるため，膝OAにおいても適応が拡大している。関節周囲の嚢胞形成や遊離帯の描出のほか，変形や骨破壊の立体的把握，術前のプランニングに使われる。

　MRIは，膝OAで有用であり，病変としては関節軟骨の異常信号，亀裂，菲薄化，欠損像のほか，骨梁増生による脂肪髄の消失や骨硬化による顆部骨髄内での低信号像，半月板の変性断裂，骨壊死，骨嚢腫，骨軟骨性遊離体，関節水症，Baker嚢腫などである。特に膝OA初期の関節軟骨変化は，MRIでの診断がなされる。

X線検査

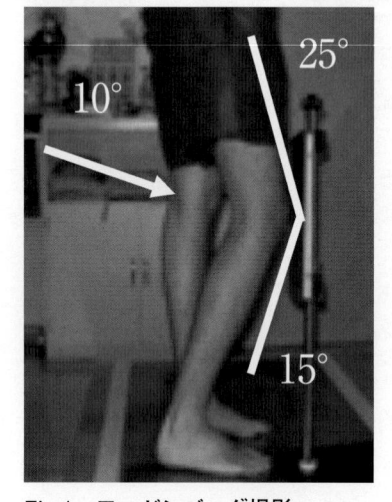

Fig.1　ローゼンバーグ撮影

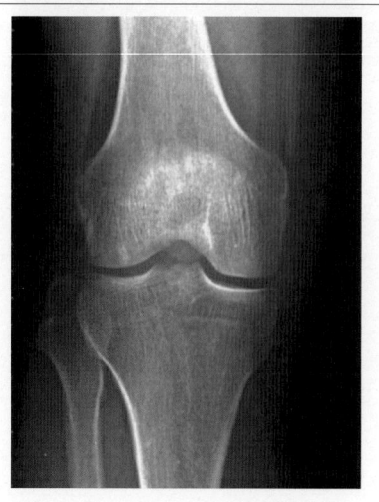

Fig.2　ローゼンバーグ撮影像

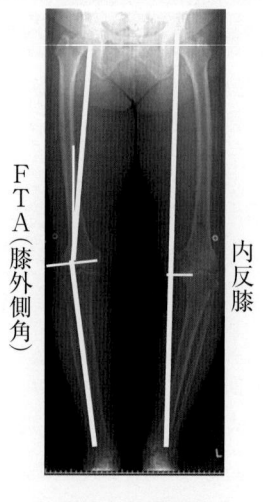

Fig.3　立位下肢全長撮影正面像

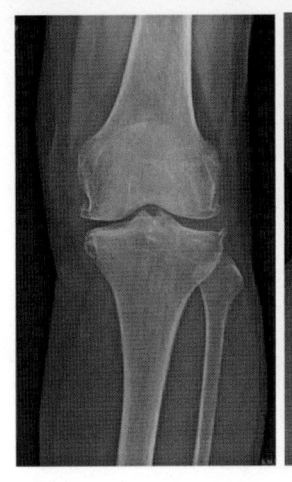

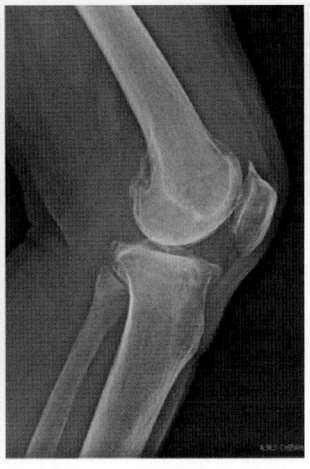

Fig.4　膝3方向（初診時）

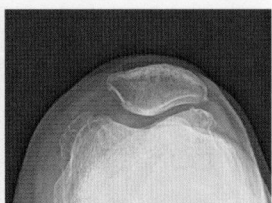

Fig.1〜3：ローゼンバーグ撮影（Fig.1, Fig.2），立位下肢全長撮影正面像（Fig.3）を追加して関節の不安定性や関節内の変化を観察する。関節軟骨の摩耗や消失は，関節裂隙の狭小化の程度により間接的に診断できる。アライメントは，立位正面像で膝外側角（FTA）を測定するか，立位下肢全長像から機能軸を求め，膝中心からの偏位度を測定する。

Fig.4：初診時のX線画像では，関節内側裂隙の狭小化・骨棘形成が認められ，膝蓋骨の側方偏位も認められる。病型は，内側・膝蓋型膝OAである。

CT検査

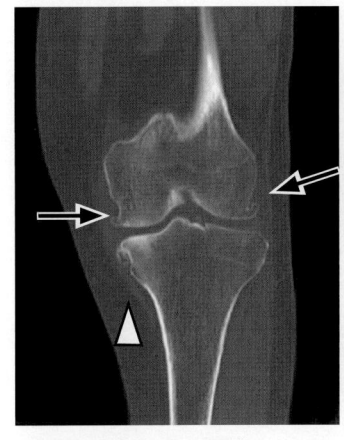

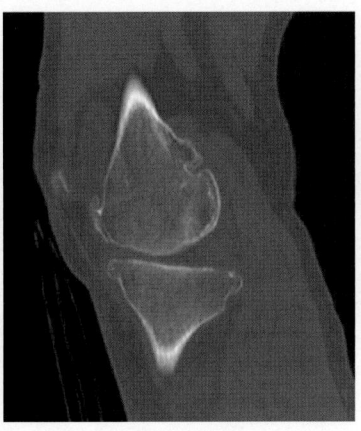

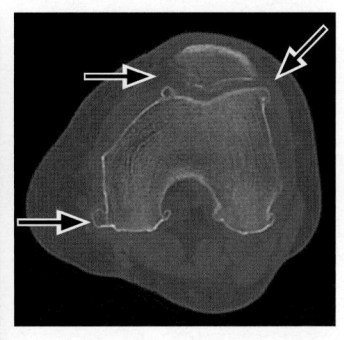

Fig.5　手術前MPR画像

Fig.5：MPR像では，骨棘形成（→）が目立ち，関節裂隙の狭小化が認められる。内顆面は骨硬化変化（▷）を伴う明らかな骨折は指摘できない。

MRI検査

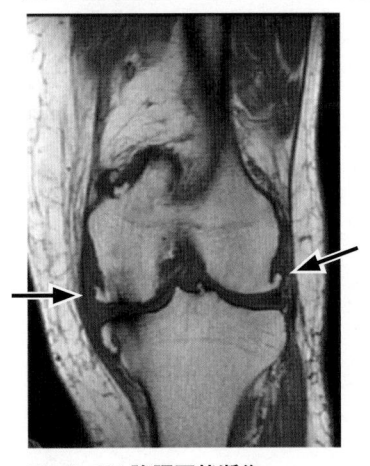

Fig.6　T1強調冠状断像 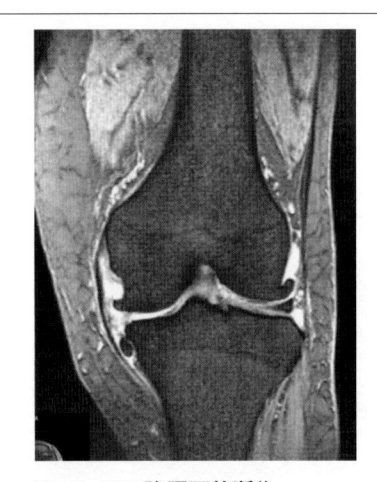　　Fig.7　T2*強調冠状断像 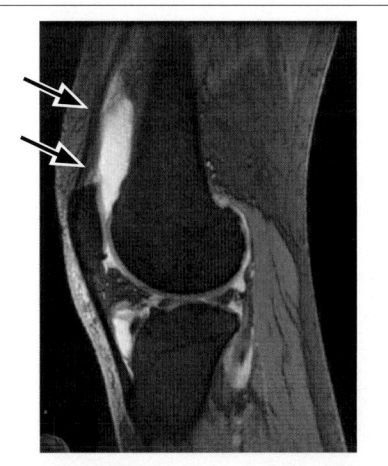　　Fig.8　脂肪抑制T2*強調矢状断像

Fig.6〜8：術前MRIでは，左膝関節裂隙は内側優位に狭小化している。大腿・脛骨は内外側ともに骨棘形成を認める（→）。内側関節面に接する大腿骨・脛骨終盤は変形し，関節軟骨の菲薄化と軟骨下骨の硬化性変化を認め，関節液貯留がある（→）。内側半月板は菲薄化しており，外側半月板の変形はみられない（▷）。内側・外側側副靱帯には異常を認めない。

II-3 退行性疾患

2. 腰部脊柱管狭窄症　lumbar spinal canal stenosis

主訴・既往
70歳代，男性。
他院にてC2-7LP・L4/5，手術目的で来院。膝蓋腱反射（PTR）両側亢進，アキレス腱反射（ATR）正常，Babinski反射（足底反射：plantar reflex）両側陽性。持久力がなく，立っていると痛みが出て，歩行時跛行あり。

臨床基礎知識
脊柱管狭窄とは，脊椎の骨や軟部組織構造によって神経組織が圧排されて，症状を来したものである。症状のみからでは椎柱管狭窄と椎間板疾患を鑑別するのは困難であり，実際椎間板疾患と脊柱管狭窄が混在することも多い。脊柱管狭窄の症状として，背部痛，両側の坐骨神経痛，間欠性跛行，腰椎の過伸展で増強し屈曲で軽減する疼痛，立位で増強し臥位で軽減する疼痛が認められる。
理学所見として，患者の肢位（腰椎前弯の程度，階段状変形の有無）に注意を払う，Kempテスト・深部腱反射・下肢伸展挙上テスト（SLR）・大腿神経伸展テスト（FNST）などで症状を把握する。

検査・読影のポイント
この疾患の特徴は，自覚症状が主で他覚所見に乏しい。画像所見において脊柱管に狭窄を認めても腰部脊柱管狭窄症となるとは限らない，画像所見と臨床症状を把握することが大事である。X線検査は，変性性変化を認める。その臨床的意義は，椎体すべりを含む椎間不安定性を機能写で確認することである。脊髄造影検査は，腰椎穿刺による造影剤注入という侵襲性の高い検査であるが，座位による中間位に対する左右側屈・前後屈と負荷をかけた肢位によるトモシンセシス断層撮影を行う。

X線検査

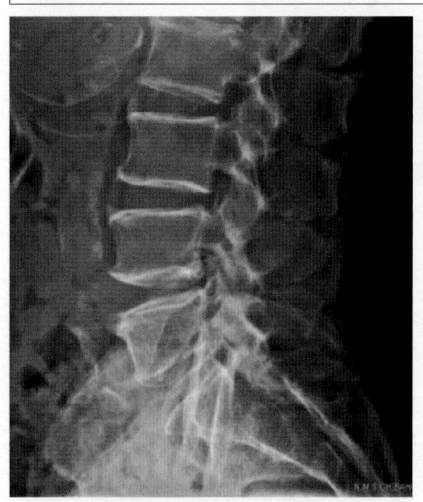

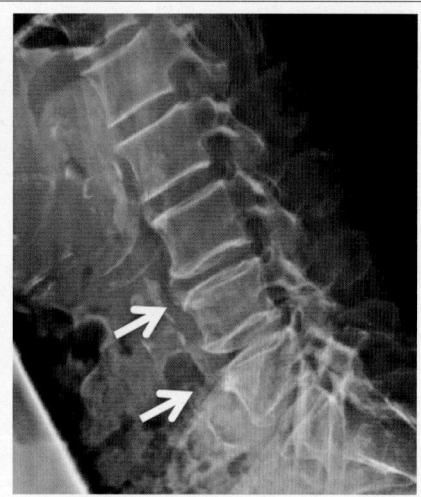

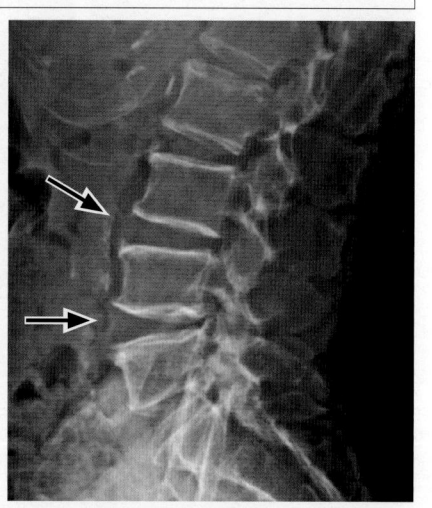

Fig.1　受診時腰椎側面機能写像
中間位（左）に比較して前屈位（中）でL4/5・L5/S1において椎間の狭小化，後屈位（右）で開大し不安定性が認められる。

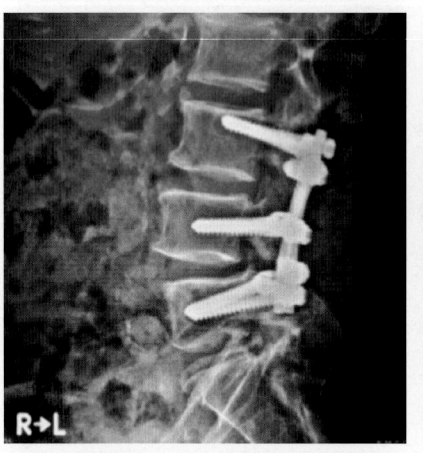

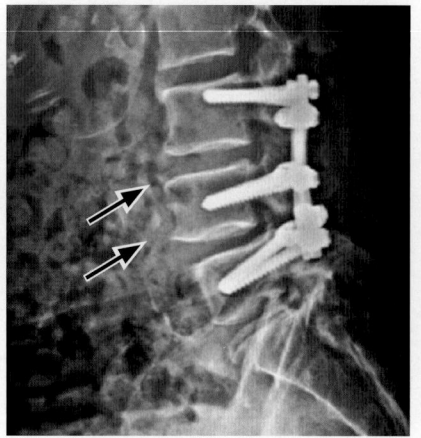

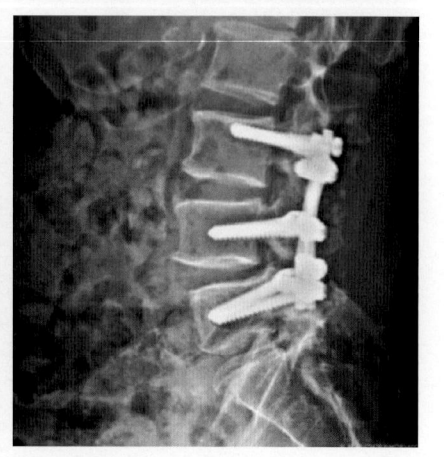

Fig.2　手術後6か月後腰椎側面機能像
中間位（左）に比較して前屈位（中）でL4/5・L5/S1において椎間の狭小化，後屈位（右）で開大し不安定性が認められる。

脊髄造影検査

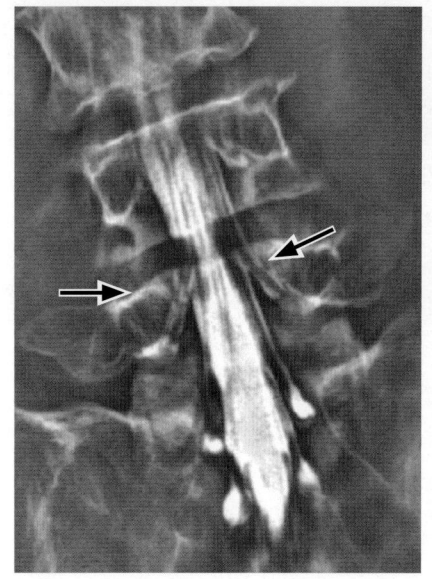

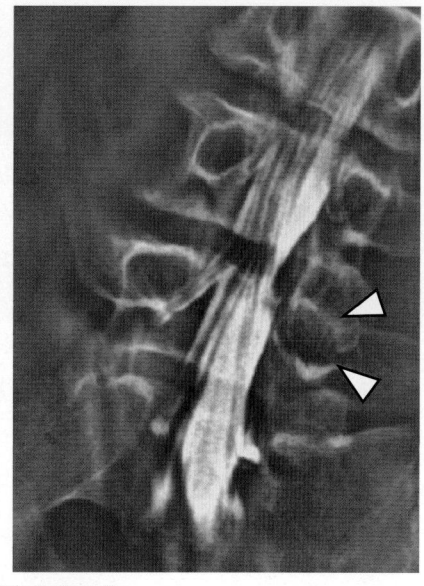

Fig.3 ミエロトモシンセシス（MTS）腰椎側屈断層像
右側屈像で左右 L5 神経根根囊像は描出（→）されている。左側屈位では骨性変化がみられ神経根根囊像は消失（▷）している。

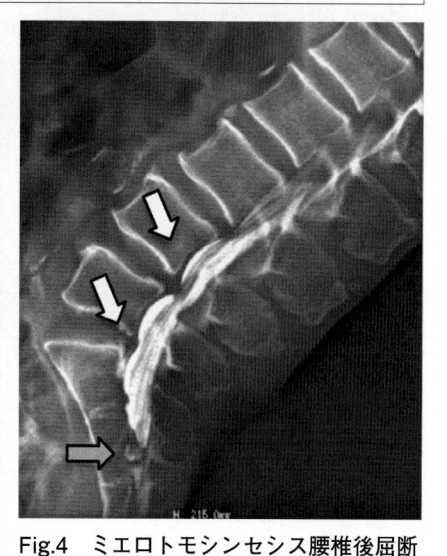

Fig.4 ミエロトモシンセシス腰椎後屈断層像
L4/5・L5/S1 の椎間不安定性が認められ，椎間板の後方への突出（→）がみられる。また S2 レベルの仙骨囊胞（⇨）が認められる。

CT 検査

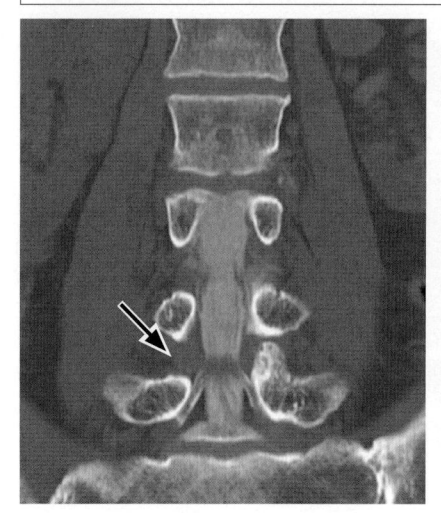

Fig.5 CTmyelogram 腰椎冠状断像
Fig.6 CT myelogram 腰椎矢状断像 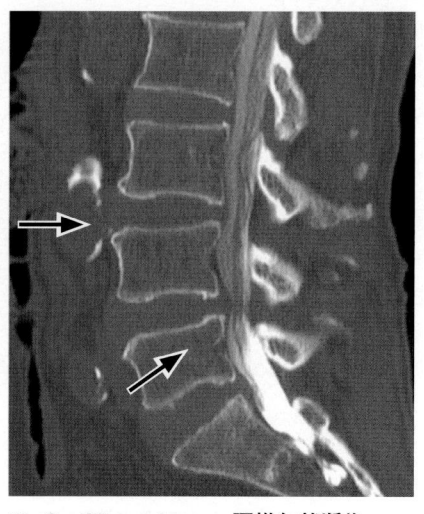

Fig.5, 6：水平断における硬膜管（くも膜下腔）や神経根根囊像の断面と椎間板・椎間関節の状況が描出される。CTM の冠状断・矢状断像において，椎間板は L4/5 で後方へ突出（→）している。そのため同レベルで脊柱管が狭小化し，左右の椎間孔も狭くなっている。

MRI 検査

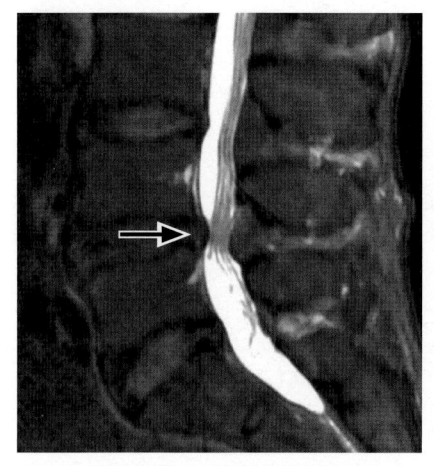

Fig.7 脂肪抑制 T2 強調矢状断像
Fig.8 T1 強調強調水平断像 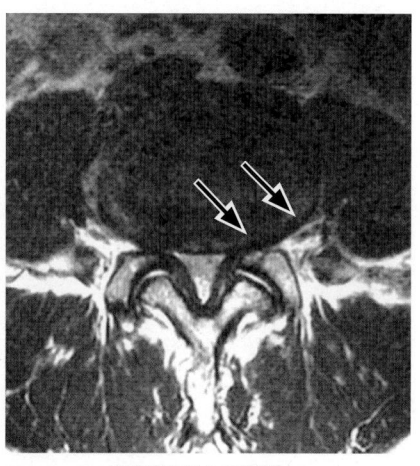

Fig.7：T2 強調矢状断像（左）における高輝度の領域として表現されるくも膜下腔の圧迫状況（→）を確認する。脊柱管狭窄症では，これが articular segment において圧迫されている。この所見は左右不均一のことがある。

Fig.8：T1 強調水平断像のほうがより明瞭に狭窄の状態を表していることが多い。L4/5（→）で後方に膨隆突出している。

II-3 退行性疾患

II-3 退行性疾患

3. 腰椎変性すべり症　lumber degenerative spondylolisthesis

主訴・既往
60歳代，男性。
他院にて受診，手術目的にて整形外科受診。歩行時の腰痛があり，1年前から両側臀部，大腿および下腿外側に放散するしびれ痛みが加わり，さらに間欠性跛行を呈するようになった，立位および歩行で症状は増強した。

臨床基礎知識
腰椎変性すべり症は，加齢による腰椎変性などの結果，腰椎椎間関節の矢状化や椎間板変性などが原因で腰椎の前後方向にすべりを生じる。また椎間板の変性や骨棘などの変形性脊椎症性変化を多くに合併するため，症状は多彩である。腰椎変性すべり症は，中年以上の女性の第4腰椎に好発する，多くはL4がL5に対し前方に移動するが，後方にすべりを生じるものや側方にすべりを合併するものも存在する。治療は，まず保存療法が行われるが，抵抗性の神経根症状や明らかな不安定性による腰痛，馬尾症状，膀胱直腸障害が存在する場合は手術療法を選択する。

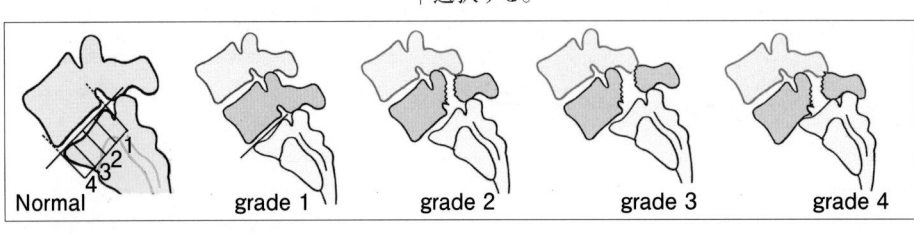

Fig.1 脊椎すべり症の程度分類（Meyerding）
すべりの程度は，ほとんどがgrade 1である。

検査・読影のポイント
　腰椎変性すべり症の診断に際しての評価は，椎間関節の変性に伴う変化やすべり症の有無とそのgrade評価，脊柱管狭窄症の部位（中心性狭窄・外側陥凹狭窄・椎間孔狭窄）で，レベルを評価する。また滑膜嚢胞（synovial cyst）が形成されることがあるが，出血を伴った場合CTで高濃度域，MRIでT1強調像で高信号になることがあり，充実性腫瘍（硬膜外腫瘍・膿瘍など）との注意が必要である。
　X線検査では，腰椎正側・斜位像の他に必ず側面機能撮影を行い，不安定性の有無を評価する。脊椎分離症に伴うすべり症（真性）と関節間部の欠損なしに起こるすべり症（偽性）がある。偽性と真性は，棘突起レベルで鑑別できる。側面像は，棘突起の後縁が描出されない写真では診断価値が落ちるので撮影条件・画像処理も重要となる。脊椎造影検査は，腰椎穿刺による造影剤注入という侵襲性の高い検査であるが，手術を予定する症例では行われる。CT検査では，椎間関節の変形性関節症，退行変性による骨性の増殖と黄色靱帯の肥厚の有無をチェックする。CTミエログラフィ検査は，前方および後方要素の神経圧迫因子の評価を行う。MRI検査にて評価を行うポイントは，椎間関節の変性に伴う変化の評価，つまり骨増殖・黄色靱帯肥厚・滑膜嚢胞の有無をチェックすることである。

X線検査

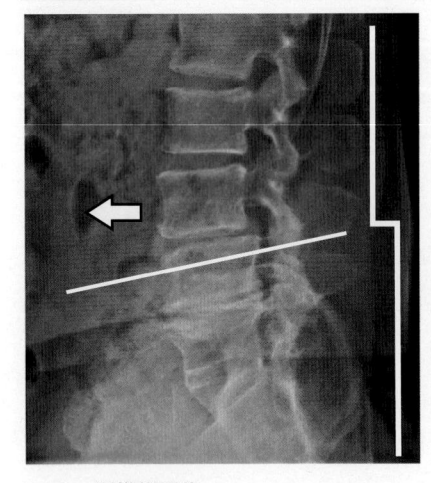

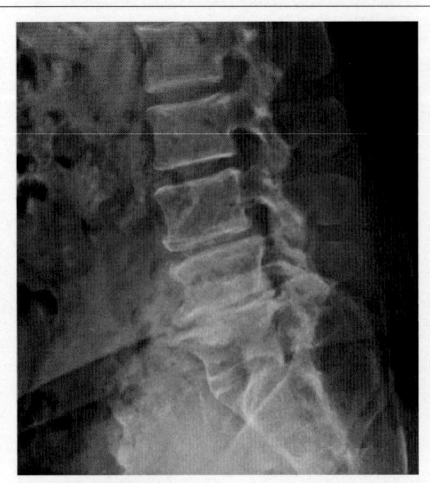

Fig.2　腰椎側面像　　　Fig.3　腰椎前屈像　　　Fig.4　腰椎後屈像

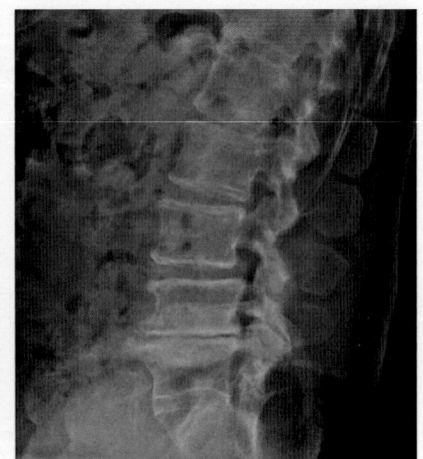

Fig.2～4：変性性脊椎すべり症（偽性）では棘突起も含めてすべての脊椎が前方へ移動（→）している。この場合は棘突起の背側面はすべりレベルの下で段差を示す。

脊髄造影検査

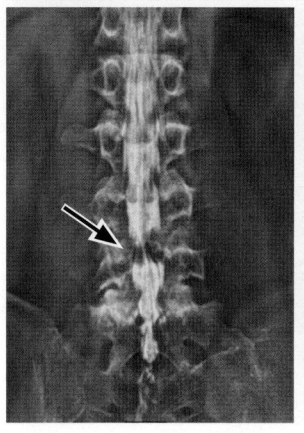

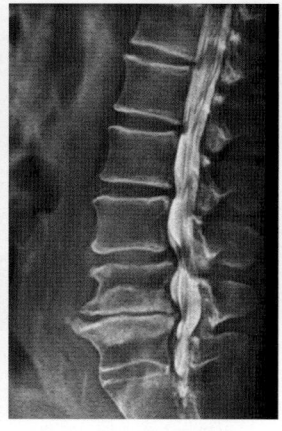

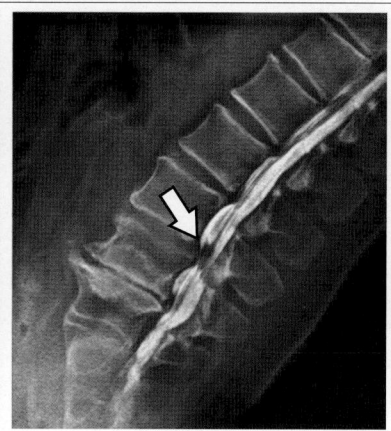

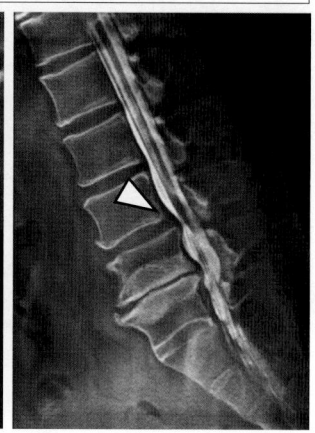

Fig.5 ミエロトモシンセシス（MTS）動態断層腰椎像

Fig.5：正面像では，L4/5 椎間高位において造影剤柱は両側から圧排（→）され狭小化している。側面伸展位では，L4-5 椎間において造影剤が圧排（⇨）され，屈曲することで圧排の程度は軽減（▷）される。

CT 検査

Fig.6 CT myelogram MPR 冠状断

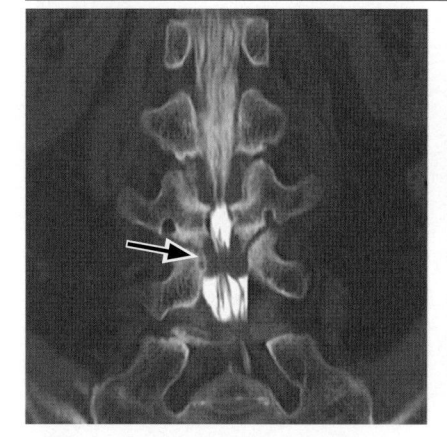

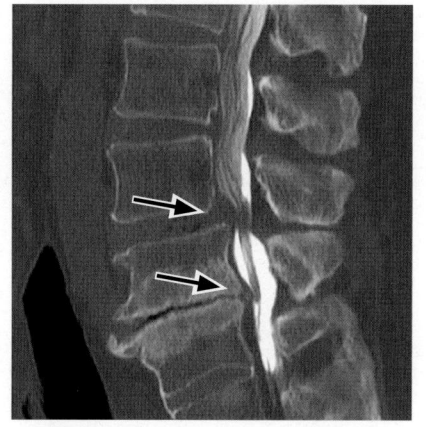

Fig.7 CT myelogram MPR 矢状断

Fig.6, 7：L4 椎体は前方に変異しており，下位において骨棘形成が認められる。椎間板も L4/5，L5/S1（→）において後方へ膨隆突出している。そのため同レベルにおいて脊柱管が狭小化している。

MRI 検査

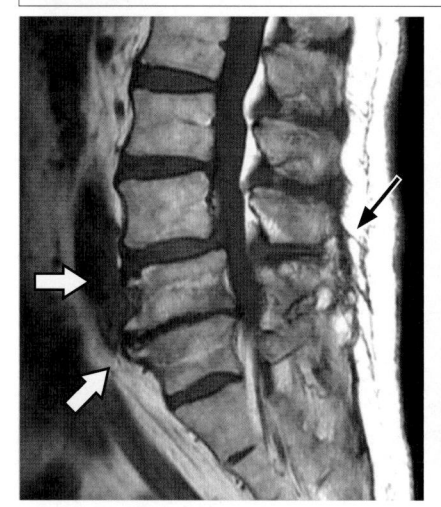

Fig.8 T1 強調矢状断像

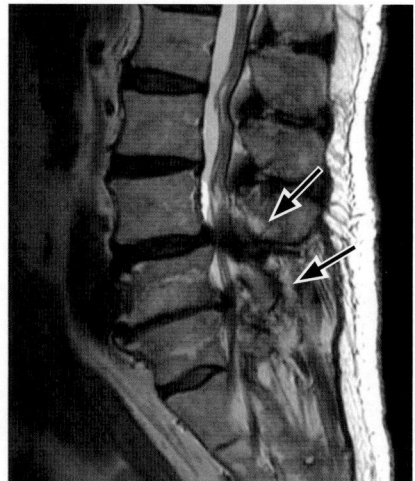

Fig.9 T2 強調矢状断像

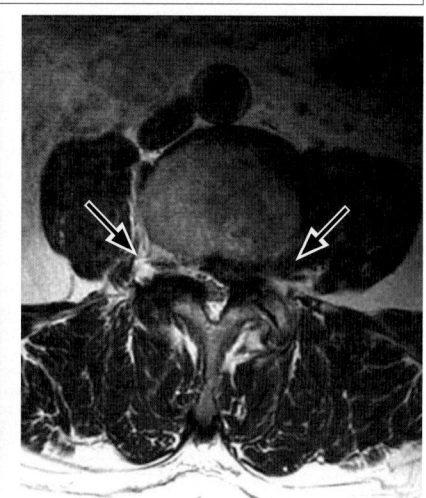

Fig.10 T2 強調横断像

Fig.8：L4/5 で両側椎間関節が肥厚し（→），すべりが加わって脊椎管狭窄症が著明になっている。L5/S 椎間が狭小化して全周性の骨棘形成（⇨）を認める。

Fig.9：椎間板も L4/5，L5/S1（→）において後方へ膨隆突出している。

Fig.10：左右椎間孔にも骨棘形成があり，椎間孔狭窄（→）を認める。

II-3 退行性疾患

4. 椎間板ヘルニア　herniated disc

主訴・既往
20歳代，女性。下肢の疼痛としびれ。他院通院，手術希望にて来院。

臨床基礎知識

腰椎椎間板ヘルニアの診療ガイドラインでの診断基準は，①安静時に腰痛と片側優位の下肢症状有する。②下肢伸展挙上（straight leg raising：SLR）テストは70°以下で陽性（高齢者では絶対用件でない）。③MRIなど画像所見で椎間板の突出がみられ，骨性脊柱管狭窄を合併しない。④症状と画像所見が一致する。以上が診断上の要件である。また男女比は約2:1～3:1，好発年齢は20～40歳代，好発高位はL4/5，L5/S間である。

臨床症状は，腰痛・下肢痛・しびれ感が特徴的な自覚症状であり，上位腰椎部ヘルニアでは大腿神経痛の形をとり，L3-4以下の中下位腰椎部ヘルニアでは坐骨神経痛を訴える，体幹屈曲制限がみられ下肢痛側への側屈伸展が制限される。

初期治療の基本は保存治療であるが，MRIで脱出型，ヘルニアのサイズが大きくリング上に造影される症例では，ヘルニアの退縮が高率にみられる。手術を検討するのは，中等度の神経脱落症状，疼痛や神経緊張徴候が頑固に持続し保存的治療が無効と考えられる症例などであり，重傷の馬尾障害が出現した腰椎椎間板ヘルニアは，早期に手術を行うことが望ましい。

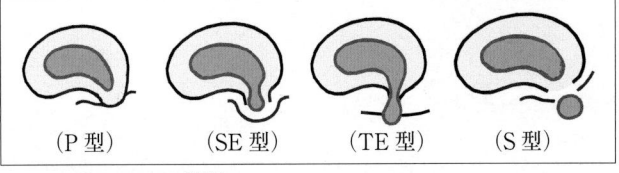

Fig.1　Macnabの分類
脱出の程度で，protrusion型（P型），subligamentous extrusion型（SE型），transligamentous extrusion型（TE型），sequestration型（S型）の4型に分類される。

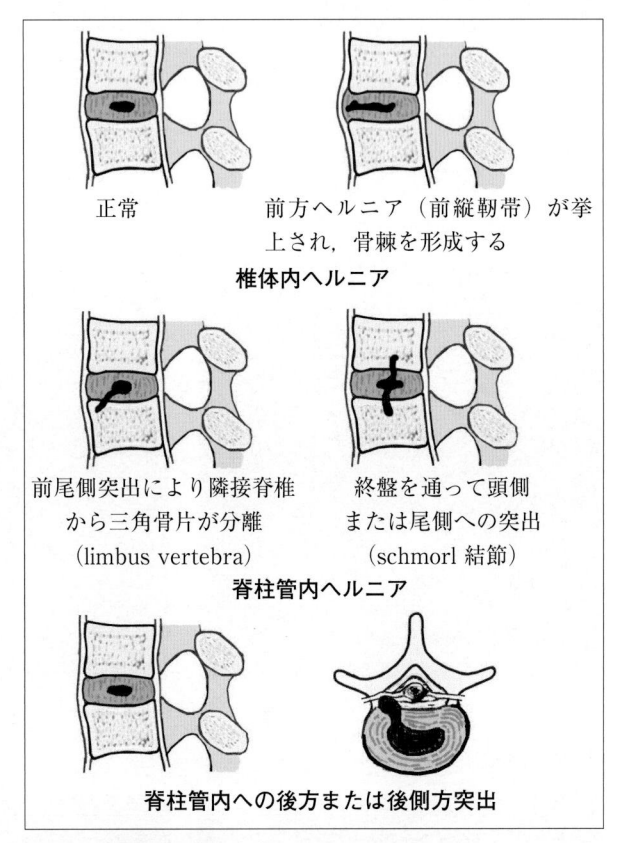

正常　　前方ヘルニア（前縦靭帯）が挙上され，骨棘を形成する
椎体内ヘルニア

前尾側突出により隣接脊椎から三角骨片が分離（limbus vertebra）　　終盤を通って頭側または尾側への突出（schmorl結節）
脊柱管内ヘルニア

脊柱管内への後方または後側方突出

Fig.2　椎間板の突出方向によるスペクトル

検査・読影のポイント

MRIの普及により，腰椎椎間板ヘルニアの診断が飛躍的に向上したが，後縦靭帯の穿破に関してのaccuracyは十分でない。また神経側の形成異常（腰仙椎部，conjoined nerve root）の画像上の把握は，病態の確定，安全な手術のために重要である。これらの画像上の診断を臨床上の自他覚所見に比べ重視しがちな傾向にある。膀胱直腸障害や筋力低下（徒手筋力テスト上2以下），筋萎縮例以外では，画像診断と臨床症状の解離がみられるときには，臨床症状を中心とした治療法を選択する。

X線検査の読影にあたっては，腰椎のナンバリングが重要である。次いで脊椎の配列（alignment），骨性要素，軟部陰影と見落としのないようにする。特に軟部陰影の腫脹など感染徴候は注意を要する。脊髄造影は必須の検査ではないが，最小限に被ばくを抑え，機能写により有用な診断情報が得られる。CT検査は，MRI画像に比べ骨成分の描出に優れ，術前の椎体や骨棘や後縦靭帯の骨化を把握する目的でミエロCTが必要とされる。MRI画像で病変を認められるが責任病巣として特定できない場合や椎間板病変の存在と症状が不一致な場合においてミエロCTを行うことは責任病巣を明らかにすることにつながる。MRI検査は，被ばくがなく非侵襲的であり，腰椎椎間板ヘルニアの診断に最も優れた検査法である。しかしMRI上，無症候性のヘルニアが存在するのでその解釈には注意を要す。ヘルニアの程度，占拠部位，および範囲に着目して読影する。

X線検査

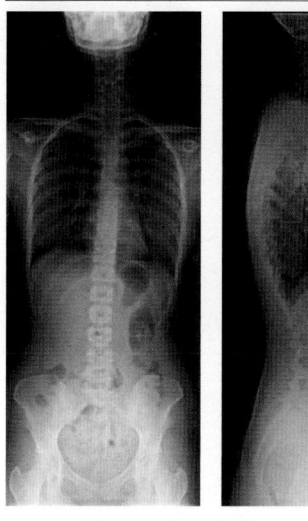

Fig.3　手術前全脊椎撮影

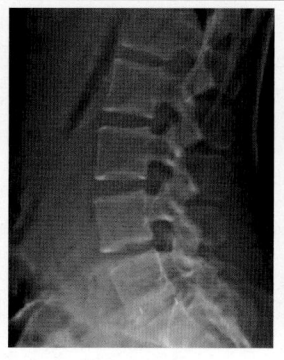

Fig.4　側面中間位

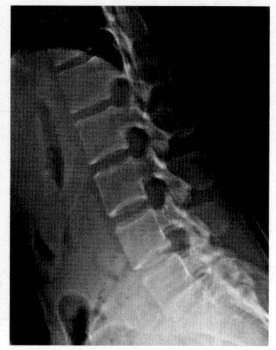

Fig.5　側面前屈像

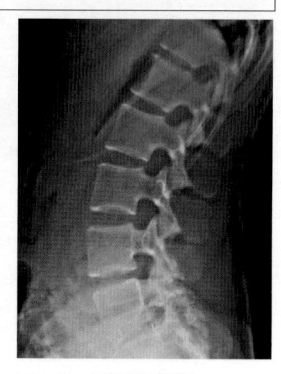

Fig.6　側面後屈像

Fig.3：手術前全脊椎撮影であるが，骨盤に対する回旋を伴う側弯変形は認められない。側弯自体が直ちにヘルニアを意味するものではないが，ヘルニアによって生ずる坐骨神経痛性側弯（sciatic scoliosis）を観察することによりヘルニアの局在や部位を示唆する情報が得られる。

Fig.4〜6：機能写による椎体間の開大は認められず，アライメントも良好である。

CT検査

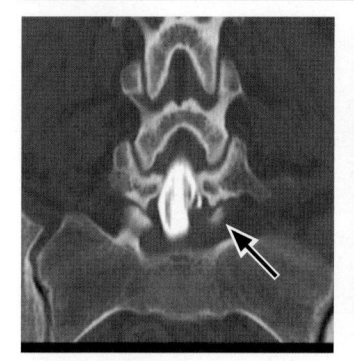

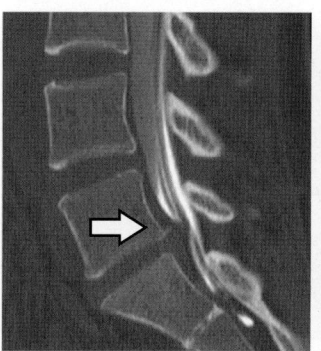

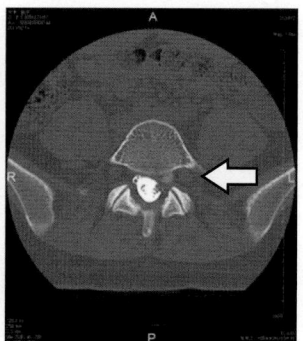

Fig.7　ミエロCT

Fig.7：手術前ミエロCTでは，腰椎椎体の形態配列は保たれている。L5/S1椎間板は左後方（→）へ突出しており，同レベルで左椎間孔の狭小化（▷）が認められる。

MRI検査

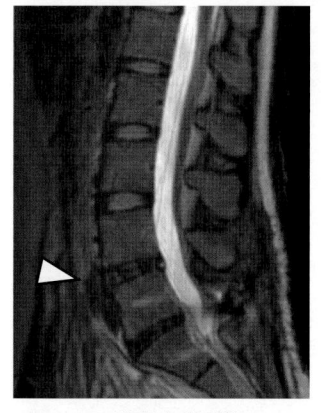

Fig.8　T2強調矢状断像

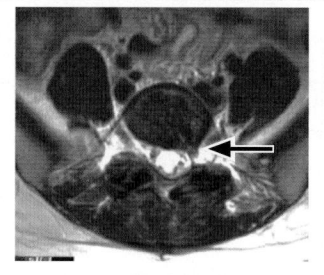

Fig.9　T2強調矢状断像

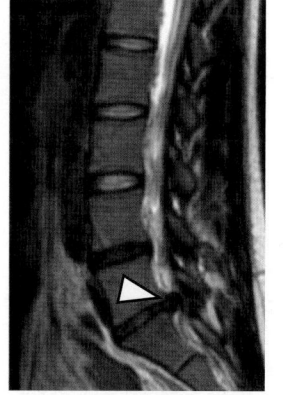

Fig.10　T2強調矢状断像

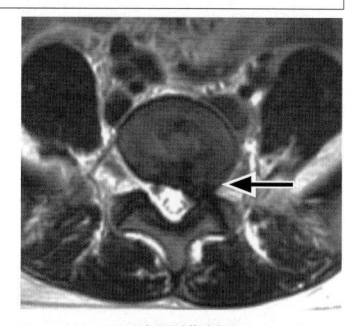

Fig.11　T2強調横断像

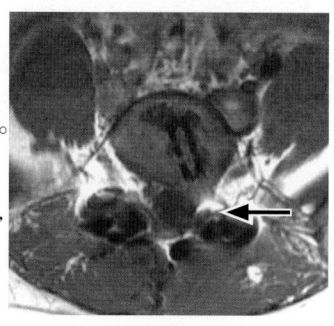

Fig.12　T1強調横断像

Fig.8, 9：L5/S1椎間板に変性と左後方への突出（→）を認め，ヘルニアと考えられる。左S1神経根を圧排しており，L4/5椎体間に変性と膨隆（▷）が認められる。

Fig.10：腰椎の配列に不整はなく明らかな変形も指摘できない。L4/5，L5/S1椎間板は，T2強調で低信号（▷）を示しており，変性膨隆している。

Fig.11, Fig.12：脊柱管は拡大している。またL5/S1のレベル左側の椎間孔は圧排（→）されて狭小化している。

II-3 退行性疾患

5. 大腿臼蓋インピンジメント　femoroacetabular impingement：FAI

主訴・既往
40歳代，女性。誘因なく股関節痛を訴える。

臨床基礎知識
　FAIは，股関節の軽微な形態異常から股関節を深く曲げたりすると大腿骨と骨盤がぶつかり，関節唇や軟骨が障害される病態である。股関節に高い機能性を求めるアスリートやしゃがみ込みが必要な職業人に多くみられる。また大腿骨頸部骨折後の変形治癒や大腿骨頭すべり症のあとに軽微な変形が残存し発症することがある。好発年齢としては20歳代から60歳代までさまざまであるが，平均年齢は40歳程度と報告されている。治療は，関節鏡視下に関節唇損傷を確認し，pincer impingement があれば，関節唇を寛骨臼からはずし，関節唇を再縫着する。cam impingement が存在すれば，突出した骨軟骨を削り，骨軟骨形成 (osteochondplasty) を行う。

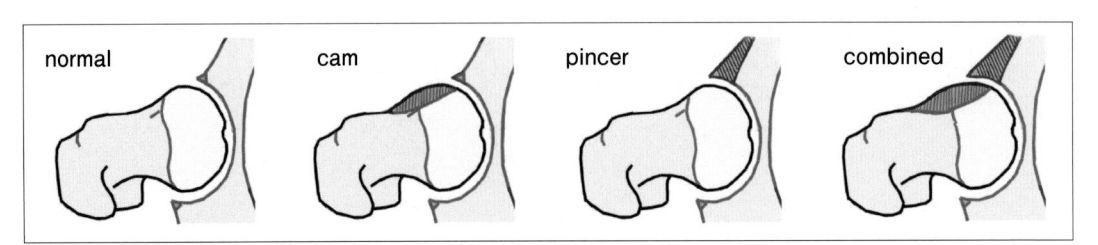

Fig.1：大腿骨側に骨や軟骨の突出があり衝突の原因がある場合をカムタイプ（cam type），骨盤側に衝突の原因がある場合をピンサータイプ（pincer type），両方の混合がミックスタイプ（combined type）で頻度としては多くみられる。

検査・読影のポイント
　cam type は若年男性に多い。また頸部骨折やすべり症・Perthes病後に発症することが多く，軟骨を削り取るように繰り返すため OA になりやすい。ポイントは MRI 画像で前方関節唇損傷・前方関節軟骨損傷を描出する。pincer type は臼蓋の後捻・深臼蓋などで臼蓋前縁の骨性被覆過剰が原因とされ，MRI 画像で前方関節唇損傷・後方関節軟骨損傷を描出する。
　X線検査で股関節正面像・ラウエンシュタイン法・軸写像を撮影し，撮影時の骨盤回旋や前斜により偽陽性となる，また正面像は左右の比較が必須となる。pincer type (Fig.2, Fig.3, Fig.4) の X 線画像所見であり，臼蓋側の所見となる，cam type (Fig.5, Fig.6) は，骨性膨隆で骨頭の形状が問題となる。
　関節唇損傷の評価は，単純 MRI で，偽陰性が80%と報告されている。造影剤を股関節内に注入し撮像する MR arthrogram が偽陰性率が8%にまで下がり有用である。原因不明の股関節痛で groin pain syndrome の範疇として考えられた症例のなかにこの病態が含まれている場合もある。

X線検査

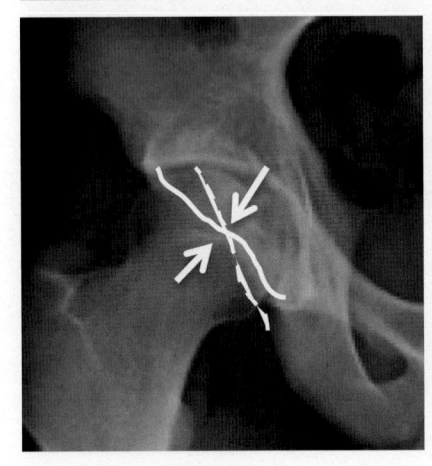

Fig.2　cross over sign 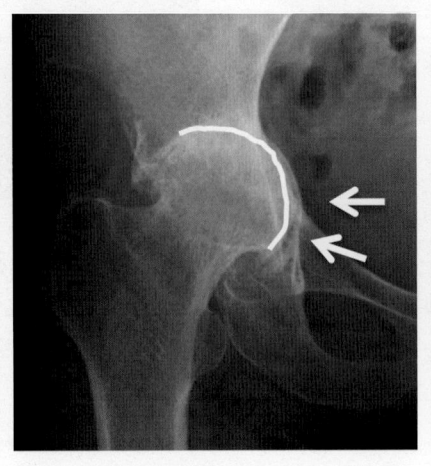　　　Fig.3　coxa profunda 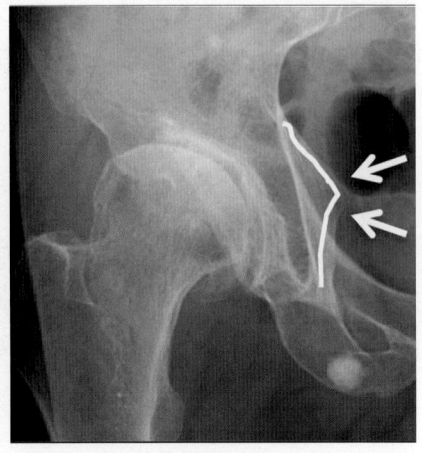　　　Fig.4　ischial spine sign

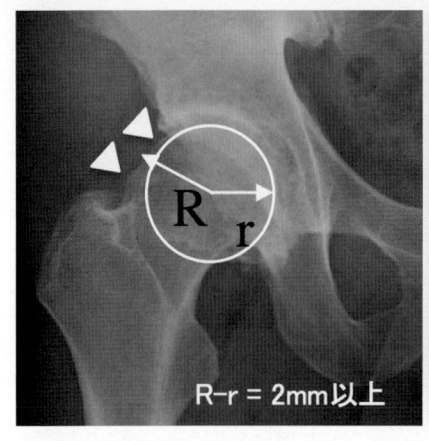

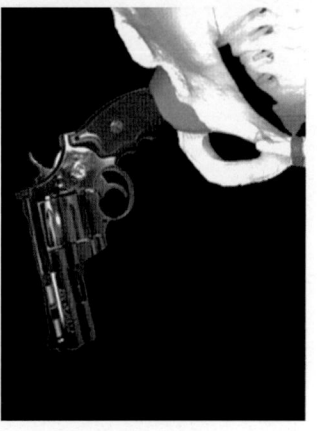

Fig.5 pistol-grip deformity

Fig.6 αアングル計測

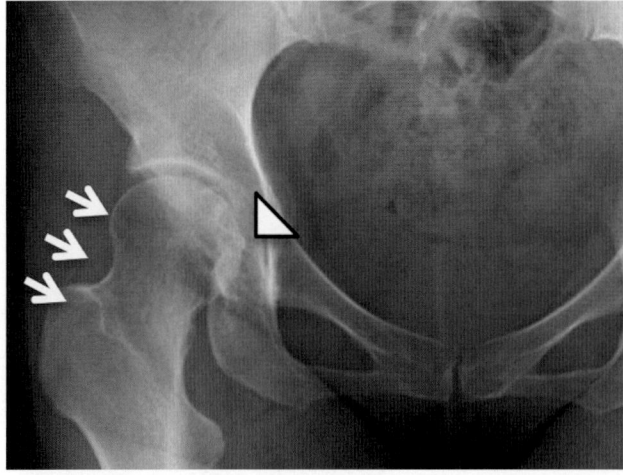

Fig.7 正面像

Fig.2：臼蓋前縁と後縁が交わる。

Fig.3：臼底がKohler線より内側に位置する臼蓋の後捻を表す。

Fig.4：坐棘が骨盤腔内に突出することで出現する、臼蓋の後捻変形を示唆する。

Fig.5：大腿骨頭から頸部にかけてのくびれが消失し骨頭外側への骨膨隆を伴う変形（▷）。

Fig.6：αアングル計測、骨性膨隆、関節唇石灰化、骨棘形成をみる。正確な測定はCTで行う。

Fig.7：右臼蓋後縁に透亮像と不整を認める（▷）pincer type。また大腿骨頭に pistol-grip deformity が認められ（→）、cam type もあり、combined type と考えられる。

MRI 検査

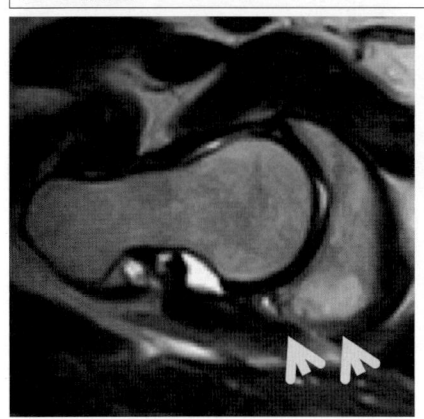

Fig.8 T2強調横断像

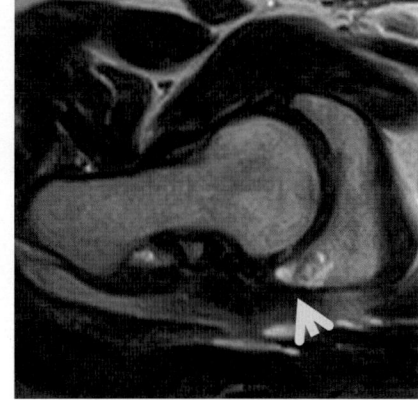

Fig.9 T2強調横断像

Fig.8, 9：前縁の関節唇が損傷（→）し、pincer type と認められる。

Fig.10, 11：頸部骨折後の impingment Co にて関節唇損傷を認める。骨膨隆を伴う変形、αアングル計測では約90°であり、cam type と認められる。

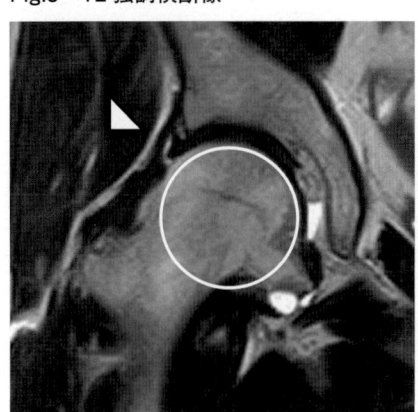

Fig.10 T2強調冠状断像

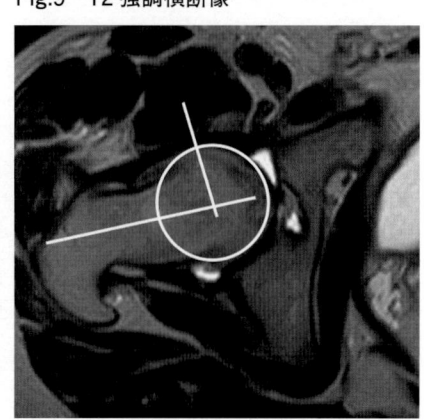

Fig.11 T2強調横断像

II-3　退行性疾患　125

II-3 退行性疾患

6. 外反母趾　Hallux valgus

主訴・既往
20歳代，女性。数年前より右母趾が変形し歩行時に痛み出現。

臨床基礎知識
外反母趾は男性より女性に多く，母趾が変形しMTP関節（metatarsopharangeal joint）部が腫脹し痛みを伴う疾患である。その変形は第1MTP関節より遠位の基節骨より先端が外反し，関節部の内側が飛び出しバニオン（滑腋包の腫脹＝bunion）を形成し痛みを誘発する（**Fig.1**）。

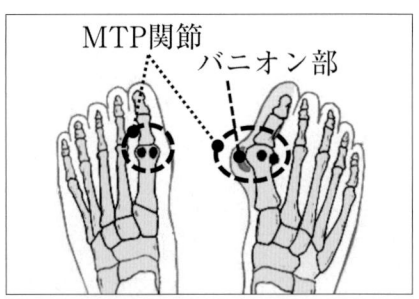

Fig.1　MTP関節とバニオン部

検査・読影のポイント
X線撮影では，立位荷重-正面と側面（横倉法）の足部2方向撮影を行う。荷重-正面像は第1MTP関節の外側亜脱臼や中足骨内反などの程度を投影する重要な画像となる（**Fig.2**）。さらに正面像では母趾の外反角をX線計測し評価する。また荷重-側面X線像では扁平足を評価する。種子骨の軸位像では種子骨変位の程度を評価する。

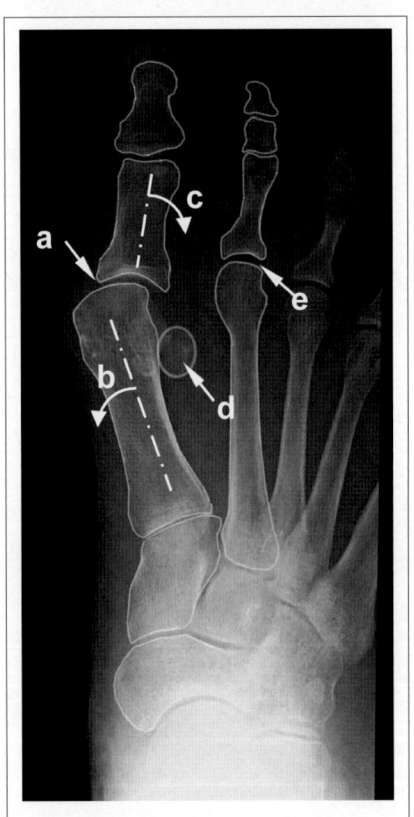

a：第1MTP関節の外側亜脱臼
b：第1中足骨内反
c：母趾の外反
d：種子骨の外側偏位
e：第2MTP関節背側脱臼

Fig.2　外反母趾のX線解剖と読影ポイント
外反母趾の解剖学的特徴として第一中足骨内反，基節骨外反，母趾回内，扁平足，種子骨外側偏位などの読影ポイントがある。

X線学的計測角

荷重正面像を用いて外反母趾の程度を評価する方法として以下のような計測がある。計測角の①外反母趾角（HV角）は重症度を判定し，②1・2中足骨間角（M1M2角）は第1中足骨の内反を評価し，③1・5中足骨間角（M1M5角）は足の開張を評価する。

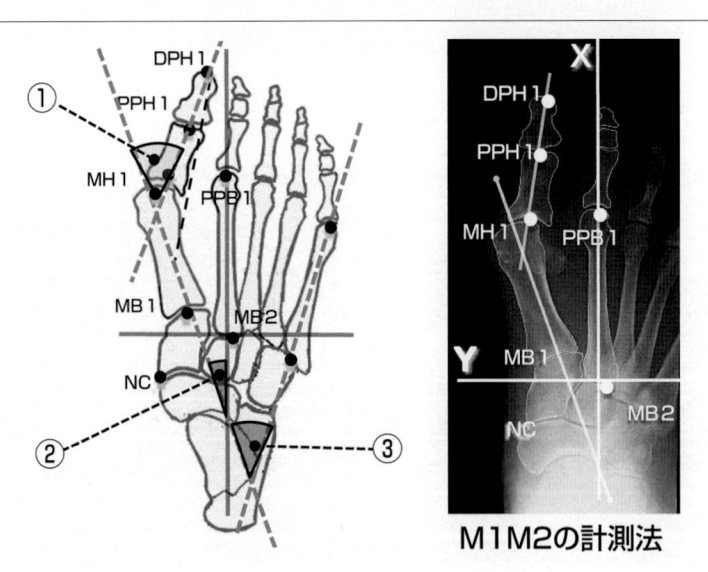

M1M2の計測法

①外反母趾角：HV角（hallux valgus angle）→正常値：9°〜15°
　母趾の基節骨と第1中足骨軸のなす角度で，母趾の変位として外反変形の程度を評価する。（軽症：20°未満，中等症：20°〜40°，重症：40°以上）
②1・2中足骨間角：M1M2角（first-second intermetatarsal）
　第1中足骨軸と第2中足骨軸のなす角度で，第1中足骨の内反変位の程度を評価する。
③1・5中足骨間角：M1M5角（first-fifth intermetatarsal angle）正常値：25°
　第1中足骨軸と第5中足骨軸のなす角度で，前足部の開張度の指標である。（異常値：30°以上）

Fig.3　外反母趾に対する各X線計測法と計測点
HV角とM1M2角は強い相関関係を示し，非荷重時と比較すると，荷重時にはHV角，M1M2角ともに増大し，変形を増強することから荷重-正面撮影が有用となる。また外反母趾の多くは扁平足や開張足を伴うものが多いが，この開張度を評価するのがM1M5角で，荷重-正面撮影が必要となる。

X線検査

Fig.4 立位荷重時の正面像

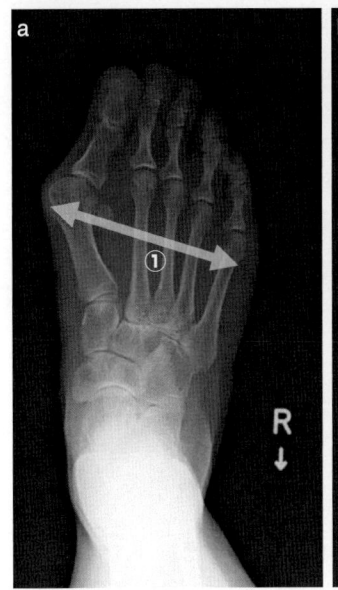

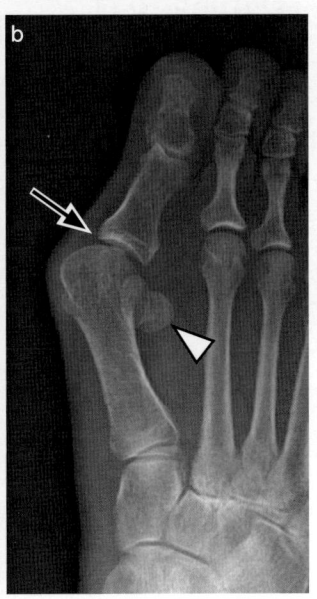

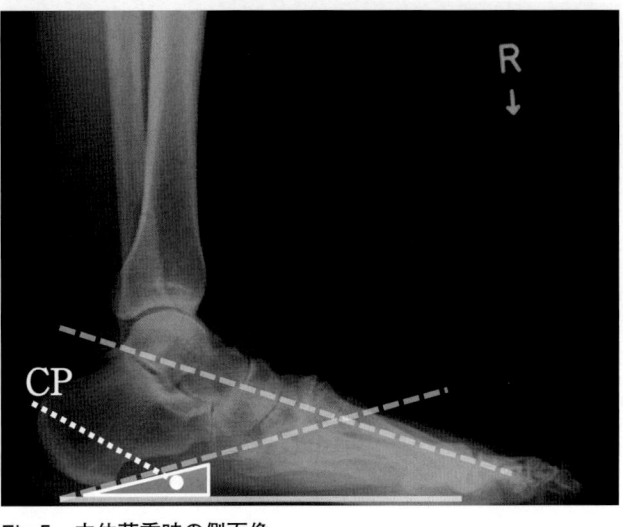

Fig.5 立位荷重時の側面像

Fig.4：第1中足骨の内反変位により第1と5中足骨遠位部が広がり，開帳足像（①）を示す。MTP関節の第1基節骨（→）は亜脱臼を示し，種子骨（▷）は外反偏位を認める。

Fig.5：荷重時のCP（calcaneal pitch）角（→）が18°と正常値より小さく，開張足が示唆される。

X線計測

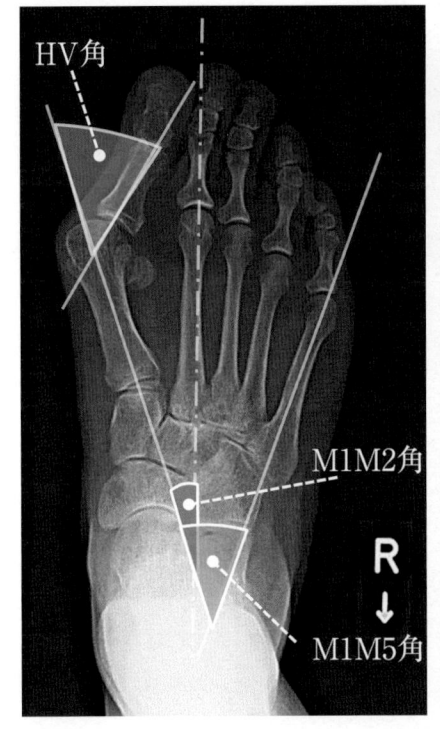

Fig.6 術前のX線計測

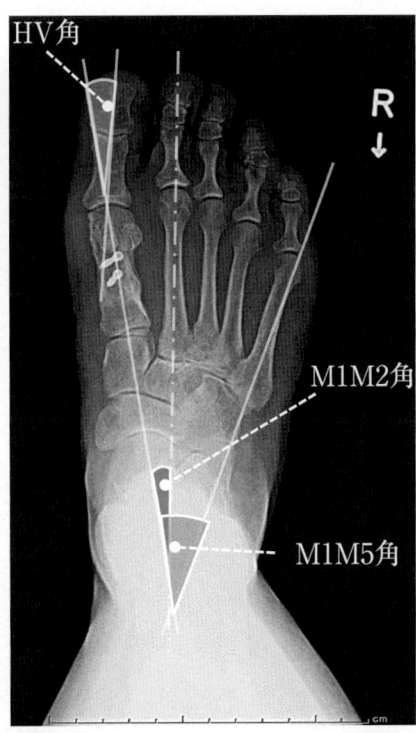

Fig.7 術後のX線計測

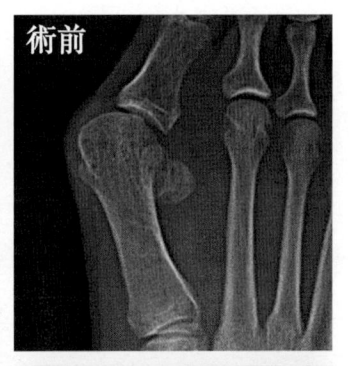

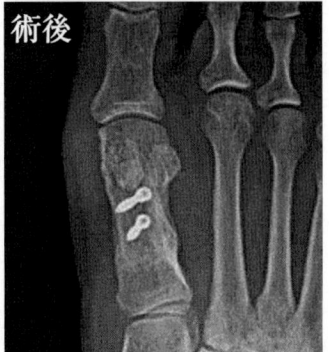

Fig.8 術前・後の第1中足骨像

Fig.6：HV角が48°，M1M2角が21°，M1M5角が41°。外反母趾ガイドラインではX線計測角のHV角が40°以上であると，重症の外反母趾と診断される。

Fig.7：術後では，HV角が14°，M1M2角が10°，M1M5角が30°と改善されていた。

Fig.8：術後のMTP関節は、種子骨の脱臼がなく関節適合性が良好となった。

II-4 小児股関節

1. 発育性股関節形成不全（先天性股関節脱臼） developmental dysplasia of the hip

主訴・既往
1歳0か月，女児。他施設からセカンドオピニオンとして当院受診

臨床基礎知識

以前は先天性股関節脱臼（congenital dislocation of the hip：CDH）と称されていたが，出生時すでに脱臼していることは少なく，出生後の発育過程で脱臼が生じることが多いため近年は発育性股関節形成不全（DDH）と呼称する傾向にある。脱臼側の股関節に開排制限があり，大腿皮膚溝に左右差（数が多く，深い），Allis徴候（仰臥位で両膝を屈曲し，下腿をそろえると脱臼側の膝の高さが低くなる）などがみられ診断の目安となる。

女児に多く，男児の5〜9倍の発生率である。股関節検診により脱臼素因のある児の早期発見，おむつカバーや抱き方などの育児法の発達で発生率は1/10に激減し0.1%程となった。

生後6か月未満で早期発見された場合，治療法はリーメンビューゲル（Riemenbügel：RB）装着による整復が第一選択で良好な治療結果が得られており，早期発見が重要である。

検査・読影のポイント

X線検査は股関節を構成する骨がある程度発育（大腿骨頭の骨化中心が現れる）する生後3か月以降に行われるのが一般的である。さまざまな補助線を用いて大腿骨頭の臼蓋に対する求心性を評価するため，左右差のない正確な正面像が求められる。また開排動作を伴う撮影（開排位，ラウエンシュタイン法など）は，開排時に整復，中間位で脱臼位となる場合（クリック音を触知することもある：クリック徴候）があり，繰り返すと軟骨を損傷するおそれがあるので注意を要する。

X線検査

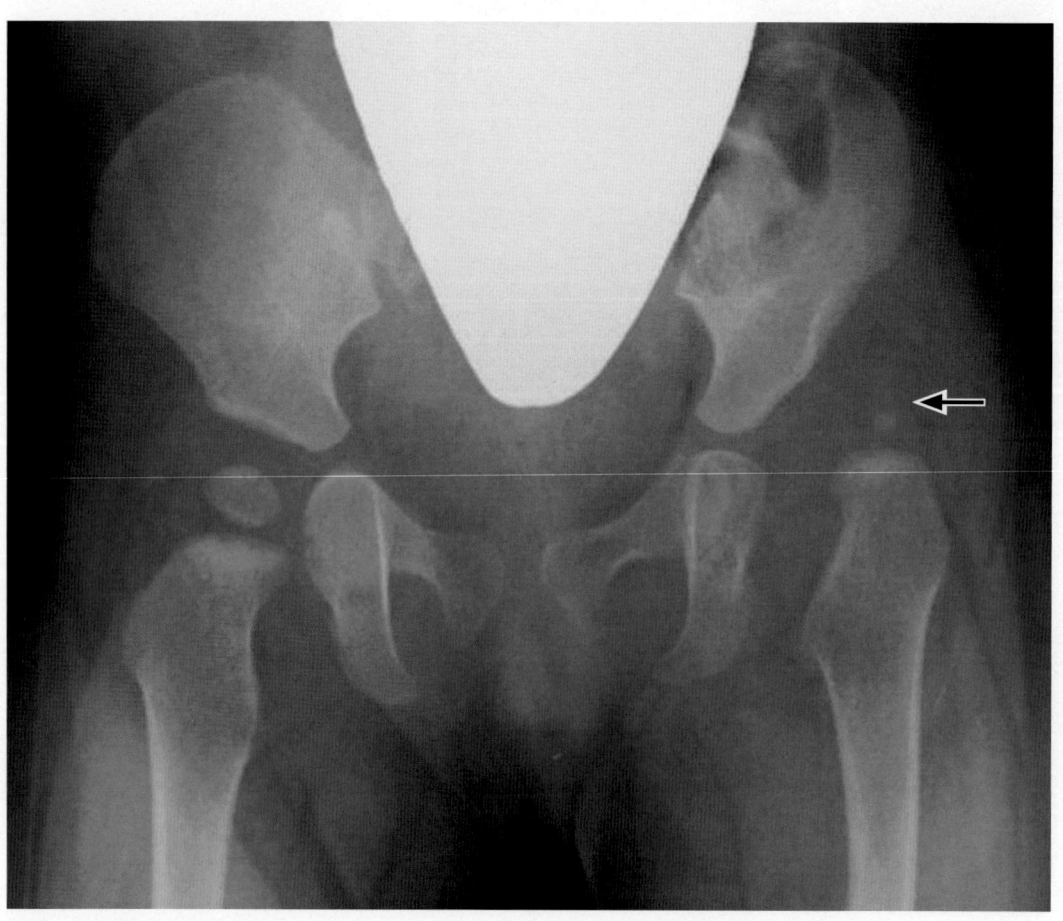

Fig.1 股関節正面像

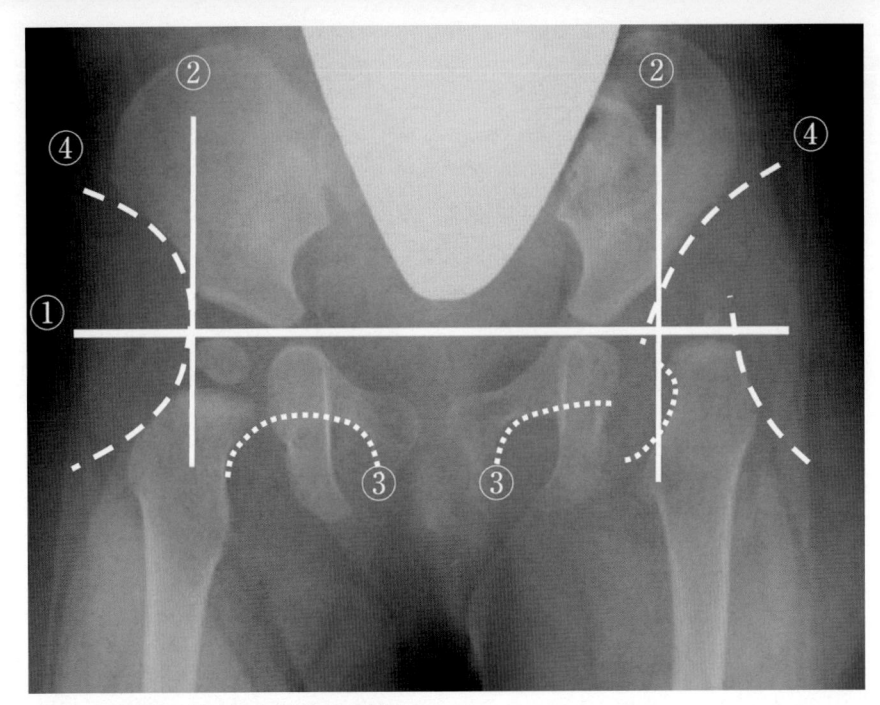

Fig.2 各種補助線（Fig.1と同一症例）

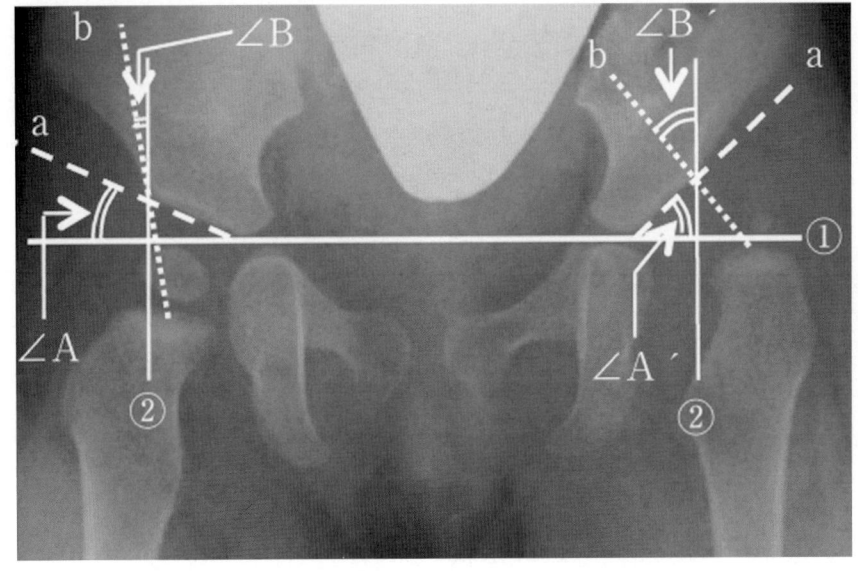

Fig.3 X線計測角（Fig.1と同一症例）

Fig.1, 2：左の大腿骨頭がWollenberg線（①）の上方，Ombredanne線（②）の外側に位置し，Shenton線（③），Calvé線（④）の連続性が途絶していることからも脱臼位であることがわかる。右に比べ，左の大腿骨頭に成長の遅延（脱臼側によくみられる傾向）も認められる（→）。a角は右（∠A）が23°，左（∠A´）が43°，OE角は右（∠B）が10°，左（∠B´）が−38°であり，左臼蓋の形成不全も認められる。

Fig.2, 3：①：Wollenberg（ウォレンベルグ）線

両側のY軟骨を結ぶ線。Hilgenreiner線ともいわれる。正常骨頭ではこの線より足側（脱臼骨頭では頭側）に位置する。

②：Ombredanne（オンベルダーヌ）線

臼蓋外側縁からWollenberg線に降ろした垂線。Perkins線ともいわれる。正常骨頭ではこの線より内側（脱臼骨頭では外側）に位置する。

Fig.2：③：Shenton（シェントン）線

恥骨の内下縁をなす曲線の延長線と大腿骨頸部の内縁との連続線。脱臼股関節では連続性が途切れる。

④：Calvé（カルヴェ）線

腸骨外縁をなす曲線の延長線と大腿骨頸部外側縁との連続線。脱臼股関節では連続性が途切れる。

Fig.3：∠A，A´：臼蓋傾斜角（a角）

寛骨臼蓋接線（a）とWollenberg線のなす角。正常は20°〜25°であり，30°以上で臼蓋形成不全とする。

∠B，B´：OE角

大腿骨頭の骨化が未熟で骨頭中心が正確に求めにくい4歳未満に用いられる計測法（4歳以降は骨頭中心を頂点とするCE角を用いる）。骨幹端中央点と臼蓋嘴（臼蓋外上縁）を結ぶ線（b）とOmbredanne線のなす角。1歳未満で5°以上を正常，5°未満を臼蓋形成不全または骨頭位置異常とする。

2. 大腿骨頭すべり症　slipped capital femoral epiphysis

主訴・既往
9歳，男児。
135cm，48kg（BMI 26.3）。1か月前に左の下腿を捻った。歩行可能で，その後も普段通り遊んでいたため様子を見ていた。数日前より股関節部の疼痛が増悪，歩行困難となったため受診。

臨床データ
股関節 ROM　左　屈曲30°伸展0°外転30°内旋10°外旋0°右は良好。
Drehmann（ドレーマン）徴候（＋）：仰臥位で患肢の股関節を屈曲していくと外旋，外転位に逃避する。

臨床基礎知識
大腿骨頭すべり症は，大腿骨頭骨端部が骨端線で頸部に対して主に後下方に転位を生じる疾患で，10～16歳の思春期に好発し，両側罹患率が高い。男性に多く（男女比3：1）二次性徴の発達が遅れていることも多い。また，患者の3/4に著しい肥満がある。病因は明らかではないが，成長ホルモン，性ホルモン，副腎皮質ホルモンなどの内分泌学的異常の関与等が考えられている。明らかな外傷で発症する急性型（5～10％），明らかな外傷がなく徐々に発生する慢性型（70～80％），慢性型経過中の軽微な外傷ですべりが増強される慢性経過急性型に分けられる。

検査・読影のポイント
本疾患が疑われる場合，X線検査で正側2方向の撮影が必要である。重症度判定や治療方針の決定のため正確な2方向撮影が重要であるが，強い外旋位をとり可動制限がある場合も多く，骨盤を傾斜させるなど工夫して撮影を行う必要がある。特に急性型の場合は大腿骨頸部骨折も考慮に入れ愛護的に行う。CT検査は診断の確定や重症度の判定に必須ではないが，外傷を契機に受診した場合や可動制限が強く，正確なX線画像が得られない場合などに行われる。外傷による骨折の有無，すべりの程度の確認，正確な後方傾斜角の計測に有用であるが，対象患者が放射線感受性の高い年齢層であるため被ばくに対する考慮が必要である。

X線検査

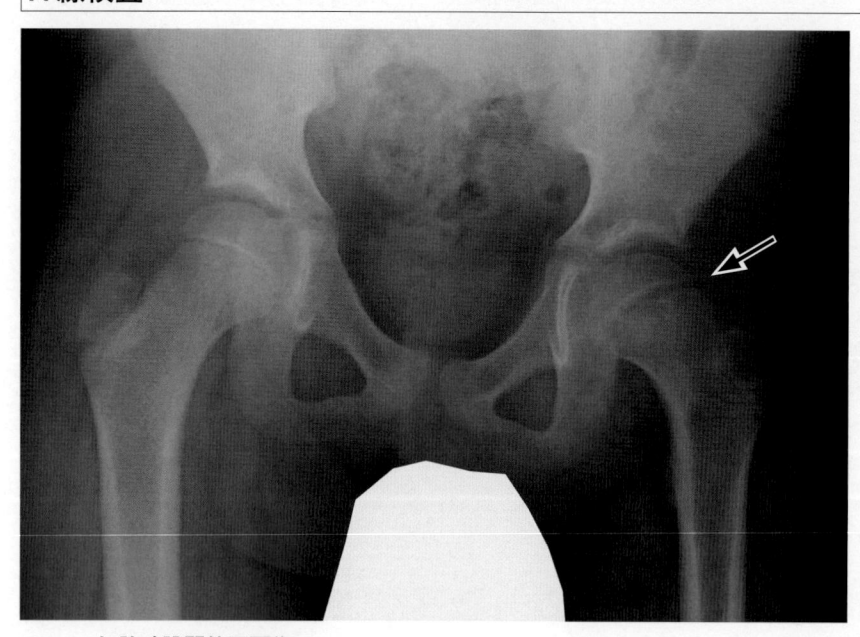

Fig.1　初診時股関節正面像

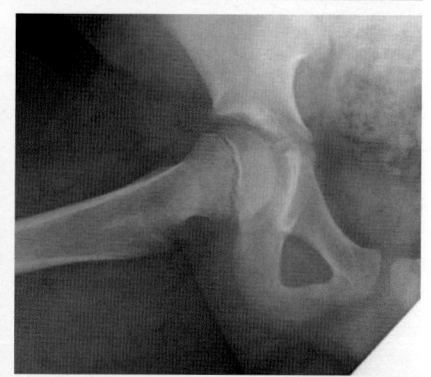

Fig.2　右ラウエンシュタイン（健側）

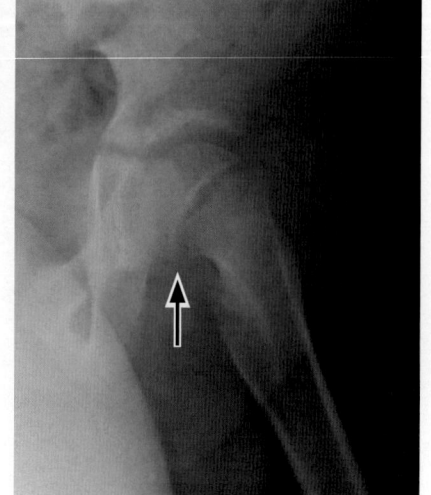

Fig.3　左側面（患側）

Fig.1：初診時の単純X線検査では，正面像で左大腿骨頭骨端線の拡大と不整（→），Trethowan徴候を認める。

Fig.3：左側面像でCapener徴候（→）を認め，骨端部の後方すべりが確認された。後方傾斜角（PTA）は33°。

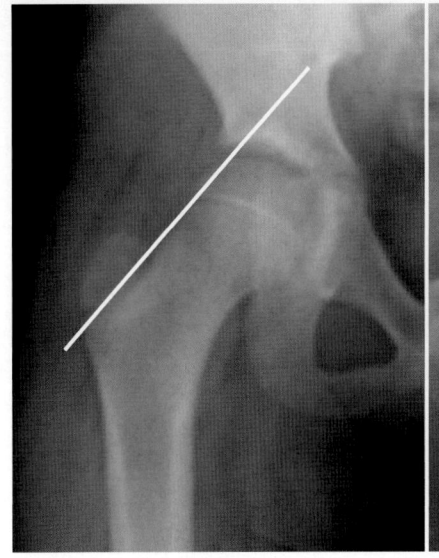

Fig.4 Trethowan 徴候

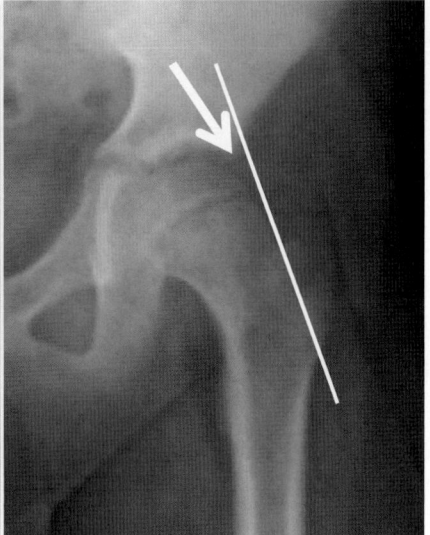

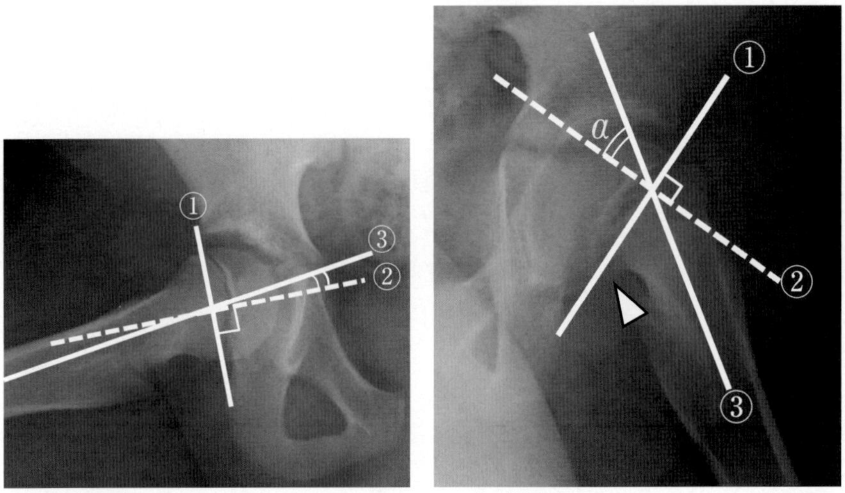

a 右（健側）　　b 左（患側）
Fig.5 Capener 徴候と PTA

Fig.4：Trethowan（トレソーワン）徴候
　大腿骨近位正面像において，大腿骨頸部外側縁の延長線がすべり症では骨端部を通らない（→）。
Fig.5：後方傾斜角（posterior tilt angle：PTA）
　X線側面像で計測し，骨端前後縁を結んだ線①の垂線②と，大腿骨軸③のなす角をいう。正常は0°～10°。
Fig.5b：Capener（ケイプナー）徴候
　すべり症では大腿骨近位骨端部が後下方に変位するため，側面像で寛骨臼の外にはみだす（▷）。

　本症はこの後方傾斜角の程度によって治療方針が決定されるため，可能な限り正確な側面像を用いての計測が重要である。一般に10°～30°未満を軽度，30°～60°を中等度，60°を超えるものを高度と分類する。施設によるが，30°～40°程度までは現位置鋼線固定（in situ pinning），それ以上では矯正骨切り術が行われる。

CT 検査

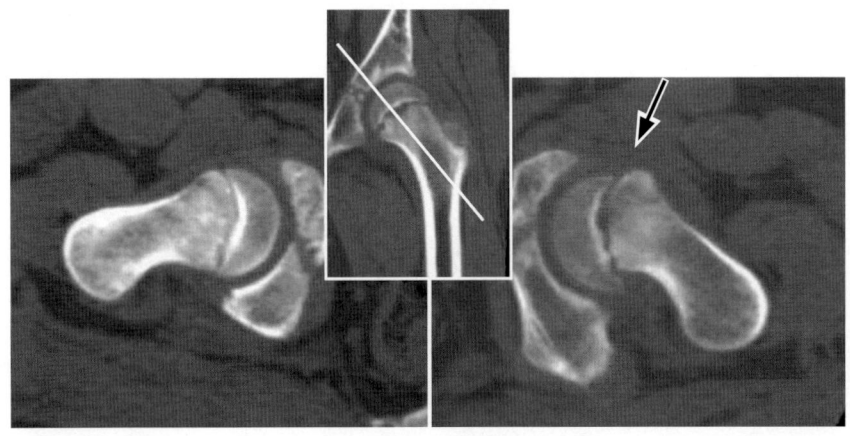

右股関節（健側）　　左股関節（患側）
Fig.6 MPR 像

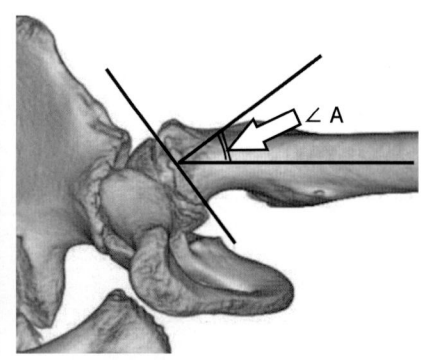

Fig.7 VR 画像

Fig.6：単純CTのMPR像では骨端線の幅が拡大し，骨端部の後方へのすべりが明瞭に観察できる（→）。
Fig.7：3次元画像により後方傾斜角の計測（⇨∠A＝37°）もより正確に行える。

II-4 小児股関節

3. 股関節炎 coxitis

主訴・既往
5歳5か月, 男児。就眠後左下肢の疼痛を訴え受診。

臨床データ
左股関節の可動域制限著明, 屈曲位での疼痛 (+)。
体温 37.7℃, CRP (C反応性蛋白) : 1.4 (mgd/dl), WBC (白血球数) : 14100 (個/μl)

臨床基礎知識

　股関節炎と称する疾患には単純性股関節炎, 化膿性股関節炎があげられる。両者とも小児期に好発する可動域制限等を伴う急性の股関節痛で共通するが, 治療法や予後が大きく異なるため鑑別が重要である。

　単純性股関節炎 (transient synovitis of the hip, coxitis symplex) は10歳以下の小児の股関節痛の原因として最も多い疾患である。発生年齢は3～10歳で, 男児に多く (2～5倍) みられる。病因として感染, アレルギー, 外傷などの説があるが定かではなく, 非特異性滑膜炎と考えられている。血液検査では正常値, または炎症反応を示しても軽度な場合が多い。画像診断上も骨には異常が認められず超音波検査やMRIで関節液の貯留がみられる程度である。症状が強い場合を除き2～4週間の安静で改善するため observation hip とも呼ばれる。

　化膿性股関節炎 (pyogenic arthritis of the hip) は細菌感染による股関節炎で, 乳児, 特に免疫機能の低下した低出生体重児に多い。治療開始が遅れると関節変形などの重篤な後遺障害を起こすことが多いため, 股関節痛を訴える小児に対しては本疾患を念頭においての鑑別診断が必須である。血液検査では白血球の増加, CRP陽性, 赤沈値亢進などの炎症所見がみられる。また, 多くは発熱などの全身症状をきたすが必発ではない。病初期には鑑別が困難な場合もあるが, 症状から本症が強く疑われるときは関節穿刺を行い関節液の性状を確認し診断を確定させる。感染経路は遠隔部からの血行感染が多い。血行動態上, 骨幹端は小児骨髄炎の好発部位であるが, そのなかで大腿骨近位骨幹端に発生した血行性骨髄炎が大腿骨近位の解剖学的特性 (骨幹端, 成長板, 骨端が関節包内にある) から関節腔内に波及して起こるものが主である。また, 骨端に骨化中心が現れていない新生児では成長板を貫き骨幹端と骨端を結ぶ血管 (transphyseal vessel) が開存していることから骨髄炎と関節炎は同一のものととらえて対処する。

検査・読影のポイント

　化膿性股関節炎が除外されるまでは治療開始が遅れないような対応が重要である。また, 化膿性股関節炎と診断された場合, 他の関節 (特に肩関節) の検索も必要である。X線検査は, 股関節痛や可動域制限がある場合, ほぼ必須の検査である。化膿性股関節炎ではX線検査上で骨膜反応など骨の異常所見がみられるときには, すでに初期治療開始の時期を逸していると考えられている。MRI検査は, ペルテス病との鑑別, 骨髄炎や股関節周囲の膿瘍などの検出, 関節穿刺を見据えた関節液の確認にも有用である。

X線検査

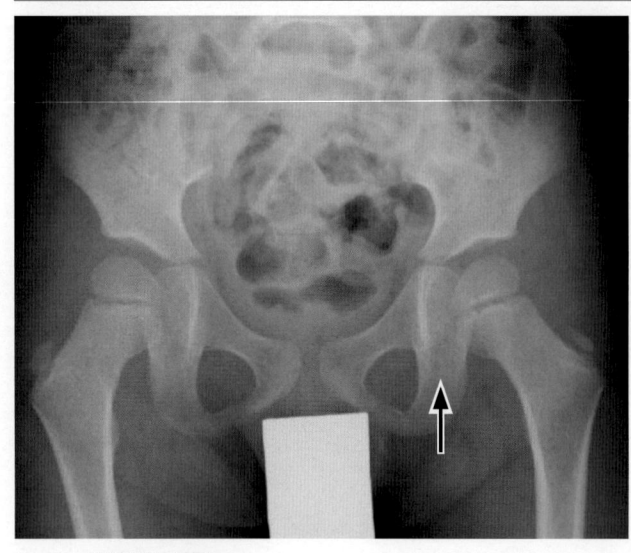

Fig.1　股関節正面像

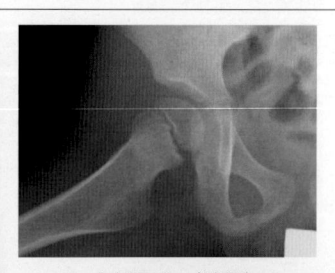

Fig.2　右側面像 (健側)

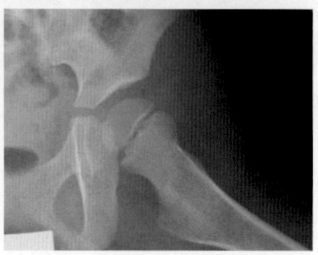

Fig.3　左側面像 (患側)

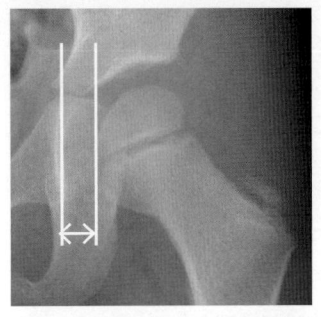

Fig.4　TDD（Fig.1 の左股関節を拡大）

Fig.1〜3：左股関節の内側関節裂隙の軽度拡大（TDD の拡大）がみられる（→）。その他，骨の異常は認められない。

Fig.4：TDD（tear-drop distance）
tear drop（涙痕）の外側縁は臼蓋関節面によって形成されており，大腿骨頭内側縁（骨頭の骨化の左右差の影響を受けないように，骨幹端内側縁を用いる場合もある）との距離を計測，比較し評価する。左右差 2mm 以上を有意とし，関節液の貯留を示すとされる（↔）。

MRI 検査

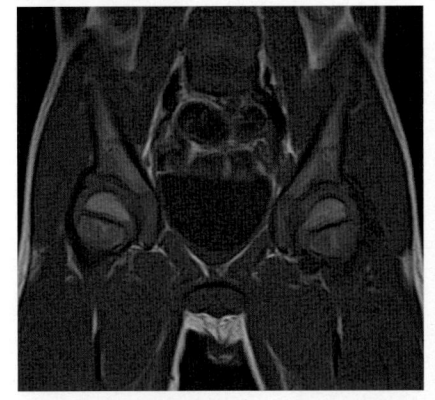

Fig.5　T1 強調冠状断像
Fig.6　脂肪抑制 T2 強調冠状断像 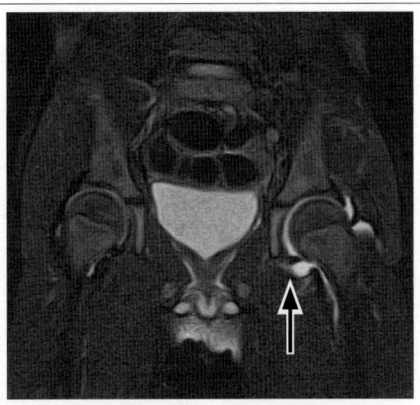
Fig.7　T2 強調横断像 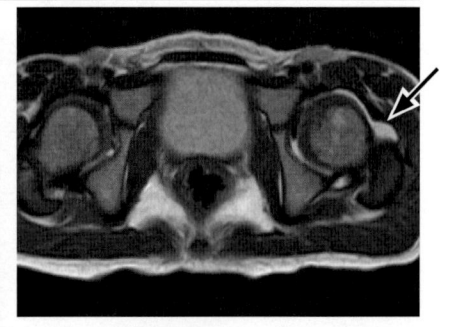

Fig.5〜7：大腿骨頭や大腿骨髄内に輝度変化は認められず，現時点では画像上，骨髄炎やペルテス病を疑う所見はみられない。

Fig.6, 7：左股関節に関節液の貯留を認める（→）。

以上の画像診断と臨床症状から化膿性股関節炎の所見に乏しいものの，血液検査や体温から炎症反応を認めるため完全に否定できず。入院し介達牽引，経過観察を行った結果，解熱傾向，炎症反応の低下，股関節痛の軽減がみられたため単純性股関節炎と確定された。

X 線・MRI 検査（参考症例）

2 か月，女児。深夜に熱発し救急外来受診。体温 38.6℃，WBC：14,600（個／μl），CRP：2.7（mg/dl）。翌日，再診時に右股関節の運動制限も認め，WBC：14,100（個／μl），CRP：5.0（mg/dl）と炎症反応も上昇。

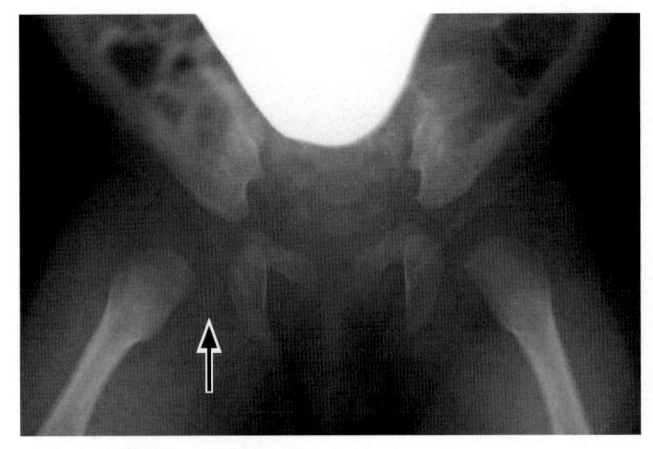

Fig.8　X 線画像（股関節正面）
Fig.9　脂肪抑制 T2 強調冠状断像 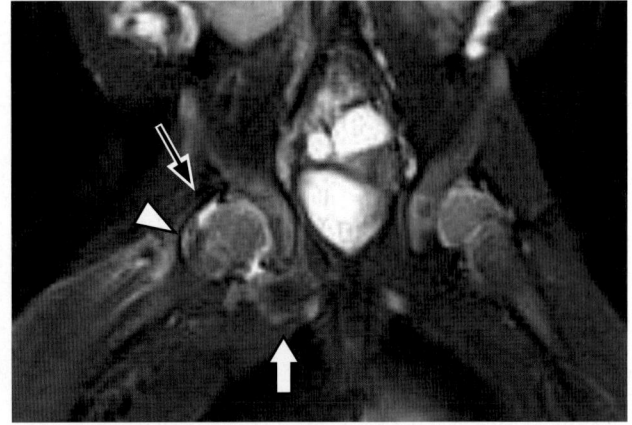

Fig.8：右股関節の内側関節裂隙が拡大し，関節液の貯留が示唆される（→）。その他，骨の異常は認められない。

Fig.9：右股関節包内に少量の関節液の貯留と（→），関節液とは性状の異なる貯留（▷）を認め膿などの存在が示唆される。また，関節周囲の軟部組織にも炎症の波及（⇨）がみられることから化膿性股関節炎が強く疑われる。

関節穿刺が行われ，膿性の関節液貯留を確認。化膿性股関節炎と確定された。

II-4　小児股関節　133

II-4 小児股関節

4. ペルテス病　Perthes disease, Legg-Calvé-Perthes-disease：LCPD

主訴・既往
3歳1か月，男児。右股関節痛を訴え受診。歩様の異常（足のひきずり），開排制限（＋）

臨床基礎知識
ペルテス病は成長期である3～12歳に，大腿骨近位骨端核が阻血性壊死を生じる疾患である。大腿骨頭の栄養血管分布が成長に伴い変化する中で，骨端核の栄養血管が外側骨端動脈のみとなる4～8歳に好発し，男児が女児の約5倍多い。両側罹患率は約15％。保存療法，手術療法の選択は患者の年齢，性格，病期等さまざまな条件を考慮して決定される。保存療法では可動域制限を取り除いた後，壊死部の修復が完了するまでの強度が低下している期間に骨頭の変形をいかにして抑えるかが重要であり，装具等を用いて骨頭を臼蓋内に収め，臼蓋を鋳型として球形に骨頭が修復するのを待つcontainment therapy（包み込み療法）が中心となり，経過観察にX線検査が用いられる。

検査・読影のポイント
X線検査で骨端の扁平化を認めれば確定診断は可能である。特に側面像で所見がわかりやすいため，2方向撮影が必須であるが，病初期では異常のわからないことが多く，早期の発見にはMRIが有用である。MRIでは病初期から骨端核の変化を描出することが可能で，壊死部はT1，T2強調画像ともに低信号を呈する。

X線検査

Fig.1　股関節正面像

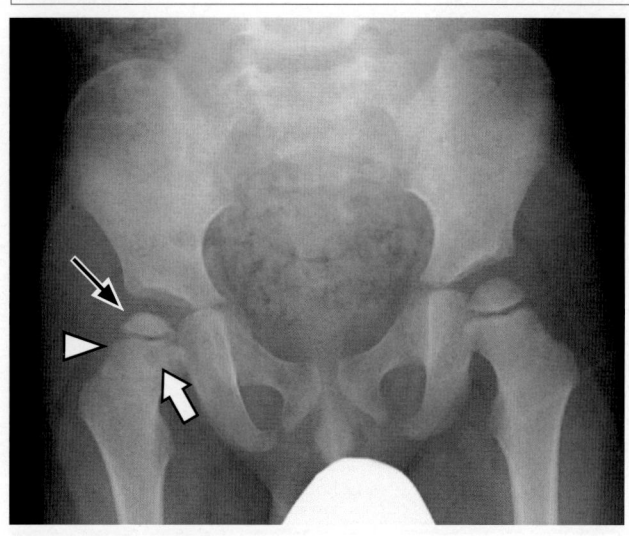

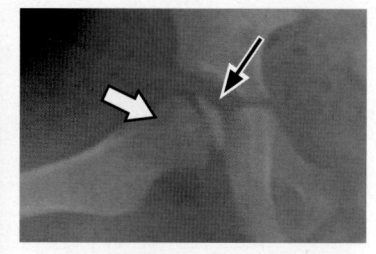

Fig.2　右側面像

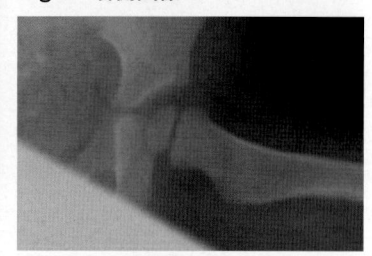

Fig.3　左側面像

Fig.1, Fig.2：右の大腿骨骨端核全体に及ぶ圧潰による陰影の増強，扁平化を認める（→）。Catterall分類のグループ4に属する所見である。また，head at risk signのひとつである骨幹端部が外側に張り出すGage sign（Gage）（▷），嚢腫形成もみられる（⇨）。

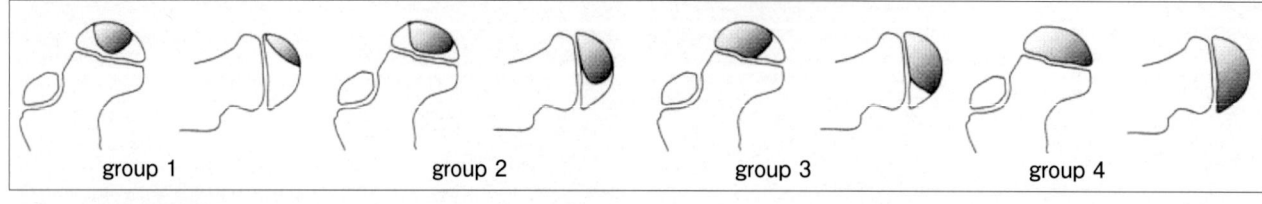

Fig.4　Catterall分類
Perthes病の予後判定に一般的に用いられる分類基準。骨端核の壊死範囲により4つのグループに分け，1から4の順に予後が不良とされる。病期等にもより，グループ間の鑑別が困難な場合もある。
group 1：壊死範囲が骨端核前方に限局している。
group 2：壊死範囲が骨端核前方で，正面像で骨端両外側は保たれる。
group 3：壊死範囲が骨端核後内側部を除く広範囲に及ぶ。
group 4：壊死範囲が骨端核全域。

head at risk signは，Catterallによって報告された，予後を推測する4つの徴候。多く存在するほど予後は悪いとされる。
①Gage sign：骨端核外側のV字型欠損像（Catterall）と骨端端が外側に張り出す像（Gage）の2種がある，②骨端線の水平化，③骨端外側の石灰化，④骨幹端部の嚢腫形成
他に，X線正面像で骨端核外側の骨性支柱の高さを健側と罹患側で比較して分類するlateral pillar分類（Herring）も用いられる。

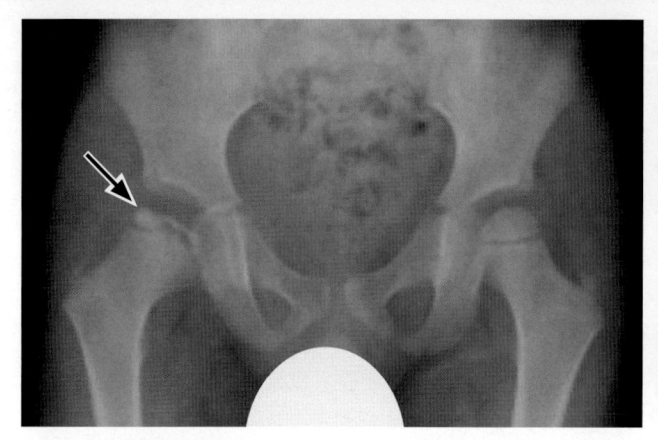

Fig.5　股関節正面像（約 1 年後）

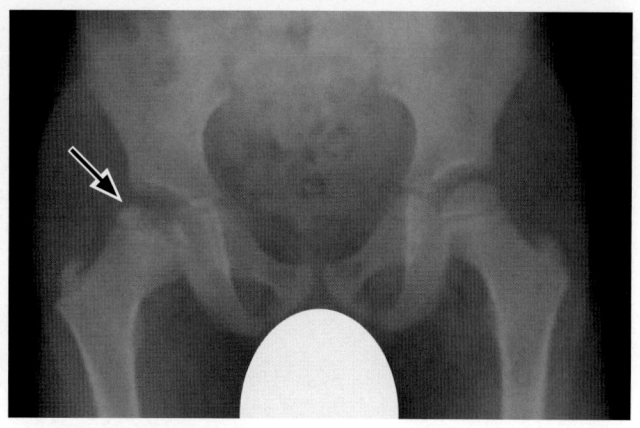

Fig.6　股関節正面像（約 2 年後）

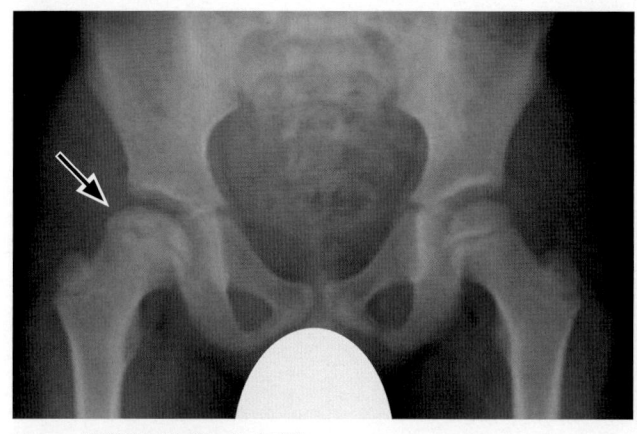

Fig.7　股関節正面像（3 年後）

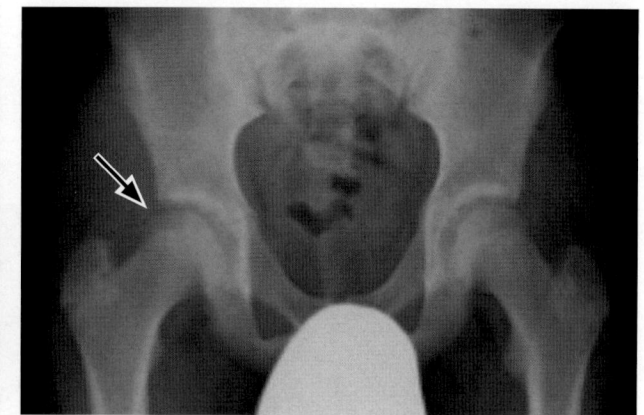

Fig.8　股関節正面像（9 年後）

Fig.5：骨端核全体に及ぶ壊死部が圧潰，扁平し，壊死期であることがうかがえる。また巨大骨頭の傾向もみられる（→）。

Fig.6：骨端核の分節化を認める（→）。これは圧潰した骨端核（硬化像）の壊死部が吸収され新生骨に置き換わる（透亮像）ことを示す再生期（分節期）の所見である。この時期は骨端核の強度が低下するため注意を要する。

Fig.7：骨端核の透亮像がほぼ正常の骨陰影として認められる。骨壊死部の修復が完了したことを示す修復期の所見である。

Fig.8：12 歳時。画像上遺残変形は軽微である。また，臨床上も疼痛，可動域制限もなく良好な経過である。

MRI 検査

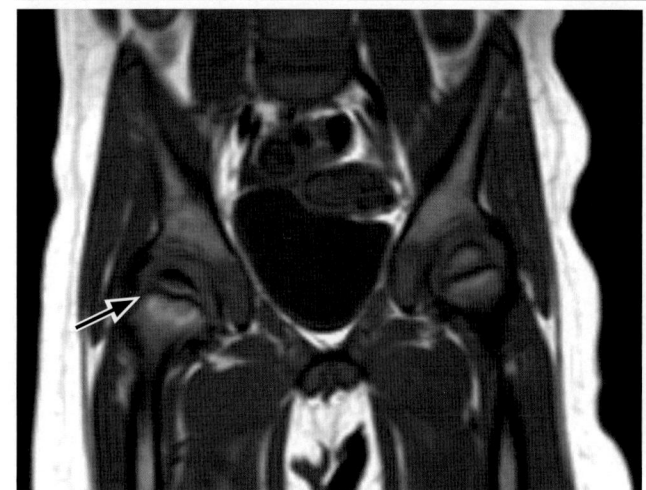

Fig.9　T1 強調冠状断像

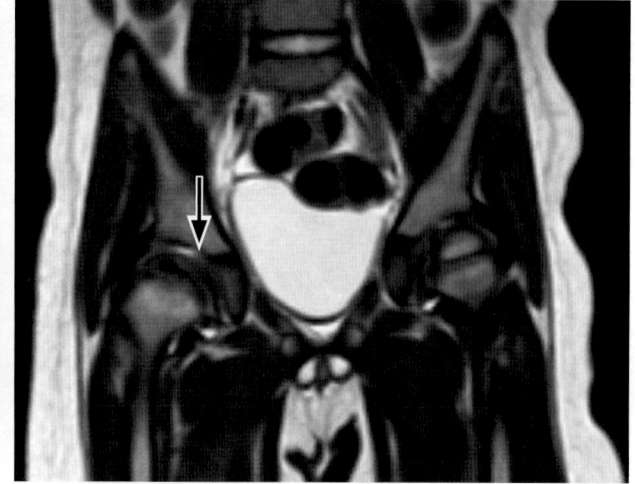

Fig.10　T2 強調冠状断像

Fig.9：右大腿骨骨端核の壊死部が低信号域として描出されるが，骨端核後方に一部正常域も残されている（→）。Catterall group 3 に分類される（X 線検査では group 4）。

Fig.10：右大腿骨骨端核の変形（扁平化）が認められる（→）。関節液の貯留に有意な左右差は認めない。

II-5 感染症

1. 急性骨髄炎　acute osteomyelitis

主訴・既往

30歳代，女性。
5年前，転落外傷（両踵骨，左足関節，頸椎，腰椎，骨盤の骨折）にて手術を行った。左側の踵部に膿瘍を形成し，受診。

臨床基礎知識

　骨に生じた感染を骨髄炎と呼ぶ[1]。病原菌の感染経路は血行性感染が最も多いが，隣接軟部組織からの浸潤によって感染する場合や，外傷による開放創や組織生検などによる直接感染もある[1,2]。成人の骨髄炎は，骨髄のあるいずれの場所にも起こりうるが，小児の場合は，骨端核に好発する傾向がある[1]。その理由は，骨端軟骨付近での毛細血管で血流が停滞するため細菌が増殖しやすいからである[1]。骨への感染が起こると，骨髄浮腫，血流増加，炎症細胞浸潤が生じる[2]ため，破骨細胞を活性化し骨吸収が進む。

検査・読影のポイント

　MRI検査が，早期診断に最も有用である。CT検査は，X線検査よりも詳細な情報を得ることが可能であるが，その感度はMRI検査や核医学検査に劣るため，CT検査を省略してMRI検査に移行するケースが多い。

X線検査

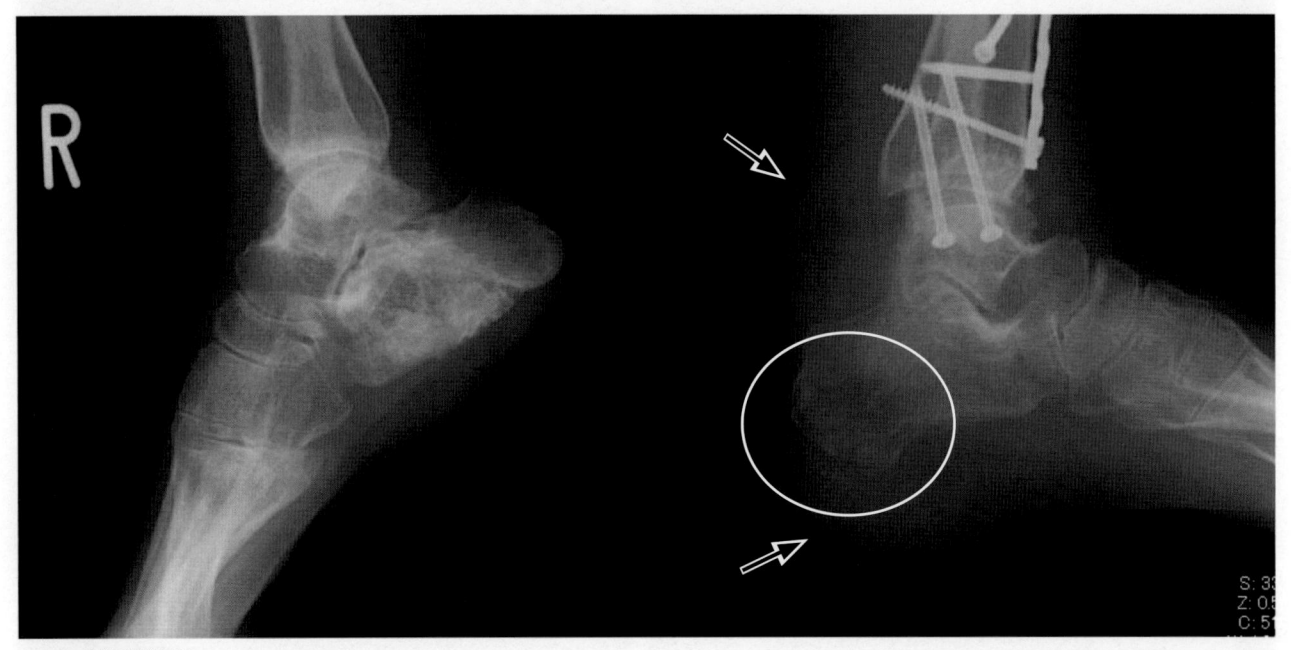

Fig.1　踵骨側面像

Fig.1：5年前の外傷による右踵骨の骨変形と左下腿のインプラントを認める。左足関節軟部組織が腫脹しており，炎症をきたしていると考えられる（→）。また，左踵骨遠位に僅かながら骨吸収を認める（○）。

CT検査

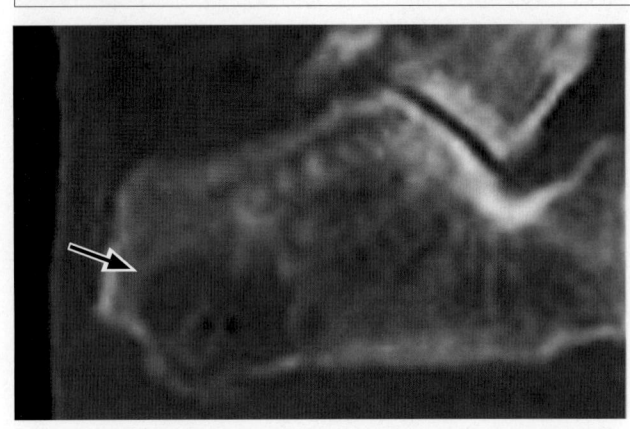

Fig.2：踵骨遠位部に骨吸収を認める（→）。

Fig.2　矢状断像

MRI 検査

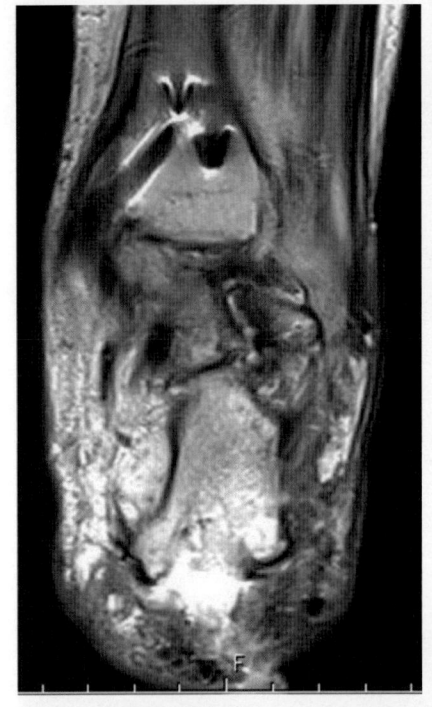

Fig.3　T2 強調冠状断像

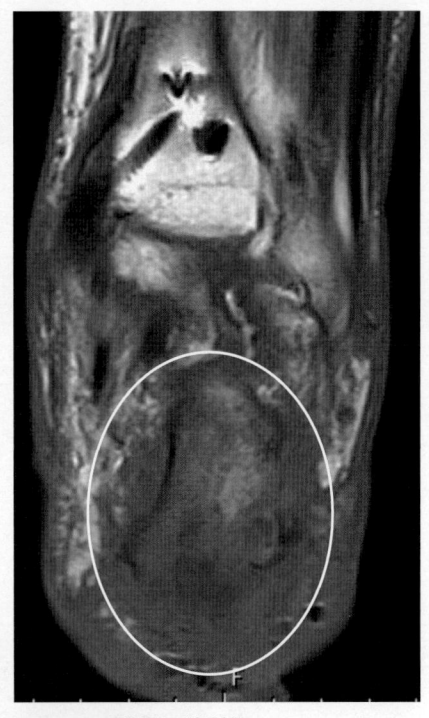

Fig.4　T1 強調冠状断像

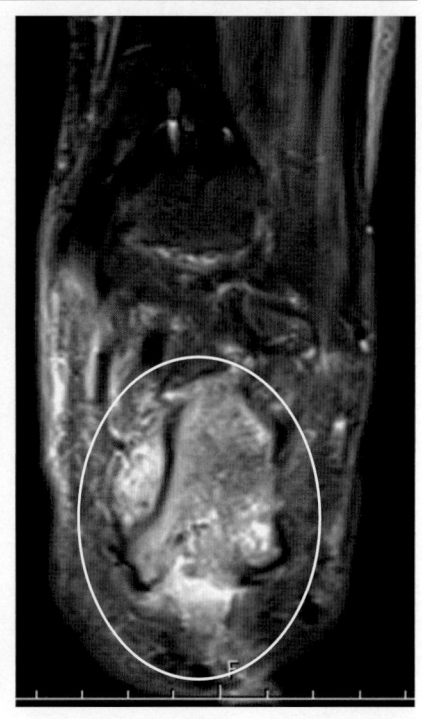

Fig.5　STIR 冠状断像

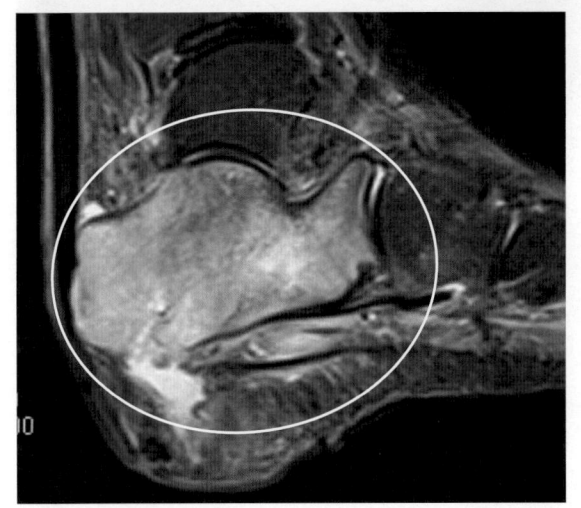

Fig.6　STIR 矢状断像

Fig.3：T2 強調画像では，骨髄と浮腫がともに高信号であるため，病変部をとらえることは困難である。

Fig.4：T1 強調画像では，病変部は低信号として描出されるが，ある程度進行しなければ明瞭に描出されない。

Fig.5，6：STIR 画像（または脂肪抑制 T2 強調画像）が最も鋭敏に病変部をとらえることが可能であり，高信号として描出される。

核医学検査

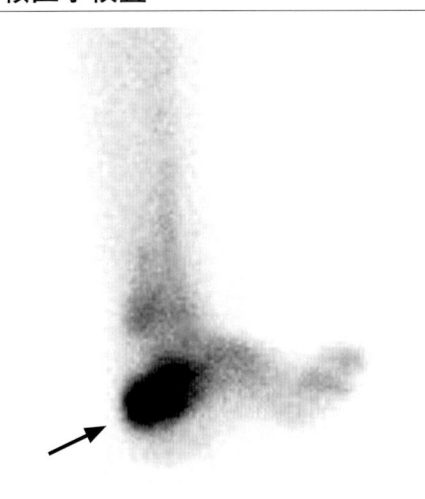

Fig.7　骨シンチグラフィ（スタティック像）

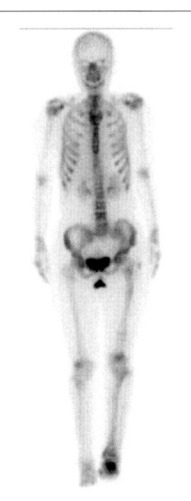

Fig.8　骨シンチグラフィ（ホールボディ像）

Fig.7：骨シンチグラフィも急性骨髄炎（→）の検出能に優れる。

Fig.8：全身検索が可能であるため，多発病変の検索に有用である[3]。

II-5　感染症

II-5 感染症

2. 化膿性関節炎　septic arthritis

主訴・既往

60歳代，女性。右膝の腫脹と熱感が発生。発熱(+)

臨床基礎知識

化膿性関節炎は，主に黄色ブドウ球菌などの細菌が関節腔内の血流豊富な滑膜に感染することにより発生すると考えられている[1]。特に，関節リウマチ，膠原病，糖尿病，肝・腎疾患等の基礎疾患を持つ患者では免疫力が低下しているため，化膿性関節炎を発症しやすい[2]。感染が進行すると骨に波及し，骨髄炎を引き起こす。好発部位は，膝関節が最も多く，次に股関節が多い。

検査・読影のポイント

X線検査は，早期に病変を描出することは難しいが，骨折や腫瘍などの他病変の鑑別には有用である。X線検査の画像所見としては関節裂隙の拡大を認めることがある。

MRI検査が最も有用であり，病巣の範囲や僅かな変化の描出が可能となる。画像所見としては，関節液の増加や造影T1強調画像で滑膜信号の増強がみられる。

X線検査

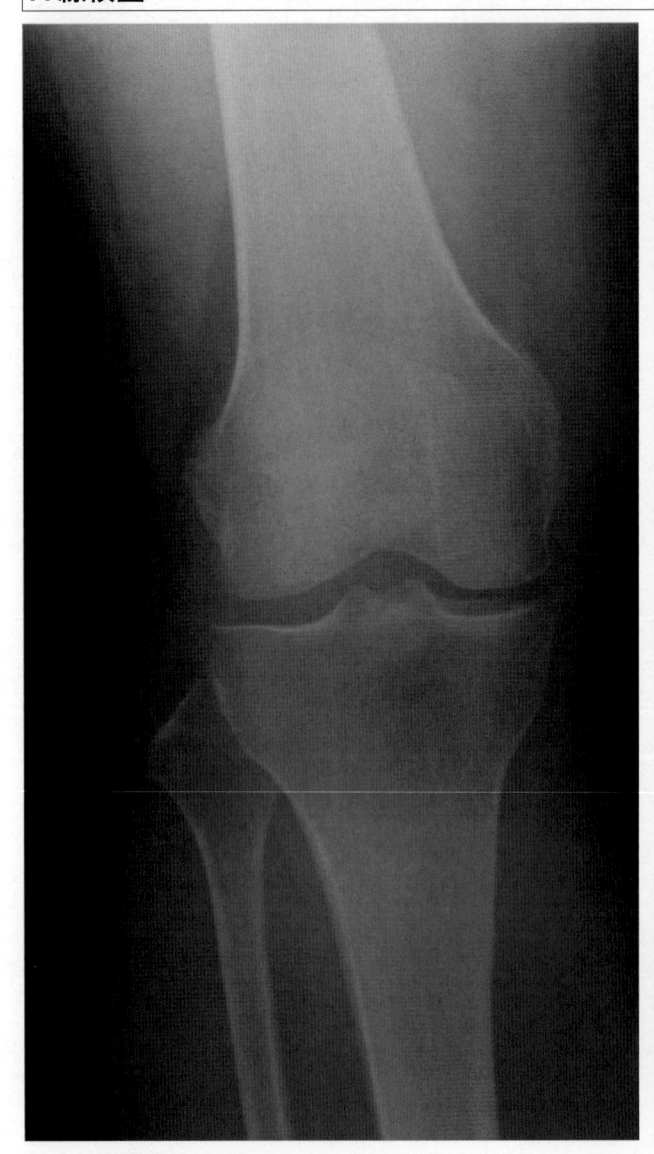

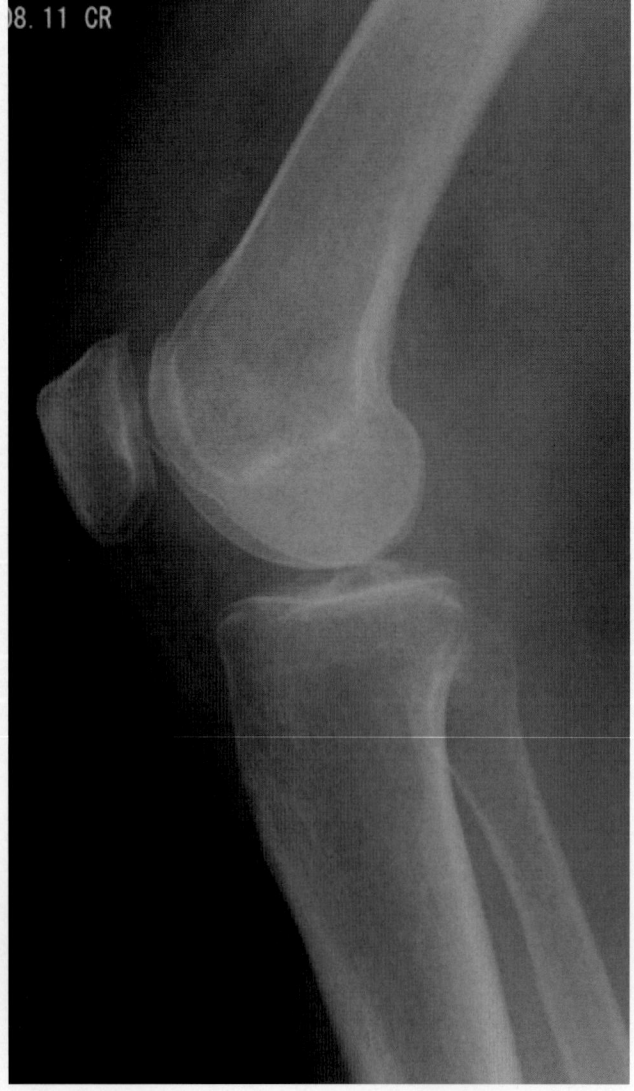

Fig.1　膝正面像

Fig.2　膝側面像

Fig.1, 2：明らかな骨性変化や関節裂隙の狭小化はみられない。

MRI 検査

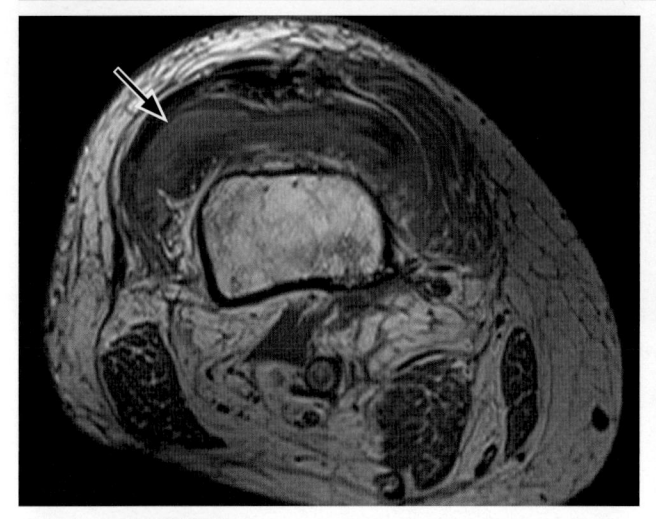

Fig.3　T1 強調横断像

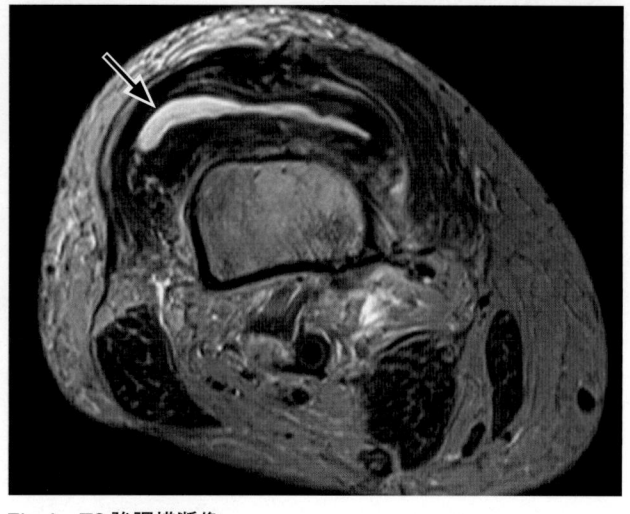

Fig.4　T2 強調横断像

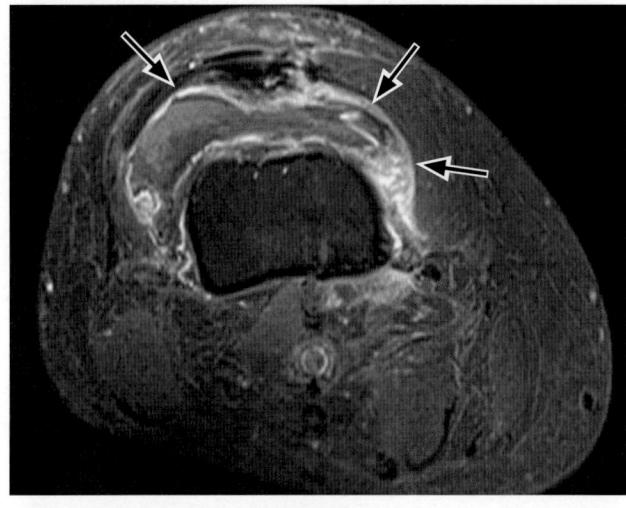

Fig.5　造影脂肪抑制 T1 強調横断像

Fig.3, 4：T1 強調画像および T2 強調画像より，関節液の貯留と滑膜の増殖を認める（→）。

Fig.5：造影後脂肪抑制 T1 強調画像横断像より，滑膜に造影効果を認める（→）。骨髄内に造影効果は認めない。

Fig.6：造影脂肪抑制 T1 強調画像矢状断像より，滑膜に造影効果を認める（→）。

Fig.7：STIR 像では，骨髄浮腫は認めないため，骨髄炎への波及はないと考えられる。

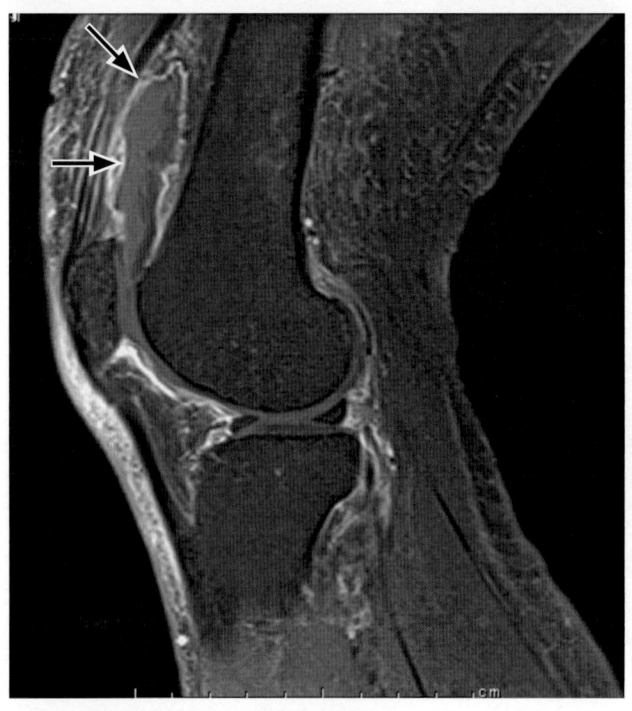

Fig.6　造影脂肪抑制 T1 強調矢状断像

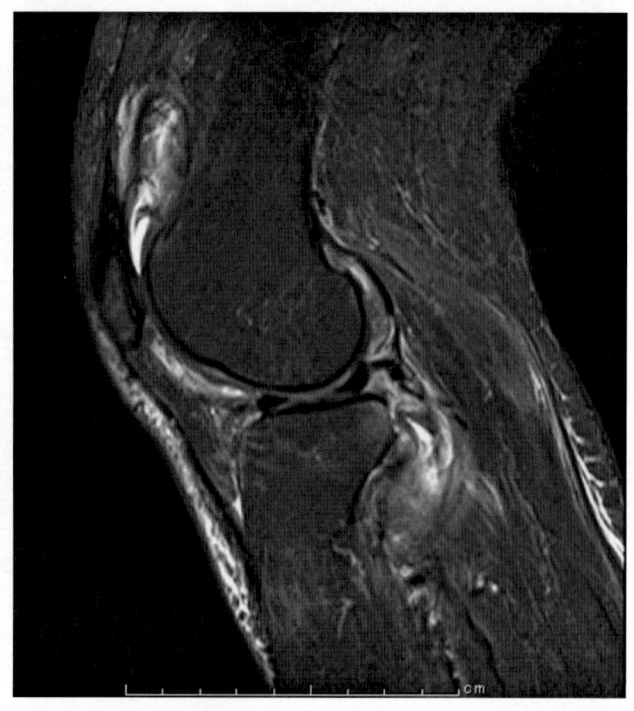

Fig.7　STIR　矢状断像

II-5 感染症　139

II-5 感染症

3. 化膿性脊椎炎　pyogenic spondylitis

主訴・既往

60歳代・男性。
変形性腰椎症，統合失調症にて他院通院中であった。貧血と不明熱精査のため，消化器内科紹介受診となった。
血液データ：Hb4.7g/dl，WBC10100，CRP13.1。
同日，慢性炎症除外および消化管精査のため胸腹骨盤CT施行となった。

臨床基礎知識

化膿性脊椎炎は，血行性に細菌感染し，脊椎が化膿する疾患で，急激な背部痛と高熱を主訴とする。急性の場合は，急激な背部痛と高熱を主訴とする。脊椎終板付近の終動脈近傍では血流が遅いため，椎体終板から感染が波及するという特徴がある。また，椎体終板に隣接する椎間板は血行がなく感染に対する防御機構が乏しいため，椎体終板から椎間板に感染し，しばしば椎間板炎を併発する。そこからさらに隣の椎体終板に感染するため，椎間板を挟んで2椎体に及ぶことが最も多いとされている（Fig.1）。

検査・読影のポイント

X線検査は，感染が最初に起こる椎体終板の破壊とそれに伴う椎間板炎による椎間腔の狭小化がみられる。しかし，発症初期の1〜2週間には病変をとらえることは難しい。CT検査では，X線検査でとらえることのできない詳細な変化を描出することができる。特に，脊椎周囲の軟部組織への浸潤をとらえることが可能となるため有用な画像検査といえる。しかし，X線検査と同様に初期段階の脊椎炎の変化をとらえることは困難である。脊椎に明らかな臨床症状がないと消化管の炎症を疑ってCT検査を行う場合があるため，骨条件や多断面の画像再構成が省略されて画像所見が得られないこともある。MRIは，化膿性脊椎炎の診断に最も有用で，X線検査やCT検査でとらえることのできない初期段階の骨病変を描出することができる。また，軟部組織や脊柱管内への病変の広がりも早期に描出することが可能である。T1強調像で低信号，T2強調像で高信号を呈する。特に，脂肪抑制T2強調像やSTIRが病変検索に有用である。また，造影MRIは，膿瘍が区別されて描出されて病巣掻破の範囲決定に役立つ。

慢性の場合は，軽度の背部痛や腹痛を訴えるケースもあるため，脊椎にフォーカスが絞られずに見落とされる場合がある。そのため，熱源精査のCTでは，介助時に背部痛の訴えがないか注意して検査に臨む必要がある。背部痛がある場合は，脊椎炎も念頭において一次読影を行う必要がある。

X線検査

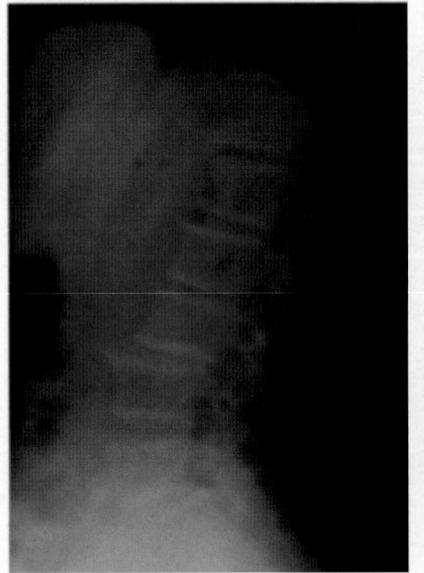

Fig.2　発症初期腰椎側面像 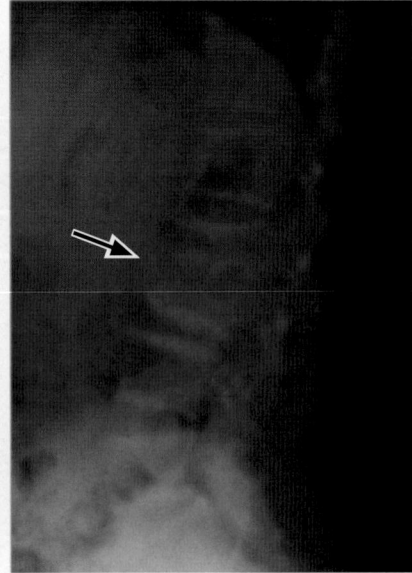　　Fig.3　発症3か月後腰椎側面像 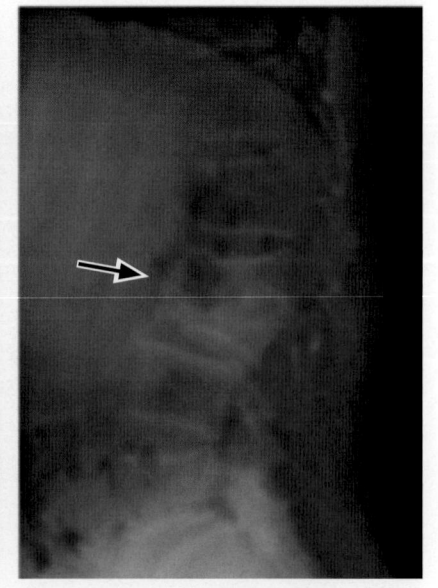　　Fig.4　発症6か月後腰椎側面像

Fig.2：発症時の腰椎側面像では，明らかな異常所見は認められない。
Fig.3：3か月後の腰椎側面像ではL2/3の椎間板および椎体終板の破壊像を認める（→）。
Fig.4：6か月後の腰椎側面像では，L2/3が癒合している（→）。

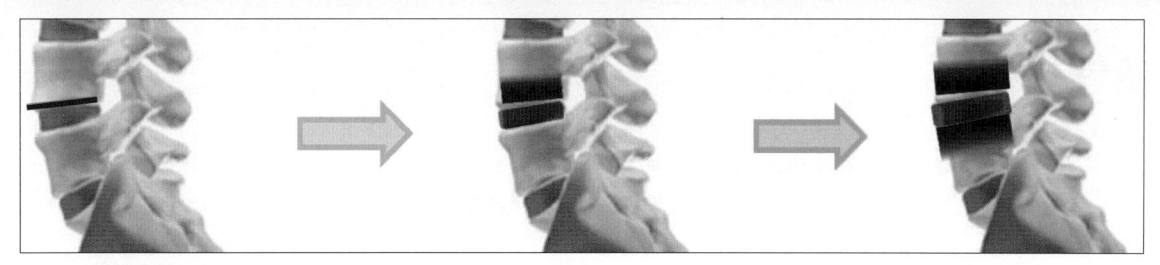

Fig.1 化膿性脊椎炎の感染

CT 検査

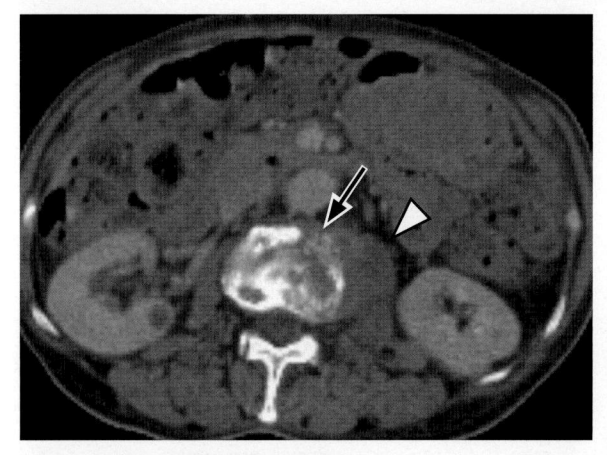

Fig.5 発症 2 週間後腹部横断像

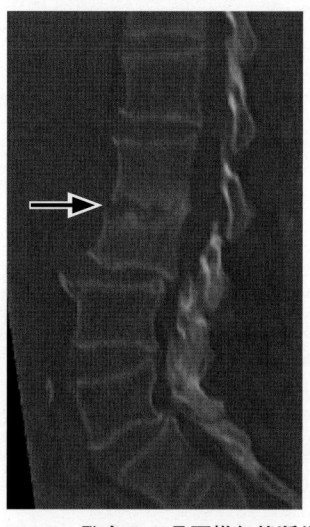

Fig.6 発症 5 か月腰椎矢状断像

Fig.5：発症 2 週間後の腹部 CT 横断像では，椎体の破壊（→）と左腸腰筋の肥厚（▷）が認められ，膿瘍の形成を疑われる。

Fig.6：発症 5 か月の腰椎 CT 矢状断像では，椎間板と椎体終板の破壊を詳細に確認することができる（→）。

MRI 検査

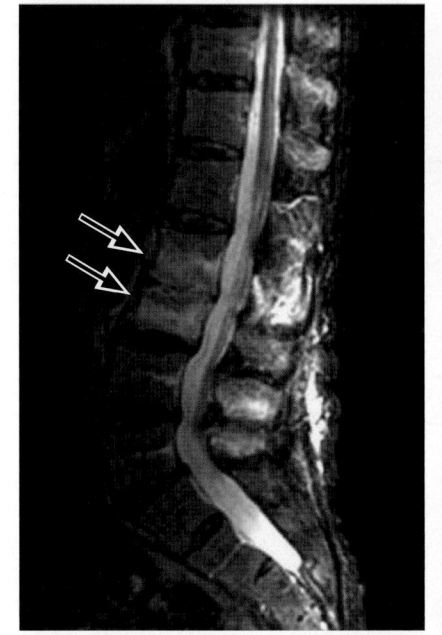

Fig.7 発症 3 週間後の STIR 矢状断像

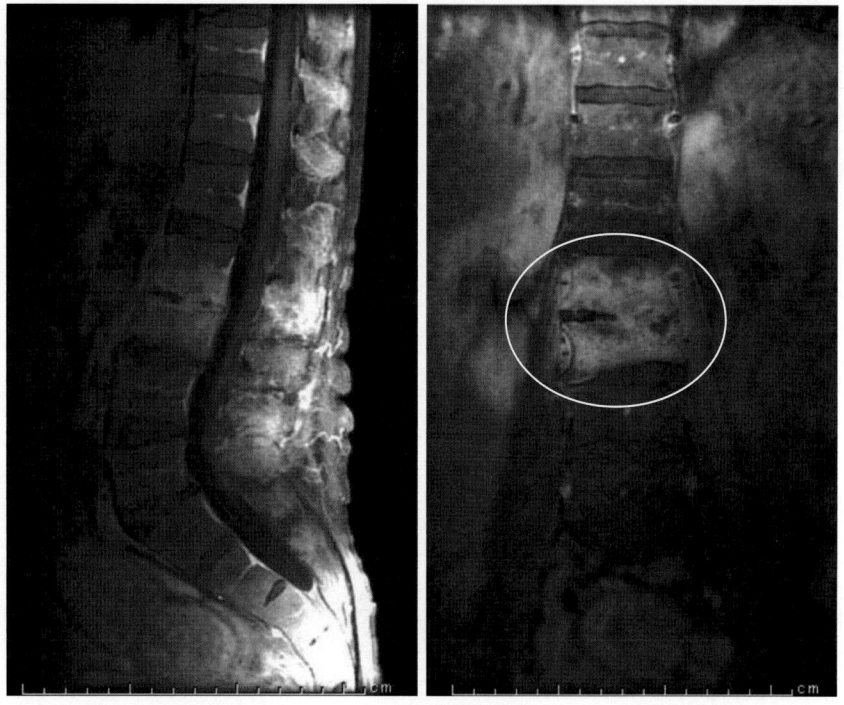

Fig.8 発症 3 週間後の造影脂肪抑制 T1 強調矢状断像（左）と冠状断像（右）

Fig.7：術後 3 週間後の MRI 画像では，L2/3 が STIR で高信号となる（→）。

Fig.8：造影 MRI で濃染している（○）。

II-5 感染症　141

II-5 感染症

4. 結核性脊椎炎 tuberculous spondylitis

主訴・既往
50歳代・男性。
アルコール性肝障害（+），HCC（+），乾癬（+）。頑固な咳嗽が続き，両肋間部痛が出現した。WBC正常，CRP0.2。X線画像上，pedicle sign 椎弓根消失像（−），bone erosion 骨浸潤影（−）。
経過観察後，open biopsy により結核性脊椎炎と診断された。

臨床基礎知識
結核菌の分裂時間は13〜20時間かかり，大腸菌やブドウ球菌などの約20〜30分に比べると非常に長い。そのため，結核性脊椎炎の進行は穏やかで，発熱や炎症反応が軽度であることが多い。ところが，結核菌は肉芽を形成するため，椎体の破壊は化膿性脊椎炎よりも著しい傾向がある。その他の特徴として，結核性脊椎炎は靱帯下に広く炎症が拡大するため，3椎体以上に病変が及ぶことが多く，椎体周囲の膿瘍形成も高頻度である。また，病変部の境界は，化膿性脊椎炎と比べて不明瞭であるといわれている。これは，結核菌の特徴である乾酪変性により血行が阻害され，骨新生が抑制されるためである。さらに，結核菌は蛋白質分解酵素を持たないため，椎間板は比較的長期にわたり保たれる特徴がある[2]。

検査・読影のポイント
X線画像において，発症初期の結核性脊椎炎は異常所見として描出されない。感染がある程度進行していくと化膿性脊椎炎と同様，椎体終板から椎体破壊が進んでいくためX線画像でも評価が可能となる。CT検査は，X線検査よりも椎体破壊の変化をより鋭敏にとらえることができる。また，結核性脊椎炎において高い確率で認められる肉芽腫や膿瘍の描出にも有用である。傍椎体にみられる石灰化は，より結核性脊椎炎が示唆される所見であり，CT検査で評価が可能である。MRIが最も鋭敏に異常所見をとらえることができるため，結核性脊椎炎の早期診断には必須である。結核性脊椎炎は，骨破壊が高度で膿瘍の形成も著しいため，脊髄が圧迫されPott麻痺を生じることがある。そのため，脊柱管内の評価も可能であるMRIは最も有用な検査といえる。

X線検査

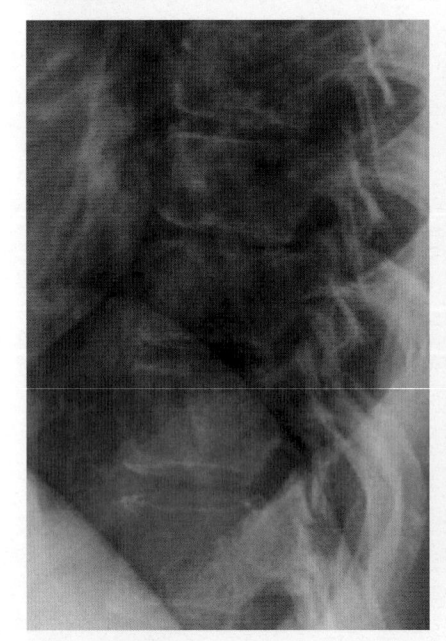

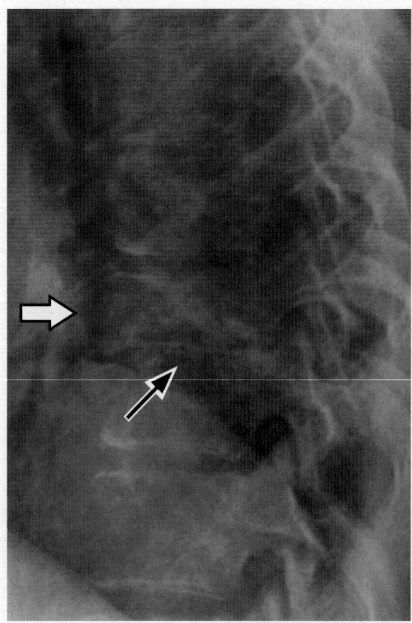

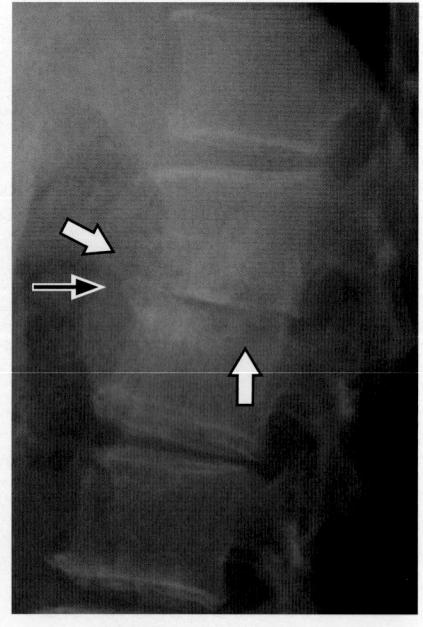

Fig.1　発症直後
Fig.2　結核性脊椎炎（発症後2か月）
Fig.3　化膿性脊椎炎との比較（発症後3か月）

Fig.1：椎体の明らかな変化はなく，椎間腔の狭小化もみられない。
Fig.2：椎体（Th10）の高度な圧潰を認め（⇨），椎体終板は不整である（→）。
Fig.3：化膿性脊椎炎は，椎体破壊は軽度で（⇨），椎間板が先に破壊されるため椎間腔の狭小化（→）を認める。

Table1 化膿性脊椎炎と結核性脊椎炎の比較（参考文献3より改変）

	化膿性脊椎炎	結核性脊椎炎
椎体破壊の程度	軽度〜中程度（椎体高の1/2未満）	高度（椎体高の1/2以上）
椎間板の残存	破壊されることが多い	残存されやすい
病巣の境界	不正	滑らか
反応性骨硬化	あり	なし，もしくは軽度
膿瘍形成	まれ，あっても小さい	高頻度
造影効果	diffuse enhancement	rim enhancement

CT検査

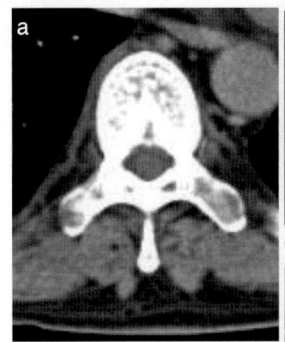

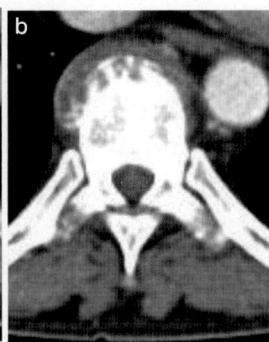

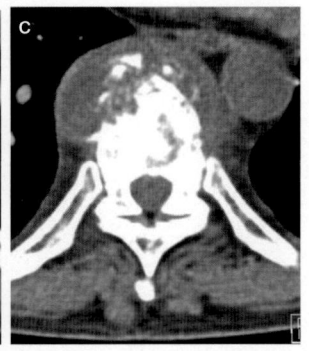

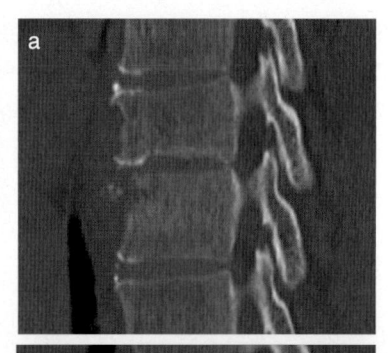

Fig.4 横断像（a：発症前，b：発症直後，c：発症後3か月）
a 異常所見は認めない。
b 椎体周囲に軟部陰影を認め，椎体前方に骨破壊を認める。
c 膿瘍の形成を認め，椎体の破壊が進んでいる。

Fig.5 矢状断像
（a：発症直後，b：発症後3か月）

MRI検査

Fig.6 T1強調画像（発症直後）　Fig.7 STIR像（発症後3か月）

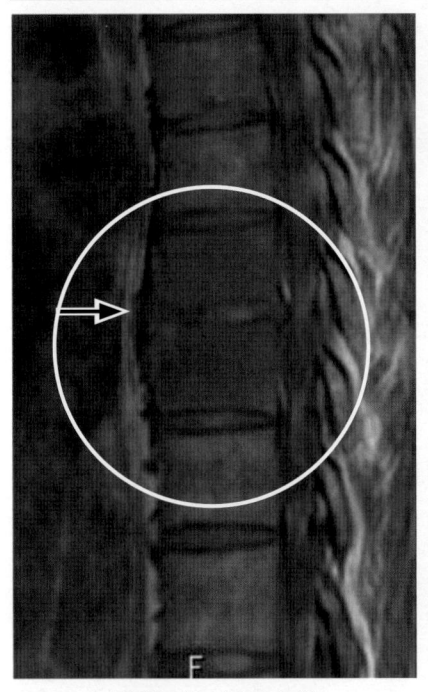

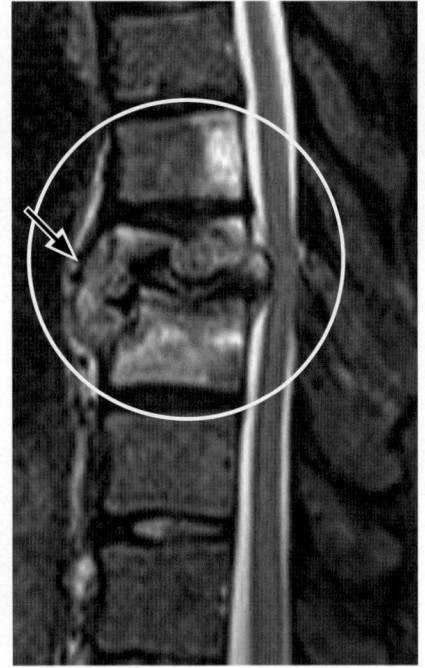

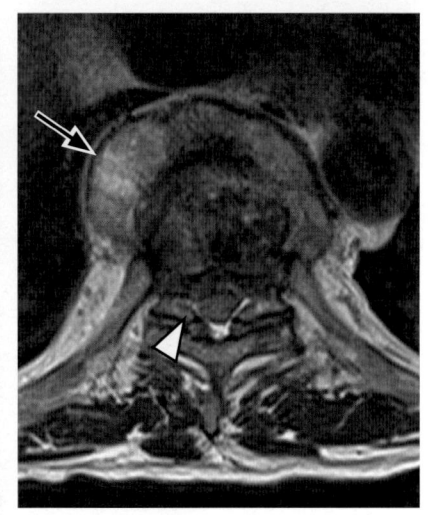

Fig.8 T2強調画像（発症3か月）

Fig.6：Th10，11の椎体が低信号であるが（○），椎間板は保たれている（→）。
Fig.7：Th10の高度な圧潰が進み（→），Th9〜Th11の3椎体に高信号領域を認める（○）。
Fig.8：椎体周囲に膿瘍を認める（→）。圧潰した椎体により，脊髄が圧迫されている（▷）。

II-5 感染症

5. 術後感染症　surgical site infection

主訴・既往

70歳代，女性。両側人工骨頭置換術施行。急に右股関節痛が発生。右股関節部の熱感と腫脹がみられ，39℃台の発熱。

臨床基礎知識

術後感染症は，広義には手術を契機として発症した遠隔部感染や術野外感染も含むが，狭義では手術部位感染（surgical site infection：SSI）のことを指す。SSI は，感染が切開部の皮膚および皮下に限局している切開部表層 SSI と深部の筋膜や筋組織，骨関節にまで至っている切開部深層 SSI に分類される。また，手術と明らかに関連して発症する感染を早期感染（eaely infection），手術による関連性がない手術部位の感染を晩期感染（late infection）と区別する。早期感染の定義は，インプラントを留置しない手術では術後30日以内，インプラントを留置した場合は術後1年以内とされている[1),2),3)]。SSI の発生率は，報告によりさまざまであるが 0.1～17.3％ 程度である。また，起因菌で最も頻度の高いものは，黄色ブドウ球菌または表皮ブドウ球菌とする報告が多い[4)]。SSI は，インプラントを抜去し再置換手術をしなければならない場合があり，早期の画像診断が必要である[4)]。

検査・読影のポイント

感染初期のX線検査では，異常を指摘することは困難であり，術後などで明らかな画像所見がなく疼痛がある場合は感染を疑う必要がある。慢性期では，骨萎縮やインプラント周囲の骨透亮像，インプラントの弛み，加重部骨硬化像の消失などを認めることがある。造影CTでは，膿瘍性病変を ring enhance 像として描出する。

X線検査

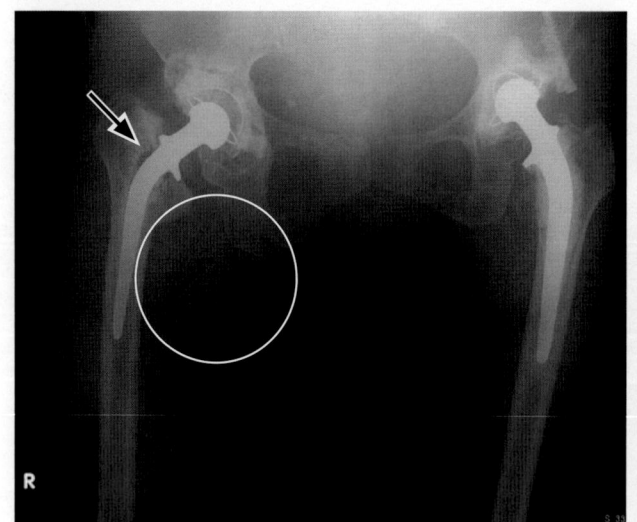

Fig.1　股関節正面像

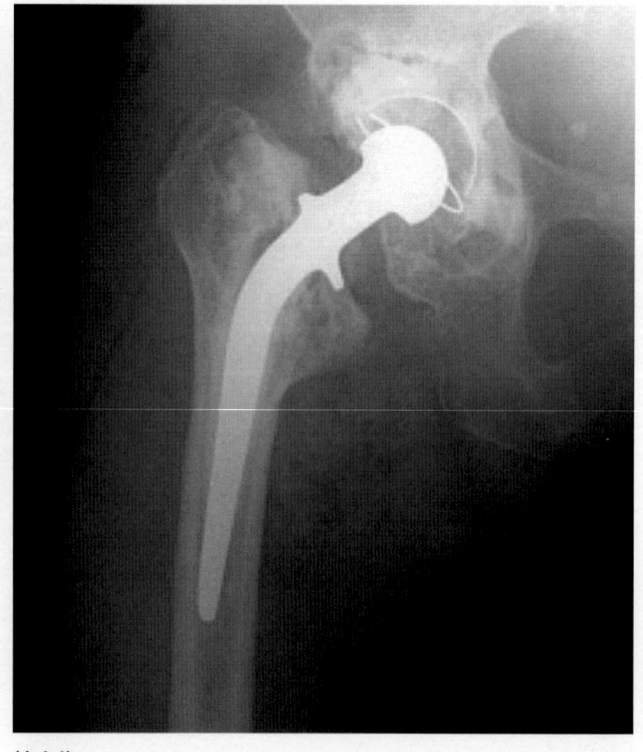

拡大像

Fig.1：インプラントと骨との間に骨透亮像（→）がみられ，大腿部にガス像（○）がみられる。THA術後感染による骨溶解とガス壊疽を起こしていると考えられる。

CT 検査

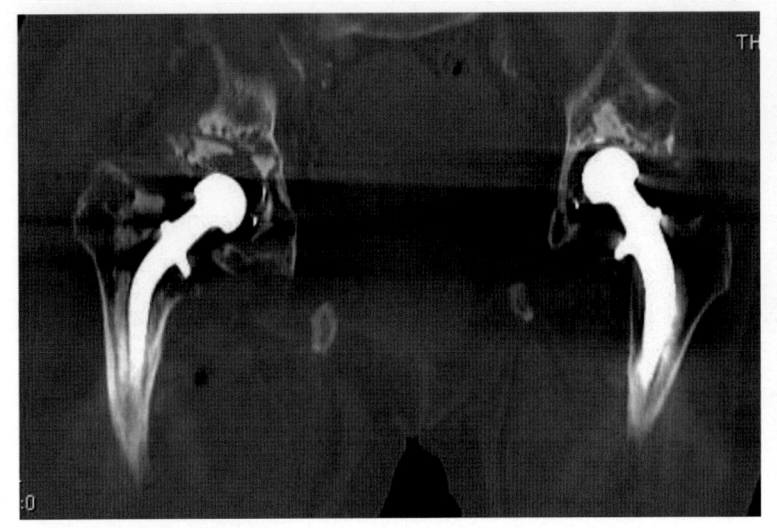

Fig.2　冠状断像（骨条件）

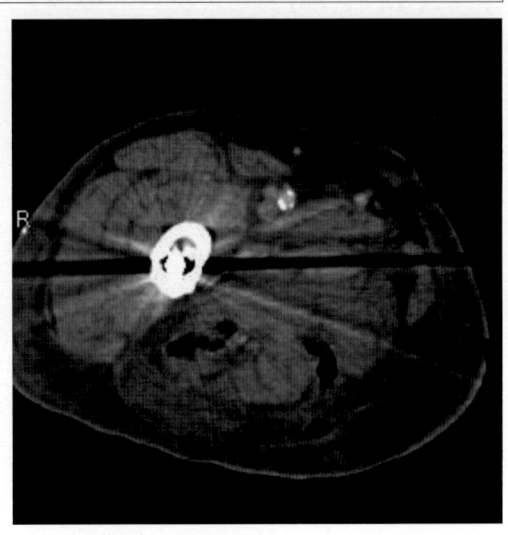

Fig.3　横断像（軟部条件）

Fig.2, 3：筋組織にガス像を認める。

核医学検査（参考症例）

60歳代，女性。左足関節術後。治癒不全のため精査。

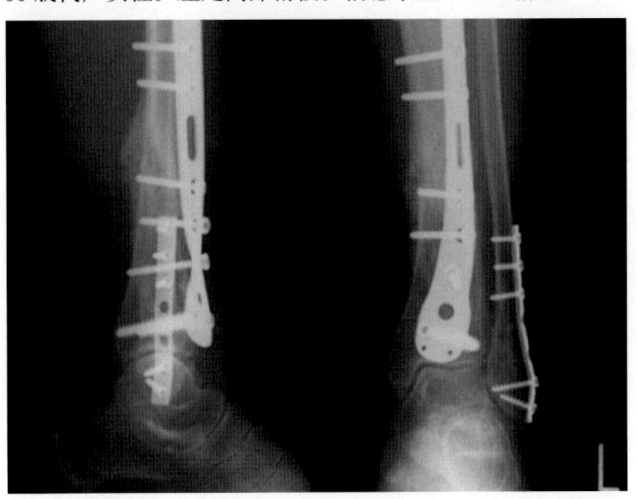

Fig.4　X線画像

Fig.5　骨シンチグラフィ

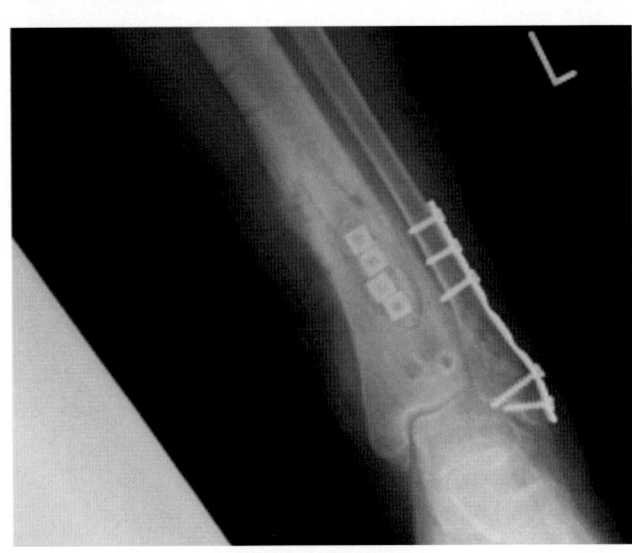

Fig.6　X線画像（抗生剤入りセメントブロック充填後）

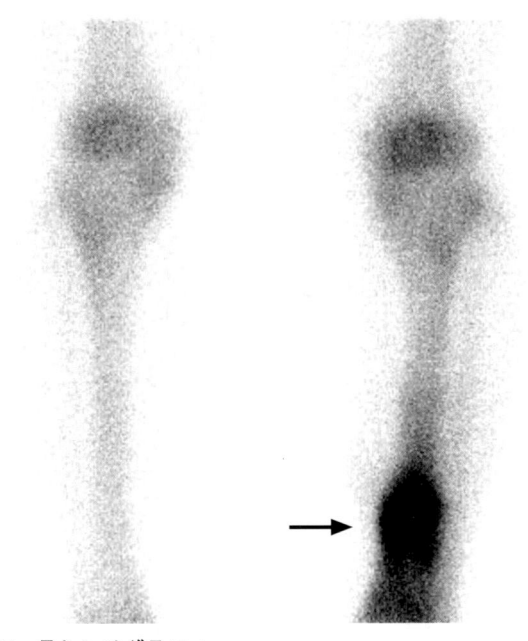

Fig.4：X線画像では，明らかな所見を認めない。
Fig.5：骨シンチグラフィにて，異常集積部位を認める。
Fig.6：この患者は，感染部位に抗生剤入りセメントブロックを充填した。

Ⅱ-6　先天性・代謝性・壊死性疾患

四肢の関節疾患の放射線学的サイン

1. 軟部組織腫脹 soft tissue swelling
　軟部組織の腫脹は関節液貯留・関節包の膨張・軟部組織の浮腫あるいは関節内の腫瘤を反映した所見である。関節リウマチ・乾癬性関節炎・Reiter症候群・感染・血友病は紡錘状の軟部組織の腫脹を特徴とする。痛風やアミロイドーシスでは軟部組織の腫脹はより結節状で，痛風では偏心性の痛風結節が，アミロイドーシスでは肩周囲の突出した軟部組織（shoulder pad sign）が特徴的所見となる。

2. 骨量減少 osteopenia
　いくつかの関節疾患では関節周囲に骨の脱灰が発生する。関節リウマチは充血を伴う滑膜炎により手足のような小関節周囲に脱灰が発生する。骨量減少は痛風や変形性関節症ではまれな所見だが，化膿性関節炎・結核性関節炎・血友病ではしばしば認められる。

3. 関節裂隙狭小化 joint space narrowing
　関節裂隙狭小化は軟骨の摩耗・消失により関節裂隙が狭くなる所見で，早期より始まる広範囲の軟骨破壊が関節リウマチの典型像であり，これにより関節裂隙が全体的に狭小化する。これは特に手の近位指節間関節・中手指節関節・手関節・中足趾節関節・膝関節・股関節に好発する。変形性関節症でも関節裂隙の狭小化は認められるが，それが関節のストレスの作用する部位に限定される。股関節の関節裂隙の狭小化は荷重の集中する関節の上外側で最大になるのに対して，膝関節では主に内側部が狭小化する。しかし手の指節間関節や中手指節関節での変形性関節症では，均一な関節裂隙の狭小化が起こる。大腿骨頭や上腕骨頭などの虚血性壊死では，末期まで関節裂隙の狭小化は発生せず，軟骨下の骨溶解・骨硬化・囊胞性変化が起こる。これは関節軟骨が関節液から栄養され軟骨下骨の血流障害には影響されないことを示す。

4. 関節内の骨性硬直 intraarticular bone ankylosis
　関節内の骨性硬直は関節リウマチにも認められるが，通常は手指骨・手根骨や足根骨に限定される。これに対して，強直性脊椎炎では椎骨・股関節や仙腸関節などの体幹部にも骨性硬直を伴う。

5. 骨のびらん osseous erosion
　関節周囲のびらんは，関節の辺縁の滑膜が骨と接して防御すべき関節軟骨で被覆されていない部分 bone area や関節の中央部に認められる。関節周辺のびらん marginal erosion は関節リウマチ・強直性脊椎炎の滑膜炎による特徴で，初期には骨の周辺が不明瞭になり，やがて滑膜炎により軟骨下骨が破壊され，関節面が不整になる。さらに炎症性肉芽であるパンヌスが軟骨を越えて骨内に進展すると，軟骨下囊胞が形成される。骨びらん性変形性関節症では，手・足の指節間関節に中心性びらんを認める。このびらんは，関節包の付着部の骨棘とともに"カモメの翼状 gull wing"と呼ばれる。この骨病変が関節の中心部という特有の部位に起こるのは，骨の圧壊のためで，副甲状腺機能亢進症でも認められますが，それは軟骨下骨の骨吸収の要因も付加される。関節内あるいは関節外の骨のびらんは痛風にも起こるが，これは尿酸結晶が蓄積して形成された痛風結節に近接して発生する。痛風のびらん性変化の典型像は，辺縁が硬化性で，骨棘（overhanging edge）を伴うこと，辺縁が明瞭であること，偏心性の分布などの特徴がある。痛風による中心性のびらんは軟骨下骨に尿酸結晶を含む関節軟骨が進入することで発生し，進行例では関節破壊に至る場合もある。

6. 軟骨下骨の骨硬化 subchondral sclerosis

軟骨下骨の骨硬化は変形性関節症に特徴的な所見ある。典型的な例では，関節裂隙の狭小化や囊胞形成を伴い，関節のストレスの作用する部位に発生する。骨硬化は股関節と膝関節で特に高度な骨硬化になるほか，神経障害性関節症・梅毒・脊髄空洞症でも著しい骨硬化が認められる。

7. 骨棘形成 osteophytosis

骨棘形成は変形性関節症の典型的な特徴のひとつで，関節の辺縁部あるいはストレスの作用しない部分に境界明瞭な骨増殖として認められる。骨棘の好発部位は，大腿骨骨頭内側・大腿骨遠位と脛骨近位の内外側・膝蓋骨後面である。指節間関節の変形性関節症には関節包付着部の骨棘形成が特徴的である。

8. 骨増殖 bony proliferation

骨増殖は，股関節では滑膜の刺激により頸部内側面に沿った骨増殖（buttressing）を伴い，また腱と靱帯付着部（enthesis）にも骨増殖は発生する。これは大腿骨の大転子と小転子・上腕骨結節部・踵骨（足底筋膜とアキレス腱付着部）に起こる。踵骨の靱帯付着部の高度なびらんと骨硬化はReiter症候群の特徴とされる。

9. 軟骨下囊胞 subchondral cyst

関節リウマチやその他の滑膜炎を特徴とする疾患では，炎症性肉芽であるパンヌスが軟骨下に進展した結果，軟骨下に囊胞による透亮像が認められる。この軟骨下透亮像は腫瘍に類似し，また骨折の原因にもなりうる。軟骨下囊胞は，変形性関節症では関節の相対する軟骨下骨のストレスのかかる軟骨の消失した部分に形成される。骨壊死では，破骨細胞による骨梁の吸収により軟骨下に囊胞が形成される。この囊胞はしばしば骨硬化を伴うが，変形性関節症と異なり関節腔が保たれた状態でも発生することがある。

10. 骨の細片化と圧壊 osseous fragmentation and collapse

軟骨下骨の砕片化は，急性の骨軟骨骨折・離断性骨軟骨炎・骨壊死などに認められる所見あり，また頻回な関節内ステロイド注射のまれな合併症でもある。さらに糖尿病・脊髄空洞症に続発する神経障害関節症でも対向する関節面の圧潰と骨の砕片化が認めらる。神経障害関節症の初期にみられる関節裂隙の狭小化や骨硬化といった所見は変形性関節症に似ているが，引き続いて急速に骨の砕片化が進行し，著しい関節破壊が起こる。変形性関節症でも神経障害関節症でも，関節腔に出た骨軟骨の細片は遊離体となるか，あるいは離れた部位の滑膜内に埋め込まれる。

11. 関節内，関節周囲の石灰化 intraarticular and periarticular calcification

硝子軟骨と線維軟骨の石灰化は突発性CPPD結晶沈着症に特徴的な所見である。線維軟骨の石灰沈着は不整形で膝の半月板・手関節の三角線維軟骨・恥骨結合に多く認められる。硝子軟骨の石灰化は軟骨下骨に平行する薄い曲線状の陰影として，膝関節と手関節にみられる。痛風でも軟骨の石灰化は起こるが，石灰沈着は軽度で関節周囲に限局した発生する。腱の石灰化はカルシウムハイドロキシアパタイト結晶沈着症・CPPD結晶沈着症に特徴的な所見である。カルシウムハイドロキシアパタイト結晶沈着症による腱の石灰化は腱内の線状石灰化が特徴で，肩関節・手関節・股関節・肘関節が好発部位になる。関節周囲の雲状の石灰沈着は，二次性副甲状腺機能亢進症を伴った腎性骨ジストロフィ・サルコイドーシス・強皮症や皮膚筋炎でも起こり，末節骨吸収を伴った指尖の石灰化は強皮症の特徴である。強皮症・皮膚筋炎・全身性エリテマトーデス（SLE）では皮下および筋肉内の線状の石灰化を認める場合がある。

Ⅱ-6　先天性・代謝性・壊死性疾患

1. 痛風　gout

主訴・既往
60歳代，男性。数年前より痛風にて加療中。

臨床基礎知識
痛風は結晶沈着関節症（crystal deposition arthritis）の代表例で，尿酸の代謝異常である産生過剰もしくは排泄低下により尿酸が体内蓄積し，その結果，血漿中の濃度が上昇し高尿酸血症となり発症する疾患である。高尿酸血症は体内の色々な組織に，特に関節軟骨に沈着してさまざまな炎症を引き起こす代謝性疾患である。好発部位は母趾のMP関節がほとんどを占めるが，その他に膝関節・足関節・手指関節にも起こりうる。手足に多発する典型的な痛風の画像所見は，関節周囲に硬化縁を伴う周囲からはみ出すような変化（overhanging edge），境界明瞭なびらん性変化（erosion），尿酸ナトリウムからなる痛風結節（tophus）には，腎不全の高カルシウム血症・高リン血症が併存すれば石灰化を伴う場合がある。尿酸自身の性質として溶けにくいため，特に低温と酸性溶液中ではいっそう溶けにくいため低温部の四肢抹消の関節組織内，また酸性に傾きやすい尿路に析出し尿路結石，腎障害，腎内尿酸結節（痛風腎）を併発する場合もある。中年の肥満男性に発症が多く，女性の発症は閉経期以降に増加する傾向にある。高尿酸血症判定基準：男性7mg/dl，女性6mg/dl

X線検査

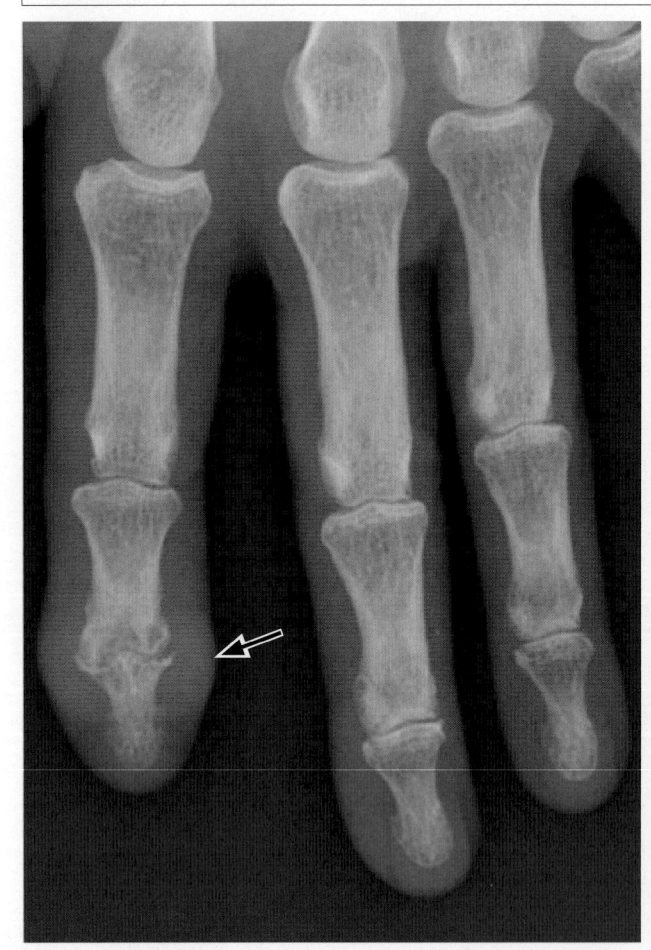

Fig.1　手部正面像

Fig.2　第2指拡大像

Fig.1：第2指遠位指節関節DIP（→）の周囲に軟部組織の腫脹を認める。

Fig.2：軟部組織の腫脹は痛風結節（⇨）であり，overhanging edge（▷）を伴う境界明瞭なびらん性変化と関節破壊（→）が認められる。

左第2指DIP関節に破壊性変化と軟部組織の腫脹（→）を認める。痛風結（tophus），骨増殖・骨粗鬆・石灰化所見は指摘できない。

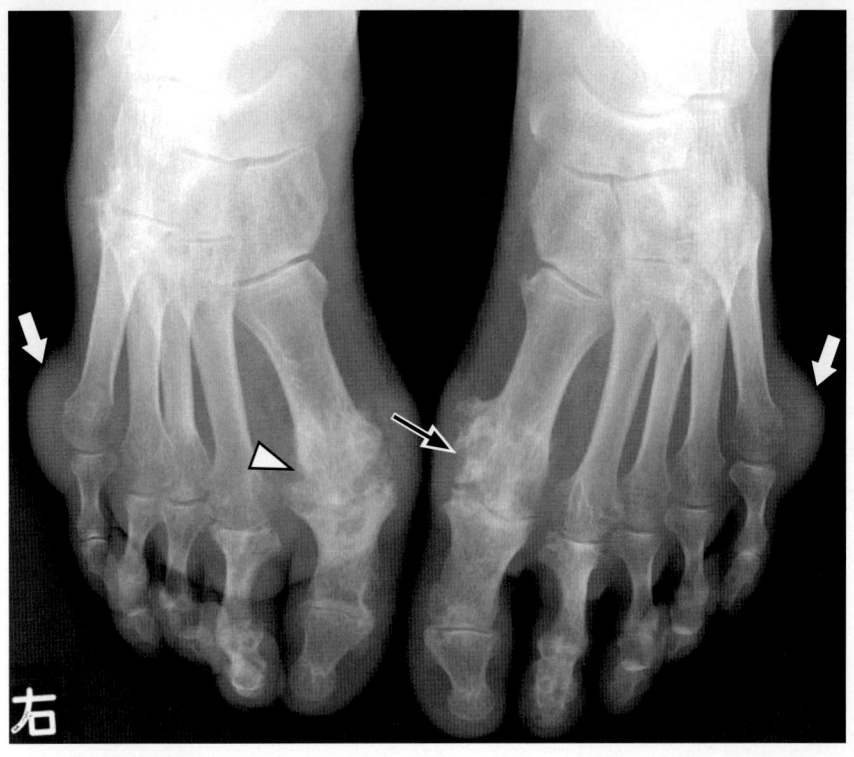

Fig.3 足部正面像

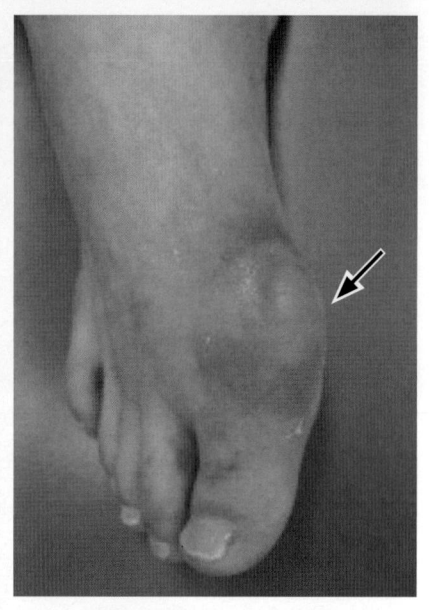

Fig.4 痛風結節

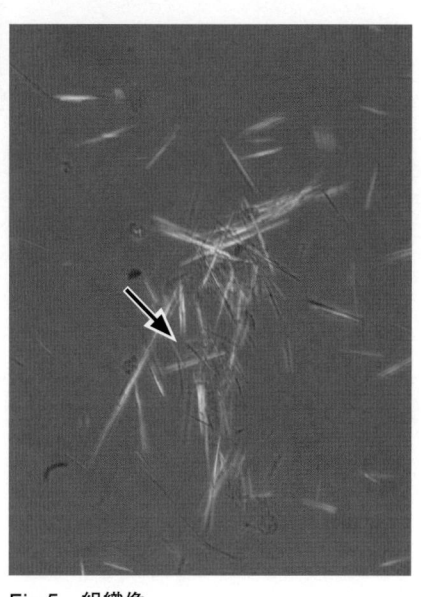

Fig.5 組織像

Fig.3：両側第1趾，第5趾 MP 軟部組織の腫脹は痛風結節（⇨）であり，overhanging edge（▷）を伴う関節破壊（→）が認められる。

Fig.4：右第1趾 MP 関節の顕著な腫脹は典型的な痛風結節（→）である。

Fig.5：尿酸ナトリウム結晶（→）の集族が認められる。

ACR/EULAR 基準（2009 年）

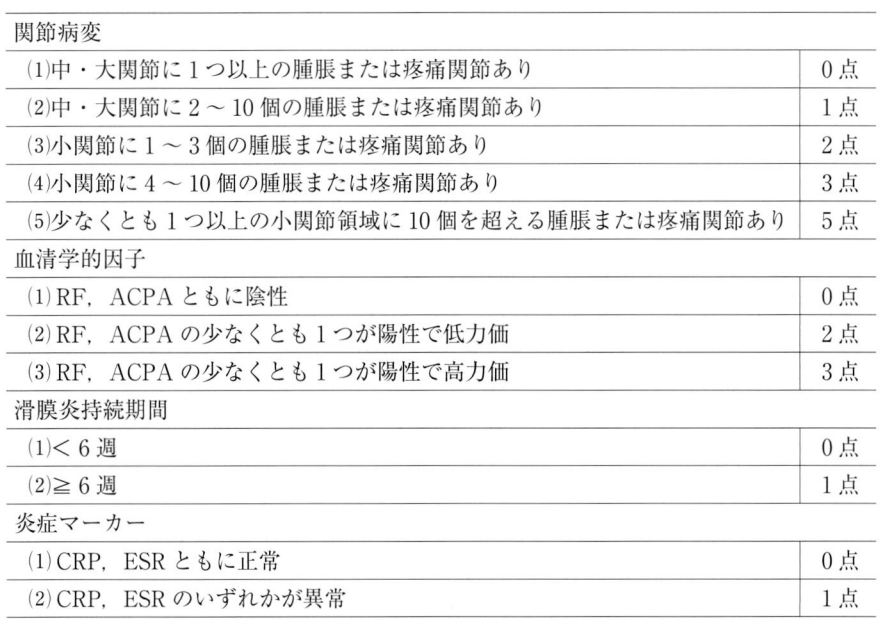

関節病変	
(1)中・大関節に1つ以上の腫脹または疼痛関節あり	0点
(2)中・大関節に2～10個の腫脹または疼痛関節あり	1点
(3)小関節に1～3個の腫脹または疼痛関節あり	2点
(4)小関節に4～10個の腫脹または疼痛関節あり	3点
(5)少なくとも1つ以上の小関節領域に10個を超える腫脹または疼痛関節あり	5点
血清学的因子	
(1) RF，ACPA ともに陰性	0点
(2) RF，ACPA の少なくとも1つが陽性で低力価	2点
(3) RF，ACPA の少なくとも1つが陽性で高力価	3点
滑膜炎持続期間	
(1)＜6週	0点
(2)≧6週	1点
炎症マーカー	
(1) CRP，ESR ともに正常	0点
(2) CRP，ESR のいずれかが異常	1点

上記のスコアの合計が6点以上である症例は「RA 確定例（definite RA）」と診断

II-6 先天性・代謝性・壊死性疾患

2. 原発性副甲状腺機能亢進症　primary hyperparathyroidism

主訴・既往
60歳代，男性。慢性腎不全の加療中。

臨床基礎知識

　副甲状腺機能亢進症には，過剰に副甲状腺ホルモン（PTH）が分泌することが原因で発症する代謝性疾患で，上皮小体機能亢進症とも呼ばれる。副甲状腺機能亢進症には，副甲状腺腺腫や副甲状腺の過形成を原因とする原発性副甲状腺機能亢進症と，腎疾患による長期の人工透析に合併するカルシウム代謝異常に伴う，二次性副甲状腺機能亢進症に分類される。臨床症状は，高カルシウム血症・低リン血症・活性型ビタミンD濃度上昇により，骨の脱灰の亢進する骨粗鬆症や，指節骨の骨吸収像で示指・中指・環指の中節骨の橈側に顕著に認められるのが特徴である。

　＊副甲状腺ホルモン（PTH）：正常値 8.6 ～ 10.4mg/dl
　＊血中カルシウム濃度（Ca）：正常値 8.7 ～ 10.3mg/dl

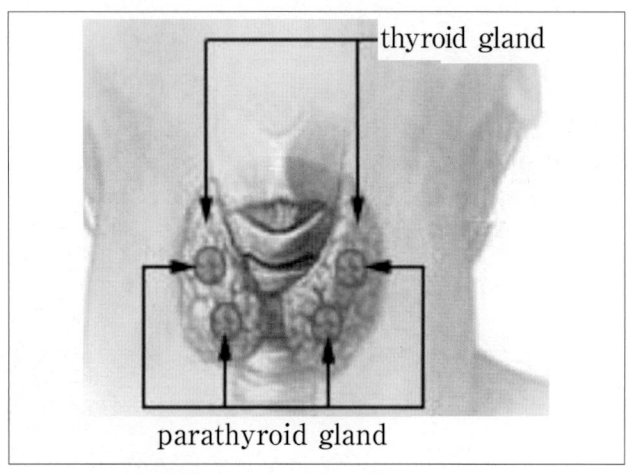

Fig.1　甲状腺および副甲状腺の解剖学的イラスト

CT検査

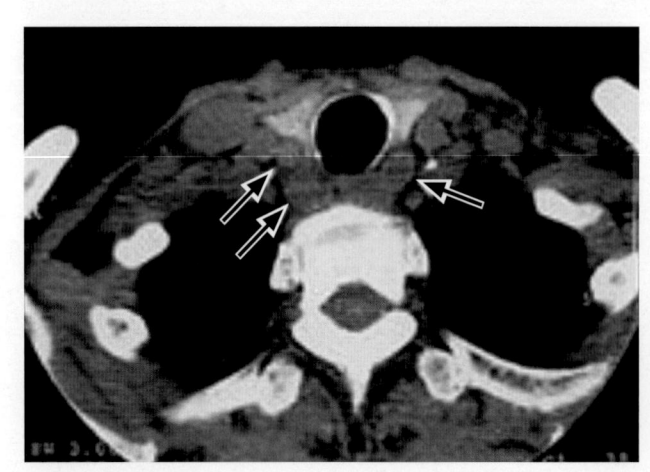

Fig.2　横断像

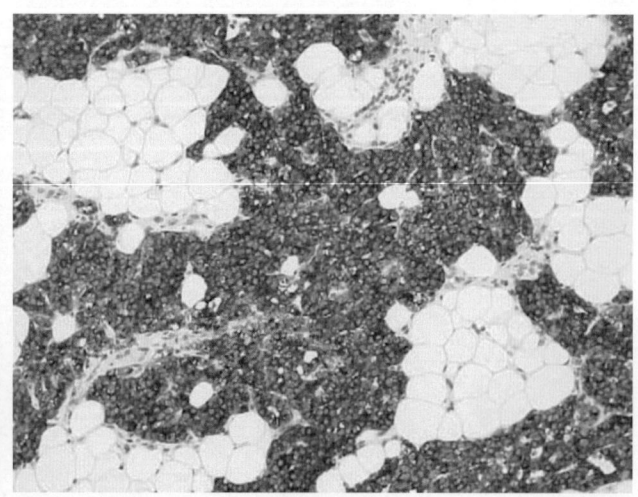

Fig.3　組織像　parathyroid hormone

Fig.2：CT画像（横断像）で，副甲状腺の腫脹を認める（→）。
Fig.3：副甲状腺腫瘍や異所性PTH産生腫瘍の同定に有用である。

3. 二次性副甲状腺機能亢進症　secondary hyperparathyroidism

主訴・既往

60歳代，男性。慢性腎不全の加療中。

臨床基礎知識

　慢性腎不全を発症すると，腎臓でのリンの排泄およびビタミンD3の活性化が困難となる．また活性化ビタミンD3が低下すると，腸管からのカルシウムの吸収能が低下する。つまり，慢性腎不全の病態は血液中のカルシウム濃度が低下し，リン濃度が上昇することで，副甲状腺を刺激し，副甲状腺ホルモンの分泌が促進される。そして長期間刺激され続けた副甲状腺は腫大し，やがて血液中のカルシウム値に関係なく副甲状腺ホルモンが過剰に分泌され，血液中のカルシウム濃度が異常に上昇する。臨床症状は，高カルシウム血症（口渇・吐き気・食欲低下・便秘・筋力低下）・低リン血症・活性型ビタミンD濃度上昇により，骨の脱灰の亢進する骨粗鬆症や，指節骨の骨吸収像で示指・中指・環指の中節骨の橈側に顕著に認められるのが特徴である。

X線検査

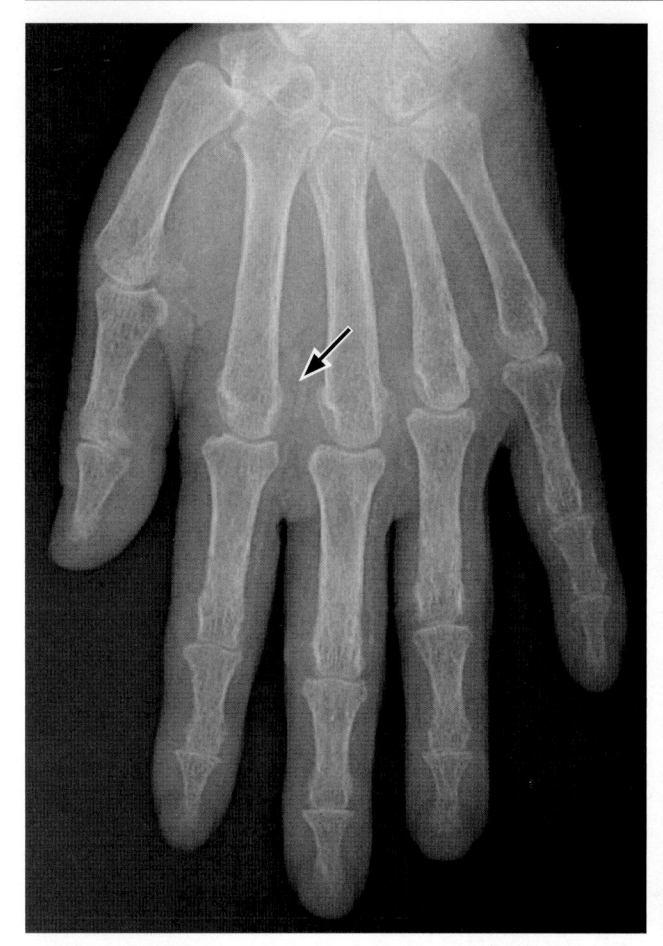

Fig.1　手部正面像

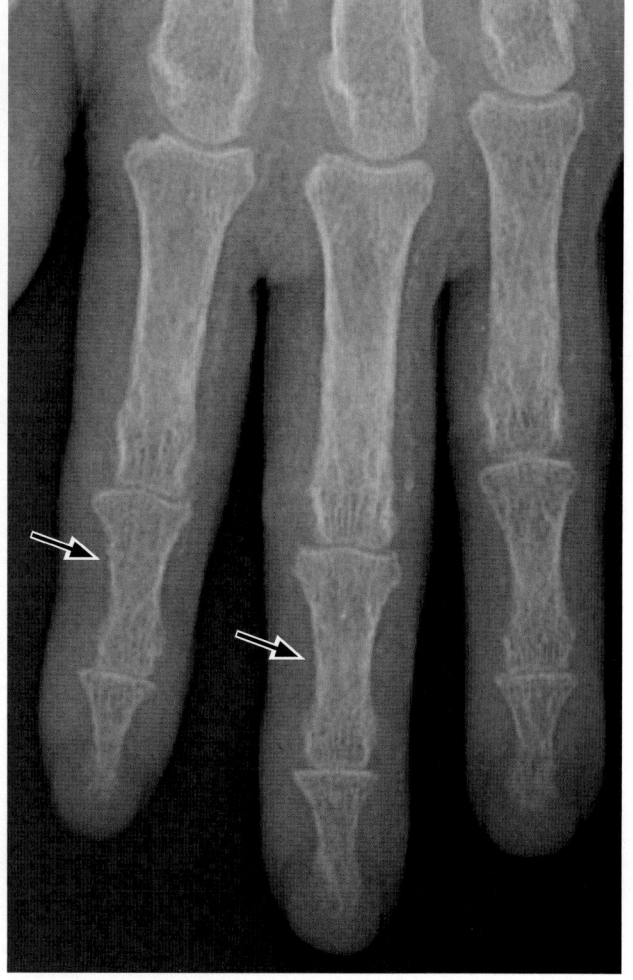

Fig.2　手部正面拡大像

Fig.1：手部全域に顕著な骨萎縮と血管の石灰化（→）を認める。
Fig.2：第2指・第3指・第4指の中節骨の橈側に限局した骨吸収像（→）が認められる。

Ⅱ-6　先天性・代謝性・壊死性疾患

II-6 先天性・代謝性・壊死性疾患

4. 大理石病 osteopetrosis

主訴・既往
40歳代，女性。検診で貧血を指摘され，受診。

臨床基礎知識

大理石病とは，全身の骨硬化と骨幹端のモデリング障害が特徴の遺伝的疾患である。臨床症状として骨密度の増加，骨の弾性が減少するために骨折傾向（易骨折性，chalk born），骨髄腔が減少するために骨髄造血障害（易感染性による汎血球減少），脳神経症状の3主徴を呈する破骨細胞に関連する遺伝的疾患でもある。X線画像の特徴は，全身性の不均一な骨陰影の増強が最も特徴的で，椎骨では椎体の終板の上下縁が硬化する sandwich vertebra や，正常サイズの骨の中にもう1つ小さな骨があるように見える bone-in-bone などのさまざまな骨硬化像を呈する。長管骨では，骨梁陰影の消失と管状骨を交互に横走する骨硬化帯と骨透亮帯の混在する所見などがある。

X線検査

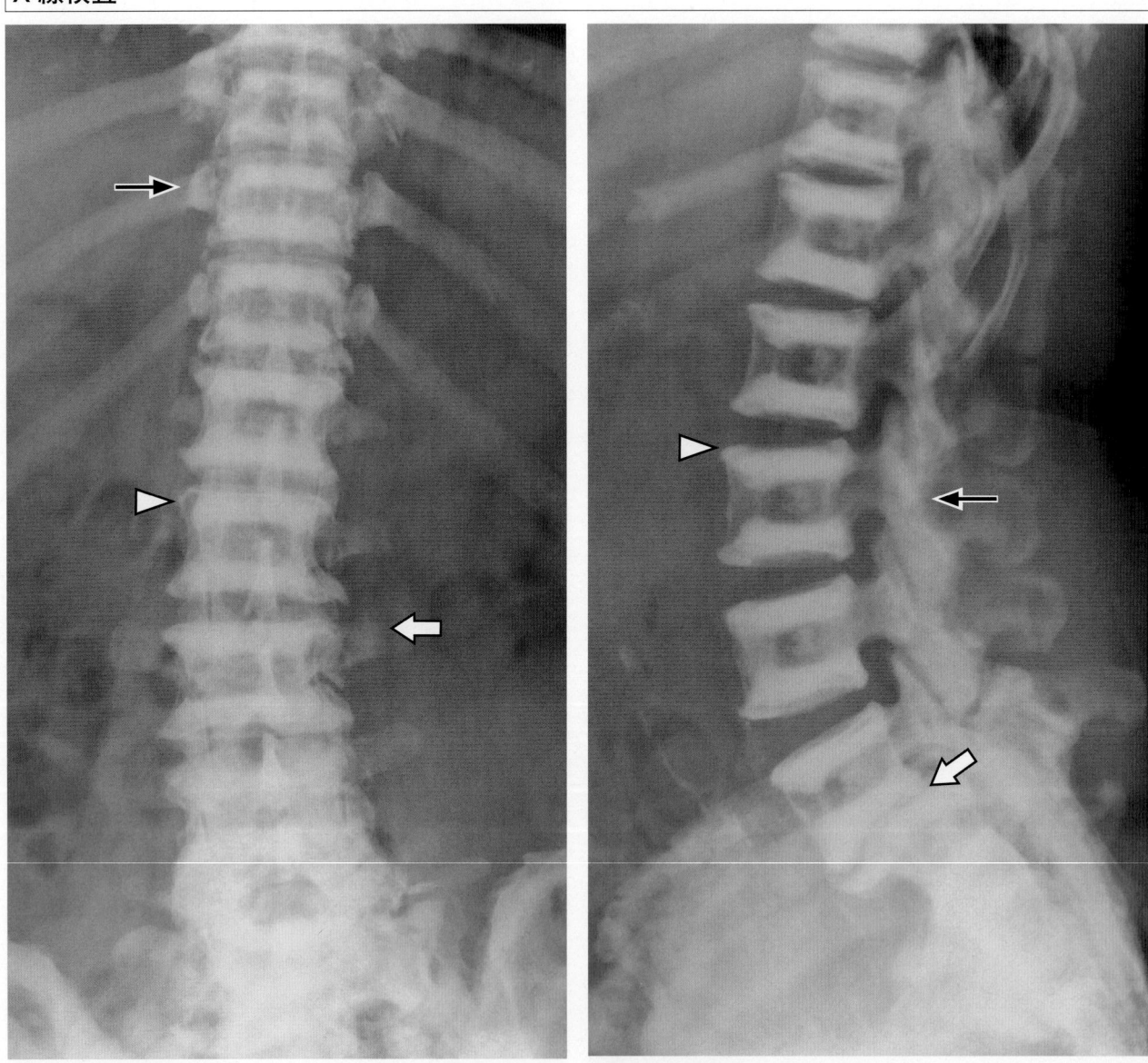

Fig.1 腰椎正面像

Fig.2 腰椎側面像

Fig.1：椎体の終板（▷）の上下縁が硬化した sandwich vertebra 様変化と，肋骨基部（→）と横突起（⇨）にも骨硬化を認める。大理石病に特徴的な画像所見である。

Fig.2：椎体の終板（▷）の上下縁の骨硬化に加え，椎弓および棘突起（→）にも骨硬化を認め，L5-S1の椎間腔の狭小化（⇨）も随伴する。

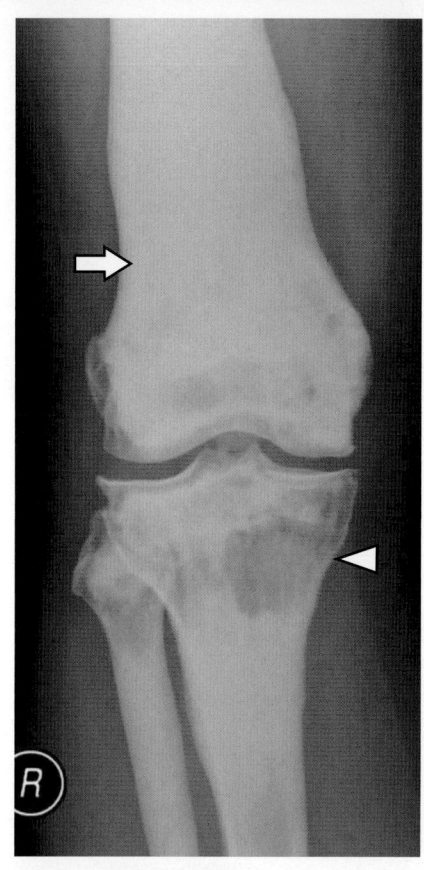

Fig.3 右膝関節正面像

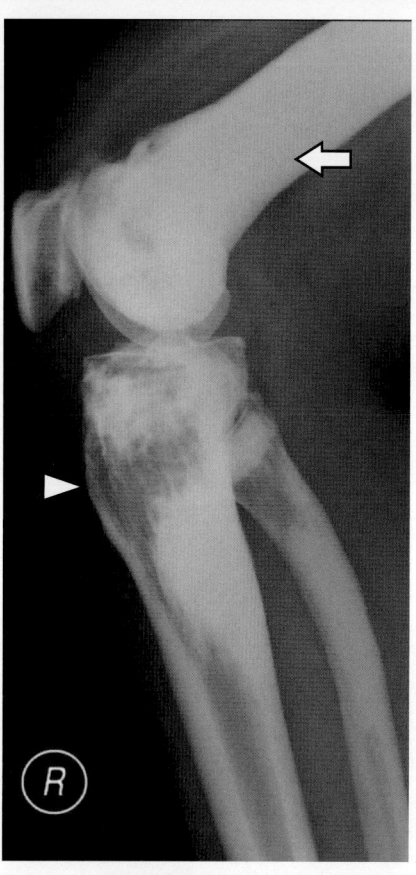

Fig.4 右膝関節側面像

Fig.3：大腿遠位（⇨）は，著しい硬化性変化と膨張性変化を認め，骨梁陰影は消失している。下腿近位（▷）には，骨硬化帯と骨透亮帯が混在している。

Fig.4：正面像での所見に加え，腓骨近位（→）に骨の弾性の減少による易骨折性が疑われる弯曲変形を認める。

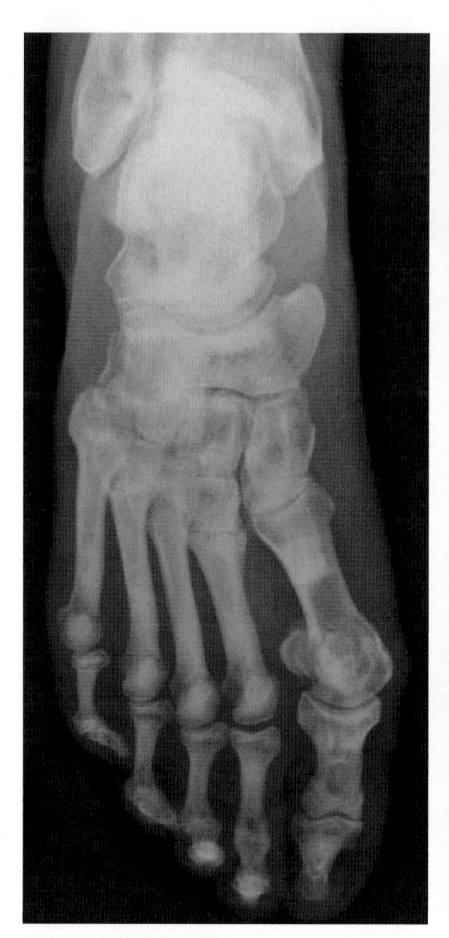

Fig.5 右足部正面像

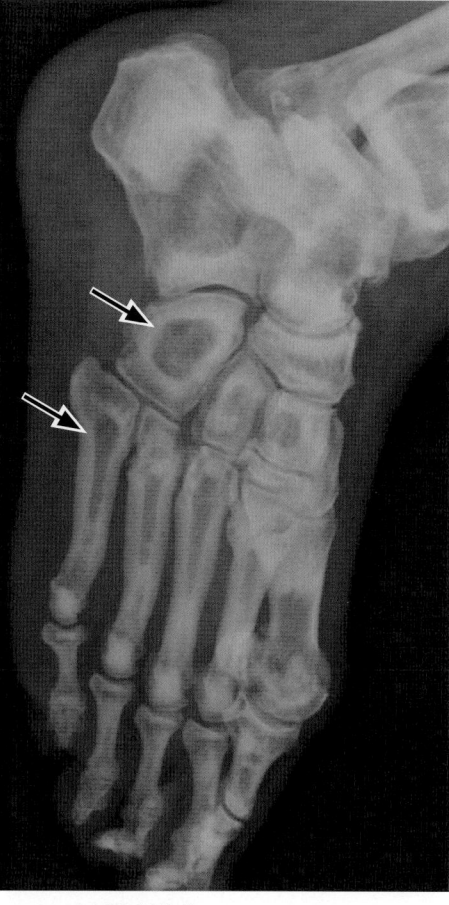

Fig.6 右足部斜位像

Fig.5：足根骨・中足骨・足趾に骨硬化帯と骨透亮帯の混在を認める。

Fig.6：正面像での所見に加え，正常サイズの骨の中にもう1つ小さな骨があるように見えるbone-in-bone所見が足根骨・中足骨（→）に顕著に認められる。

Ⅱ-6 先天性・代謝性・壊死性疾患 153

II-6 先天性・代謝性・壊死性疾患

5. 先天性脊椎骨端異形成症 spondylo-epiphyseal dysplasia congenita：SED

主訴・既往
3歳，男児。検診で貧血を指摘され，受診。

臨床基礎知識
　先天性脊椎骨端異型成症は，病名というよりも，脊椎と管状骨骨端核に骨化障害を認める小人症の一群で，この中にはさまざまな疾患あるいは病型が含まれている。臨床的特徴は，常染色体優性遺伝であるが，まれに劣性遺伝もあり，遺伝的にも異質性がある。形態的特徴は，出生児発症の高度な体幹短縮型の小人症で，頸部短縮・樽状胸部・胸椎の後弯変形・腰椎前弯の増強・内反足などがある。

検査・読影のポイント
　画像所見の特徴は脊椎では，汎扁平椎であり，その程度は腰椎よりも頸椎・胸椎が強く，側面像における椎体変形は単なる扁平化・楔状・舌状・丘状などを呈する。さらにさまざまな程度の側弯・後弯変形が発生する。成人では，終板の不規則・椎間板の狭小・脊柱管の狭小化を認めることがある。

X線検査

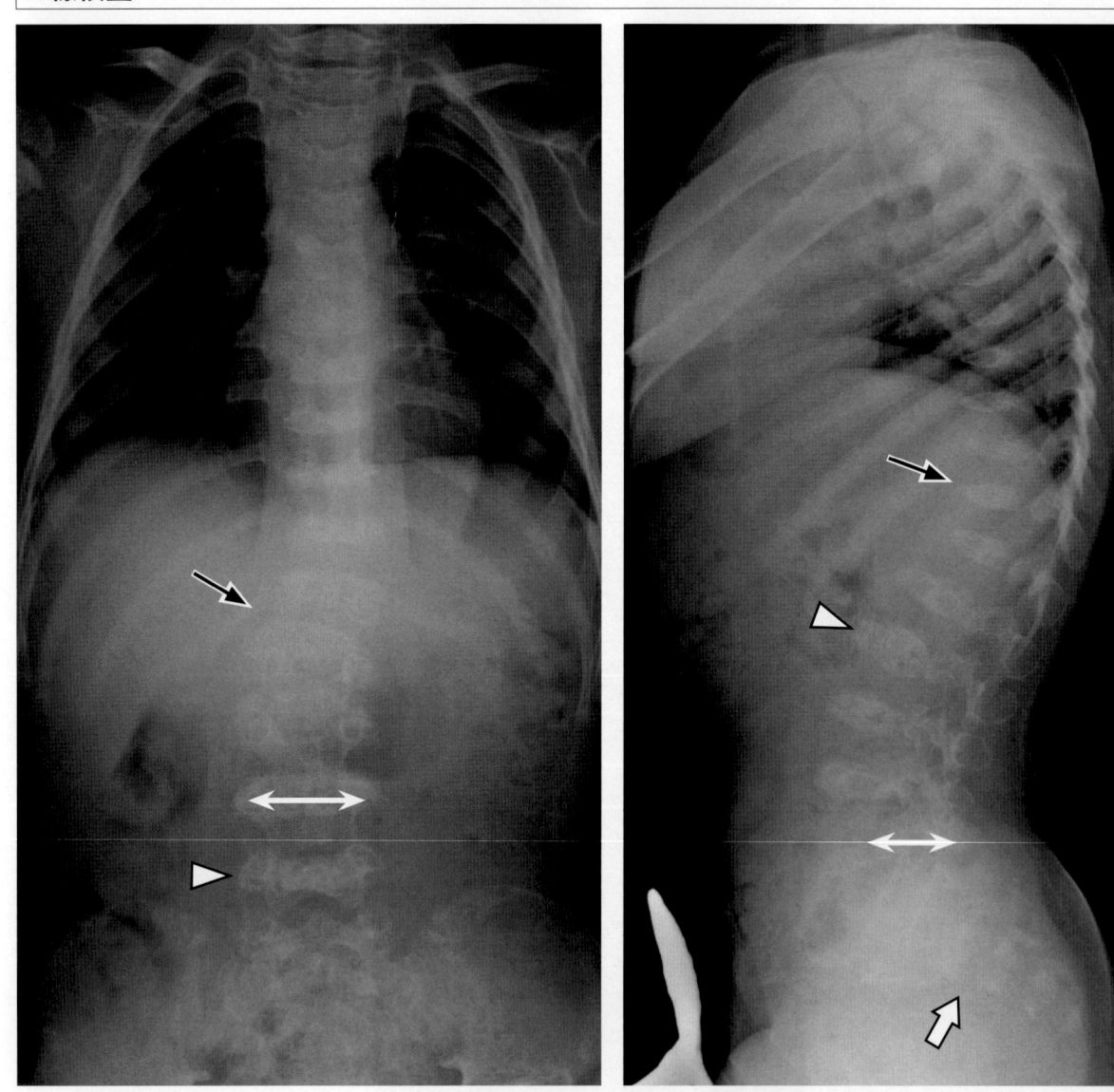

Fig.1　胸腰椎正面像　　　　　　　　　　Fig.2　胸腰椎側面像

Fig.1：椎体は顕著な汎扁平椎（▷）を呈し，腰椎の終板はやや不整で，下部胸椎を起点に側弯傾向が認められる。椎弓根間距離（↔）は腰椎に拡大傾向を認める。

Fig.2：椎体は顕著な汎扁平椎（▷）を呈し，特に胸椎の椎体の前後径が短縮し，低形成の状態であることがわかる。腰椎ほど脊柱管（↔）は狭小傾向を呈し，仙椎（⇨）は前傾している。

6. 家族性高コレステロール血症　familial hypercholesterolemia

主訴・既往

30歳代，女性。健診で高脂血症を指摘され受診。アキレス腱の肥厚を触知。
TC 415mg/dl

臨床基礎知識

　家族性高コレステロール血症は，コレステロール値が高くなる遺伝子を両親もしくはどちらかから受け継いで，生まれつき血液中のLDLコレステロールが異常に増加する疾患である。両親から受け継いだ場合は，ホモ型家族性高コレステロール血症となり，どちらかから受け継いだ場合は，ヘテロ型家族性高コレステロール血症となる。臨床症状は，高コレステロール血症と皮膚・臀部・指間に発症する黄色腫や腱の肥厚・炎症・石灰沈着などがある。ホモ接合体ではヘテロ接合体よりも数段重く，薬剤投与によるLDLコレステロール低下効果が余り期待できない。ヘテロ接合体では，症状がやや軽く，薬剤投与による治療が第一選択となる。家族性高コレステロール血症ホモ接合体の場合は，血清総コレステロール値が生まれつき非常に高く，通常，450mg/dlを超える（健常人は120〜220mg/dl）。このため，適切に治療がなされないと，幼少期から動脈硬化が進行し，小児期に心筋梗塞などを発症する。

X線検査

【高脂血症（脂質異常症）の診断基準】
空腹時の採血による数値

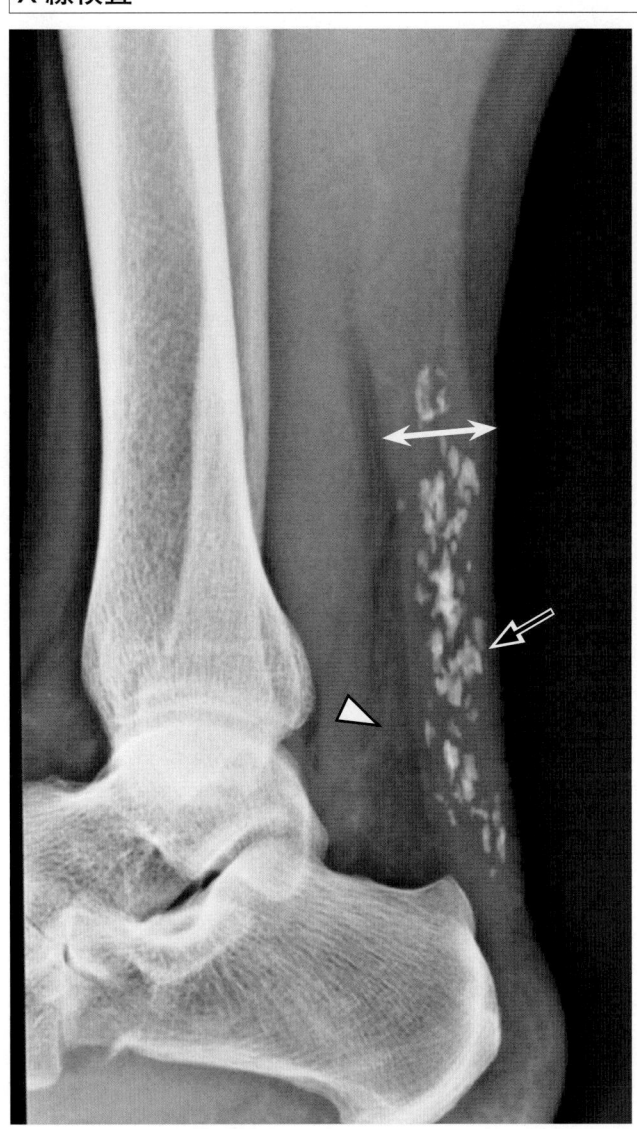

高コレステロール血症：総コレステロール≧220mg/dl
高LDLコレステロール血症：LDLコレステロール≧140mg/dl
低HDLコレステロール血症：HDLコレステロール＜40mg/dl
高トリグリセリド血症：中性脂肪（トリグリセリド）≧150mg/dl
（日本動脈硬化学会の高脂血症診療ガイドラインより）

Fig.1　アキレス腱側面像

Fig.1：右アキレス腱（↔）は踵骨付着部から下腿三頭筋移行部までの全域に，著しい肥厚（17mm）と雪片状の石灰化（→）を認める。アキレス腱前脂肪体 preachilles fat pad（▷）の境界が不明瞭なことから，アキレス腱周囲炎（calcaneal paratendinitis）の併発も疑われる。

II-6　先天性・代謝性・壊死性疾患　155

II-6 先天性・代謝性・壊死性疾患

7. 軟骨無形成症　achondroplasia

主訴・既往

70歳代，女性。軟骨無形成症により長期観察中。

既往歴：脊柱管狭窄症により椎弓切除。

臨床基礎知識

軟骨無形成症は軟骨内骨化を営む骨の成長が先天的に阻害され，四肢が不均衡に短い小人症となる疾患である。下垂体小人症と並んで小人症の基本型である。軟骨無形成症は常染色体優性遺伝で浸透率高いが，実際には新たな突然変異による単発例が多くを占める。形態的特徴を以下に示す。

体型：体幹に比べて頭部は大きく，四肢・指が不均衡に短いことが体型上の特徴となる（四肢短縮型小人症）。上肢では上腕が，下肢では大腿が特に短くなるのも特徴である。

姿勢：腹を前方に，尻を後方に突き出した姿勢をとり，アヒル様歩行を呈し，指尖端は股関節までしか届かないのが特徴となる。

顔貌：頭は相対的に大きく，前頭部は突出し鼻根は陥没，顎骨の張り出しなどの特徴がある。

検査・読影のポイント（X線像の特徴）

頭蓋：前頭部は前方に突出する。頭蓋底は短縮し，このため鼻根部の陥没，大後頭孔の狭小をきたす。

四肢：骨端部は拡大し，骨幹部も肥大する。大腿骨頭は扁平化・頸部短縮・内反股・大腿骨の大・小転子の過形成，上腕骨の三角筋付着部は隆起する。前腕骨や下腿骨は，橈骨や腓骨が長くなる。小児では，大腿骨遠位骨端線は逆V字形に陥入する。

骨盤：腸骨翼下部が側方に広がり，臼蓋は扁平化し方形骨盤となる。坐骨切痕は狭小し，骨盤入口部はシャンペングラス様となる。

脊椎：椎体の不規則な骨化はなく，胸腰椎移行部に楔状化があり，この部位で後弯変形を呈し，腰椎の前弯は増強する。腰仙角は急峻となり，脊柱管は狭小化していく。

X線検査

Fig.1　腰椎正面像

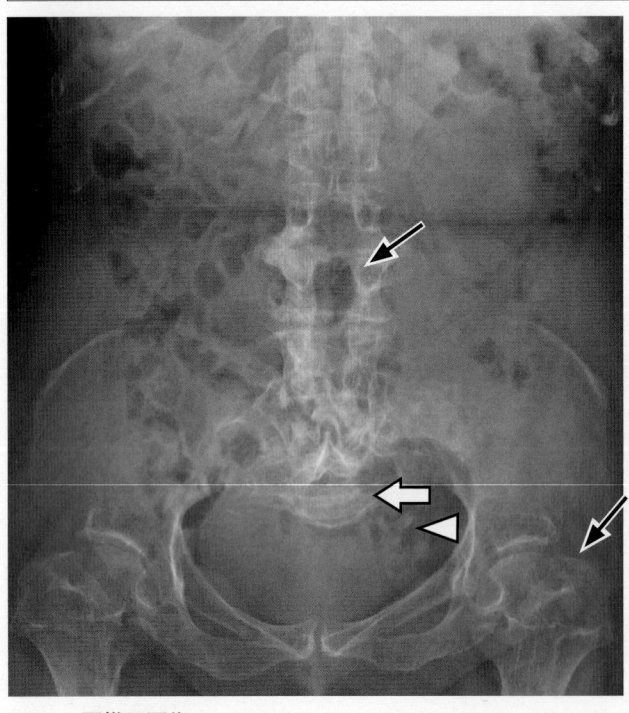

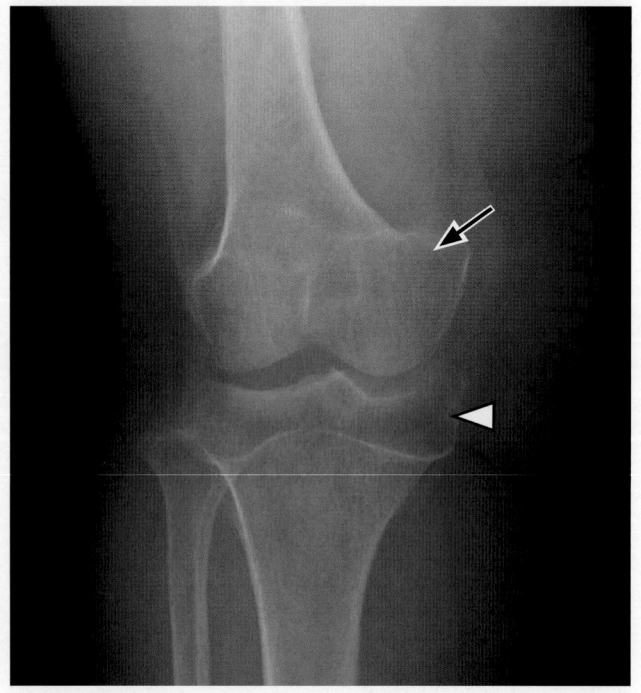

Fig.2　膝関節像

Fig.1：腰椎の椎弓根距離は下部ほど小さくなる。腰椎はL3-5の椎弓および棘突起が認められないことから椎弓切除後（→）である。骨盤入口部（▷）は方形化し，シャンペングラス様に変形している。仙椎（⇨）は低形成で前傾。臼蓋は扁平化し，坐骨切痕は狭小，大腿骨頭（→）は扁平化・頸部短縮・大腿骨の大・小転子の過形成などの軟骨無形成症に特徴の画像所見が認められる。

Fig.2：大腿遠位（→）および下腿骨近位（▷）の骨端部は拡大し，筋付着部は隆起している。

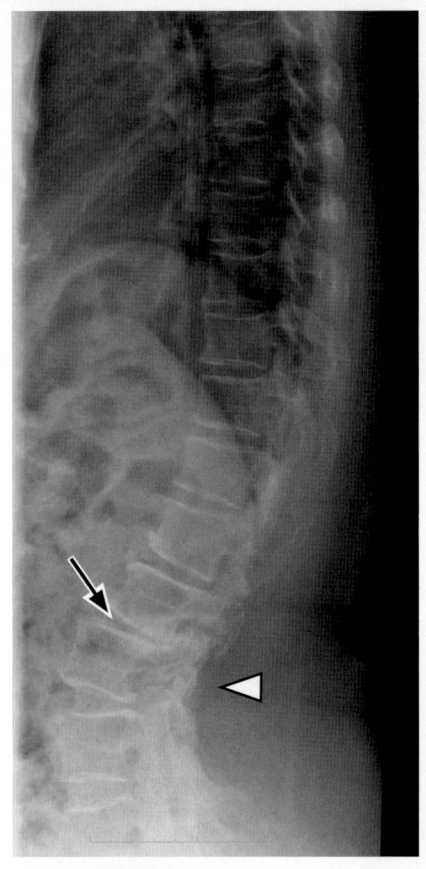

Fig.3 胸腰椎側面像

Fig.3：腰椎 L2-3（→）は椎間腔の狭小化と軟骨下の硬化性変化が認められ，椎弓切除（▷）の術後変化が推察される。大腿遠位（→）および下腿骨近位（▷）の骨端部は拡大し，筋付着部は隆起している。

MRI 検査

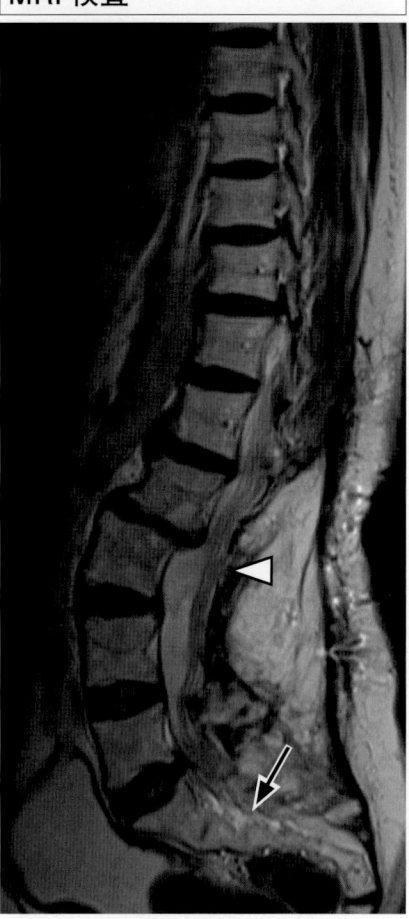

Fig.4 T2 強調矢状断像

Fig.4：腰椎 L2-3（▷）の位置で硬膜管は圧排され，前方へ変位し拡大している。仙椎（→）は低形成で前傾している。

参考資料

ディエゴ・ベラスケス画
『ラス・メニーナス』（1656 年）

Fig.6 軟骨無形成症の特徴を有している絵画

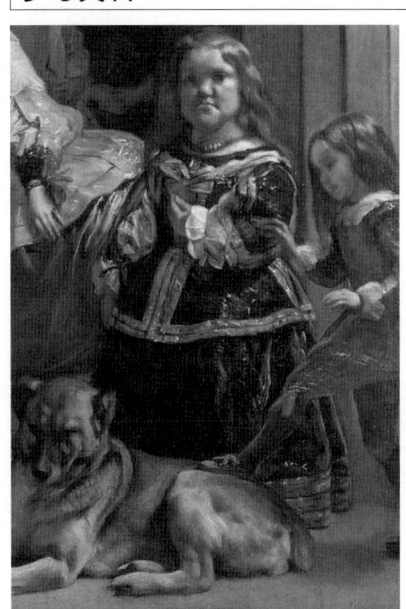

Fig.6：頭は相対的に大きく，前頭部は突出し鼻根は陥没，顎骨の張り出しなどの特徴がある。

CT 検査

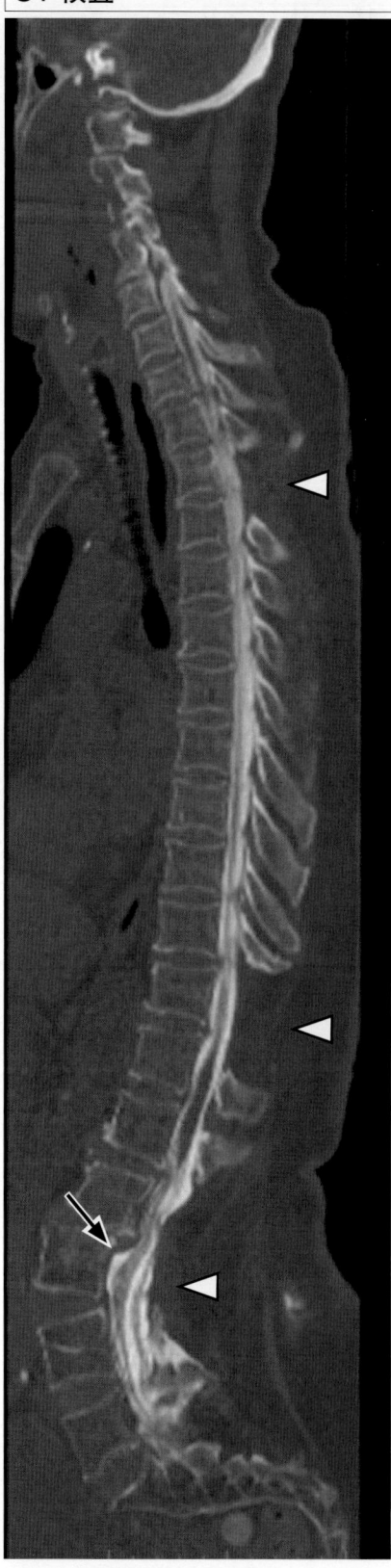

Fig.5 矢状断像（ミエロ後）

Fig.5：胸椎 Th3-4，Th11-12，腰椎 L2-5 の脊椎後方成分は切除されている（▷）。腰椎 L2-3（→）の位置で硬膜管は圧排され，前方へ変位し拡大している。

Ⅱ-6 先天性・代謝性・壊死性疾患　157

II-6 先天性・代謝性・壊死性疾患

8. 関節リウマチ rheumatoid arthritis：RA

主訴・既往
70歳代，女性。
関節リウマチの長期観察中。

臨床基礎知識
　関節リウマチとは，自己免疫の異常を主体とする組織結合抗原 HLA-DR4 を有し，その発症には遺伝的要因が関与する進行性の多関節が侵される炎症性関節疾患である。関節炎が進行すると，関節内での変性が進行する。その結果，関節内の滑膜細胞の増殖である炎症性肉芽（パンヌス）の発生や，軟骨の破壊と骨のびらん性変化が起こる。最終的には関節という構造物が破壊し尽くされ，骨と骨が直接接した硬直を呈する。また，関節が破壊され，さらに腱や靭帯の断裂が起こると，多くの関節で脱臼傾向（ムチランス破壊）が増加する。手指骨が強直すると，最終的にスワンネック変形，あるいはボタン穴変形や尺側偏位などの典型的な関節リウマチ患者に特徴的な形態を呈する。

検査・読影のポイント（関節リウマチの画像所見）
1. 滑膜の炎症と関節液の増加により関節周囲の軟部組織腫脹。
2. 炎症に伴う血流増加による骨の脱灰と骨密度の低下。
3. 炎症性肉芽による周囲の骨・軟骨の破壊。関節軟骨の破壊による関節腔の狭小化→関節周囲のびらん形成（subchondral erosion）。
4. 関節包・靭帯の弛緩や炎症の波及による関節の変形・硬直・脱臼・亜脱臼。

X線検査

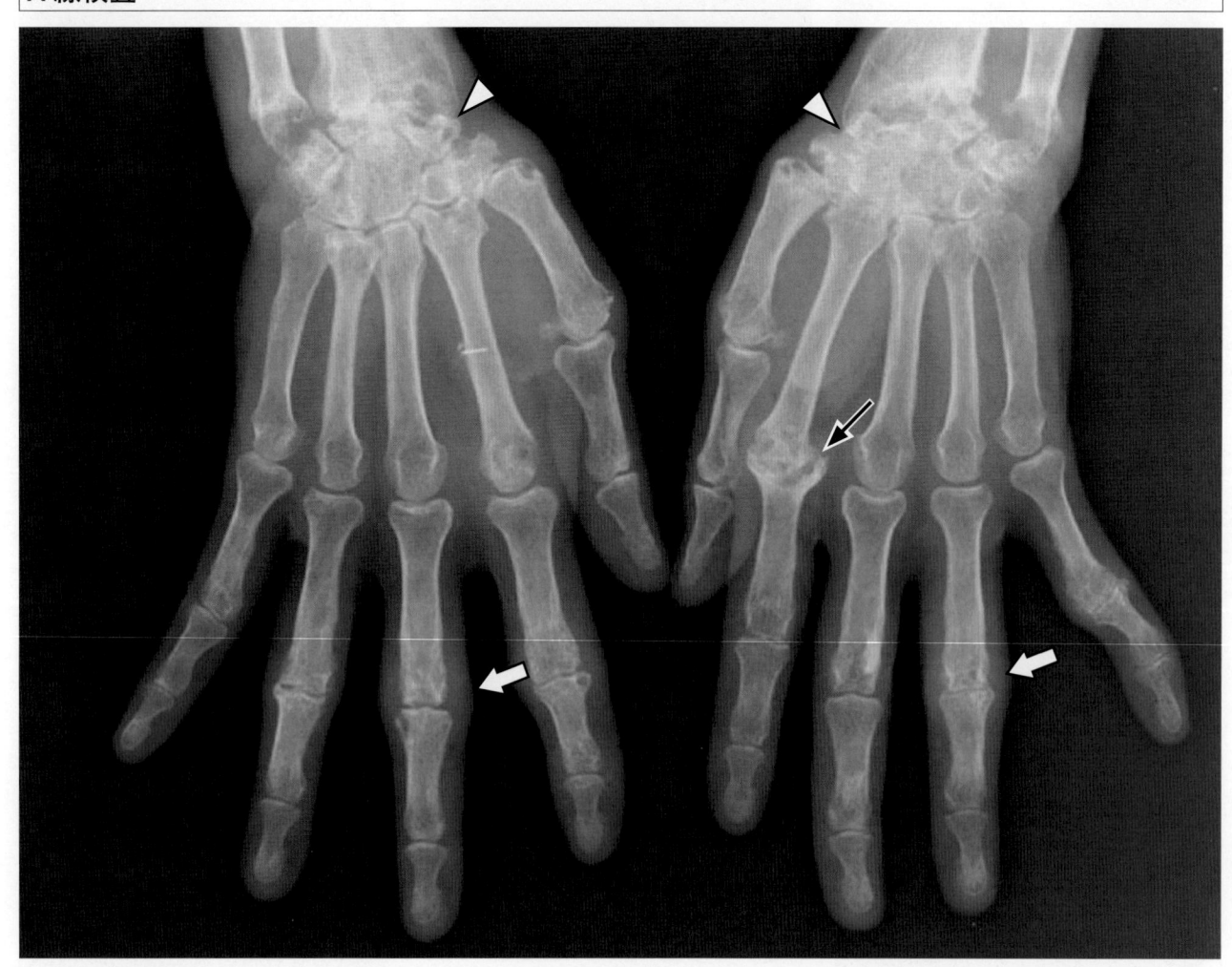

Fig.1　手指正面像

Fig.1：両手指にほぼ対称性に手根骨（▷）は骨性癒合し一塊となっている。左右の中手指節関節 PIP（⇨）周囲に軟部組織の腫脹を認める。左第2MP関節（→）にびらんを主体とした骨萎縮を伴う関節破壊を認める。

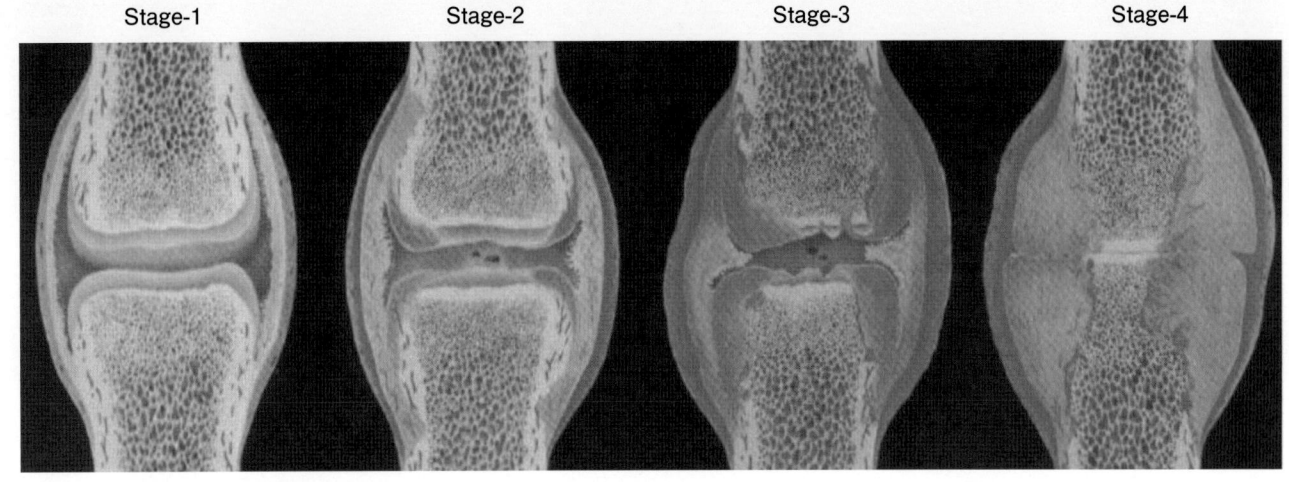

Stage-1：関節内に変化を認めない。
Stage-2：滑膜内の炎症により，軟部組織の腫脹と関節軟骨の破壊が生じる。
Stage-3：滑膜内の炎症が進み，炎症性肉芽（パンヌス）が増殖し，関節軟骨の破壊がさらに進む。
Stage-4：滑膜内は，炎症性肉芽（パンヌス）で満たされ，関節軟骨は消失，骨性硬直を呈する。

Fig.2 関節リウマチのステージ分類

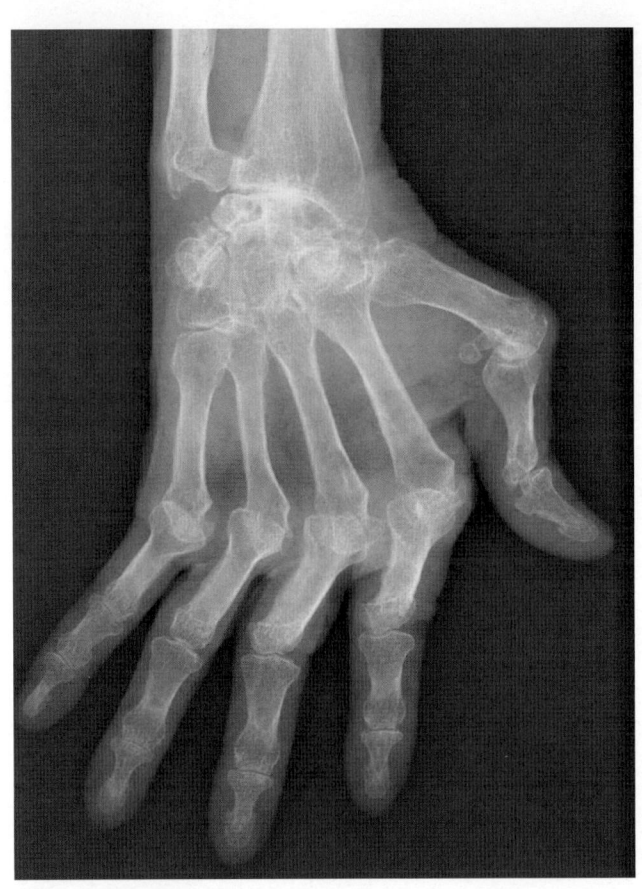

Fig.3 手部正面像

Fig.3：手根骨は一塊化，全指のMP関節は屈曲位で脱臼し尺側変位している。ムチランス形関節リウマチの典型像を呈する。

The 2010 ACR/EULAR Classification criteria（分類基準）
（2010年）

A　関節浸潤
　大関節1か所（0点）
　大関節2～10か所（1点）
　小関節1～3か所（2点）
　小関節4～10か所（3点）
　小関節10か所以上（少なくとも小関節病変1か所は含む）（5点）

B　血清学（少なくとも1回の検査は必要）
　RF（−）and 抗CCP抗体（−）（0点）
　RF（+）or 抗CCP抗体（+）（2点）
　RF（++）or 抗CCP抗体（++）（3点）

C　急性期炎症反応（少なくとも1回の検査は必要）
　CRP 正常 赤沈 正常（0点）
　CRP 高値 or 赤沈 高値（1点）

D　罹病期間
　＜6週（0点）
　≧6週（1点）

6点以上で関節リウマチと分類する。

II-6 先天性・代謝性・壊死性疾患

9. マルファン症候群 marfan syndrome：MFS

主訴・既往
10歳代，男児。マルファン症候群の経過観察中。頭痛・腰痛にて受診。

臨床基礎知識
マルファン症候群とは，常染色体優性遺伝の形式をとる細胞間接着因子（フィブリリンと弾性線維）の先天異常症による結合組織病である。結合組織とは組織の間を埋める組織であり，全身に存在する。結合組織は細胞成分と細胞外基質からなる。細胞外基質は蛋白質で構成され，細胞外基質を構成する蛋白質のひとつに細胞間接着因子がある。細胞間接着因子には細胞外基質の強度を保つ蛋白質FBN1やTGFBR2などがあり，マルファン症候群ではこれらの蛋白質が充分機能しないために，（全身骨格・肺・目・心臓や大動脈）に奇形等を起こす多発奇形症候群である。マルファン症候群患者の死因の多くは大動脈弁や僧房弁の閉鎖不全による心不全，動脈破裂，急性大動脈解離などの心臓血管の疾患によるものである。なかでも大動脈解離による突然死の最も頻度が高い原因である。これらの致命的な疾患を治療として大動脈の拡張が進み破裂の危険がある場合，予防的措置から人工弁や人工血管に置換する場合がある。

検査・読影のポイント
マルファン症候群の筋骨格系の特徴
四肢：マルファン症候群は，異常に長い肢によって特徴付けられる。高身長，上肢や下肢などの手足，指が細くて長い，印象としては長身瘦躯の体型が多い。また，皮下脂肪の多いタイプであってもその手の形状，（クモの脚を連想させるくも様指趾）に特徴が出る。
顔貌：顎関節症，印象として長頭・前額部突出・面長・小さい下顎・狭い顔幅・大きい耳介・込み入った歯並びが特徴となる。
関節：マルファン症候群患者は，一般人より扁平足を発症しやすい。また，それらにより足の慢性痛を伴う。手首徴候，母指徴候，中手骨徴候，母指の関節の過剰運動性，関節の過可動性が特徴となる。
脊椎・胸骨：脊柱変形・胸骨の突出・漏斗胸・胸部変形などの形態異常を呈する。

X線検査

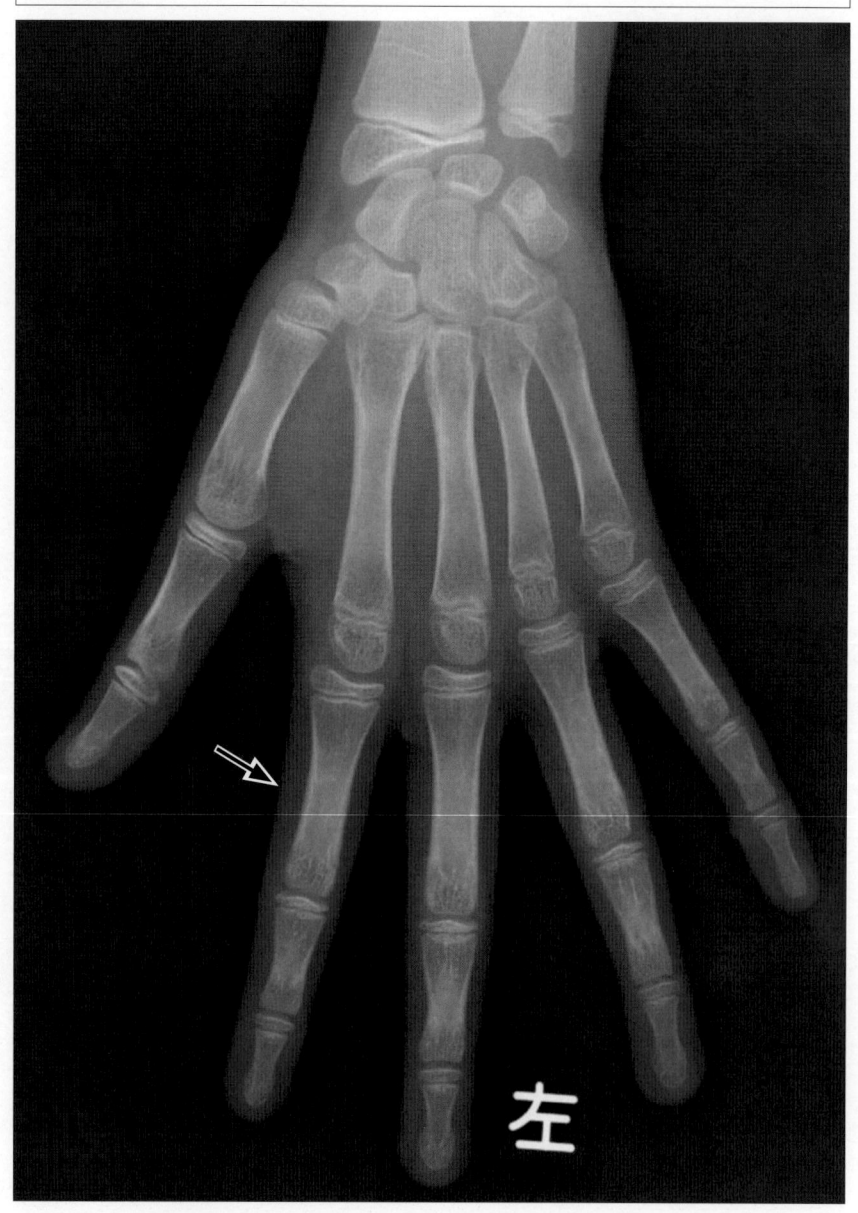

Fig.1 手部正面像

Fig.1：明らかに長大化した手指骨＝くも指（→）マルファン症候群の典型的な手指症状を示す。

10. 糖尿病性足部障害　diabetic foot

主訴・既往

70歳代，男性。
糖尿病の加療中。
足部潰瘍の出現。

臨床基礎知識

　糖尿病による足の障害は，末梢神経障害・抹消血管障害・足部に作用する荷重圧の異常・感染に対する抵抗機能の障害などのリスクが高い糖尿病患者においては，足の問題は認められる。血行障害と感染症の合併が元になり，それに神経障害性関節症などの要素が加わり軟部組織の腫脹や骨吸収像などが認められるようになる。これらの要因は複数同時に起こることが頻繁で，それが潰瘍や感染となり，壊疽へと発展し，最後には下肢切断へとつながる。糖尿病性抹消神経障害は足の問題を最も引き起こしやすい障害のひとつで，2型糖尿病患者の最大50%に末梢性神経障害があるとされる。

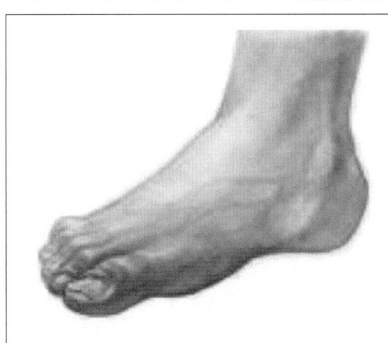

糖尿病性足部障害に典型的な糖尿病性抹消神経障害を反映するイラスト。右第1趾，第2趾の皮膚潰瘍から感染となり，壊疽を引き起こす場合がある。

X線検査

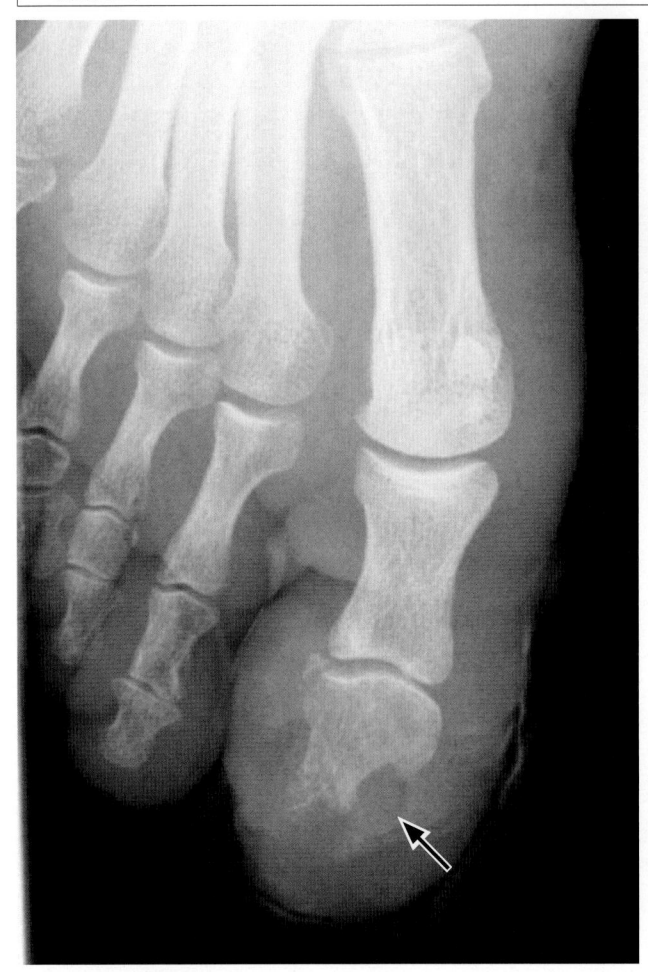

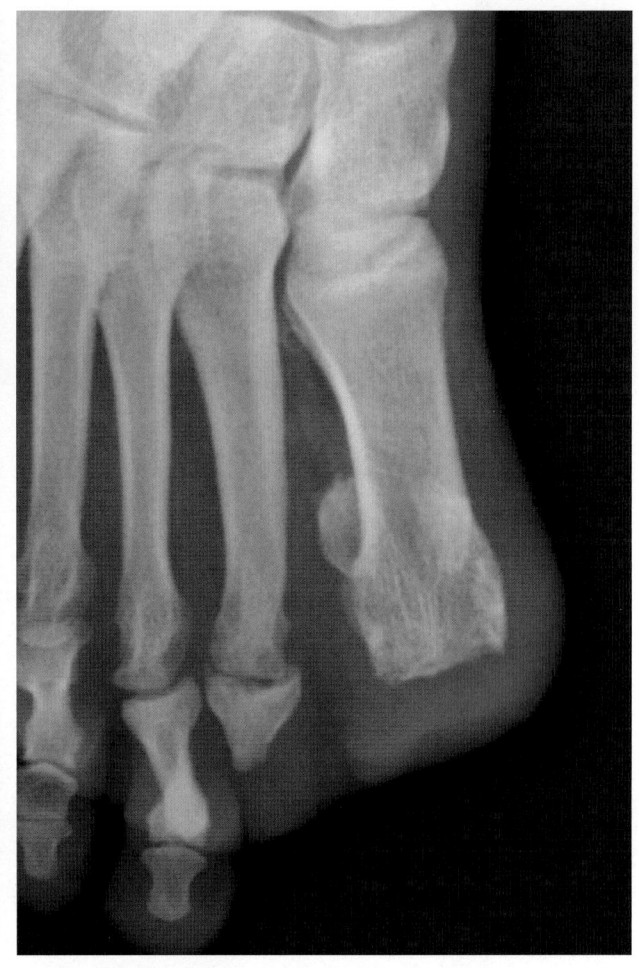

Fig.1　足部正面像

Fig.2　術後足部正面像

Fig.1：右第1趾，第2趾に軟部組織の腫脹が認められ，第1趾の末節骨には骨吸収像（→）が認められる。
Fig.2：右第1趾，第2趾は糖尿病性抹消神経障害により感染から壊疽へと発展し，切断された。

II-6　先天性・代謝性・壊死性疾患

II-6 先天性・代謝性・壊死性疾患

11. 胸肋鎖骨肥厚症　sternocostoclavicular hyperostosis：SAPHO

主訴・既往

50歳代，男性。数年前より掌蹠膿疱症にて加療中。肩こり，前胸部の腫脹，疼痛増悪のため受診性。

臨床基礎知識

胸肋鎖骨肥厚症とは，寛解と増悪を繰り返して慢性に経過する自己免疫の関与が疑われる原因不明の非化膿性骨化性骨膜炎で，細菌感染（特に扁桃炎，齲歯など）による細菌アレルギーや歯科用金属アレルギーなどが発症に関与していると考えられている。30～50歳代に好発する。半数以上が手掌や足蹠に膿疱が生じる掌蹠膿疱症を合併する。

画像所見は左右対称に第1肋骨・鎖骨・胸骨・胸肋鎖関節部にかけての異常な骨化や靭帯の骨化が認められ，病変部の疼痛や腫脹を伴う。

検査・読影のポイント

臨床所見は，赤沈の亢進・CRP値陽性などの炎症所見が認められる。リウマトイド因子・HLA-B27は陰性で，HLA-DR4はまれに陽性となる。細菌培養は陰性。

胸肋鎖骨肥厚症は，掌蹠膿疱症や座瘡などの皮膚病変には炎症性の骨関節病変を合併することにより，主要兆候である synovitis（滑膜炎）・acune（座瘡）・pustulosis（膿疱症）・hyperostosis（骨肥厚症）・osteitis（骨炎）の頭文字を取って SAPHO 症候群と呼ばれる。

X線検査

Fig.1　頸椎正面像

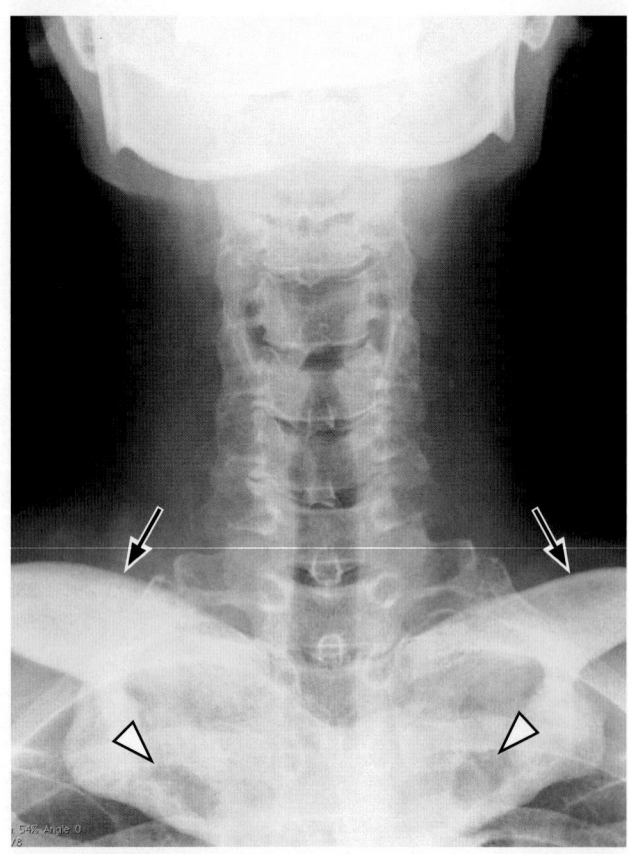

Fig.2　胸部正面像

Fig.1：頸椎X線画像で，左右の肺尖部を覆い隠す鎖骨近位（→）と胸骨柄（▷）の異常な肥厚と骨硬化像を認める。
Fig.2：胸部X線画像で，異常な肥厚と骨硬化像は鎖骨中央（→）と胸骨柄（▷）に限局している。

CT 検査

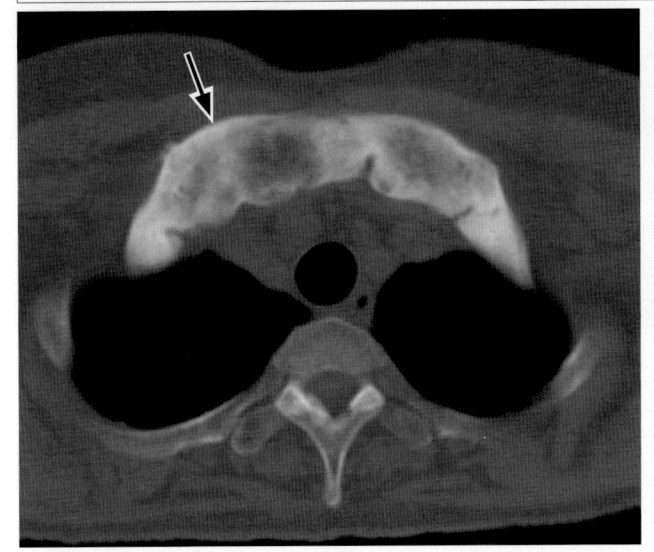

Fig.3 横断像

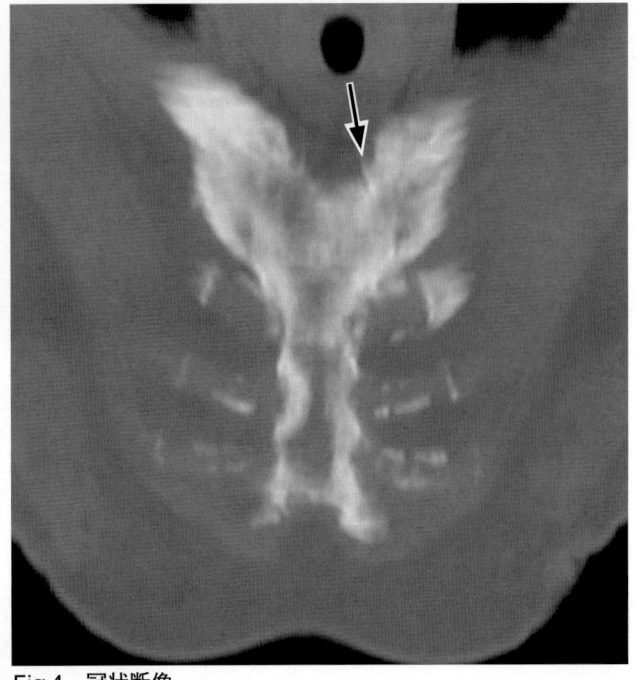

Fig.4 冠状断像

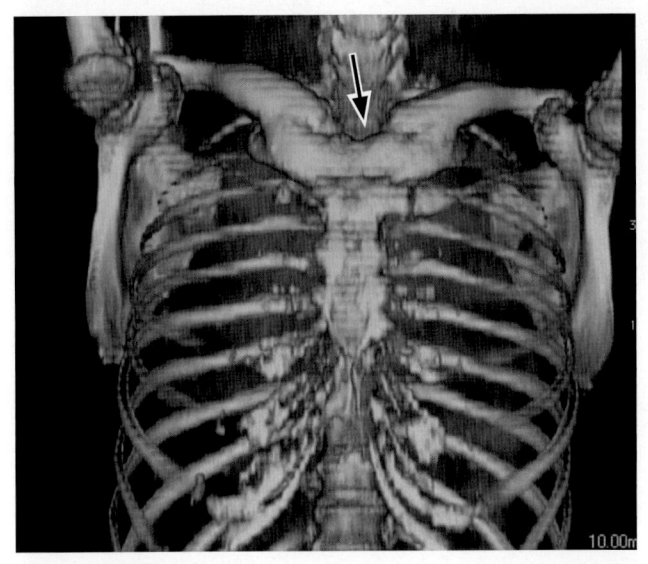

Fig.5 VR画像

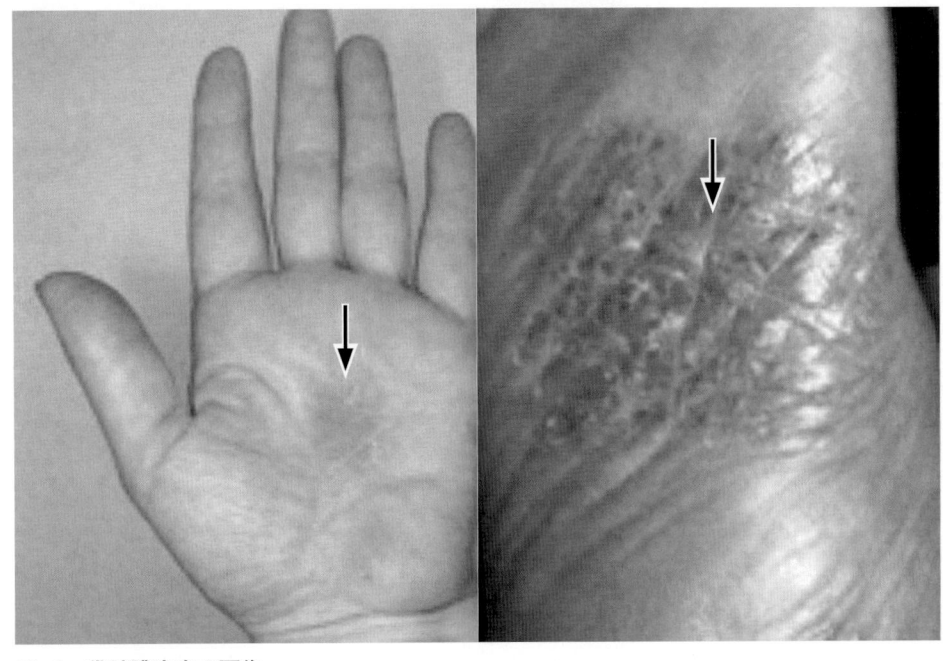

Fig.6 掌蹠膿疱症の画像

Fig.3：単純CT（横断像）で，胸骨柄（→）は膨隆性変化を認め，著しく骨硬化呈しているが，上部縦隔への圧排は認めない。

Fig.4：単純CT（冠状断像）で，胸肋鎖関節（→）は骨性硬直を認める。

Fig.5：単純CT（VR画像）で，胸肋鎖関節および鎖骨中央（→）は骨性硬直により一塊となっている。

Fig.6：胸肋鎖骨肥厚症に随伴する掌蹠膿疱症（→）の典型的画像。

Ⅱ-6 先天性・代謝性・壊死性疾患　163

II-6 先天性・代謝性・壊死性疾患

12. 先端巨大症 acromegaly

主訴・既往
50歳代，男性。全身倦怠，脱力感，全身の関節痛にて来院。

臨床基礎知識
先端巨大症は下垂体成長ホルモン（GH）の過剰分泌による疾患で，ほとんどは成長ホルモン産生下垂体腺腫が原因となる。骨端線の閉鎖以前に本症が発生した場合，身長が異常に伸びて巨人症giantismと呼ばれれ，成長ホルモンの過剰が，2次性徴が出現後に骨端線閉塞後に本症が発症した場合に先端巨大症となる。骨格系では，軟骨細胞の機能が亢進し，骨の肥厚や増生，四肢末端の肥大が起こる。骨格以外でも，筋肉・内臓諸臓器も肥大する。代謝系の異常として，電解質貯留作用による高血圧，脂質分解異常による高脂血症，抗インスリン作用による耐糖機能異常などが挙げられる。

検査・読影のポイント
X線画像の特徴として以下が挙げられる。
1. 骨膜性骨形成の亢進：頭蓋骨の肥厚，前頭骨や下顎骨の突出，トルコ鞍・前頭洞・上顎洞の拡大，管状骨骨幹部の肥厚，指趾末節骨の花キャベツ様の肥大，椎体前後径の増大などがある。
2. 関節裂隙の変化：関節軟骨が増殖するため，初期の段階では，関節裂隙は拡大する。後に，関節軟骨の変性により関節裂隙は狭小化し，辺縁には骨棘などが出現し，変形性関節症と同等の画像所見が認められる。

X線検査

Fig.1　頭部正面像

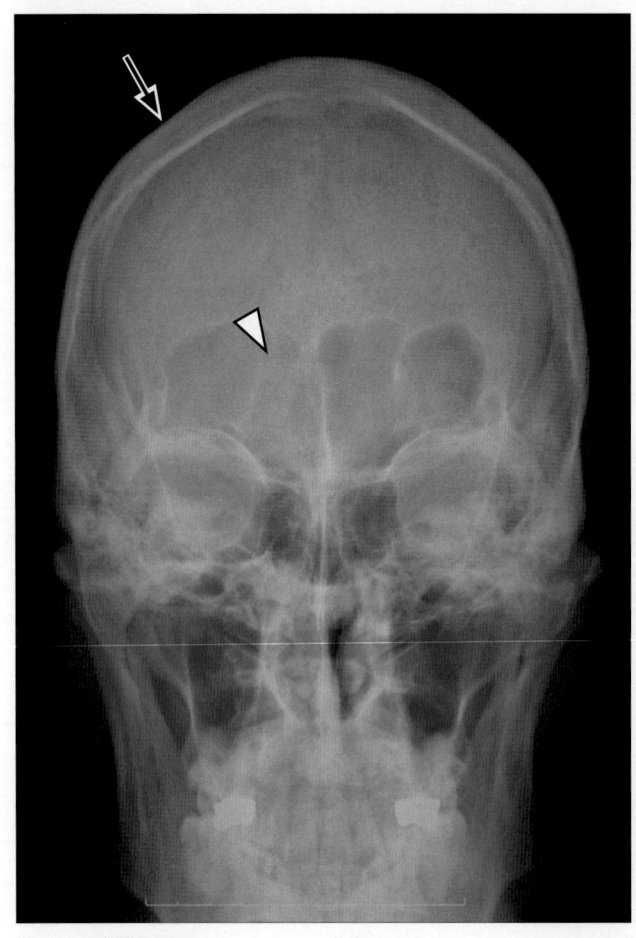

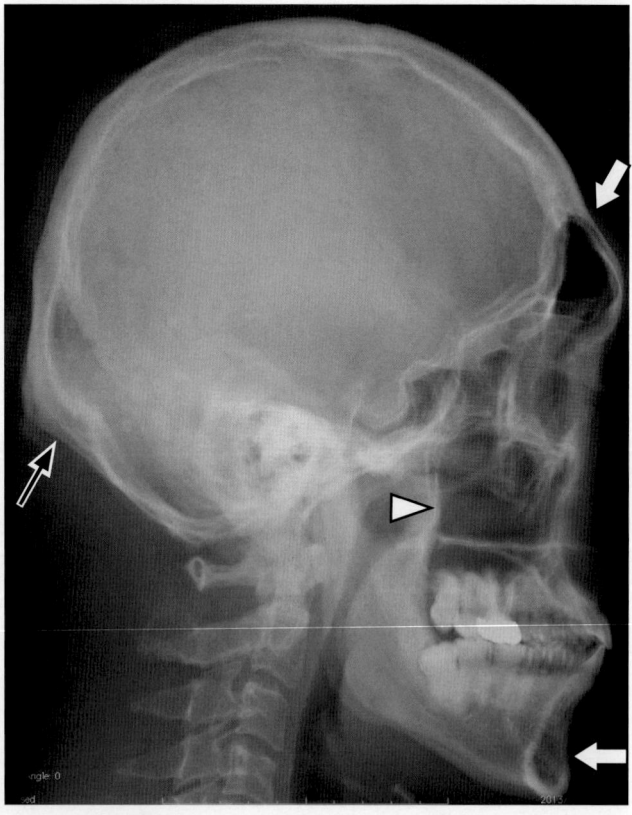

Fig.2　頭部側面像

Fig.1：頭蓋骨の肥厚（→）前頭洞の拡大（▷）を認める。
Fig.2：頭蓋骨の肥厚（→）上顎洞の拡大（▷），前頭骨・下顎骨の突出（⇨）を認める。

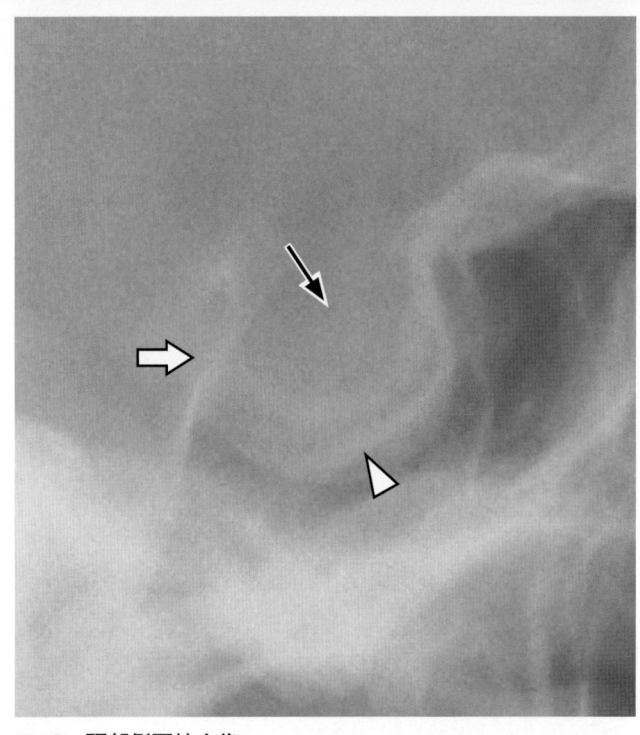

Fig.3 頭部側面拡大像

Fig.3：トルコ鞍の風船様に拡大する ballooning (→)、トルコ鞍底が二重に見える double floor (▷)、鞍背の菲薄化 (⇨) を認める。

Fig.4：全体的に皮下軟部組織の肥厚 (→)、中手骨骨幹端の拡大 (▷) を認める。

Fig.5：明らかな足底部の脂肪層の拡大 heel pad thickness (⇔) を認め、脂質分解異常を示唆する。

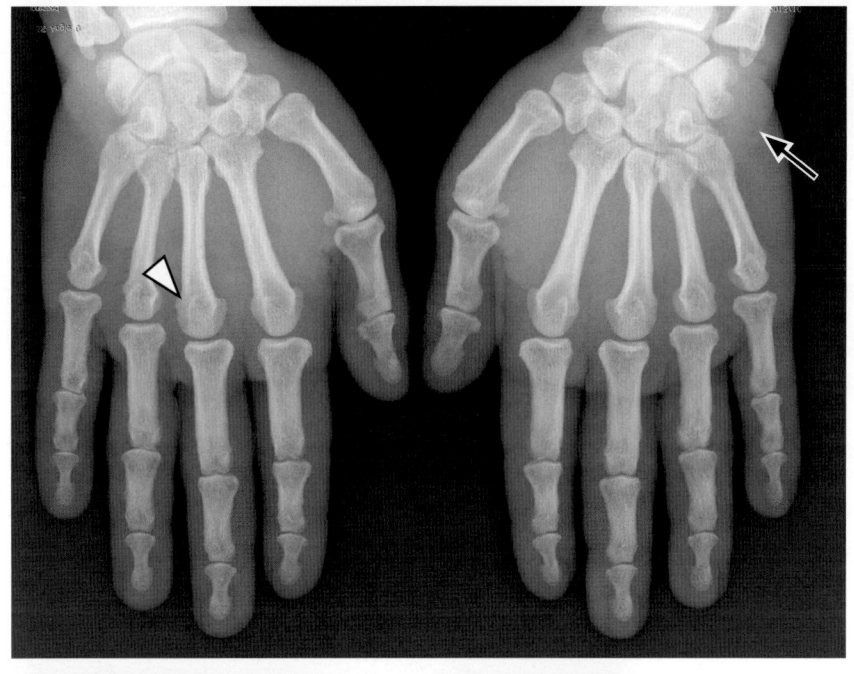

Fig.4 手部正面像

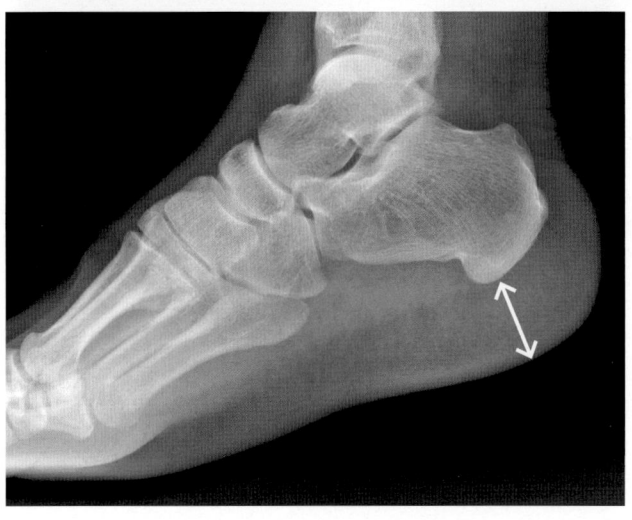

Fig.5 足部非荷重側面像

II-6 先天性・代謝性・壊死性疾患　165

II-7 腫瘍・腫瘍類似疾患

骨腫瘍の鑑別方法

　骨腫瘍の特徴は，頻度が低い割には種類が多く，画像診断の中でも最難関に位置する．骨腫瘍は病変に対する反応の種類が限られるため，異なる病変でも同様の所見が認められたり，同一病変でもその所見に大きなバリエーションがある場合も少なくない．系統的なアプローチは，診断の可能性と限界を知り，合理的診断にたどり着くためには必要不可欠なものである．

1. 分布 distribution
　骨・関節病変の分布は，特定の病因を知るうえで重要なヒントとなる．病変のパターンは単骨性・単関節性，多骨性・多関節性あるいはびまん性などがあり，この病変の分布パターンを先天性・炎症性・代謝性・腫瘍性・外傷性の5つのカテゴリーに分類することで病変の鑑別をいくつかに絞り込むことが可能となる．

2. 病変の状態 state
　骨病変は基本的に破骨性（溶骨性・骨破壊性），造骨性（骨形成性・反応性骨硬化・修復性骨硬化）に分類される．破骨性骨破壊は地図状・虫食い状・浸透状の3種類のパターンがあり，地図状骨破壊とは侵襲性あるいは非侵襲性の明確な大きな骨破壊巣を示す．虫食い状骨破壊は，衣服が蛾の幼虫に食い荒らされたように，多数の小さな穴が開いた状態でより侵襲性の高い骨破壊を示す．しかし，骨髄炎や高度な骨粗鬆症などの良性病変でも虫食い状骨破壊を示すことがあり，骨梁構造を注意深く観察する必要がある．浸透状骨破壊はEwing肉腫・リンパ腫・多発性骨髄腫などの円形細胞腫瘍のような非常に侵襲性の高い病変で認められるが，骨髄炎での同様の所見を示す場合も少なくない．

3. 好発部位 region
　多くの骨腫瘍は特定の骨に発生する傾向がある．例えば肉腫の多くは大腿骨遠位と脛骨近位の骨幹端に好発し，骨化性線維腫・アダマンチノーマは脛骨に，Paget病は脊椎・骨盤・頭蓋骨・脛骨に好発する傾向があり病変の鑑別のヒントとなる．

4. 骨内での占拠部位 occupation
　骨腫瘍における骨内の占拠部位も画像診断をする場合に重要な意味をもつ．多くの場合，骨内で実際に占拠する部位は赤色髄の分布に依存する．生下時には全身骨のほとんどが赤色髄だが，成長に伴い赤色髄は頭蓋骨・胸骨・椎骨・骨盤骨・長管骨の骨幹端に限定される．多くの骨腫瘍や骨感染症が赤色髄の占拠部位に発生する傾向にあり，大部分の骨腫瘍は骨幹端に発生し骨端に発生するものには，軟骨芽細胞腫・巨細胞腫などで骨幹部に発生するものは，Ewing肉腫・リンパ腫・多発性骨髄腫などの円形細胞腫がある．

5. 年齢と性別 age & sex
　骨腫瘍の発生と年齢・性別とは重要な関連がある．特に年齢は多くの骨腫瘍の鑑別に有用となる．例えば長管骨の骨幹部に溶骨性骨破壊を呈する病変では，1歳以下では神経芽細胞腫が最も頻度が高く，10歳以下の小児ではEwing肉腫，10〜30歳では軟骨芽細胞腫・巨細胞腫・骨肉腫など多数，40歳以上では悪性リンパ腫・多発性骨髄腫・転移性腫瘍が鑑別に挙がる．また性差により有意に発生頻度の異なるものとして高齢者の男性に好発するPaget病などがある．

6. 病変の境界 border line
　病変の骨への侵襲度の違いにより，境界の性状に違いがみられる．低侵襲性病変では正常と病変部の移行帯が狭く，明瞭な硬化縁をもつ傾向があり，高い侵襲性を示す病変では幅広く不鮮明な移行帯を示す傾向にある．これらの所見の違いは病変の発育速度が関係している．軟骨粘液線維腫や骨結核のように発育が非常に緩慢な良性病変では，母床骨が反応性に病巣を閉じこめようとする時間的余裕があり，骨の再構築が可能になり境界明瞭な移行帯を呈する．一方，化膿性骨髄炎や悪性腫瘍は急速な病巣の発育によって生じる骨破壊に対して母床骨の修復が間に合わない場合は，境界の不明瞭な移行帯になる．

7. 病変の形状 shape
　病変の形状と辺縁の性状とを同様に理解することで鑑別に役立つ．病変の細長いもの，すなわち長管骨の骨幹に沿った形状をした病変は非侵襲性の良性病変である可能性が高く，これには骨の成長とともに病変が発育しており発育が骨と同様か遅いことを意味している．病変が骨以上に幅広いものや骨皮質を穿破し軟部組織に波及したものは，非常に侵襲性の高い悪性病変を示唆する所見として重要となる．

1. 骨肉腫 osteosarcoma

主訴・既往
10歳代，男児。誘因なく手関節の腫脹，疼痛出現のため受診。

臨床基礎知識
骨肉腫は悪性骨形成腫瘍のひとつで，多発性骨髄腫と悪性リンパ腫を除く悪性腫瘍の中で，最も発症頻度が高い原発性骨腫瘍である。好発年齢は二峰性を示し，多くが第二次骨成長期の15歳前後までの発症を占めるが，60歳以降に第二のピークを迎える。好発部位は長管骨（脛骨・大腿骨・上腕骨・橈骨）の骨幹端に発症する。多くの場合，肺への血行性転移を起こしやすい。

骨肉腫は臨床像，組織像の違いにより，骨皮質に接して発生する傍骨性骨肉腫・骨膜に発生する骨膜性骨肉腫・腫瘍骨形成を認めない完全な溶骨型の血管拡張性骨肉腫・分化度が高く，予後の比較的良好な骨内高分化型骨肉腫などに分類される。

検査・読影のポイント
X線画像の特徴は，長管骨の骨幹端に周囲の骨硬化を伴わない広域な骨破壊と，種々の程度の腫瘍性骨新生を認め，Codman三角，spicula形成，onion skin appearanceなどの外骨膜反応を呈する。骨破壊と骨新生の割合により，造骨型，溶骨型，混合型に分類される。組織像の特徴は異型性の強い腫瘍細胞が，種々の程度の類骨および骨形成を認める。

Table.1　X線画像の鑑別

鑑別項目	特徴
分布	単骨性・腫瘍性
病変の状態	破骨性（溶骨性・骨破壊性）・造骨性（骨形成性・反応性骨硬化・修復性骨硬化）
骨内での占拠部位	橈骨遠位骨幹端
年齢と性別	10歳代（第二次骨成長期）
病変の境界	境界の不明瞭な移行帯
病変の形状	骨皮質を穿破し軟部組織に波及

X線検査

Fig.1：右橈骨遠位骨幹端に髄腔内の境界不明瞭な骨破壊①，腫瘍内の綿花様骨新生像②，腫瘍の骨外穿破（破軟部組織浸潤）③，Codman三角④，spicula形成⑤，onion skin appearance⑥などの骨肉腫に特徴的な所見が数多く認められる。

Fig.2：組織像で，腫瘍細胞（→）は異型で大小不同が高度であり未熟な腫瘍性類骨形成も顕著に認められる。

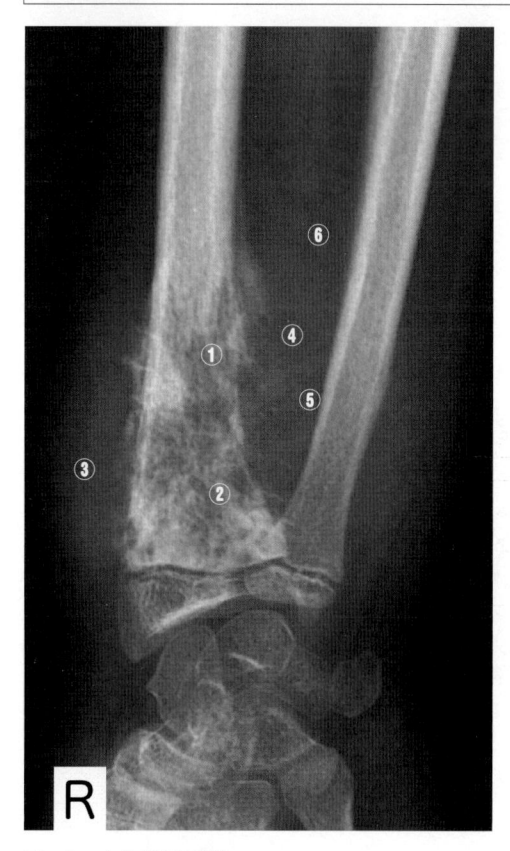

Fig.1　右前腕正面像

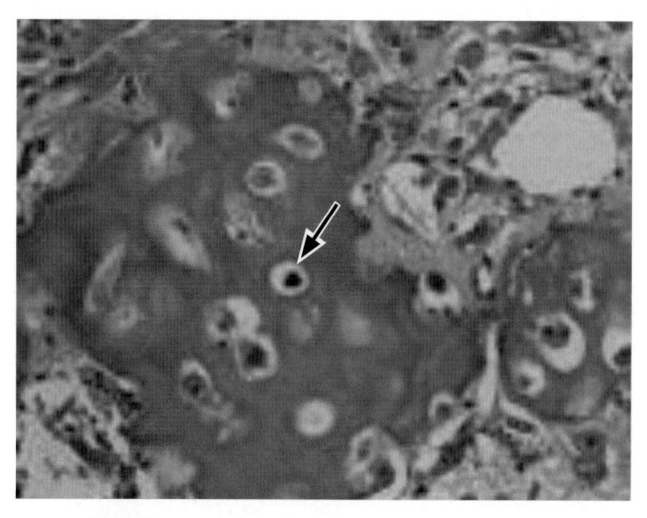

Fig.2　組織像

Ⅱ-7　腫瘍・腫瘍類似疾患

2. 動脈瘤様骨嚢腫　aneurysmal bone cyst：ABC

主訴・既往
20歳代，男性。
頸部違和感を訴え，受診。

臨床基礎知識
　動脈瘤様骨嚢腫は，10〜20歳に発生するまれな腫瘍で，長管骨の骨幹端や骨盤，脊椎後方成分に発生し椎体に進展することで圧迫骨折をきたすことがある。大小の血液腔と，結合織性の隔壁からなる嚢胞状の病変である。一次性の動脈瘤様骨嚢腫 primary ABC と，軟骨芽細胞腫・骨芽細胞腫・骨巨細胞腫・線維性異形成や骨肉腫に続発する二次性の動脈瘤様骨嚢腫 secondary ABC とに区別される。ABC の診断では，原疾患を見落とさないように注意をすることが重要になる。

検査・読影のポイント
　X線，CT では風船様の膨隆を伴う透亮像（soap bubble appearance）が特徴的である。CT や MRI では，境界明瞭で隔壁を有する分葉状腫瘍として認められ，MRI では多房性骨嚢腫内の出血（fluid-fluid level）を反映する液面形成が認められることもある。

X線検査

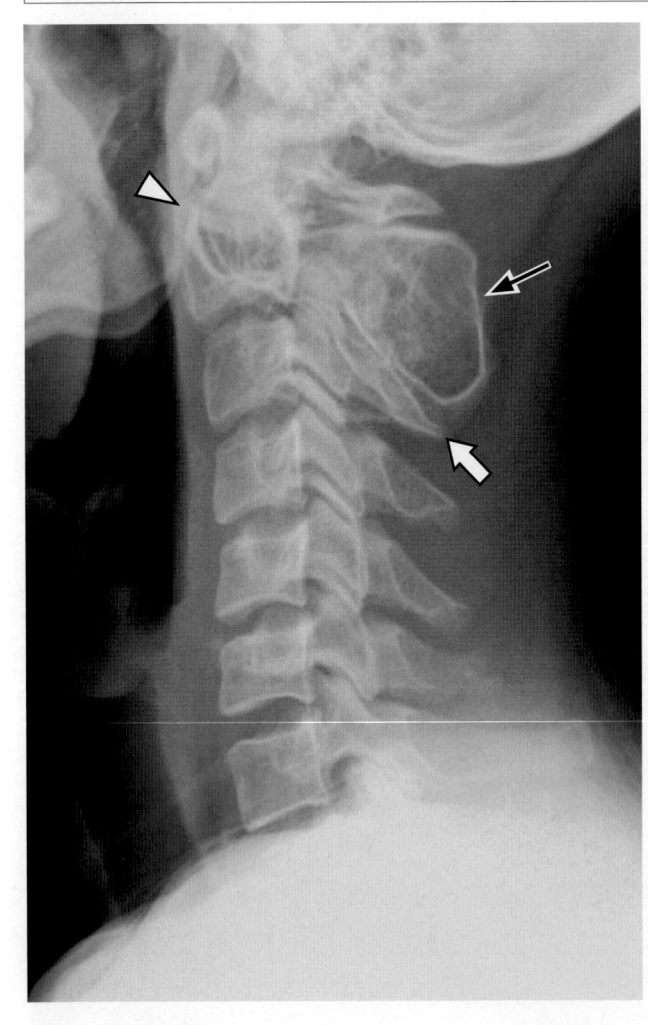

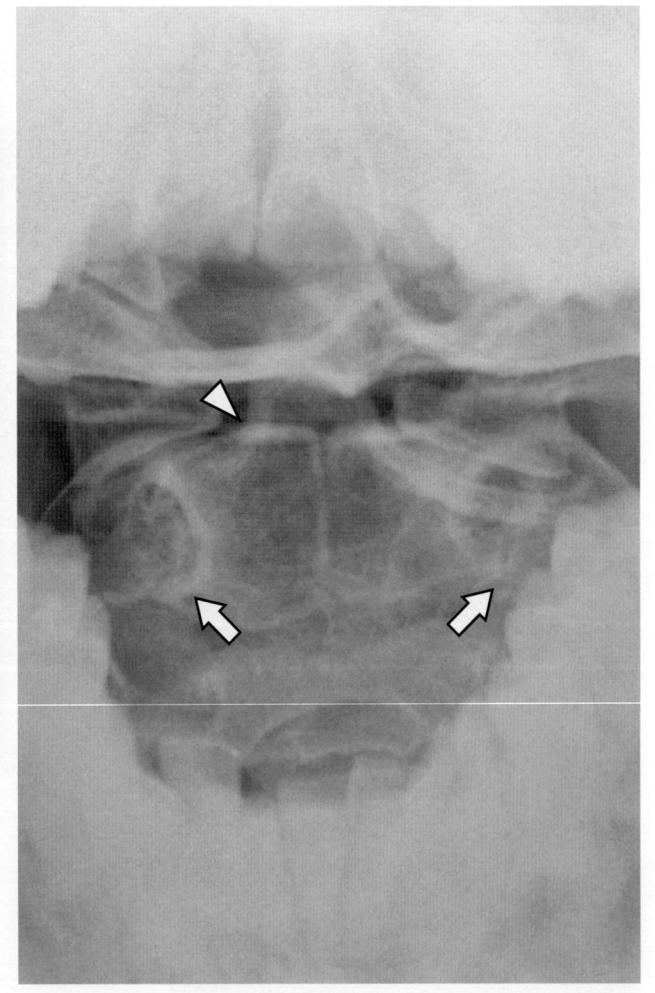

Fig.1　頸椎側面像

Fig.2　開口位

Fig.1：C2 椎体（▷）と椎弓（→）はスリガラス状で風船様に膨隆を伴う透亮像（soap bubble appearance）を認める。C3 椎弓および棘突起（⇨）は上方からの圧排により変形している。

Fig.2：C2 椎体（▷）は縦径・横径とも顕著に拡大し，椎弓根像に左右差を認める（⇨）。

CT 検査

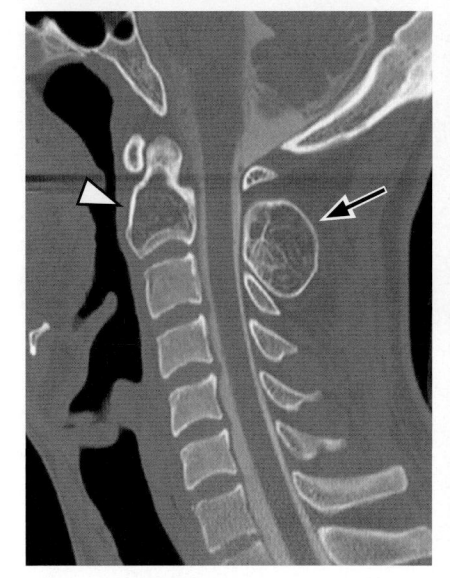

Fig.3　MPR 矢状断像

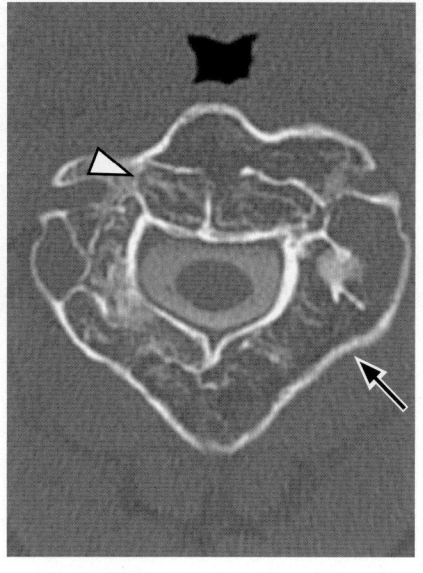

Fig.4　横断像

Fig.3：C2 椎体（▷）と椎弓（→）内部は隔壁を有し，風船様に膨張している（→）。硬膜管への圧排は認められない。

Fig.4：C2 椎体（▷）と椎弓（→）内部は不均一な隔壁構造で，一部に骨皮質の肥厚を認める。硬膜管への圧排は認められない。

MRI 検査

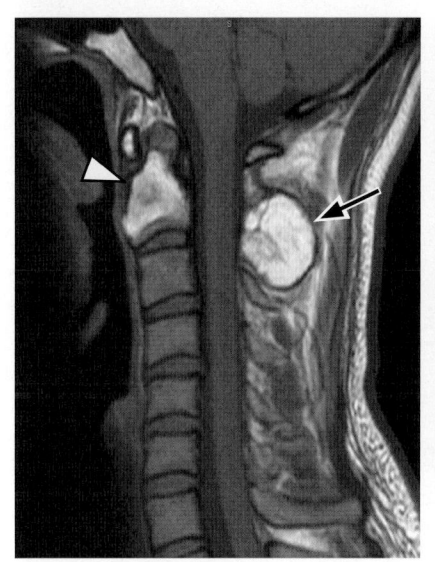

Fig.5　T1 強調矢状断像

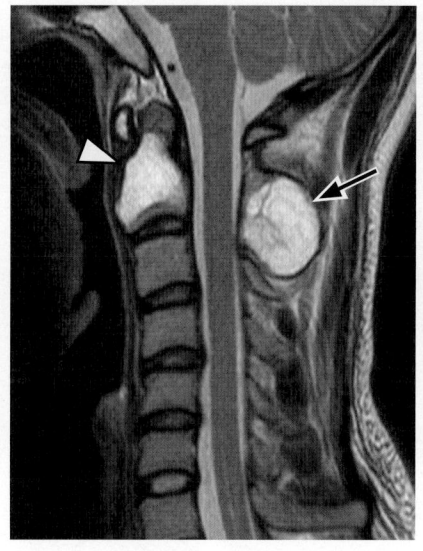

Fig.6　T2 強調矢状断像

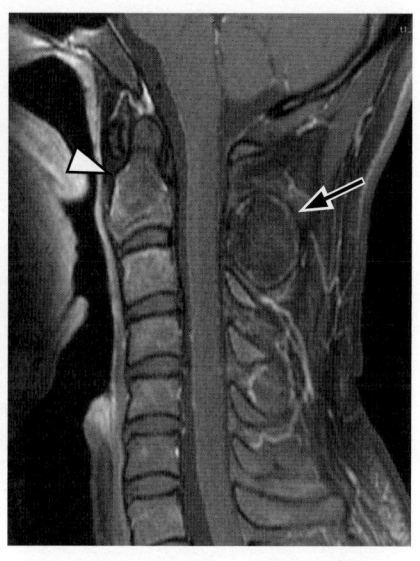

Fig.7　脂肪抑制併用 T1 強調矢状断像

Fig.5：C2 椎体（▷）は，内部が等信号から低信号，椎弓（→）は分葉状の高信号を呈し，風船様で分葉状の嚢胞性病変として認められる。

Fig.6：C2 椎体（▷）と椎弓（→）はともに高信号を呈し，脂肪または粘液質で満たされる分葉状の嚢胞性病変として認められる。

Fig.7：C2 椎体（▷）は内部が低信号，周囲が等信号から高信号を呈する。椎弓（→）はほぼ均一に低信号を呈する。本症例は脂肪成分より粘液変成を起こしている可能性がある。

Fig.8：類円形の脂肪組織（▷）と不均一な軟骨組織（→），退縮した血管組織（⇨）が散在する。

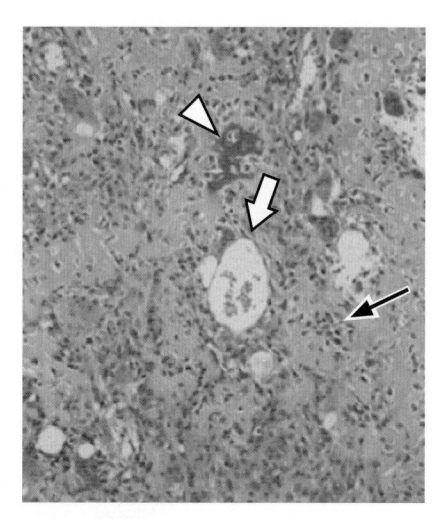

Fig.8　組織像

II-7 腫瘍・腫瘍類似疾患

3. 巨細胞腫 giant cell tumor：GCT

主訴・既往
50歳代，男性。手関節の腫脹を訴え受診。

臨床基礎知識
巨細胞腫は間質腫瘍細胞（stroma cell）と多数の多核巨細胞（giant cell）の2種類の細胞成分からなる骨腫瘍で，原発性骨腫瘍の約7%程度で比較的高い頻度を占める。好発年齢は骨端線閉塞後の20～30歳代で，好発部位は大腿骨遠位・脛骨近位・前腕骨遠位の骨端部に発生する。
　骨皮質は菲薄化・膨隆などの変化を示すが，骨膜を穿破しての外骨膜反応を示すことはまれである。また，巨細胞腫は他の良性骨腫瘍と比べ再発頻度が高く，肺転移をきたす危険を内包する。さらに悪性巨細胞腫へ移行することもある。

検査・読影のポイント
X線像の特徴は長管骨の骨端部に偏在性で嚢胞状の骨透亮像として認められ，石鹸泡状陰影（soap bubble appearance）を呈することが多い。

X線検査

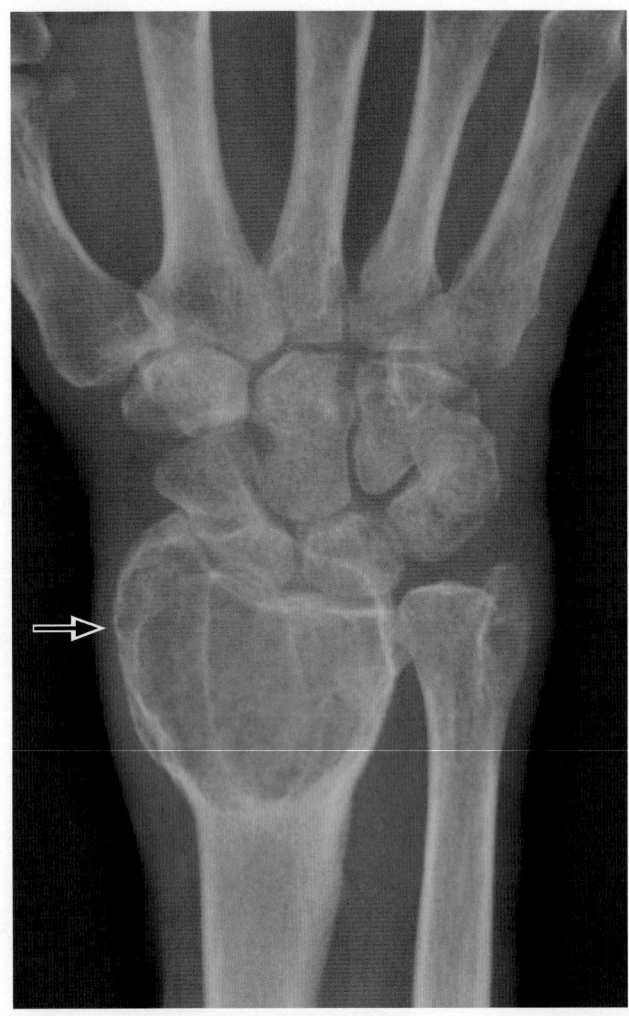

Fig.1　右手関節正面像

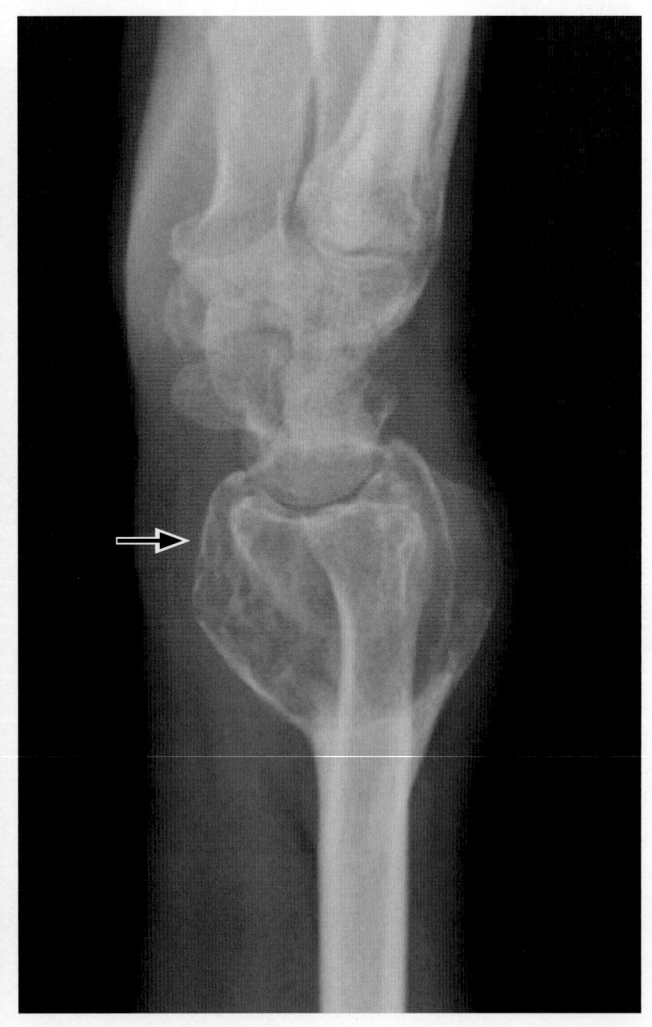

Fig.2　右手関節側面像

Fig.1：右橈骨遠位（→）は膨張性発育を呈し，スリガラス状で石鹸泡状（soap bubble appearance）の辺縁明瞭な，溶骨性の腫瘍性病変を認める。
Fig.2：右橈骨遠位（→）は一様に骨皮質の菲薄化を呈するが，病的骨折は認められない。

CT 検査

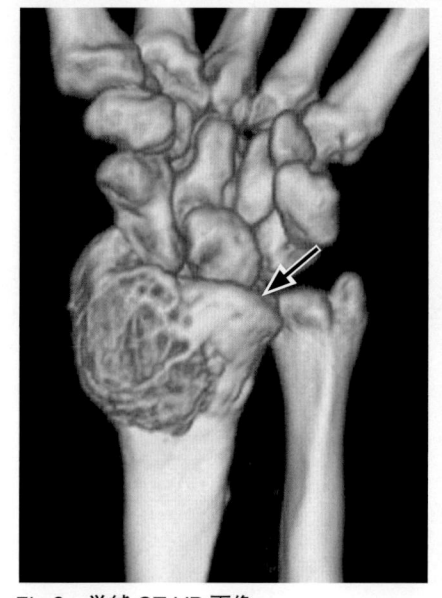

Fig.3 単純 CT VR 画像

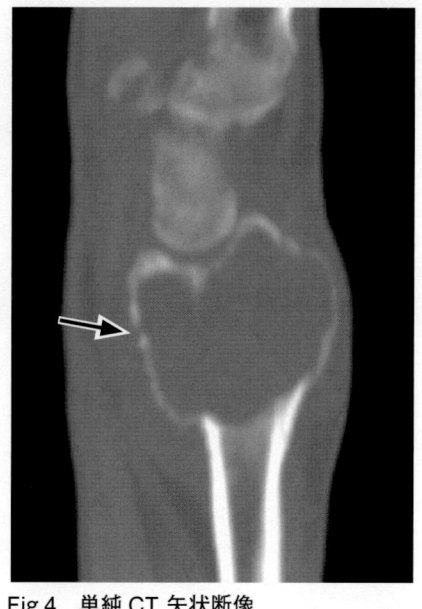

Fig.4 単純 CT 矢状断像

Fig.3：右橈骨遠位掌側（→）に正常皮質が残存していることより，偏在性の分布が推察される。

Fig.4：右橈骨遠位（→）の骨皮質は菲薄化が進行し一部に欠損が認められ，病的骨折が疑われる。

MRI 検査

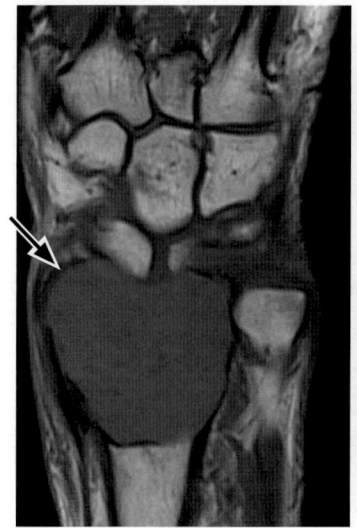

Fig.5 T1 強調冠状断像

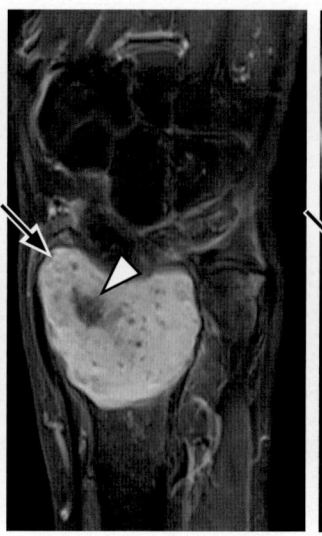

Fig.6 造影 T1 強調冠状断像

Fig.7 T2 強調冠状断像

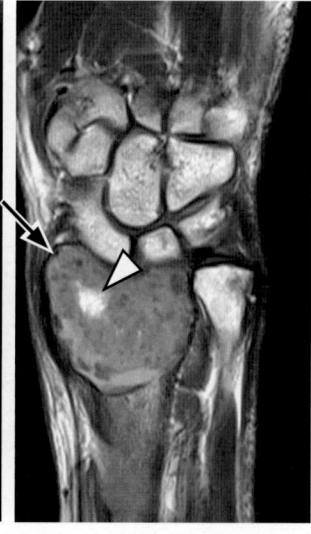

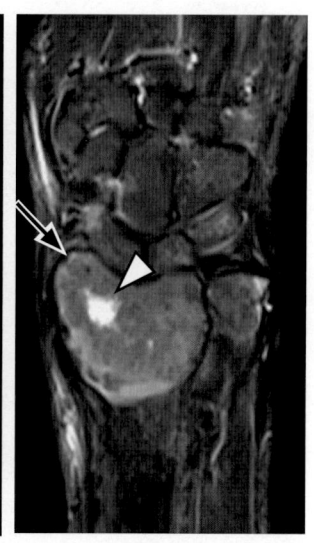

Fig.8 脂肪抑制併用 T2 強調冠状断像

Fig.5：腫瘍内はほぼ均一な低信号（→）を呈し，高い vascularity＊を伺わせる。

Fig.6：腫瘍内は（→）びまん性の造影効果を示し，ほぼ全域に高信号域を呈する。一部に脂肪または水分を示唆する非造影域（▷）が認められる。

Fig.7：腫瘍内は（→）大部分を低信号域と，散在する低信号域を呈し，一部の高信号域（▷）が認められる。

Fig.8：腫瘍内は（→）脂肪抑制効果には乏しく，一部に高信号域（▷）が認められるが，大部分の内容成分は豊富な血液成分に水分または，関節液成分で構成され，巨細胞腫の特徴に矛盾しない。

Fig.9：単核の間質細胞（→）が増殖し，その中に間質細胞と同一の核を有する多核巨細胞（▷）が多数均一に散在する。

＊vascularity：腫瘍内の血流の豊富さを表す指標。

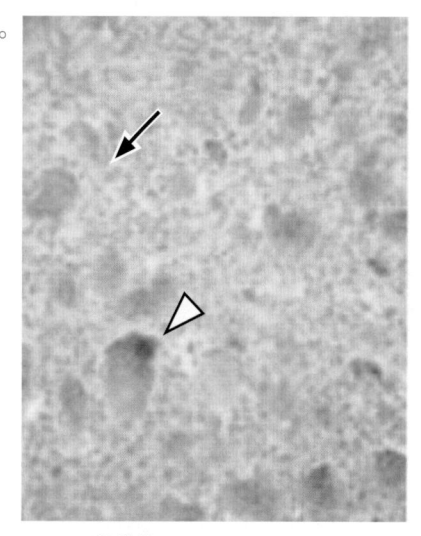

Fig.9 組織像

II-7 腫瘍・腫瘍類似疾患　171

II-7 腫瘍・腫瘍類似疾患

4. 骨内脂肪腫　intraosseous lipoma

主訴・既往
20歳代，女性。
1か月前より誘因なく足部痛出現。
疼痛増強のため受診。

臨床基礎知識
骨内脂肪腫は，骨腫瘍の0.1%を占める比較的まれな骨腫瘍である。骨内脂肪腫は年齢や男女比による特徴はほとんどなく，発生部位も踵骨・大腿骨・脛骨・腓骨・上腕骨など多岐にわたる。やや長幹骨の骨端，骨幹端に多い傾向があること以外は，解剖学的局在は画像診断の補助になり難い。

Milgramの骨内脂肪腫の病期分類
StageI：充実した脂肪細胞で構成され，純粋な骨融解病変が認められる。
StageII：脂肪壊死による石灰沈着をきたし，骨融解像の中央に石灰化層が認められる。
StageIII：脂肪壊死が強く，石灰沈着や囊胞性変化を認め，病巣辺縁，中央ともに石灰化，骨硬化が認められる。

検査・読影のポイント
　X線で境界明瞭な骨透亮像を認める。病期によっては皮質骨の膨瘤，辺縁の硬化像，内部の石灰化などを認めることもある。CTでは脂肪と同程度のdensityを呈し，MRIでも同等のintensityを呈する。

X線検査

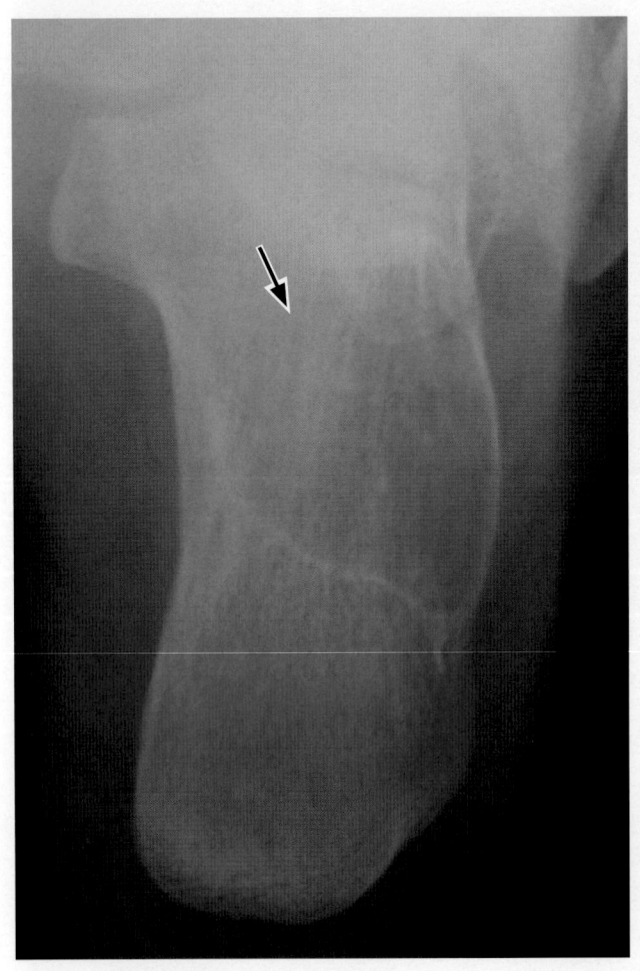

Fig.1　左踵骨軸位像

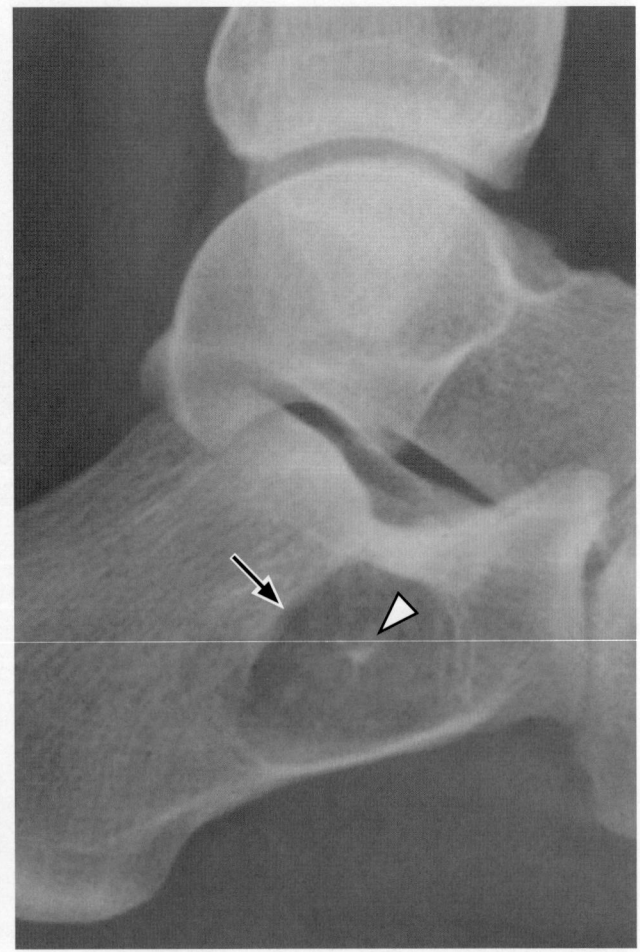

Fig.2　左踵骨側面像

Fig.1：左踵骨（→）の体部外側に偏在する，不整形で辺縁明瞭な溶骨性の骨透亮像を認める。
Fig.2：左踵骨（→）の骨透亮像は中距踵関節の下方に位置し，楕円形で中心部に石灰化（▷）を認める。

CT 検査

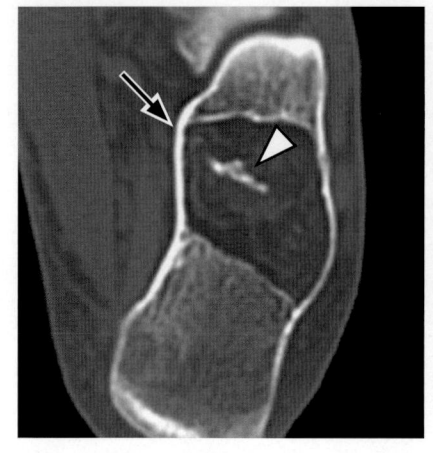

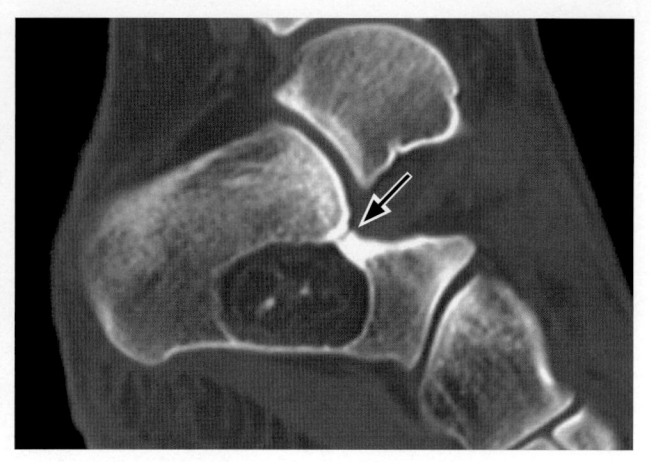

Fig.3　MPR 冠状断像

Fig.4　MPR 矢状断像

Fig.3：腫瘍内（→）に接する骨皮質は保たれ，菲薄化も認めない．石灰化の周囲は隔壁様構造（▷）を呈している．
Fig.4：腫瘍と中距踵関節との境界の骨皮質（→）は菲薄化し，一部に欠損が認められ，距踵関節との交通が疑われる．

MRI 検査

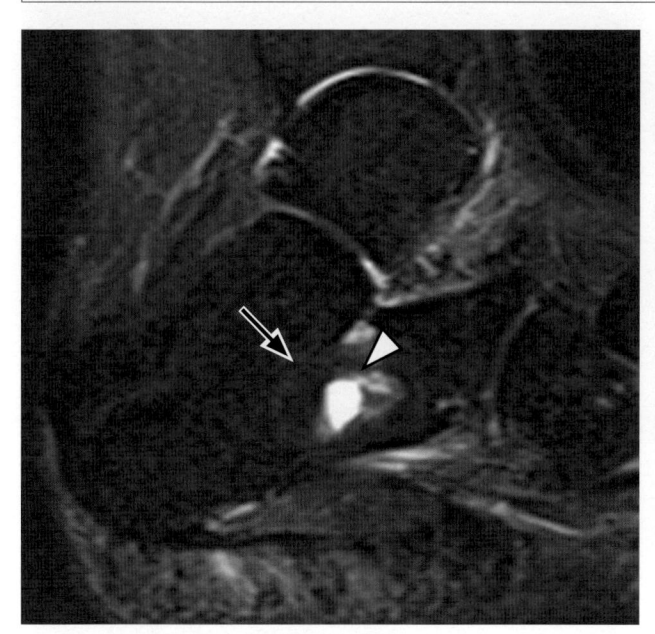

Fig.5　脂肪抑制併用 T2 強調矢状断像

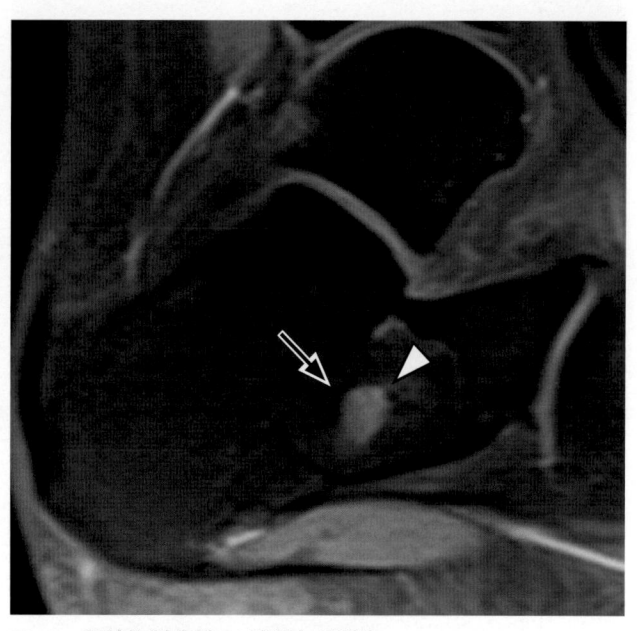

Fig.6　脂肪抑制造影 T1 強調矢状断像

Fig.5：腫瘍内（→）の周囲には明らかな脂肪抑制効果が認められ，腫瘍中心部（▷）は高信号を呈することから，粘液あるいは関節との交通を示唆する関節液成分を疑う．

Fig.6：腫瘍内（→）の周囲は低信号，中心部（▷）はほぼ等信号を呈し，顕著な造影硬化には乏しい．

Fig.7：腫瘍細胞（→）は，紡錘形の未分化間葉細胞に加えて，多空胞を有する脂肪芽細胞（▷）（spider web cell*）からなる．

＊spider web cell：蜘蛛の巣状細胞．

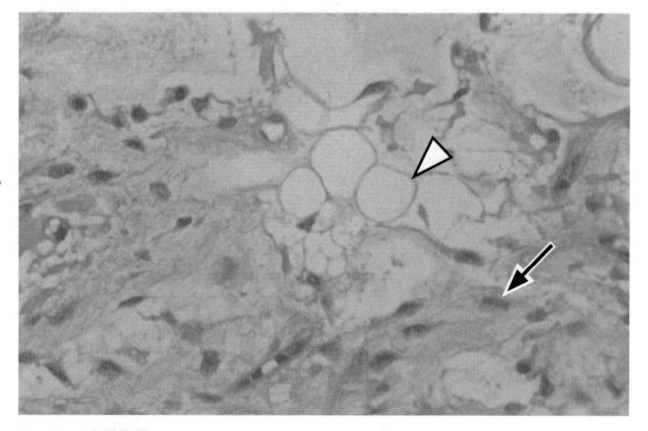

Fig.7　組織像

II-7 腫瘍・腫瘍類似疾患

5. 脊索腫 chordoma

主訴・既往
40歳代，女性。腰痛，臀部痛を自覚したため受診。

臨床基礎知識
脊索腫は脊索由来の悪性腫瘍で，線維性偽被膜を有する分葉状腫瘤で仙骨・頭蓋底（斜台），に好発する。30〜50歳代の女性に多く，若年例では高悪精度病変の率が高い。リンパ増殖性疾患を除くと，成人の脊椎原発悪性腫瘍で最も高頻度である。椎体の正中部から発生し，骨破壊を伴って脊柱管内や隣接椎体に進展する。

検査・読影のポイント
X線やCTでは一部に石灰化を伴い，MRIでは豊富な水分を反映し著明なT2強調像での高信号が特徴で，低信号の線維性隔壁を伴う分葉状腫瘤として認められる。

X線検査

Fig.1 仙椎正面像

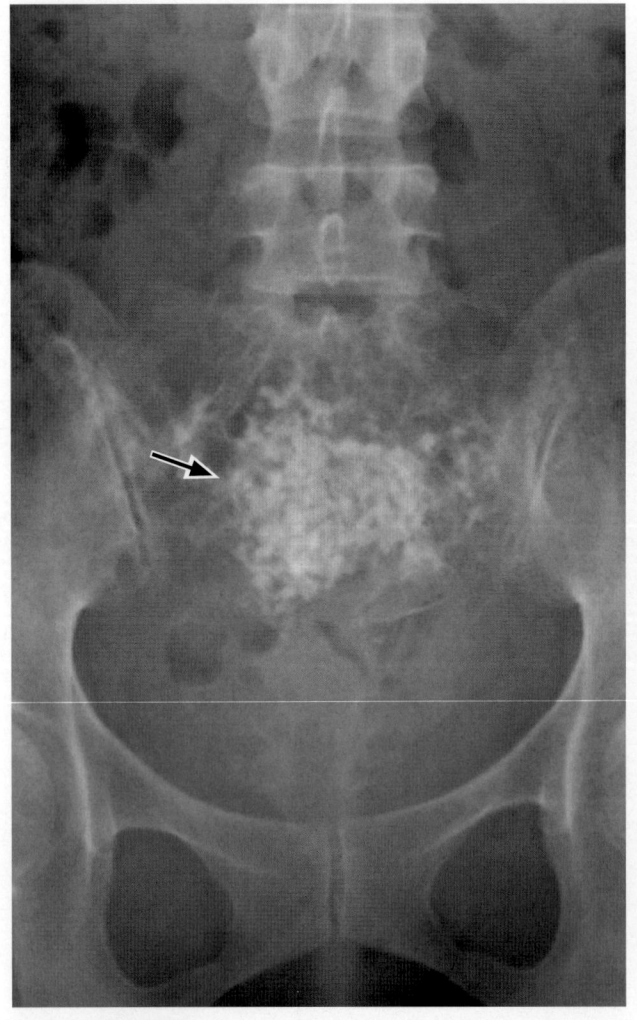

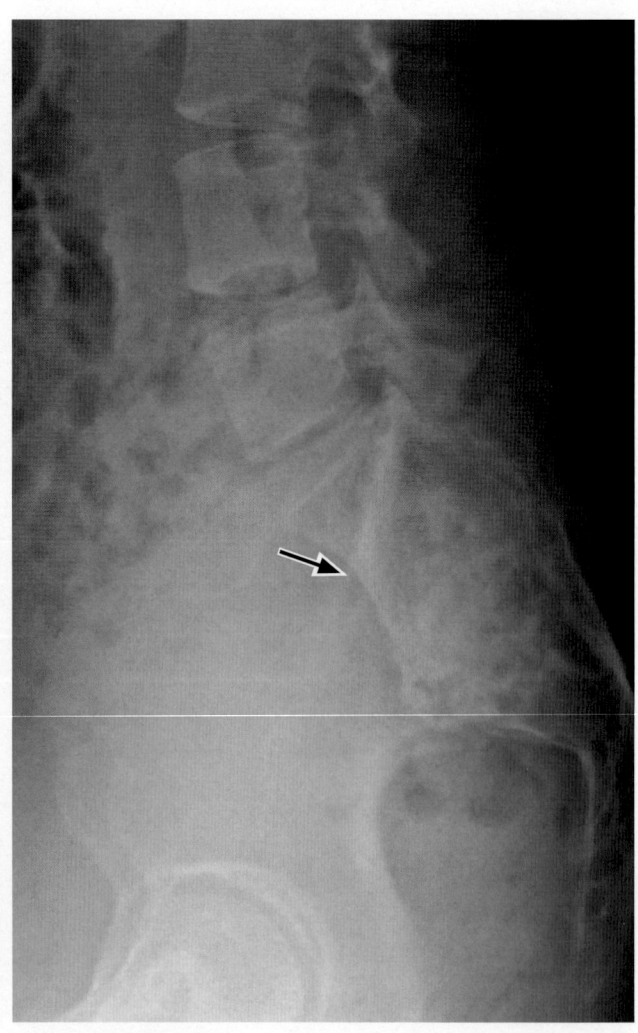

Fig.2 仙椎側面像

Fig.1：仙椎（S1-2）中央に集族する石灰化（→）を認める。
Fig.2：仙椎（S1-2）は膨張（→）し，腹側および背側骨皮質の菲薄化を認め，腫瘍性病変による病的骨折を疑う。

CT検査

Fig.3 単純CT横断像（S1〜2）

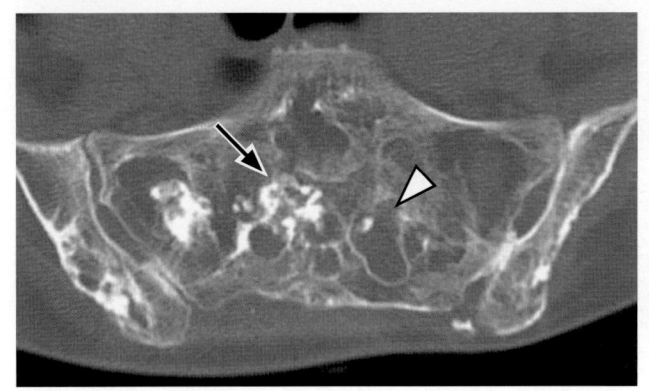

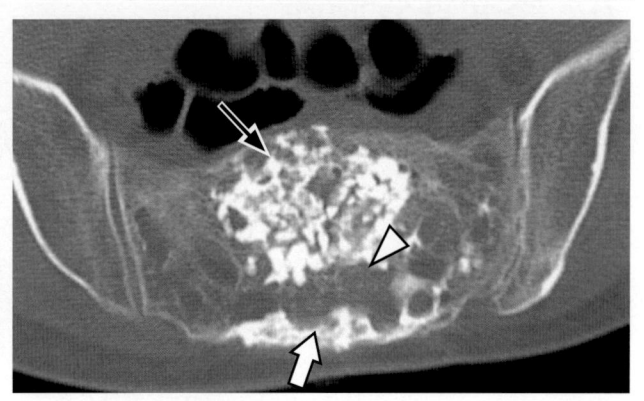

Fig.4 単純CT横断像（S3〜4）

Fig.3：仙椎（S1-2）に石灰化（→）とびまん性の骨破壊（▷）を認め，腹側および背側の皮質は菲薄化し腫瘍の骨外への進展を疑う。

Fig.4：仙椎（S2-3）に石灰化（→）とびまん性の骨破壊（▷），背側は非対称に扁平化（⇨）し，病的骨折による変形を疑う。

MRI検査

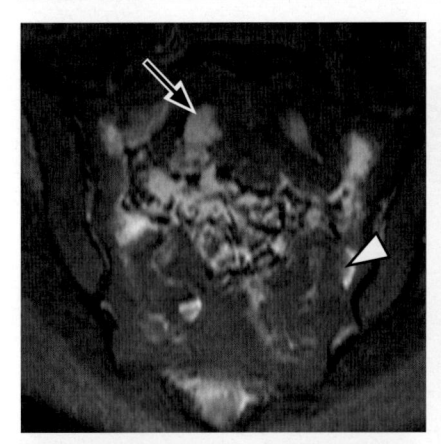

Fig.5 脂肪抑制併用T2強調冠状断像

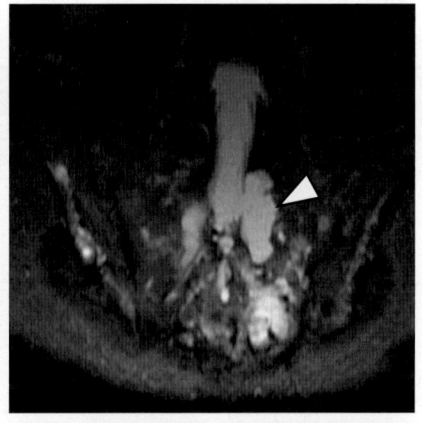

Fig.6 脂肪抑制併用T2強調冠状断像

Fig.5：仙椎全域に高信号域（→）と低信号域（▷）の混在を認める。これは豊富な水分を反映する高信号域と線維性の隔壁を反映する低信号域を有する脊索腫に特徴的所見。

Fig.6：仙椎背側の上下の骨外に硬膜管と接する高信号域（▷）を認める。これは悪性・転移性腫瘍で高頻度でみられる典型的な硬膜外腫瘤が疑われる。

Fig.7：仙椎中央（→）は膨張性の変形と高信号と低信号域の混在する腫瘤を認め，背側の一部の皮質は線維性の隔壁（▷）に置換されている。

Fig.8：仙椎背側を上下に進展する髄外腫瘤（→）は高信号で分葉状で硬膜外腔を占拠している。

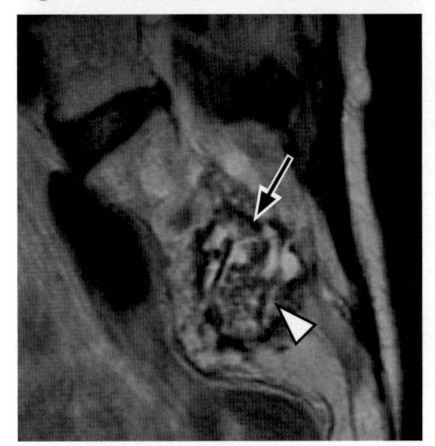

Fig.7 T2強調矢状断像

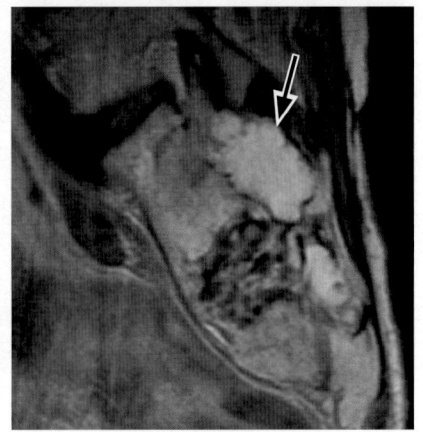

Fig.8 T2強調矢状断像

Fig.9：粘液様基質を背景に空胞状の明るい細胞質を有する担空細胞（→）physaliferous cell＊がみられる。やや小型で胞体に厚みのある星状細胞（▷）が混在する。

＊ physaliferous cell 担空胞細胞：腫瘍細胞の細胞質が，淡明で空胞状になっている細胞。

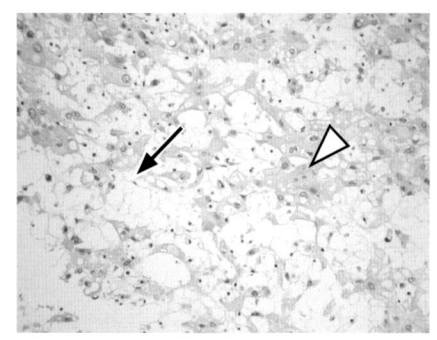

Fig.9 組織像

II-7 腫瘍・腫瘍類似疾患

6. 多発性骨髄腫　multiple myeloma

主訴・既往
60歳代，男性。全身骨痛，貧血傾向増悪のため受診。

臨床基礎知識
　多発性骨髄腫は40歳以上の男性に好発する。赤色髄が分布する脊椎・頭蓋骨・骨盤・上腕骨・大腿骨は好発部位である。形質細胞の単クローン性腫瘍性増殖が本態である。圧迫骨折はしばしばみられる合併症だが，上述の悪性腫瘍による圧迫骨折を示唆する所見を呈さず，骨粗鬆症による圧迫骨折と同様の所見である場合も多くある。多発性骨髄腫は多くの臓器に影響を与えるためさまざまな徴候が発生しうる。多発性骨髄腫の代表的な徴候には高カルシウム血症（calcium），腎障害（renal failure），貧血（anemia），骨破壊（bone lesions）があり，それぞれの頭文字をとってCRABと表され，これらの症状があるものを症候性骨髄腫と呼ばれる。

検査・読影のポイント
　X線やCTでは，椎体辺縁に骨硬化を伴わない境界明瞭なびまん性の骨濃度低下や多発性溶骨性病変を認める。頭蓋骨などの扁平骨では打ち抜き像（"punched-out" resorptive lesions）が特徴的である。MRIでは異常を認めないものから，T1強調像で低信号，T2および脂肪抑制併用像で高信号を呈する骨髄病変が，病変の浸潤程度により限局性〜びまん性に認められる。赤色髄の少ない脊椎後方成分（椎弓根・椎弓）が保たれるのは骨転移との鑑別点である。

X線検査

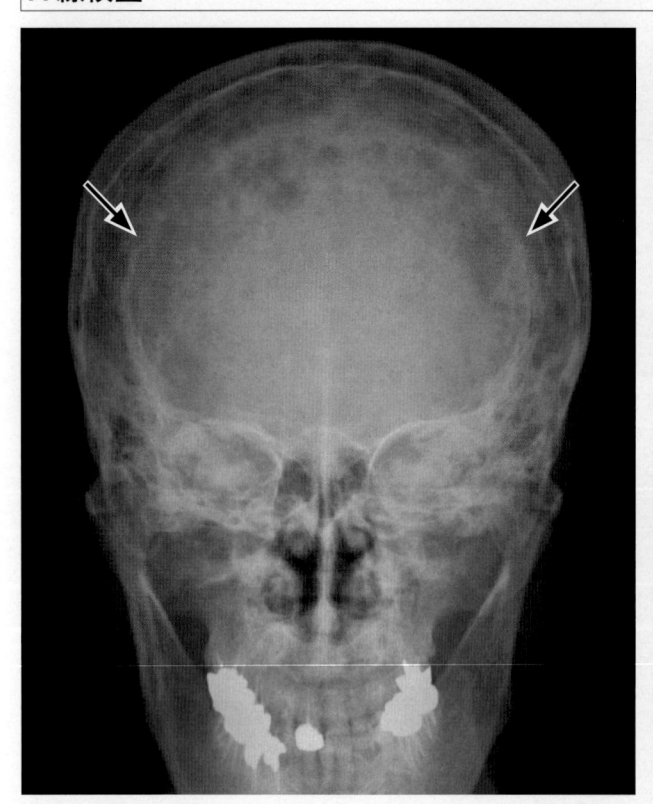

Fig.1　頭部正面像

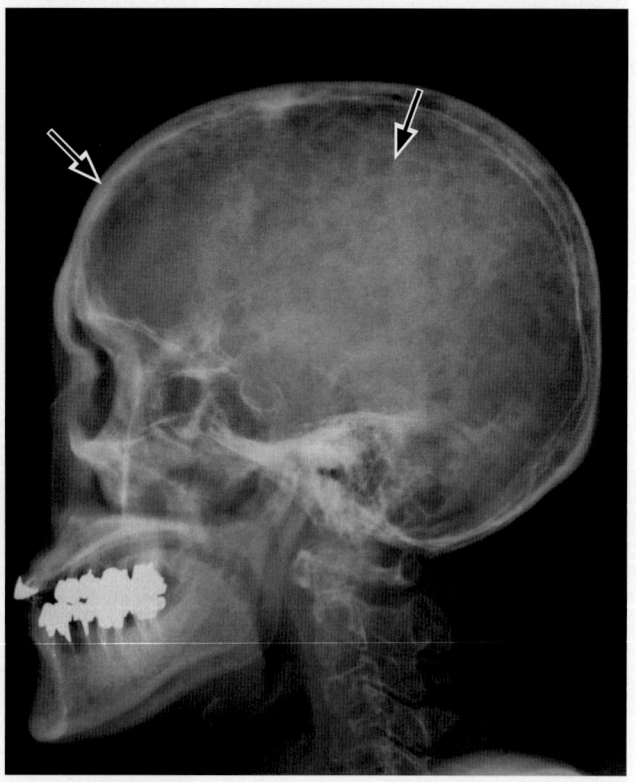

Fig.2　頭部側面像

Fig.1，2：頭蓋骨は全域にびまん性の骨吸収像（→）を認め，骨髄腫に典型的な打ち抜き像（punched-out resorptive lesions）を呈する。

Fig.3：胸椎（Th7）（→）に椎間腔の減少・椎体高の減少が認められ，両側椎弓根はやや不明瞭である。このことから，単純な圧迫骨折による圧潰変形より，原発性骨腫瘍および転移性腫瘍が示唆される。

Fig.4：胸椎（Th7）（→）に椎間腔の減少・椎体高の減少が認められるが，椎体後方成分に形態的変化は認めない。この時点では原発性骨腫瘍および転移性腫瘍と骨萎縮亢進による脆弱性骨折による楔状変形との鑑別は困難である。

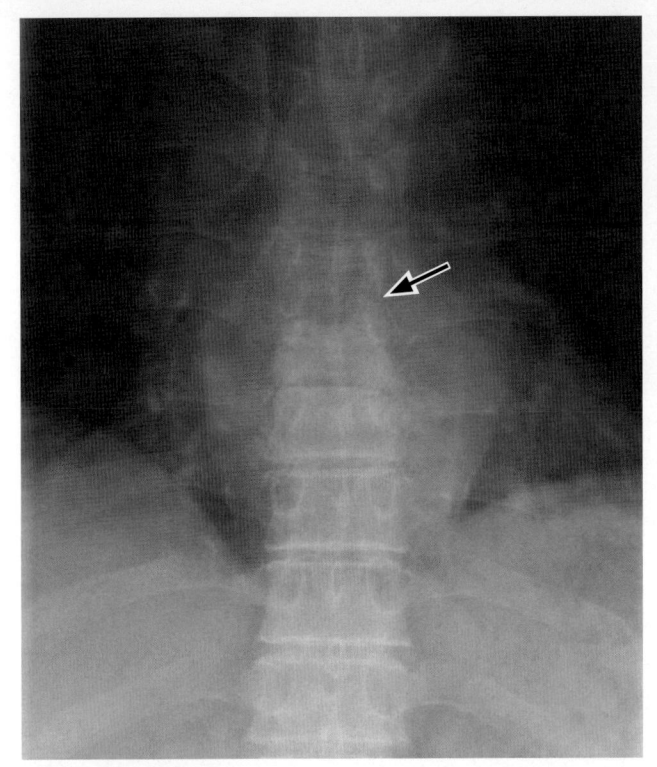

Fig.3　胸椎正面像

Fig.4　胸椎側面像

MRI 検査

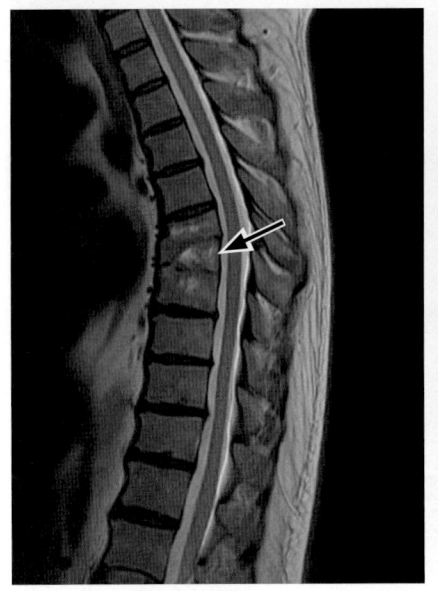

Fig.5　T2 強調矢状断像

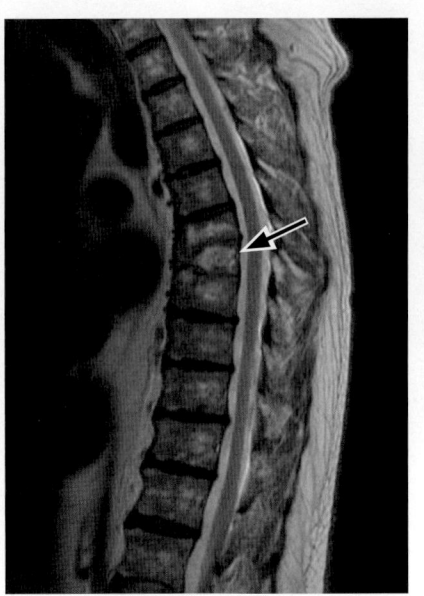

Fig.6　T2 強調矢状断像（6 か月後）

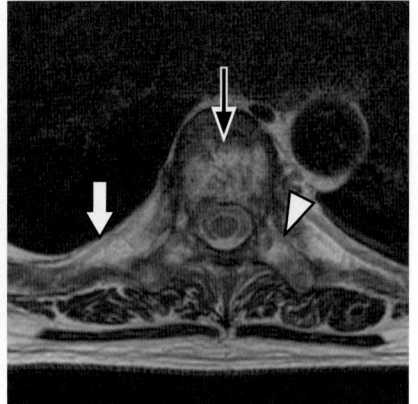

Fig.7　T2 強調横断像

Fig.5：胸椎（Th6, 7, 8）の骨折部を含む上下の椎体（→）にびまん性の高信号域を認める。

Fig.6：胸椎全域の椎体（→）にびまん性の高信号域と低信号域の混在を認める。

Fig.7：胸椎（Th7）の椎体（→）にびまん性の高信号域と低信号域の混在を認め，加えて左右の椎弓（▷）と肋骨（⇨）にも，びまん性の高信号域と低信号域の混在を認める。

Fig.8：骨髄中の形質細胞比率，形態異常により多発性骨髄腫のと特徴を有する。補助診断として細胞表面形質分析が有用となることもある。

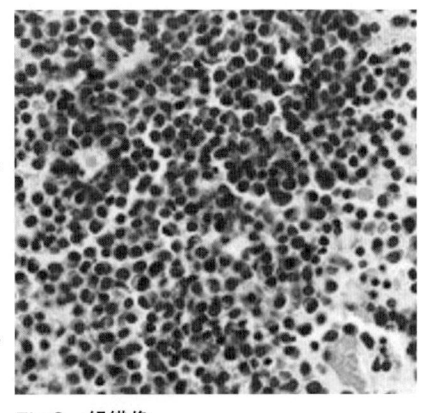

Fig.8　組織像

II-7　腫瘍・腫瘍類似疾患

7. 神経鞘腫 hemangioma

主訴・既往
60歳代，男性。腰痛，臀部痛を自覚したため受診。

臨床基礎知識
神経鞘腫は硬膜内髄外腫瘍のひとつで，40〜50歳代に多く性差は認めない。シュワン細胞由来の良性神経鞘腫瘍である。神経鞘腫は脊髄神経の神経鞘の後根から好発する。硬膜内外にダンベル型に発育することがある。

検査・読影のポイント
細胞密度の高いAntoni A部はT1強調像で低信号，T2強調像ではやや高信号で強い造影効果を示す。Antoni B部はT1強調像で低信号，T2強調像では粘液基質を反映する高信号を呈し，造影効果は弱い。T2強調像で腫瘍中心部が低信号で辺縁が高信号を示すtarget patternが特徴的である。

X線検査

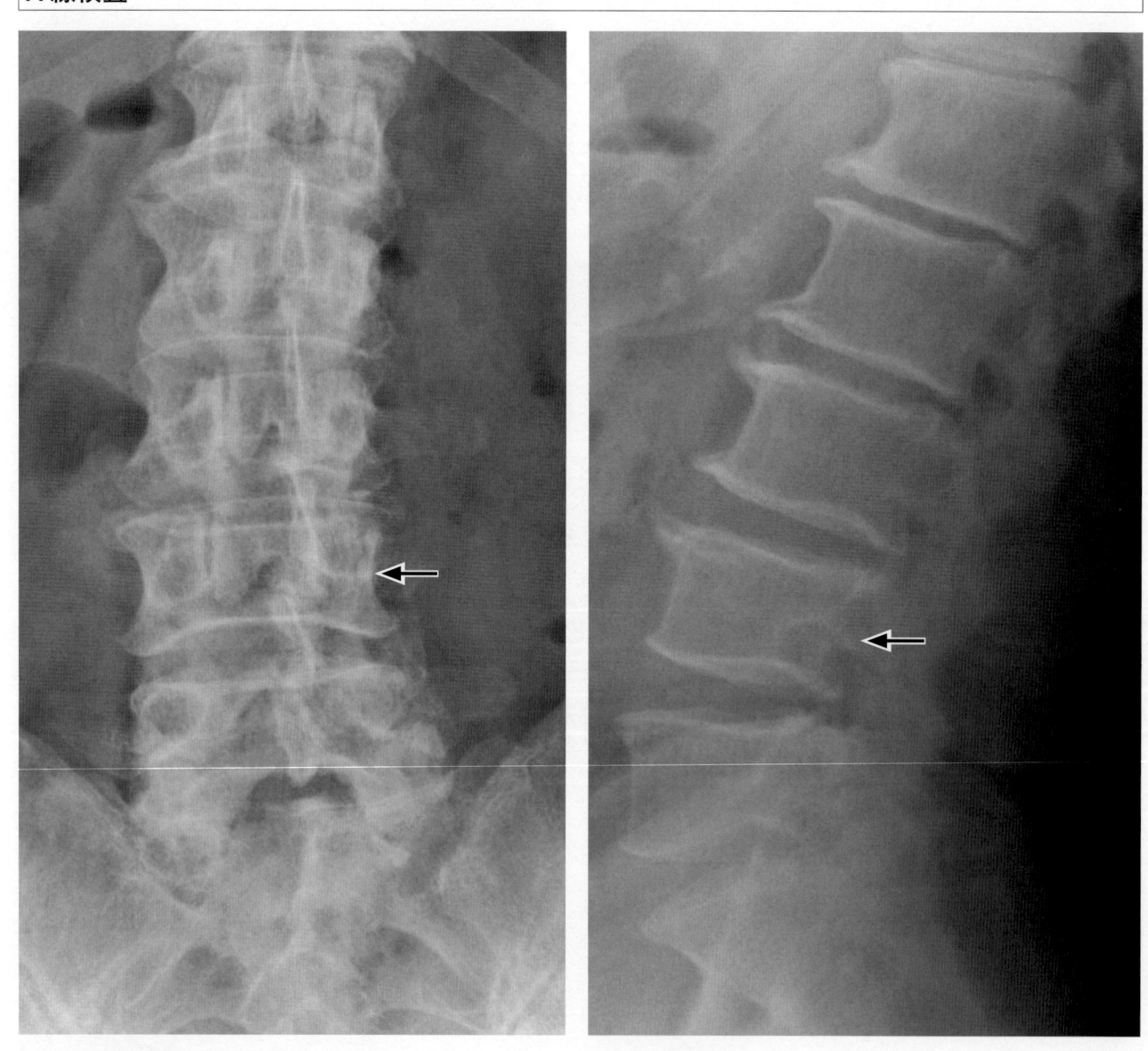

Fig.1 腰椎正面像

Fig.2 腰椎側面像

Fig.1：腰椎（L4）の左側椎弓根下部が消失（→）している。
Fig.2：腰椎（L4）の左側椎体下部後方（→）と椎弓根下部に辺縁明瞭な骨吸収像を認める。

CT 検査

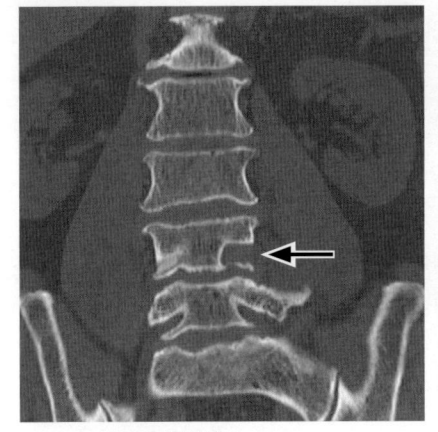

Fig.3 MPR 冠状断像

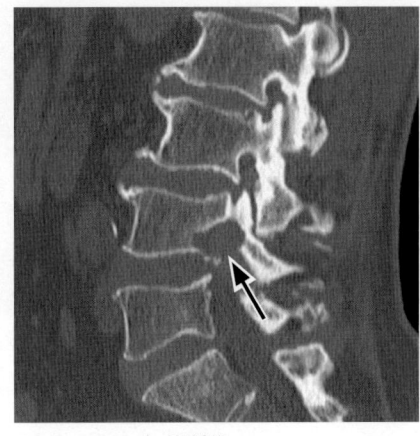

Fig.4 MPR 矢状断像

Fig.3：腰椎（L4）の左側椎体下部（→）に辺縁明瞭な溶骨性変化を認める。

Fig.4：腰椎（L4）のと左側椎弓根下部（→）と椎弓の一部に，骨膜反応を伴わない辺縁明瞭な溶骨性変化を認める。

MRI 検査

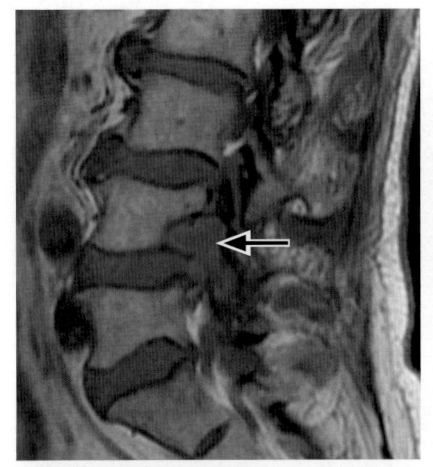

Fig.5 T1 強調矢状断像

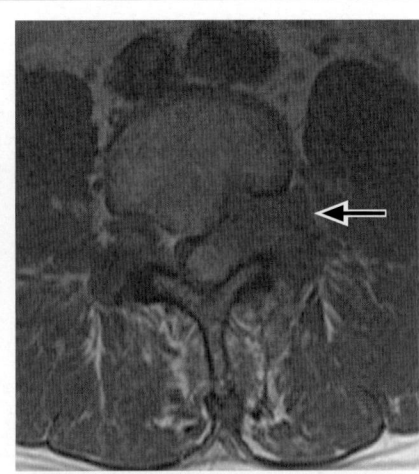

Fig.6 T1 強調横断像

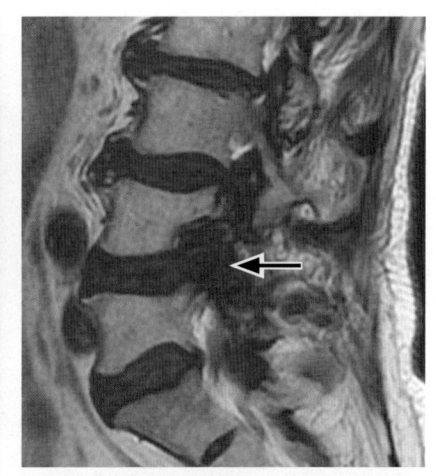

Fig.7 T2 強調矢状断像

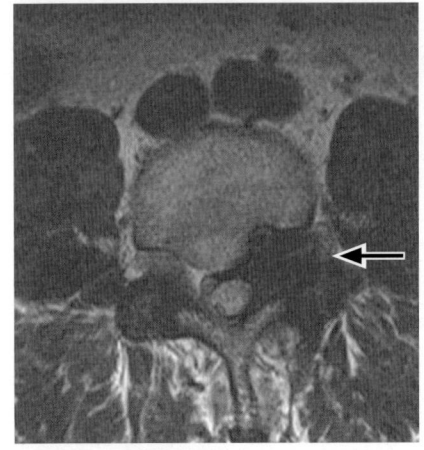

Fig.8 T2 強調横断像

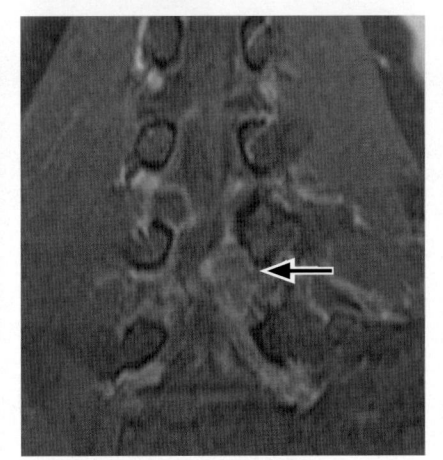

Fig.9 造影 T2 強調冠状断像

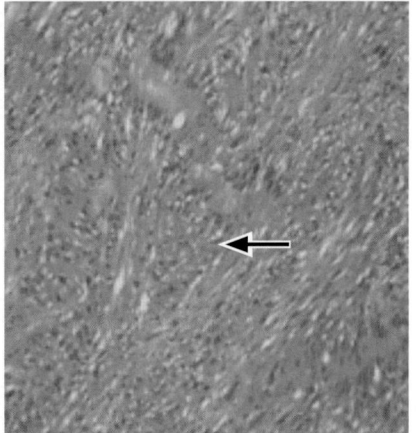

Fig.10 組織像

Fig.5, 6：腰椎（L4）の左側椎体下部から硬膜外腔へ進展する分葉状で均一な低信号域を呈する，腫瘍性病変を認める。

Fig.7, 8：腰椎（L4）と左側椎体下部から硬膜外腔へ進展する腫瘍性病変は大部分が低信号を呈し，一部に高い細胞密度を反映するびまん性の高信号域を認める。

Fig.9：腫瘍は辺縁に高い造影効果を認め，豊富な細胞成分を反映し，中心部は造影効果が低く粘液基質の存在を反映する。

Fig.10：紡錘形細胞が密に配列し，束を作りながら直走ないし蛇行し，核がその長軸と平行に同じく平行に並ぶ線維を隔てて周期的で横隊を作って並ぶ柵状配列が認められる。

II-7 腫瘍・腫瘍類似疾患

8. 線維性骨異形成症　fibrous dysplasia

主訴・既往
30歳代，女性。右肩痛，左股関節痛を自覚し，受診。

臨床基礎知識
　線維性骨異形成症は真の骨腫瘍ではなく，原因不明の骨発育障害の一種とされている。骨形成の過程において，線維性骨（woven bone）から層板骨（lamellar bone）への成熟過程の障害が本態と考えられている。好発部位は骨盤・大腿骨近位・上腕骨近位・肋骨・頭蓋骨・下顎骨を含めた顔面骨が大部分を占める。骨皮質は内側より腫瘍に置換され，菲薄化と膨隆をきたし，横径の拡大と変形をきたすこともある。肋骨に発生した線維性骨異形成症は前面では硬化性，後面では溶骨性変化をもたらす特徴がある。

検査・読影のポイント
　X線画像の特徴は，膨張性に発育し骨膜反応を伴うことはない。純粋な溶骨性病変だが，基質が石灰化するとスリガラス状（ground glass appearance）の単胞あるいは多胞性の透亮像を呈する。さらに石灰化が強くなると硬化性病変にも見える。

X線検査

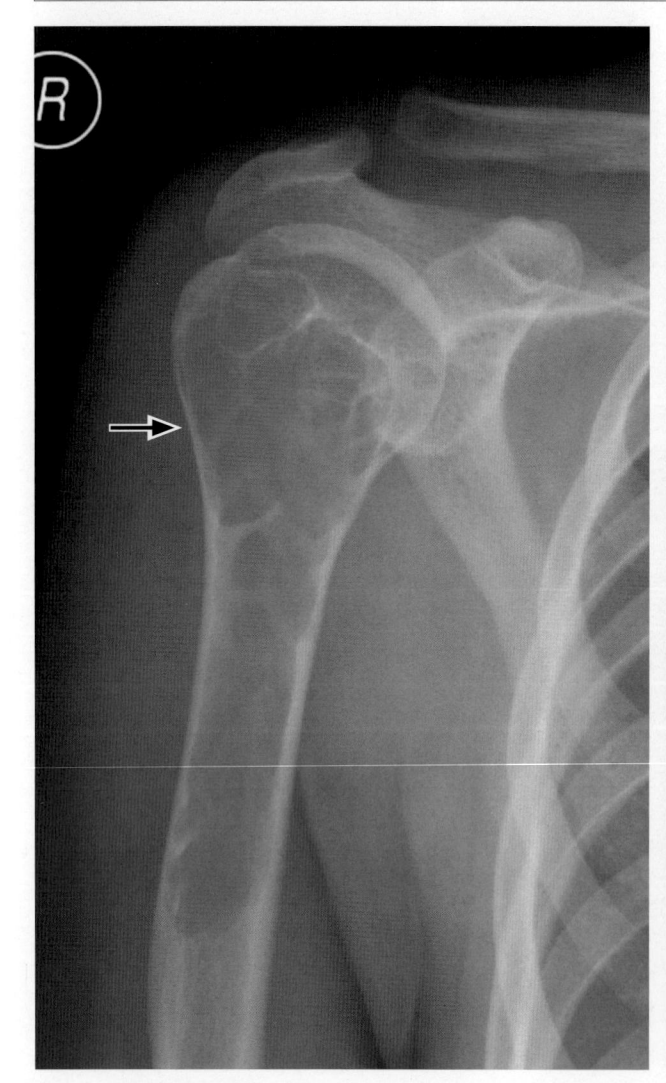

Fig.1　右肩関節正面像

Fig.2　右肩関節軸位像

Fig.1：上腕骨の骨端～近位骨幹にスリガラス状の透亮像（→）を呈する溶骨性病変を認める。
Fig.2：病変部は解剖頸を含む関節面は温存されている（→）。

CT 検査

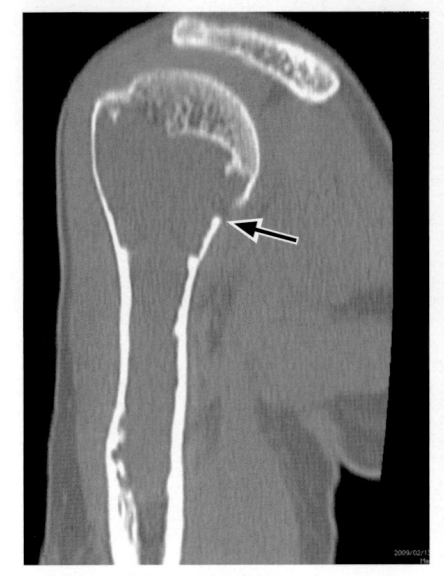

Fig.3 単純CT冠状断像

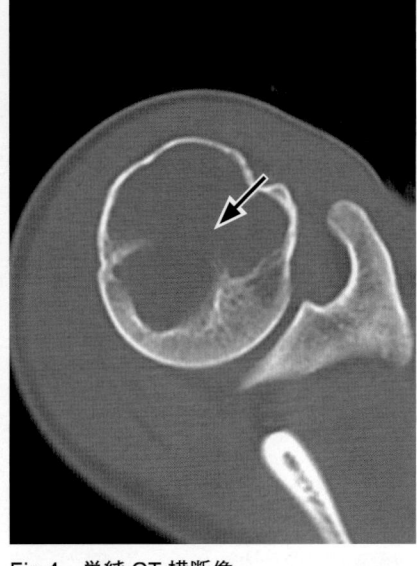

Fig.4 単純CT横断像

Fig.3：上腕骨骨幹端の菲薄化（→）が認められるが，病的骨折を示唆する所見は認めないことから，骨破壊性の低い腫瘍性病変といえる。

Fig.4：上腕骨頭は隔壁様の骨破壊（→）が進行しているが，骨皮質の連続性は保たれている。

X線検査

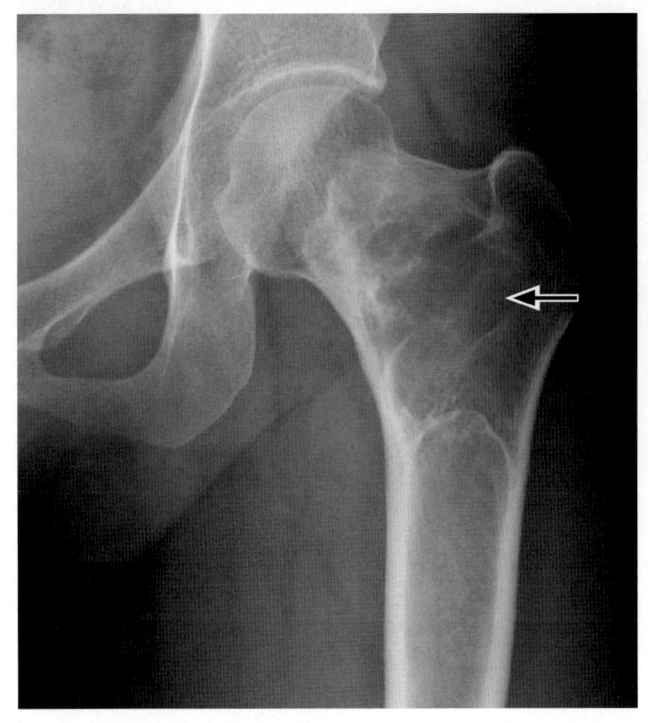

Fig.5 X線画像（左股関節正面）

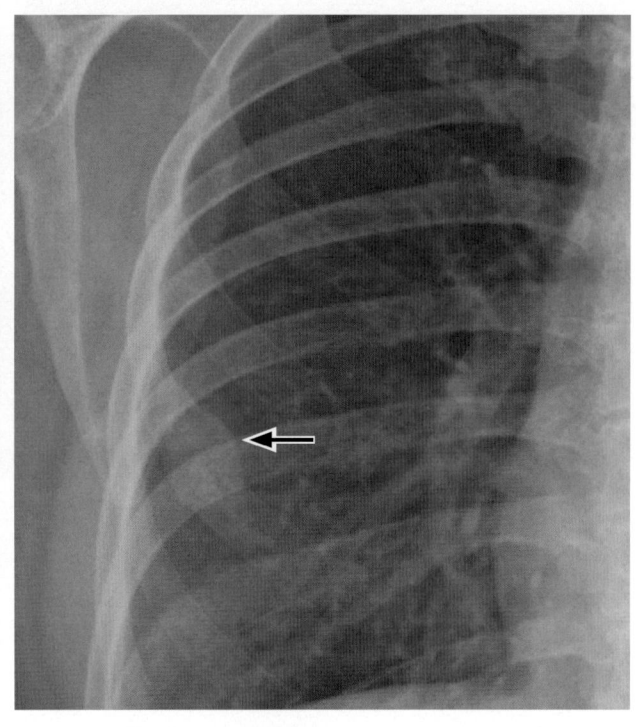

Fig.6 X線画像（右肋骨正面）

Fig.5：左大腿骨の骨幹端〜骨幹にかけて辺縁明瞭で一部スリガラス様の溶骨性病変を認める。転子部は膨隆し隔壁構造を示す。腫瘍内に石灰化・不整な骨膜反応は認めない。

その他の鑑別疾患：巨細胞腫・非骨化性線維腫・孤立性骨嚢腫・軟骨芽細胞腫

Fig.6：右肋骨前面に明らかに膨隆しわずかに硬化性変化を伴う骨病変（→）。線維性骨異形成症の肋骨発生の場合，前面は硬化性・後面は溶骨性の変化が特徴的とされる。その他の鑑別疾患：転移性骨腫瘍

Fig.7：紡錘形の線維芽細胞（→）の増殖と，その化生による線維生骨（▷）の骨梁が散在している。

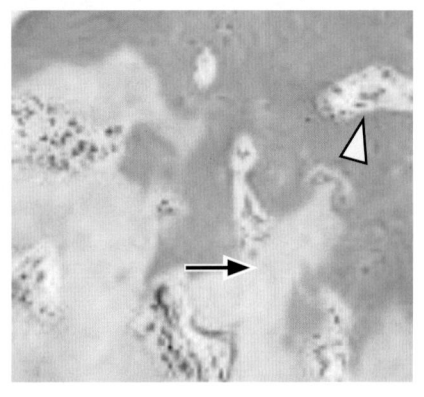

Fig.7 組織像

II-7 腫瘍・腫瘍類似疾患

II-7 腫瘍・腫瘍類似疾患

9. 非骨化性線維腫 nonossifying fibroma　　線維性骨皮質欠損 fibrous cortical defect

主訴・既往
30歳代，女性。右足部痛を自覚し，受診。

臨床基礎知識
非骨化性線維腫と，線維性骨皮質欠損は，同一疾患として認知されている。鑑別点として非骨化性線維腫（2cm以上）と線維性骨皮質欠損（2cm以下）は大きさで区別され，両疾患とも組織学的には限局性の線維性細胞の増殖が主体となる。好発部位および年齢は，成長期の大腿骨遠位・脛骨近位の骨幹端や踵骨などに好発する。

検査・読影のポイント
単純X線像の特徴は，線維性骨皮質欠損（2cm以下）では骨幹端の骨皮質に多房性の辺縁明瞭な骨硬化像が特徴で，非骨化性線維腫では，線維性骨皮質欠損の特徴に加えて，偏在性に骨髄腔内への増殖傾向が認められる。

X線検査

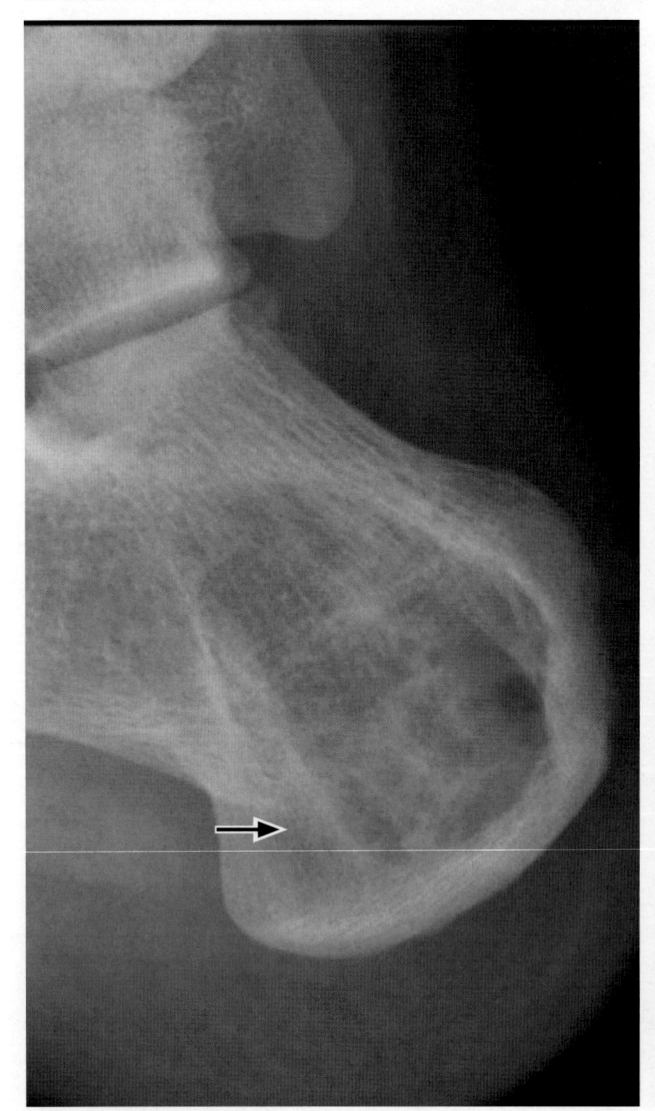

Fig.1　右踵骨側面像

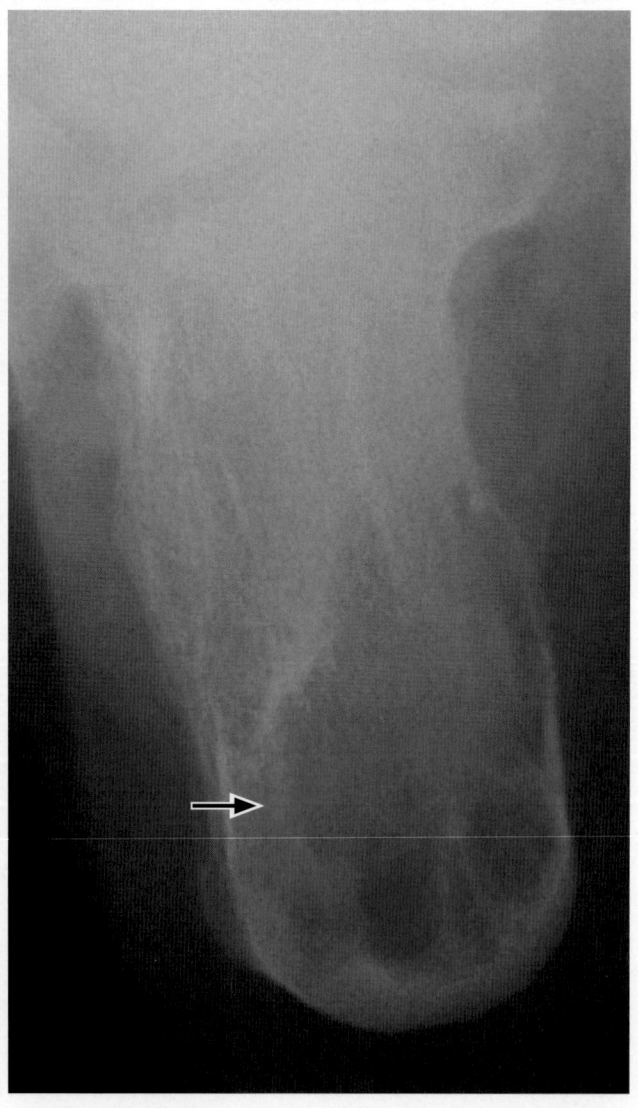

Fig.2　右踵骨軸位像

Fig.1：右踵骨体部から後部にかけて，辺縁明瞭なスリガラス様の溶骨性病変（→）を認める。病変内部には骨膜反応や石灰化は認めない。

Fig.2：溶骨性病変（→）は偏在性の分布傾向を呈し，骨皮質を穿破するような不正な骨膜反応は認めない。

MRI 検査

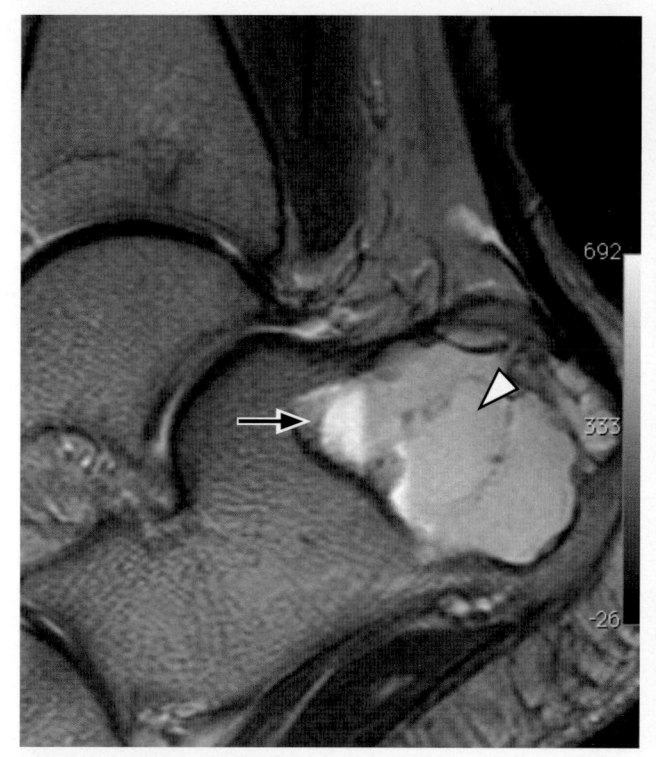

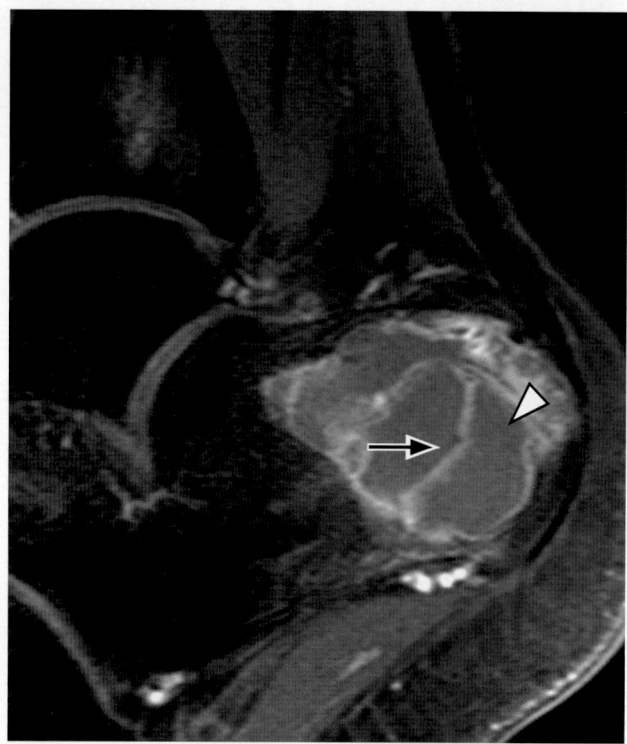

Fig.3　T2 強調矢状断像

Fig.4　造影後脂肪抑制併用 T1 強調矢状断像

Fig.3：腫瘍内部は周囲の脂肪組織よりやや高信号（▷）で，一部に関節液と同程度の高信号領域（→）が混在する。

Fig.4：腫瘍周囲（→）を線維成分で構成される被膜が造影されている。腫瘍内部（▷）は均一な粘液またはそれに類似した水分で満たされている。

その他の鑑別疾患：線維性骨異形成・孤立性骨嚢腫

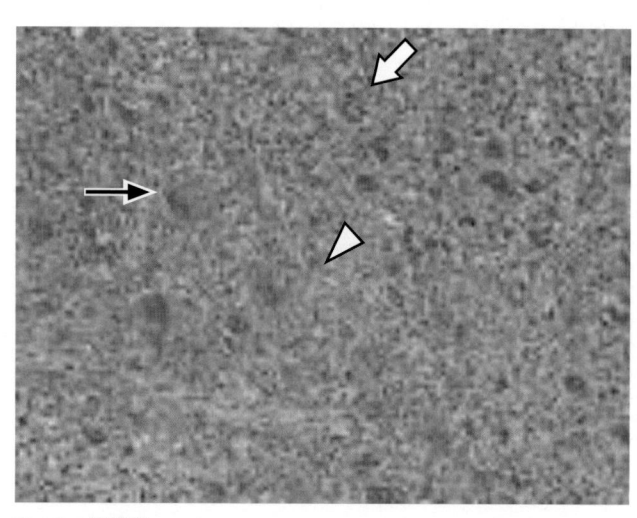

Fig.5：一部で"花むしろ様"の増生を示す線維芽細胞（▷）と泡沫細胞（▶）および巨細胞（→）が散在している。

Fig.5　組織像

II-7　腫瘍・腫瘍類似疾患

II-7 腫瘍・腫瘍類似疾患

10. 類骨骨腫（皮質内型） osteoid osteoma

主訴・既往
20歳代，男性。夜間の左股関節痛が継続するため受診。

臨床基礎知識
類骨骨腫は長管骨の骨皮質や骨髄内に発生する。10～20歳代に好発する。好発部位は大腿骨・脛骨・腓骨などの下肢骨の骨幹部に発生する。夜間痛やアスピリンなどの消炎鎮痛剤による鎮痛効果があれば，本症を疑う根拠になる。治療は，骨透亮帯を外科的にまたは経皮的高周波焼灼により除去すると永久的な寛解が得られる。

検査・読影のポイント
X線像の特徴は，著しい骨硬化像に囲まれた骨透亮像の中央に小円形の骨硬化像（nidus）が認められることにある。まれに，骨透亮像だけが認められることがある。鑑別診断には，X線画像に加えて，CT・MRI画像が有用になる。

X線検査

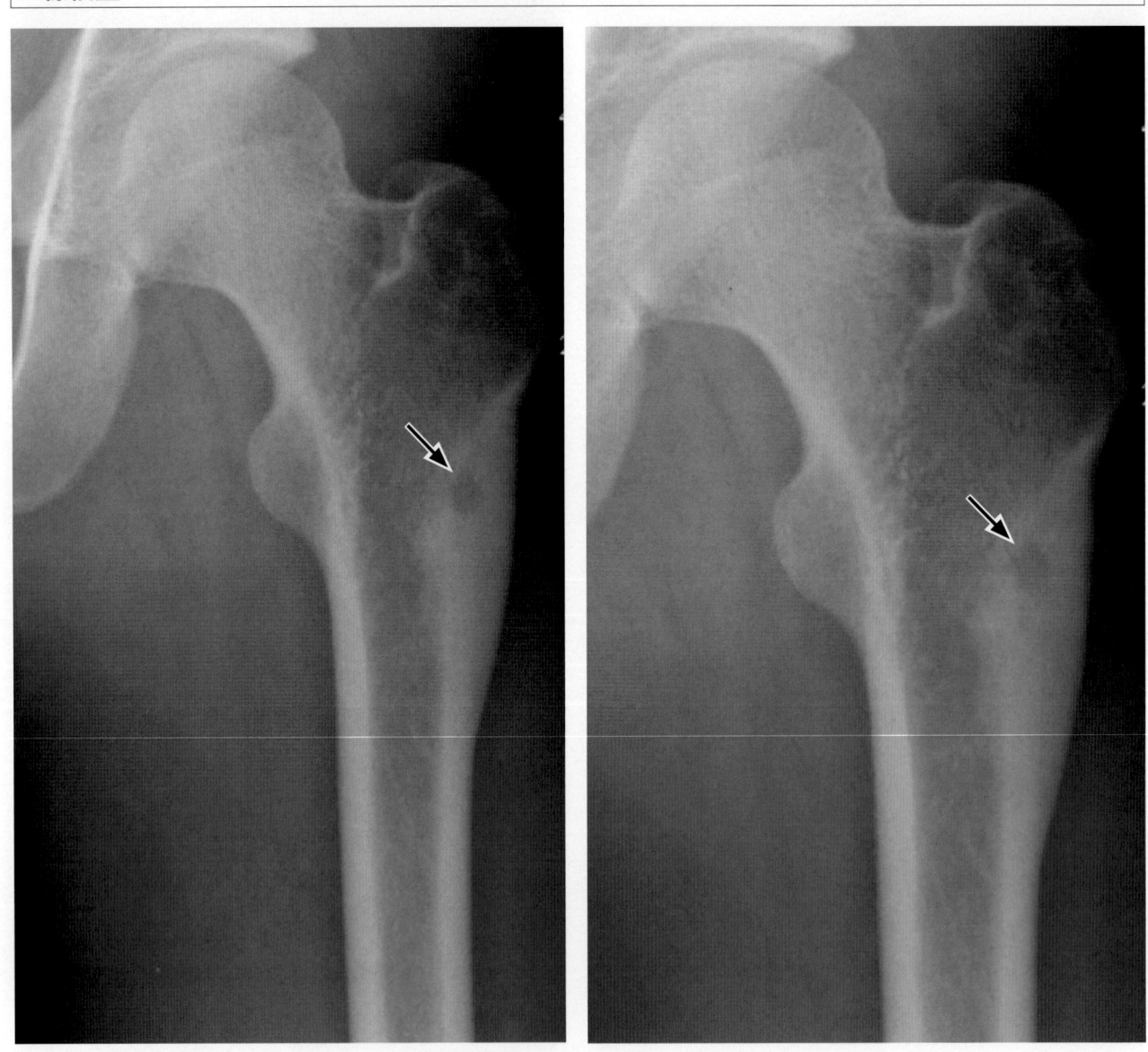

Fig.1　左大腿骨正面像　　　　　　　　　　　拡大像

Fig.1：左大腿骨近位骨幹部に著しい骨硬化を伴う骨肥厚像に囲まれた円形の骨透亮帯（→）を認める。

CT 検査

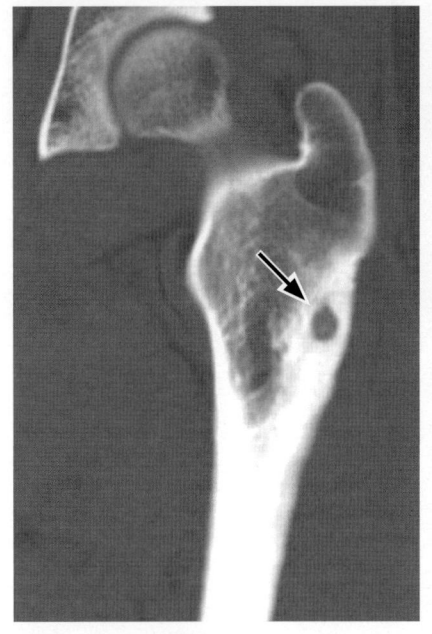

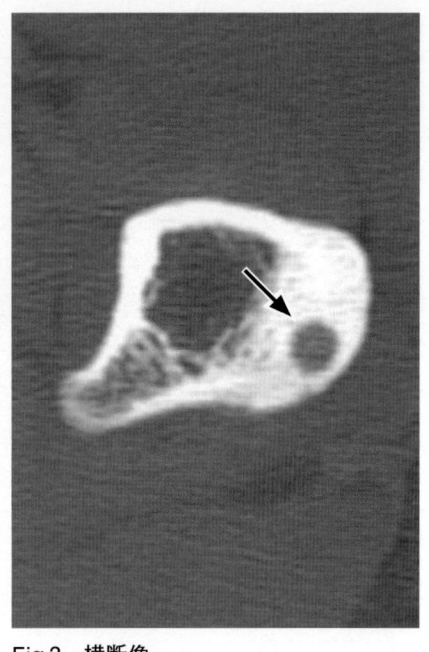

Fig.2 MPR 冠状断像

Fig.3 横断像

Fig.2：左大腿骨近位骨幹部に著しい骨硬化を伴う骨肥厚像に囲まれた円形の骨透亮帯の中に小円形の骨硬化像（→）を認める。

Fig.3：左大腿骨近位骨幹部外側に著しい骨硬化を伴う骨肥厚像に囲まれた円形の骨透亮帯の中に小円形の骨硬化像（→）を認める。

MRI 検査

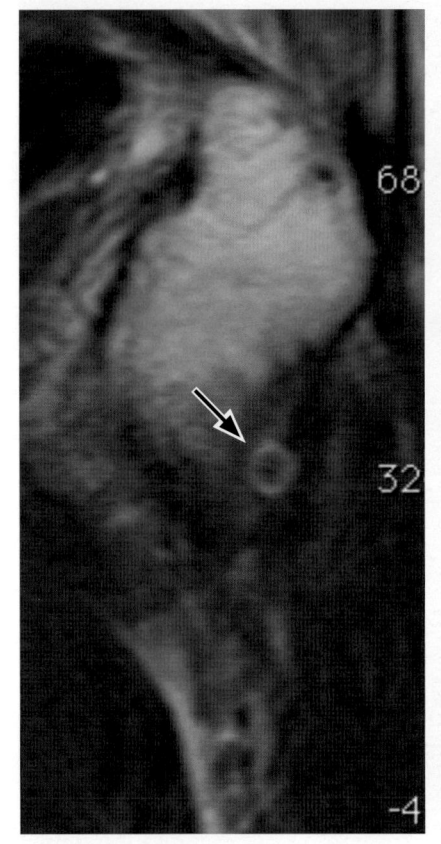

Fig.4 T2 強調冠状断像

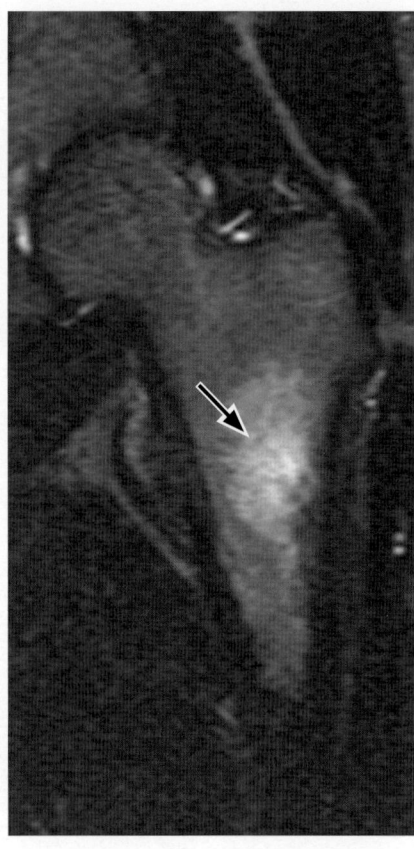

Fig.5 脂肪抑制併用 T2 強調冠状断像

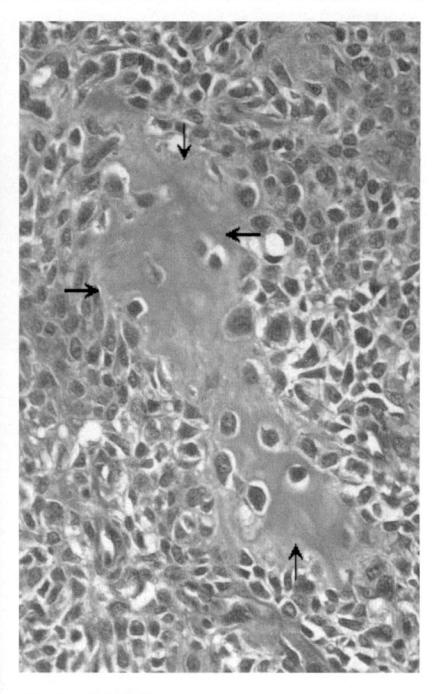

Fig.6 組織像

Fig.4：nidus 周囲（→）は高信号を呈し，内部は均一な低信号を呈する。
Fig.5：骨幹部近位は高信号を呈している。腫瘍周囲の炎症反応を示唆する所見と思われる（→）。
Fig.6：骨硬化に囲まれた nidus の断面。類骨形成（→）が盛んであり，間質は血管に富む線維結合組織からなる。

II-7 腫瘍・腫瘍類似疾患

11. 滑膜骨軟骨腫症　synovial osteochondromatosis

主訴・既往
60歳代、男性。数か月前より左膝に違和感を感じていたが、疼痛出現のため受診。

臨床基礎知識

滑膜骨軟骨腫症は、滑膜の内膜下に存在する間葉系細胞が軟骨化生して発症する良性腫瘍である。罹患関節として最も多いのは膝関節で、その他股関節・肩関節などの関節に発症しやすい、滑膜内の軟骨形成を特徴とする突発性疾患である。滑膜は絨毛結節状の過形成を示し、軟骨小結節は滑膜表面に認められる。画像所見としては、関節包内に軟骨小体や骨軟骨体などが挙げられるが、未骨化の軟骨小体はX線検査での描出は困難である。軟骨は養分を滑膜液から得ているので、滑膜から小結節が剥離するとその遊離体は増殖する。さらに進行すると骨破壊や関節症に類似した症状が現れる。

1977年にMilgramらにより遊離体と滑膜病変の関係によって1~3期に分類された。第1期は滑膜内に病変が限局し、遊離体のないもの、第2期は滑膜内病変と関節内遊離体が混在するもの、第3期は多数の関節内遊離体を認め、滑膜内の活動性病変は認めないものである（Table 1）。

Table 1　Milgram 分類（1997年）

分類	滑膜内	関節内遊離体
第1期	軟骨巣形成活動性病変	無し
第2期	軟骨巣形成活動性病変	有り
第3期	活動性病変なし	多数存在

X線検査

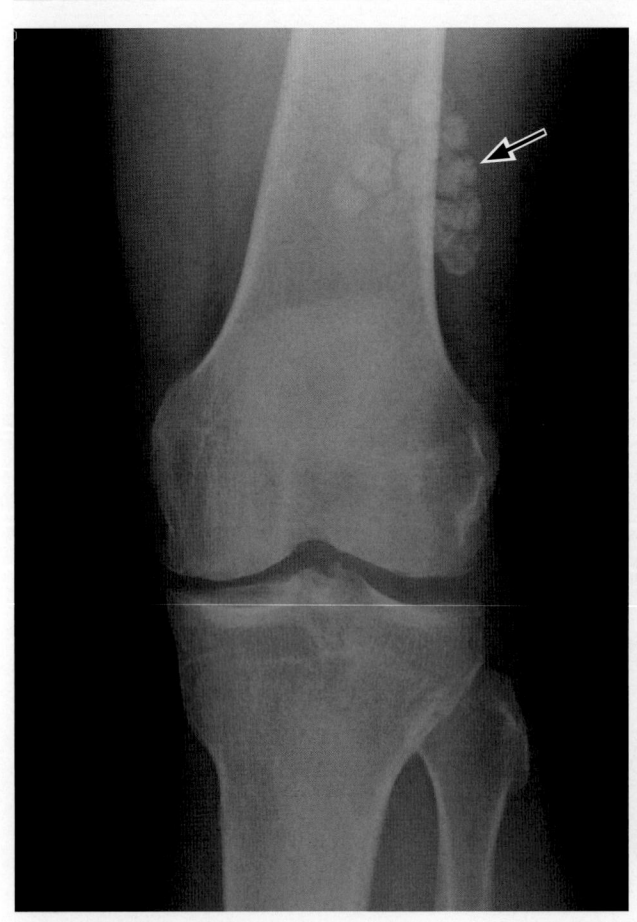

Fig.1　左膝関節正面像　　　Fig.2　左膝関節側面像

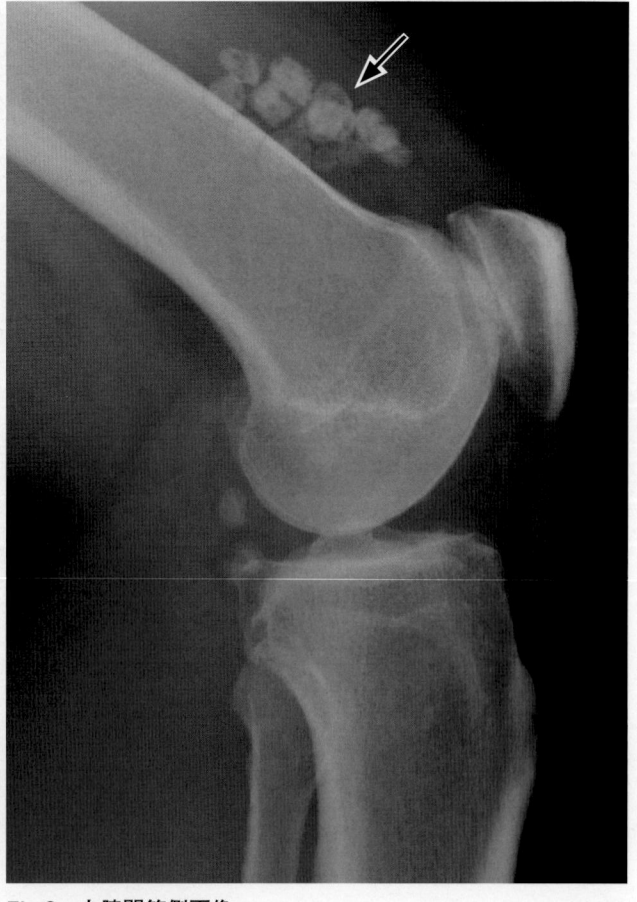

Fig.1：大腿骨近位骨幹部に集簇する石灰化した小結節（→）が認められる。
Fig.2：膝蓋骨の上方に集簇する石灰化した小結節（→）を認め、関節包内の病変が疑われる。

MRI 検査

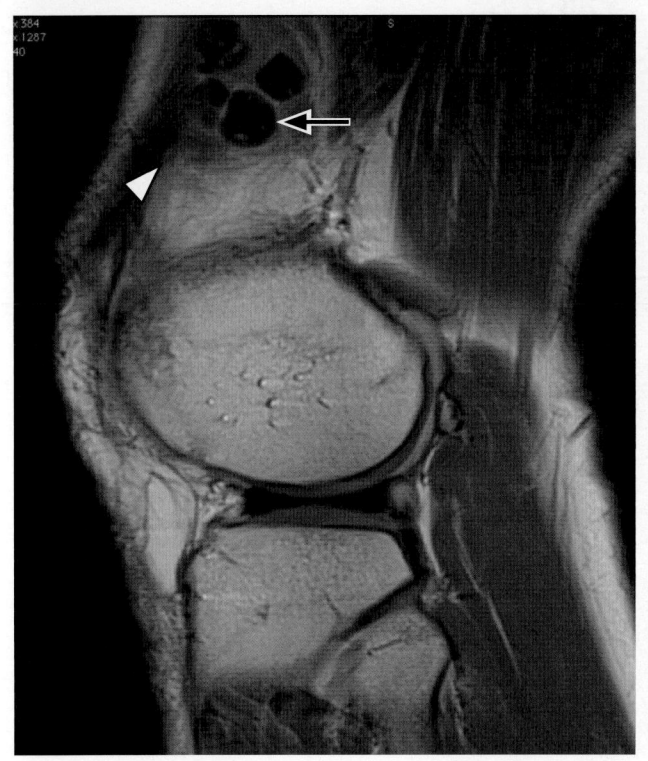

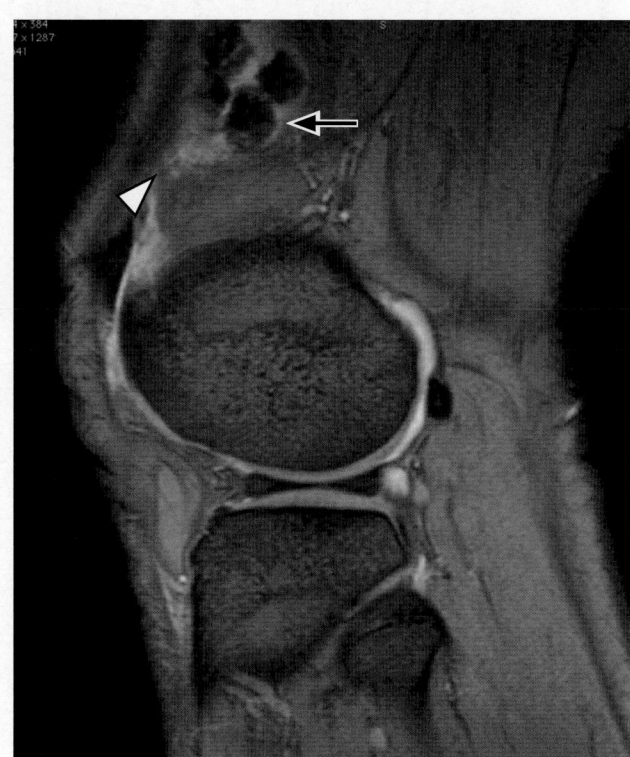

Fig.3　T1 強調矢状断像

Fig.4　T2 強調矢状断像

Fig.3, 4：T1, T2 強調矢状断像で，共に低信号を示す軟骨片（→）と滑膜の肥厚（▷）を認める。

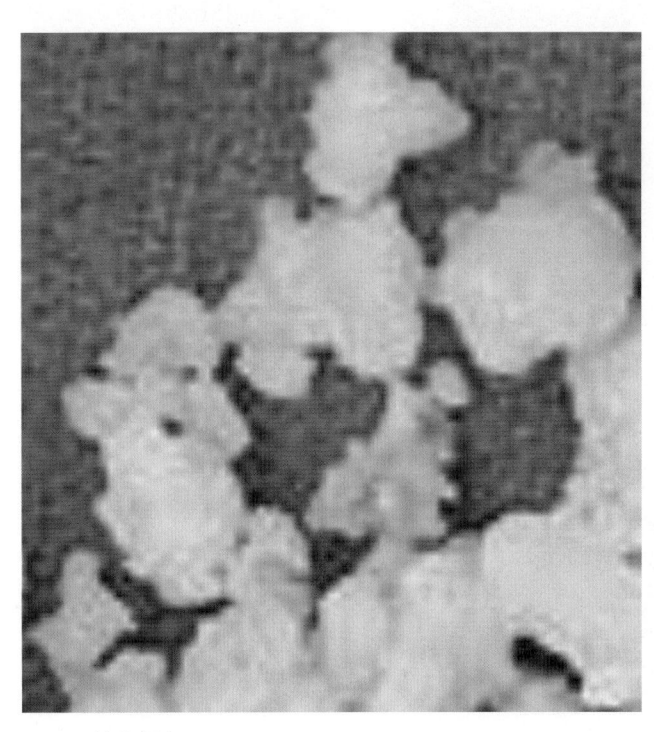

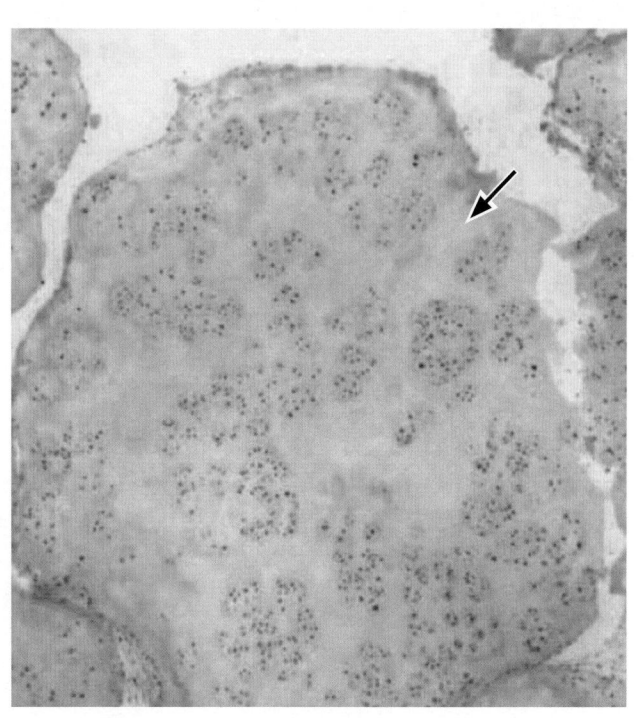

Fig.5　摘出標本

Fig.6　組織像（ミクロ像：HE 染色）

Fig.5：内視鏡手術により，摘出された軟骨片。
Fig.6：組織像で，周囲を滑膜組織に覆われた小葉状の軟骨化生（→）を認める。

II-7　腫瘍・腫瘍類似疾患　187

II-7 腫瘍・腫瘍類似疾患

12. 転移性骨腫瘍モダリティ別の鑑別方法　metastasis of bone

X線検査

　X線は骨病変において最も基本的な検査である。転移性腫瘍においても溶骨性変化や硬化性病変が認められる。溶骨性病変では，正面像で椎弓根の消失（pedicle sign）が特徴的で，その他の部分でも骨皮質の破壊が認められることがある。ただし骨の破壊がある程度進行しないと所見として認識するのは難しく，早期発見には現在では有用とはいえない。

X線画像による比較：脆弱性圧迫骨折，60歳代・女性

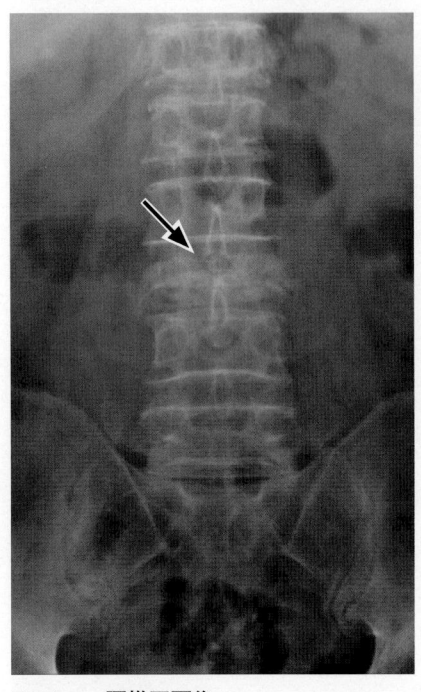

Fig.1　腰椎正面像
Fig.2　腰椎側面像

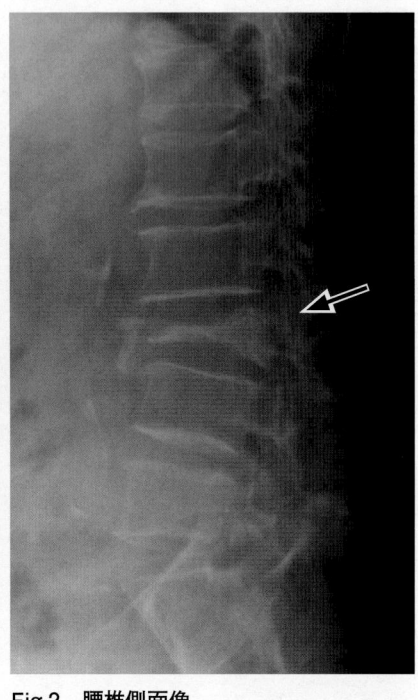

Fig.1：L3に顕著な椎体の圧壊を認めるが，左右の椎弓根（→）は確認できる。
Fig.2：L3に顕著な椎体の圧壊（→）を認めるが，椎体後方の凸レンズ状の突出は認めない。

X線画像による比較：転移性腫瘍による圧迫骨折（乳がん）60歳代・女性

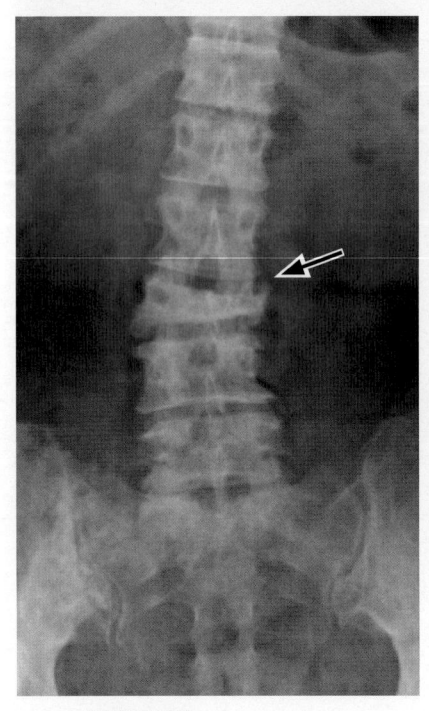

Fig.3　腰椎正面像
Fig.4　腰椎側面像

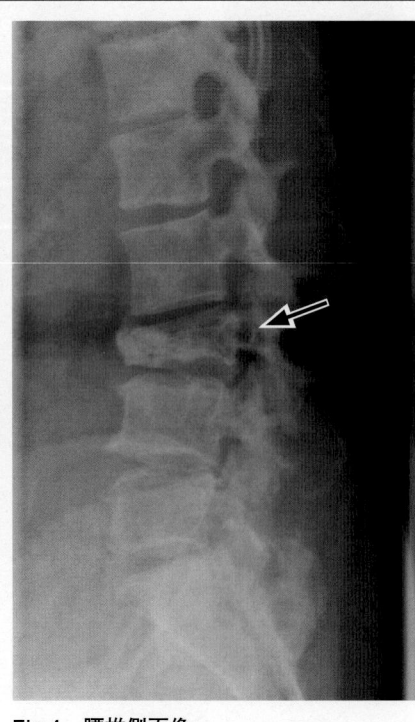

Fig.3：L3に顕著な椎体の圧壊を認め，左椎弓根は消失（→）。転移性腫瘍に特徴的なpedicle sign。
Fig.4：腰椎全域の椎体，椎弓に硬化性変化と溶骨性変化が混在し，L3に顕著な椎体の圧壊を認め，椎体後方の凸レンズ状の突出（→）を認める。

CT 検査

　CT 検査では MPR 画像により多方向からの骨折線や骨皮質の状態や，海綿骨の骨梁の破壊，軟部腫瘤形成，硬化性病変および石灰化の有無について評価可能である。転移性腫瘍による圧迫骨折では骨粗鬆症によるものと比較すると，椎体前後の骨皮質の破壊・椎体海綿骨の破壊・椎弓根の破壊などの随伴所見は転移性腫瘍に特徴的である。

CT 検査の悪性脊椎腫瘍の特徴：脊索腫 40 歳代・女性

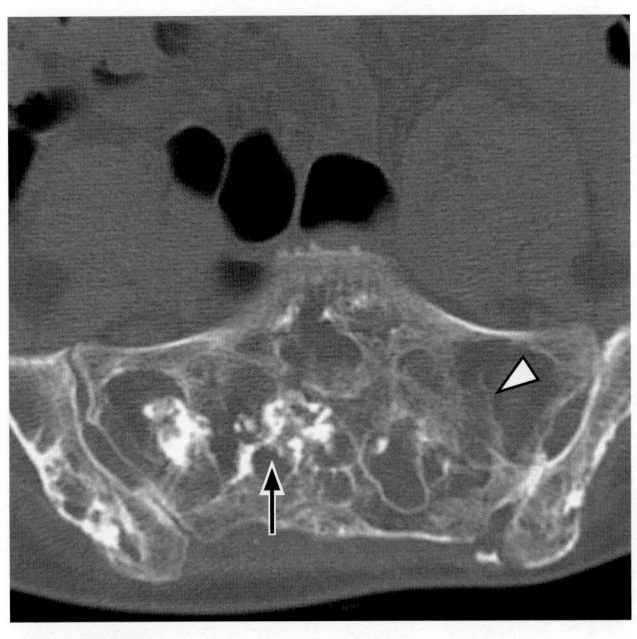

Fig.5　横断像

Fig.5：仙椎にびまん性の石灰化（→）とびまん性の骨破壊（▷）を認め，腹側および背側の皮質は菲薄化し腫瘍の骨外への進展を疑う。

CT 検査の悪性脊椎腫瘍の特徴

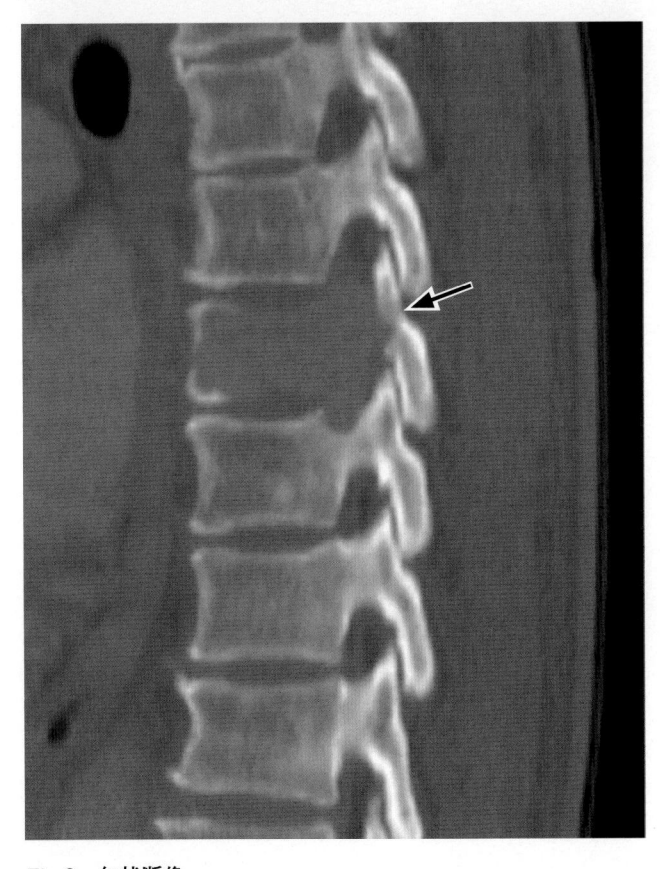

Fig.6　矢状断像

Fig.6：Th9 の椎体および椎弓（→）は充実性の腫瘍病変により置換されている。

II-7 腫瘍・腫瘍類似疾患

MRI検査

　骨粗鬆症による急性圧迫骨折では骨髄浮腫や出血により，また転移性腫瘍による圧迫骨折では腫瘍浸潤により，ともにT1強調画像で低信号，脂肪抑制併用画像で高信号を呈する。骨粗鬆症による圧迫骨折では1～3か月程度でT1強調画で等～高信号になるとされているが，急性期においては，信号変化のみでは鑑別は容易ではない。転移性腫瘍による圧迫骨折をより明確にする所見として以下のものを以下に示す。

◎椎体後縁の凸状突出（convex posterior border of the vertebral body）：骨粗鬆症による圧迫骨折に比べ，転移性腫瘍による圧迫骨折で認められる頻度が高いとされる。

◎椎弓根および後方成分の信号異常：転移性腫瘍による圧迫骨折では，骨折が生じる前に椎弓根や椎弓に腫瘍が浸潤していることがあるため，この領域にも信号異常が高頻度に認められると報告されている。一方，骨粗鬆症による圧迫骨折においてはわずかだが，椎弓根や椎弓に信号異常が認められる場合がある。骨粗鬆症によるものでは，骨髄浮腫を反映したものであるため椎弓の形態変化はみられない。それに対して転移性腫瘍においては，占拠性病変のため半数以上の症例で椎弓の信号異常を呈する膨隆変形を伴う。

◎限局性椎体周囲腫瘤（focal paraspinal mass）：硬膜外腫瘤，骨粗鬆症などによる良性の圧迫骨折でも，椎体周囲軟部組織の腫脹・浮腫・血腫を反映して椎体周囲の軟部病変がみられることがあるが，限局性の場合や辺縁不整な結節様腫瘤の場合は，悪性圧迫骨折が示唆される。この病変が脊柱管方向に進展すると硬膜外病変として認められる。骨粗鬆症による圧迫骨折で硬膜外軟部病変を認めるのはわずかだが原発および転移性腫瘍によるものは高頻度で認められるのが特徴である。

甲状腺がん頸椎転移	前立腺がん腰椎転移	脊索腫骨外浸潤
Fig.7 脂肪抑制併用T2強調矢状断像	Fig.8 T2強調画像矢状断像	Fig.9 T2強調矢状断像

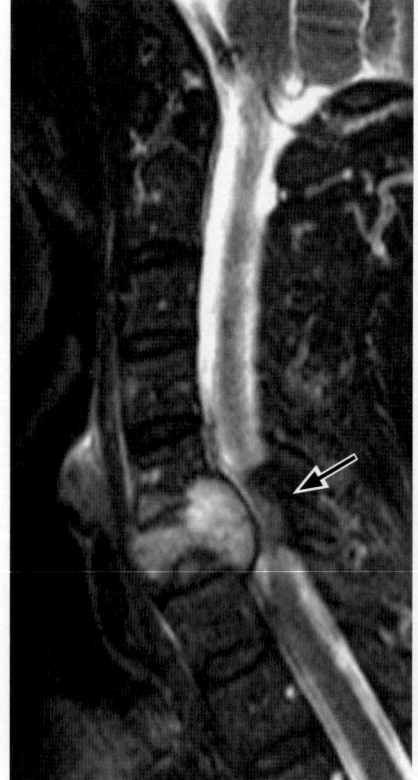

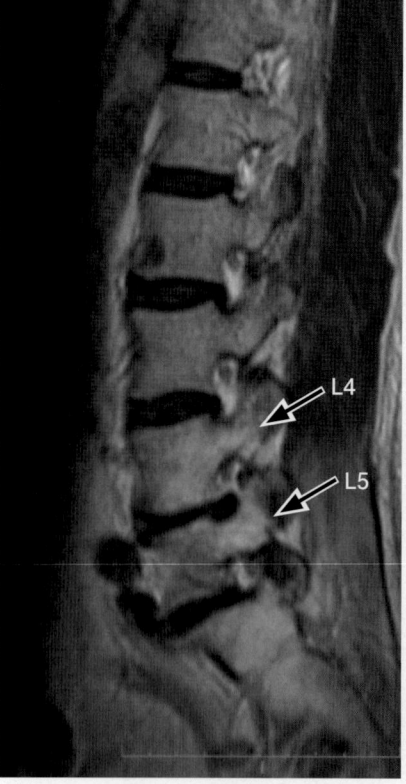

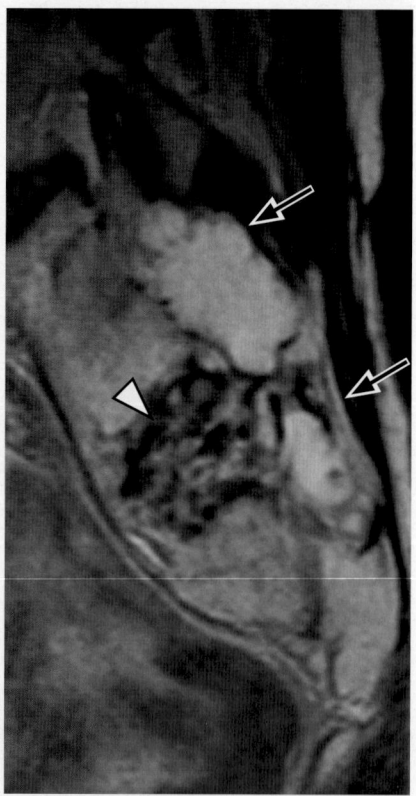

Fig.7：C6の椎体と椎体後縁（→）はびまん性の高信号を呈し凸レンズ状に突出し，硬膜管を圧排する，悪性および転移性腫瘍に特徴的な所見である。

Fig.8：L4，L5の椎体および椎弓は腫瘍浸潤による信号異常と膨隆変形（→）を認める。

Fig.9：仙椎の破壊（▷）と硬膜外腔を進展する分葉状の硬膜外腫瘤（→）を認める。

MRI での骨硬化性転移の注意点

1. 骨硬化性転移では溶骨性転移で特徴的な信号異常を呈しにくい。
2. 前立腺がんや乳がん，肺がんなどで硬化性転移をきたした場合，MRI で典型的な T1 強調画像で低信号，脂肪抑制併用画像で高信号を示さないことがある。
3. MRI は骨転移の検索に非常に有用なモダリティであるが，原発巣によっては骨転移精査目的で MRI を読影する際に，X 線画像や CT の画像を参照することで見落としを防ぐことができる。

前立腺がん腰椎転移

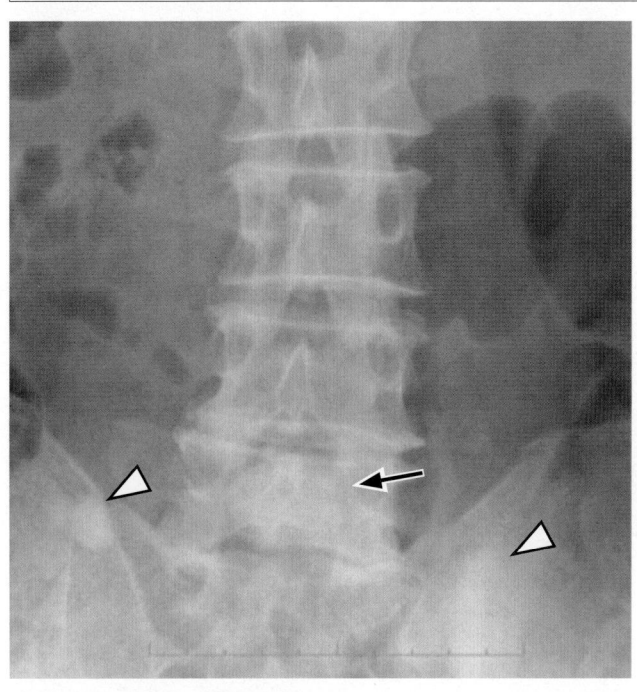

Fig.10：L5 椎体中央（→），左右の腸骨（▷）にびまん性の硬化性変化を認める。

Fig.11：L5 椎体後部に低信号域（→）を認める。L5 椎体後部（→）の病変部周囲にわずかな造影効果のみ。

Fig12：典型的な高信号域は認めない。

Fig.10　X 線画像（腰椎正面）

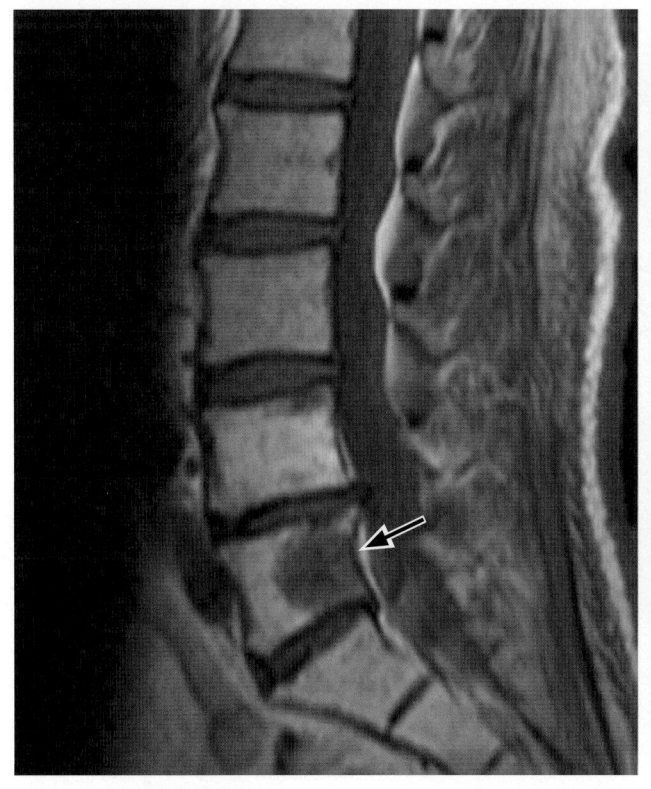

Fig.11　T1 強調矢状断像

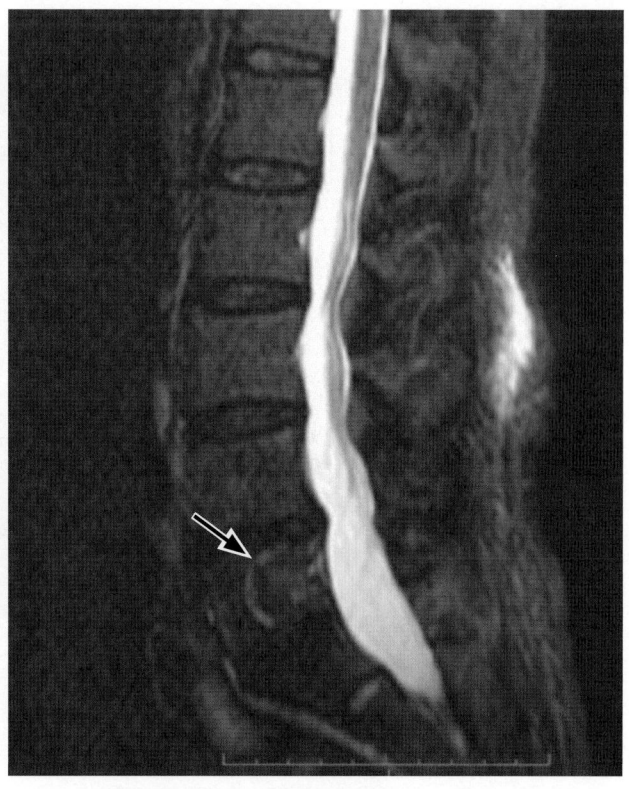

Fig.12　脂肪抑制併用 T2 強調矢状断像

II-7 腫瘍・腫瘍類似疾患

13. Warning Case 60歳代，男性

骨軟部領域の画像所見は，どのモダリティにおいても典型的な特徴を示すものと，非典型的な特徴を示すもの，それらが混在するものがある。好発部位，好発年齢や骨の破壊または骨の増殖パターンだけでは，精度の高い画像診断に至らない場合もある。また，原疾患よりも骨転移を示す病変が，傑出する場合もある。本症例は，warning case として解説する。

X線検査

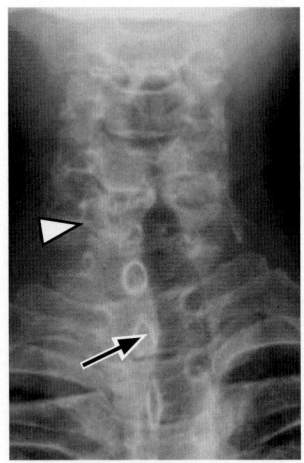

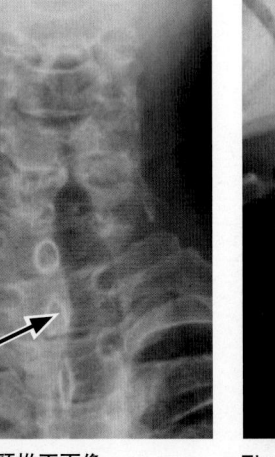

Fig.1　頸椎正面像 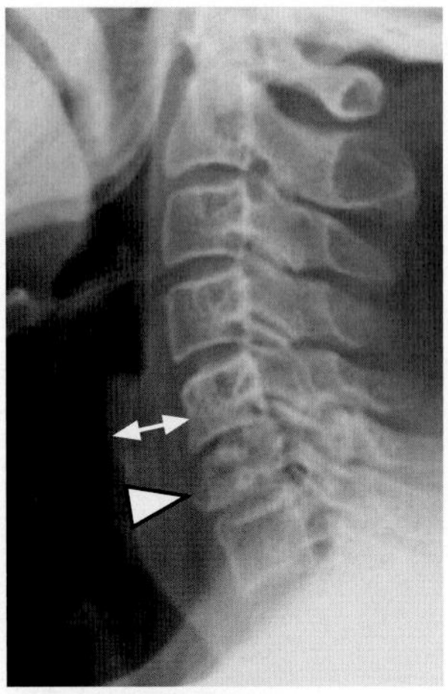　　Fig.2　頸椎側面像 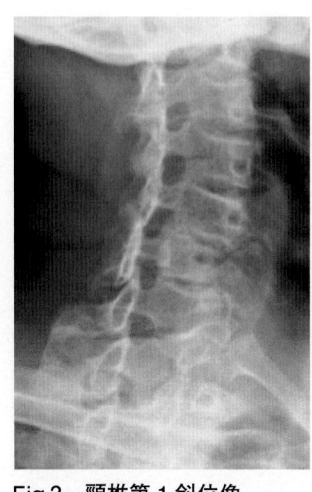　　Fig.3　頸椎第1斜位像 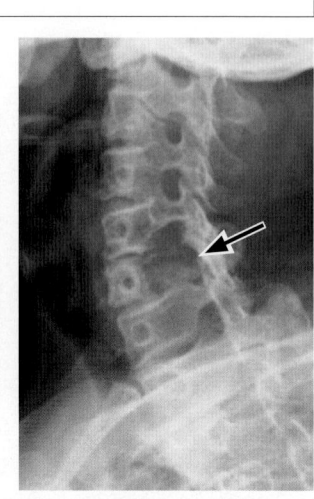　　Fig.4　頸椎第2斜位像

Fig.1：C6（▷）の椎体高の減少とC7〜Th1（→）に気道陰影の左側変位を認める。

Fig.2：C6椎体（▷）に粗造化と圧壊と気道と頸椎前面（↔）の間隙の拡大が認められる。

Fig.3, 4：C5-6左側椎体および椎弓の溶解による左椎間孔（→）の拡大が認められ，典型的な神経鞘腫（neurinoma）が疑われる。

X線画像では，神経鞘腫（neurinoma）が鑑別としてあげられる。

CT検査

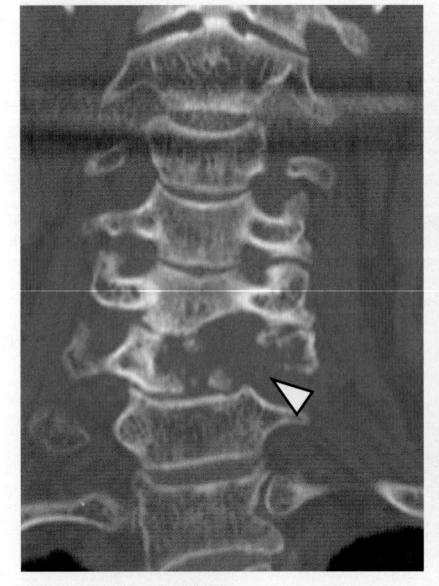

Fig.5　MPR冠状断像 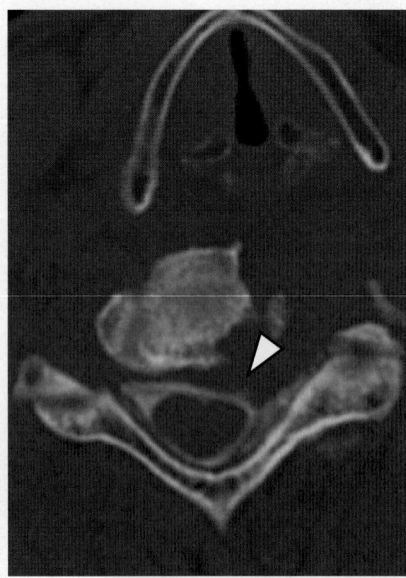　　Fig.6　横断像

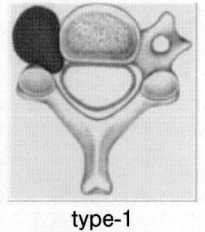

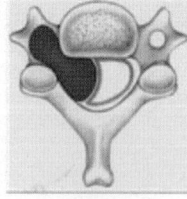

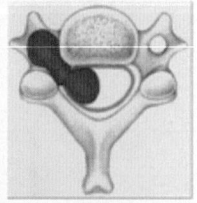

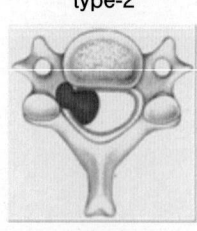

Fig.7　Eden分類

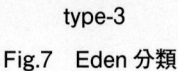

Fig.5：C6の椎体は左椎弓根を含む骨溶解像として認められる（▷）。

Fig.6：C6の椎体は左椎弓根を含む骨溶解像として認められ，硬膜内に伸展し，わずかに硬膜管を圧排している（▷）。

CT検査では，骨破壊は脊柱管内から神経根管内に主座を置く，ダンベル型神経鞘種（Eden分類, type 3）が鑑別にあげられる。

MRI検査

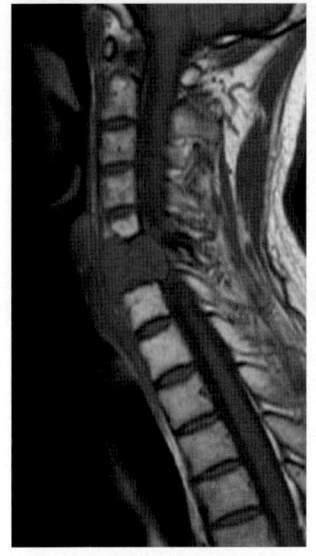

Fig.8　T1強調矢状断像 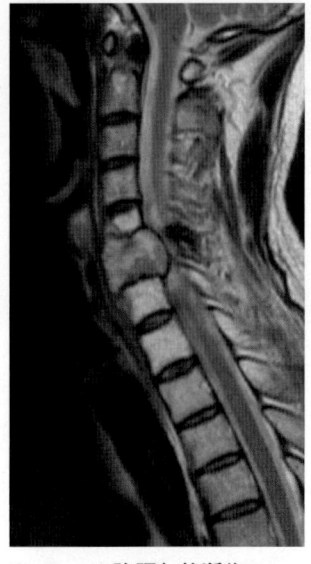　　Fig.9　T2強調矢状断像 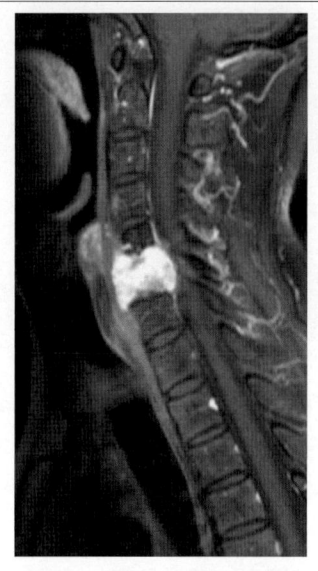　　Fig.10　造影T1強調矢状断像 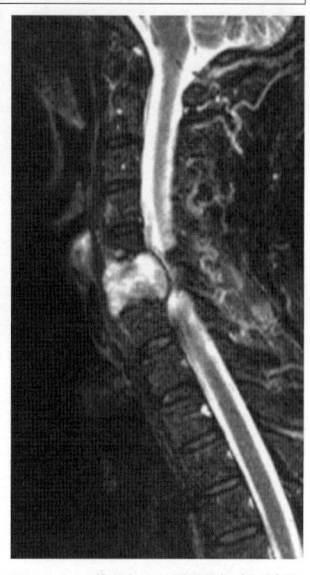　　Fig.11　造影T2強調矢状断像

Fig.8～Fig.11：腫瘍は硬膜管を前方から圧排しているように見える。

腫瘍は脊髄と比較してT1強調画像で低～等信号，T2強調画像で高信号，造影T1強調画像，造影T2強調画像で不均一な高信号を呈し，神経鞘腫（neurinoma）の特徴と類似する所見である。

consideration

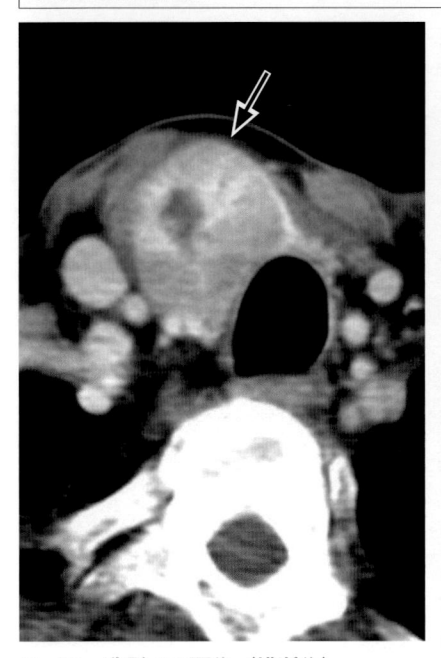

Fig.12　造影CT画像（横断像）

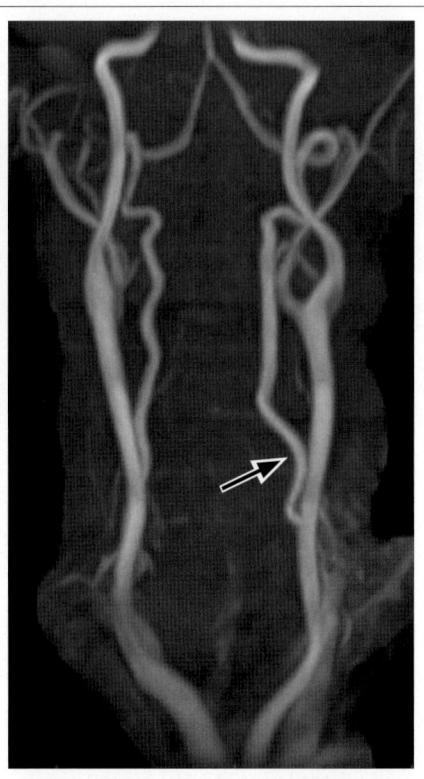

Fig.13　MRI画像（MRA冠状断像）

Fig.12：Th1レベルで甲状腺に中心性壊死を伴う充実性腫瘍とそれに伴う気道の左側変位を認める（→）。

Fig.13：C6レベルに左椎骨動脈（→）の左側変位を認める。

CT画像とMRI画像では，病変の占拠部位に差異が生じている。甲状腺腫瘍と頸椎の溶骨性病変が混在していることが理解できる。

本症例は，甲状腺（濾胞がん）が原疾患として存在し，頸椎の溶骨性病変は，その血行性転移の結果として，硬膜内髄外腫瘍である神経鞘種と類似する画像所見を呈した症例であった。

検査・読影のポイント

・40歳以上での発生する骨の腫瘍性病変で最も高頻度なものは，転移性腫瘍である。
・MRIでは転移性腫瘍と神経鞘腫はともに高い造影効果を示すために鑑別は困難。
・X線画像での気道陰影の変位と限局した椎体の圧壊所見との関連を見逃さないことが重要である。

II-8　Don't Touch Lesion

Don't Touch Lesion

　骨・軟部組織の"Don't Touch Lesion"とは，X線像が特徴的であるため，精検やその他の検査が不必要なものを示す．1. 外傷後の病変，2. 正常変異，3. 明らかに良性の病変の3種類に分類される．

1：外傷後の病変

1-1　化骨性筋炎 ossifying myositis

　化骨性筋炎は，本来骨形成の起こらない軟部組織に，何らかの外傷が起点となり発生する骨形成の総称で，異所的骨形成とも呼ばれる．組織学的所見がしばしば肉腫と間違えられやすく，精検をしてはならない疾患のひとつである．画像的に容易に化骨性筋炎と診断できたのに関わらず，病理診断に基づいて広範囲切除術が行われてしまった例もある．化骨性筋炎の典型的なX線像では中心部に透亮域があり，石灰化がそれを取り巻くように認められる．この所見はCTによって明瞭に描出が可能である．化骨性筋炎に類似した悪性腫瘍は辺縁不明瞭で，中心部に石灰化あるいは骨化が認めらるのが特徴である．化骨性筋炎，悪性腫瘍のどちらでも骨膜反応は認められる．ときに化骨性筋炎の辺縁の石灰化ははっきりしないことがあるが，このような場合はCT検査を行うか，1〜2週間後にX線検査を再度施行することが必要となる．

1-2　裂離骨折 avulsion fracture

　裂離骨折は，骨に対して外力が間接的に作用し，筋・腱・靱帯などの支持組織の牽引力によって骨が剥がれた状態の骨折を示す．裂離骨折は傍骨性腫瘍などと同様に侵襲性のX線像を示すことがあるが，病変が筋や靱帯付着部に限局する特徴があり，良性の病変と診断が可能である．裂離骨折も化骨性筋炎と同様に数週間後にX線検査を再度施行すれば画像所見が明瞭になる．精検をすると肉腫と誤診される可能性がある．裂離骨折した箇所は治癒過程では核クロマチン比が高く，核分裂像も高度なため悪性腫瘍との鑑別が困難になる場合がある．

1-3　肩関節偽脱臼 pseudo dislocation

　肩関節偽脱臼とは上腕骨近位の関節内骨折に伴うもので，関節内血腫により一時的に関節内圧が亢進し，上腕骨頭が下方に変位し脱臼状態のように見える状態を示す．肩関節正面像では後方脱臼と似た像を呈する．脱臼骨折の初期治療のセオリーは，脱臼整復の後に骨折治療となるが，このために不必要な整復術を避けるために，正面像に加えて軸位像・スカプラYビューなどで偽脱臼を診断する必要がある．

2：正常変位

2-1　上腕骨偽嚢胞 pseudo cyst

　上腕骨偽嚢胞とは，上腕骨頭外側の大結節周囲に溶骨性腫瘍に似た透亮像を呈する画像所見を示す．これは健常者にも認められる他，腱板障害やその他の肩関節の異常による充血・廃用のために上腕骨の棘上筋付着部の皮質骨が減少し，そのため海綿骨の部分が目立ち，他の部位より透過性が増大して嚢胞様に見えるようになる．

2-2　橈骨偽嚢胞 pseudo cyst

　上腕骨偽嚢胞と同様に，橈骨近位の上腕二頭筋付着部も楕円形の溶骨性病変に見える部位である．支持組織の付着部はよく理解しておくことが重要である．

3：代謝異常および骨髄病変

3-1　骨梗塞 bone infarction

　骨梗塞は，斑状あるいは溶骨性変化と硬化性変化が混在した像を示し，浸透性病変に類似して見える場合がある．骨の痛みを訴え，病変が多発性で長幹骨の骨幹部から骨幹端に存在し，特に患者に鎌状赤血球症やSLEなどの基礎疾患があるならば，骨梗塞の早期病変を考慮しなければならない．

3-2　慢性硬化性骨髄炎 chronic sclerosing osteomyelitis

　慢性硬化性骨髄炎は，慢性髄炎が軽快もしくは消退して骨髄部に多量の骨質が形成され，限局性あるいはびまん性，かつ広範囲に硬化性変化を来したものを示す．X線像は病変の進行度と関係する．初期では透過像を主体とするが，その後，不透過像と透過像の混在となり，慢性期では硬化像が主体となる．

1. 化骨性筋炎 ossifying myositis

主訴・既往

50歳代，女性。運動時痛と皮下腫瘤が触知され来院。

臨床基礎知識

化骨性筋炎は，本来骨形成の起こらない軟部組織に，何らかの外傷が起点となり発生する骨形成の総称で，異所的骨形成とも呼ばれる。組織学的所見がしばしば肉腫と間違えられやすく，精検をしてはならない疾患のひとつである。画像的に容易に化骨性筋炎と診断できたのに関わらず，病理診断に基づいて広範囲切除術が行われてしまった例もある。化骨性筋炎の典型的なX線像では中心部に透亮域があり，石灰化がそれを取り巻くように認められる。この所見はCTによって明瞭に描出が可能である。化骨性筋炎に類似した悪性腫瘍は辺縁不明瞭で，中心部に石灰化あるいは骨化が認めらるのが特徴である。化骨性筋炎，悪性腫瘍のどちらでも骨膜反応は認められる。ときに化骨性筋炎の辺縁の石灰化ははっきりしないことがあるが，このような場合はCT検査を行うか，1～2週間後にX線検査を再度施行することが必要となる。

X線検査

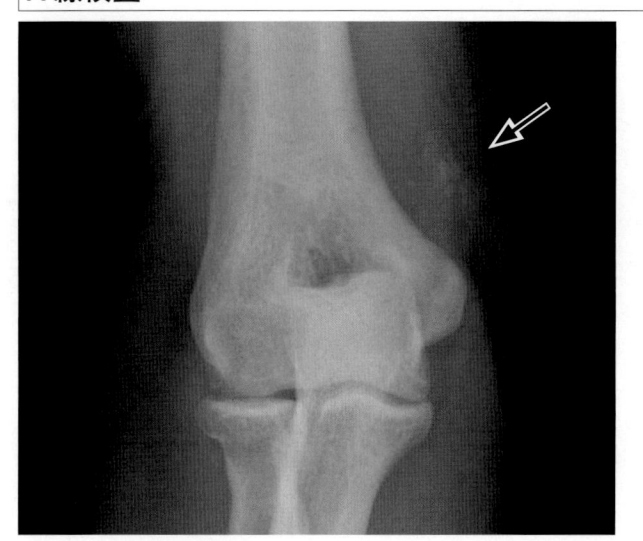

Fig.1　右肘関節正面像

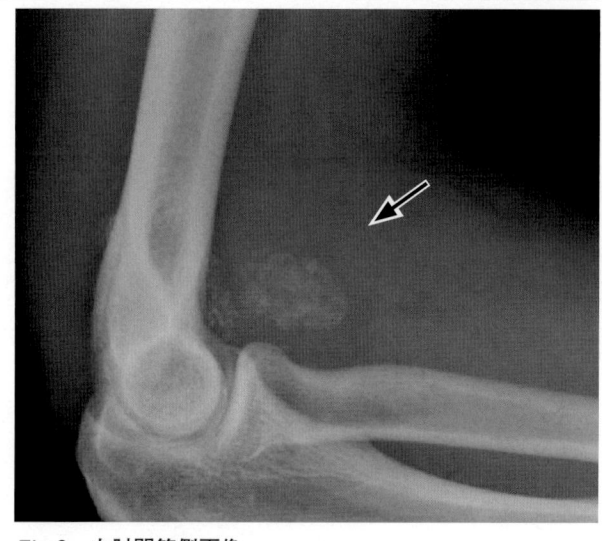

Fig.2　右肘関節側面像

Fig.1：上腕筋に沿った，びまん性の石灰化像（→）を認める。
Fig.2：関節包前面に卵形でびまん性の石灰化像（→）を認める。

X線検査　参考症例

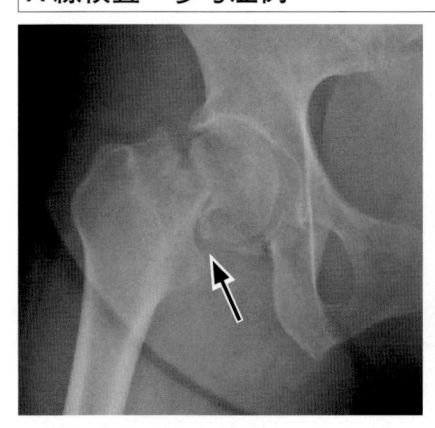

Fig.3　受傷時股関節正面像

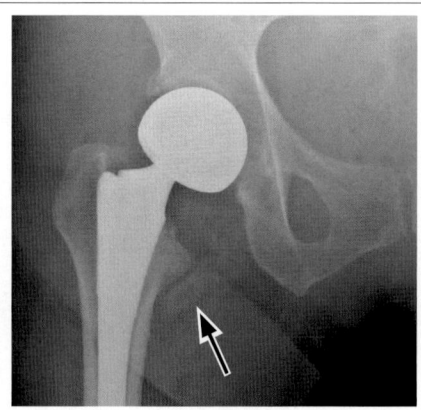

Fig.4　術後30日股関節正面像

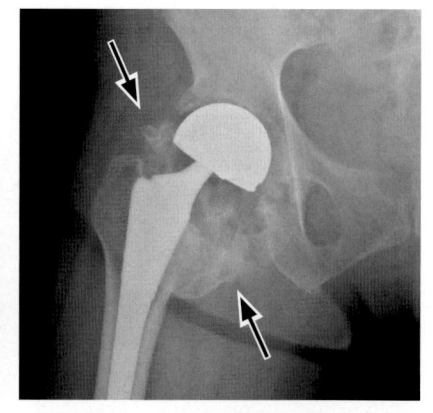

Fig.5　術後120日股関節正面像

Fig.3：大腿頸部（→）に内側型骨折が認められる。
Fig.4：大腿骨小転子周囲（→）に，淡い石灰化像が確認できる。
Fig.5：びまん性の石灰化像（→）は増生し，右股関節周囲を覆う。術後の化骨性筋炎（異所性骨化）の典型像といえる。

II-8　Don't Touch Lesion

2. 裂離骨折　avulsion fracture

主訴・既往
10歳代，男児。サッカーの試合後，可動域制限と疼痛を認める。

臨床基礎知識
　裂離骨折は，骨に対して外力が間接的に作用し，筋・腱・靱帯などの支持組織の牽引力によって骨が剥がされた状態の骨折を示す。裂離骨折は傍骨性腫瘍などと同様に侵襲性のX線像を示すことがあるが，病変が筋や靱帯付着部に限局する特徴があり，良性の病変と診断が可能である。裂離骨折も化骨性筋炎と同様に数週間後にX線検査を再度施行すれば画像所見が明瞭になる。精検をすると肉腫と誤診される可能性がある。裂離骨折した箇所は治癒過程では核クロマチン比が高く，核分裂像も高度なため悪性腫瘍との鑑別が困難になる場合がある。

X線検査

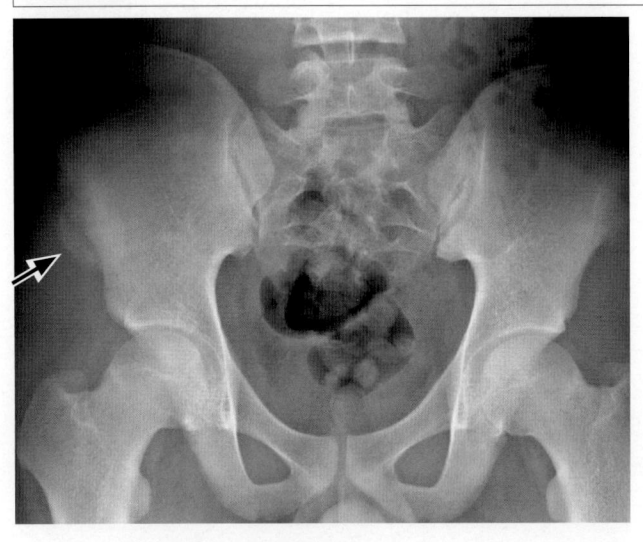

Fig.1　骨盤正面像

Fig.1：右上前腸骨棘（→）に辺縁不明瞭な骨透亮像とその下方に不整形の骨陰影を認める。

3. 肩関節偽脱臼　pseudo dislocation

主訴・既往
10歳代，男児。サッカーの試合後，可動域制限と疼痛を認める。

臨床基礎知識
　肩関節偽脱臼とは上腕骨近位の関節内骨折に伴うもので，関節内血腫により一時的に関節内圧が亢進し，上腕骨骨頭が下方に変位し脱臼状態のように見える状態を示す。肩関節正面像では後方脱臼と似た像を呈する。脱臼骨折の初期治療のセオリーは，脱臼整復の後に骨折治療となるが，このために不必要な整復術を避けるために，正面像に加えて軸位像・scapula-Yviewなどで偽脱臼を診断する必要がある。

X線検査

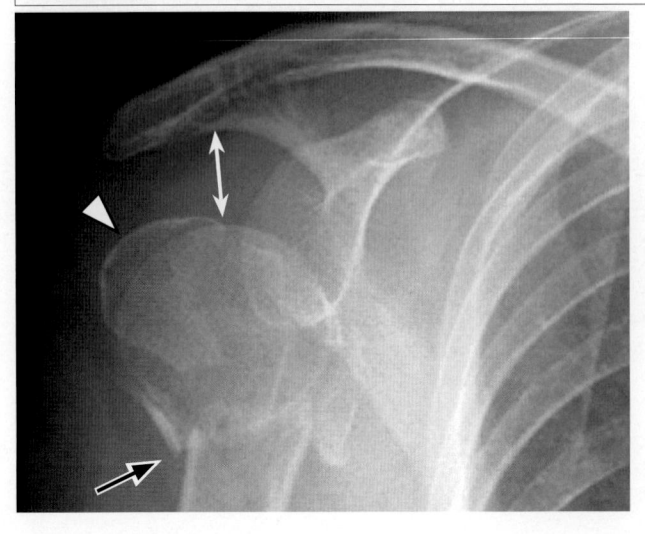

Fig.1　右肩関節正面像

Fig.1：外科頸骨折（▷）と解剖頸骨折（→）が合併している。上腕骨骨頭と肩峰下の間隙（↔）は拡大し，脱臼骨折を連想させる画像所見を呈している。しかし，本症例は骨折に伴う出血により，関節内圧亢進による一時的な変化ととらえるべきである。

4. 上腕骨偽嚢胞 pseudo cyst　　橈骨偽嚢胞 pseudo cyst

主訴・既往
10歳代，男児。テニスプレーヤー，運動時痛を認める。

臨床基礎知識
　上腕骨偽嚢胞とは，上腕骨頭外側の大結節周囲に溶骨性腫瘍に似た透亮像を呈する画像所見を示す。これは健常者にも認められる他，腱板障害やその他の肩関節の異常による充血・廃用のために上腕骨の棘上筋付着部の皮質骨が減少し，そのため海綿骨の部分が目立ち，他の部位より透過性が増大して嚢胞様に見えるようになる。
　上腕骨偽嚢胞と同様に，橈骨近位の上腕二頭筋付着部も楕円形の溶骨性病変に見える部位である。支持組織の付着部はよく理解しておくことが重要である。

X線検査

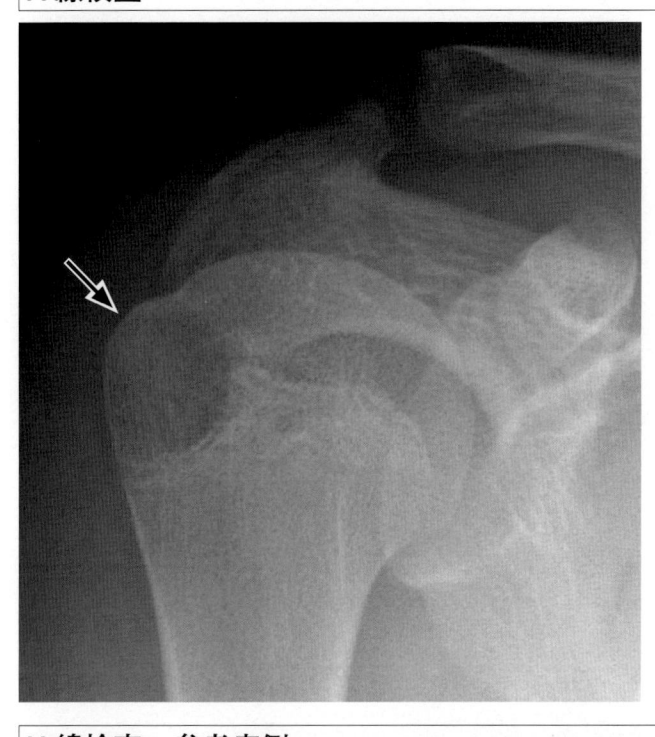

Fig.1　右肩関節正面像

Fig.1：上腕骨大結節の棘上筋付着部（→）に辺縁明瞭な骨透亮像を認める。骨成長期に多くみられる一過性の骨廃用性変化である。

X線検査　参考症例

20歳代，男性。柔道選手，運動時痛を認める。

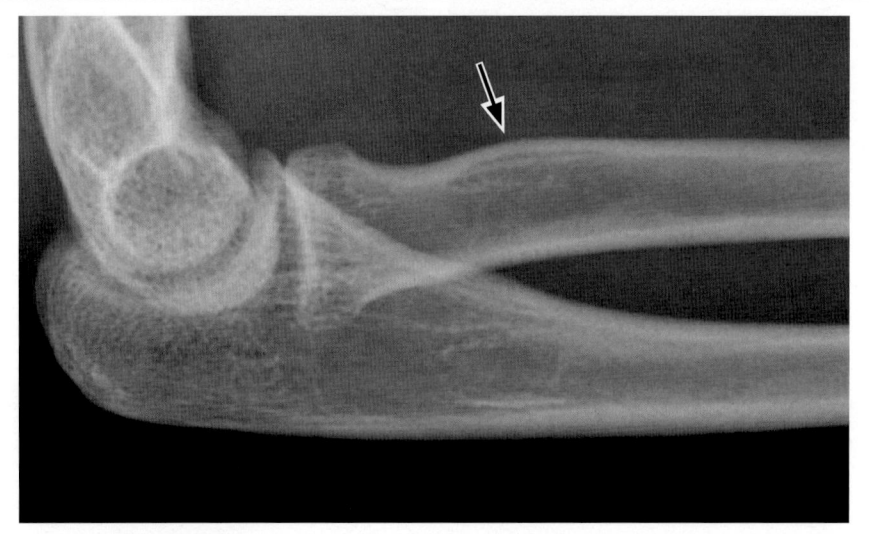

Fig.1　右肘関節側面像

Fig.1：橈骨近位骨幹部の上腕二頭筋付着部（→）に楕円形の辺縁明瞭な骨透亮像を認める。筋および腱による牽引刺激により骨皮質の減少した変化である。

II-8　Don't Touch Lesion

II-8　Don't Touch Lesion

5. 骨梗塞　bone infarction

主訴・既往
60歳代，女性。
SLE。右膝痛出現。

臨床基礎知識
　骨梗塞は，斑状あるいは溶骨性変化と硬化性変化が混在した像を示し，骨および骨髄の虚血性変化を反映する。浸透性病変に類似して見える場合がある。骨の痛みを訴え，病変が多発性で長幹骨の骨幹部から骨幹端に存在し，特に患者に鎌状赤血球症やSLEなどの基礎疾患があるならば，骨梗塞の早期病変を考慮しなければならない。

X線検査

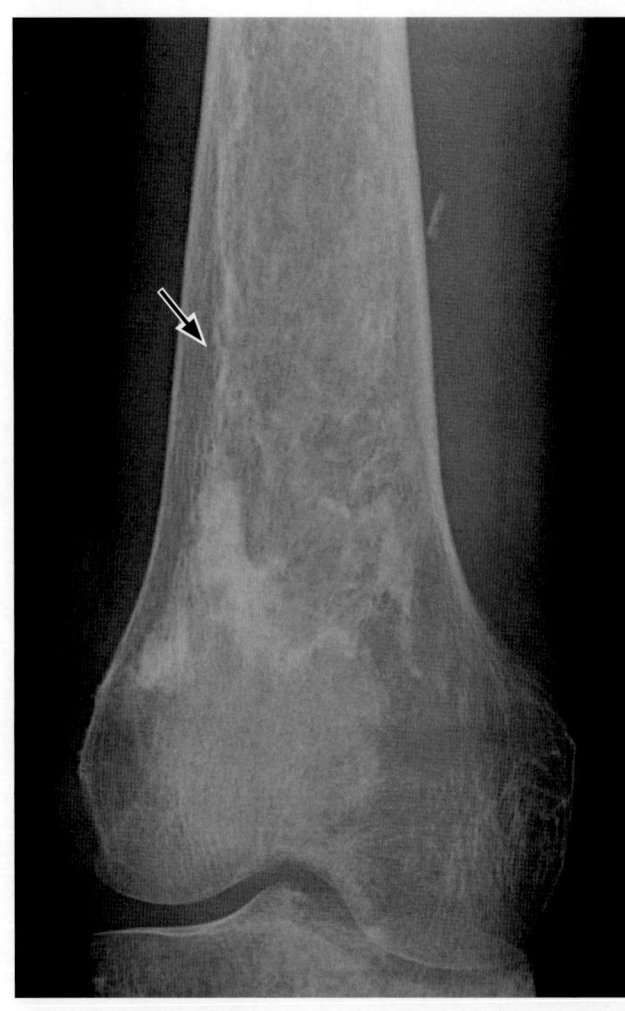

Fig.1　右膝関節正面像

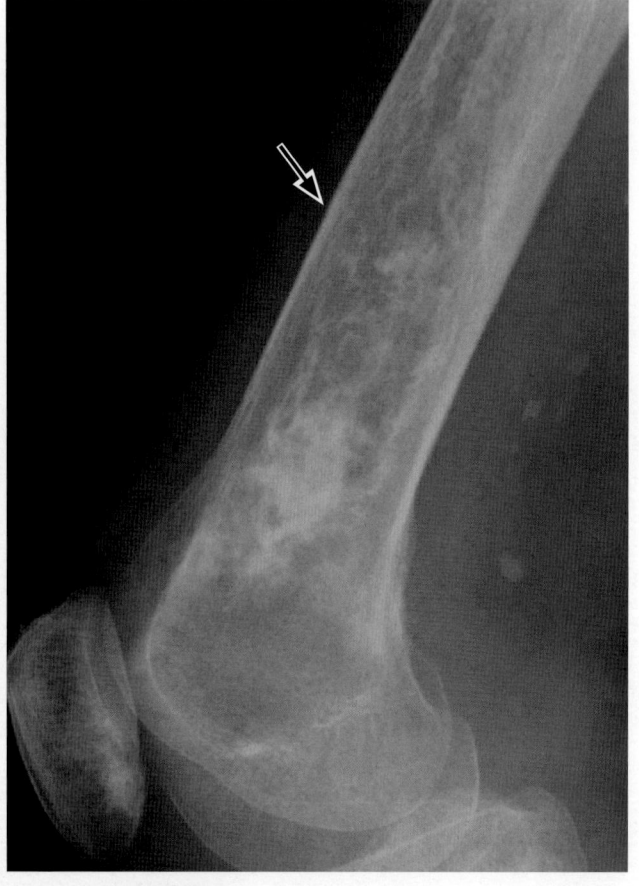

Fig.2　右膝関節側面像

Fig.1：大腿近位骨幹部（→）に骨髄腔内に，びまん性で斑状の石灰化像を認める。
Fig.2：大腿近位骨幹部（→）に斑状で蛇行する石灰化像を認める。

6. 慢性硬化性骨髄炎　chronic sclerosing osteomyelitis

主訴・既往

40歳代，女性。明らかな病歴なし。交通事故によるX線検査で，偶然発見された。

臨床基礎知識

慢性硬化性骨髄炎は，慢性骨髄炎が軽快もしくは消退して骨髄部に多量の骨質が形成され，限局性あるいはびまん性かつ広範囲に硬化性変化をきたしたものを示し，以下に分類される。

1. 慢性限局性硬化性骨髄炎（chronic focal sclerosing osteomyelitis）

慢性根尖病巣の隣接部に限局性の骨硬化が発現することがあり，骨硬化症（bone sclerosis），硬化性骨炎（sclerosing osteitis）とも呼ばれる。若年者の下顎第一大臼歯に関連して起こることが多い。本疾患は軽微な炎症刺激に対する生体の過剰な限局性骨反応として発生すると考えられる。

2. 慢性びまん性硬化性骨髄炎（chronic diffuse sclerosing osteomyelitis）

限局性硬化性骨髄炎よりもまれな病変で，骨硬化変化がかなり広範にびまん性に認められる病変を示す。

X線像は病変の進行度と関係する。初期では透過像を主体とするが，その後，不透過像と透過像の混在となり，慢性期では硬化像が主体となる。

X線検査

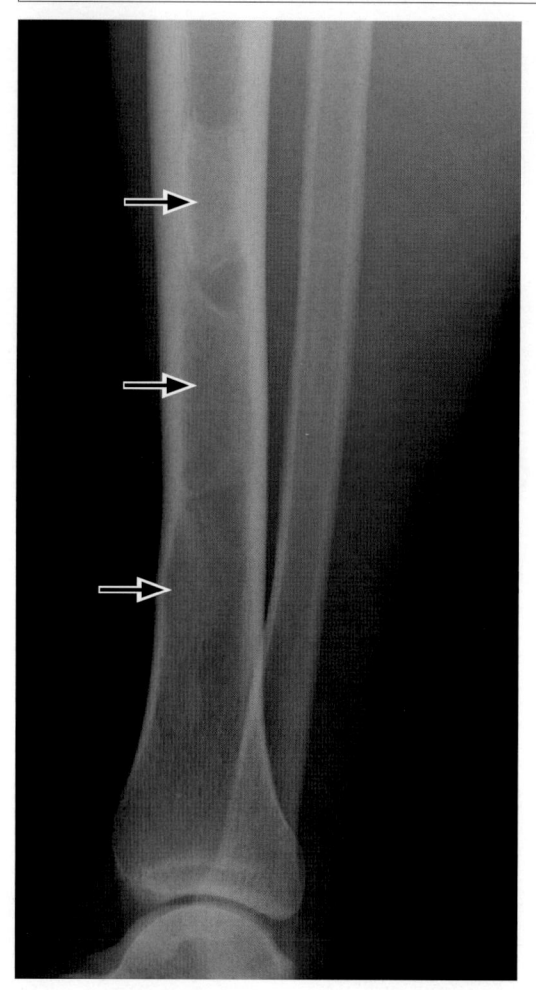

Fig.1　右下腿骨側面像

CT検査

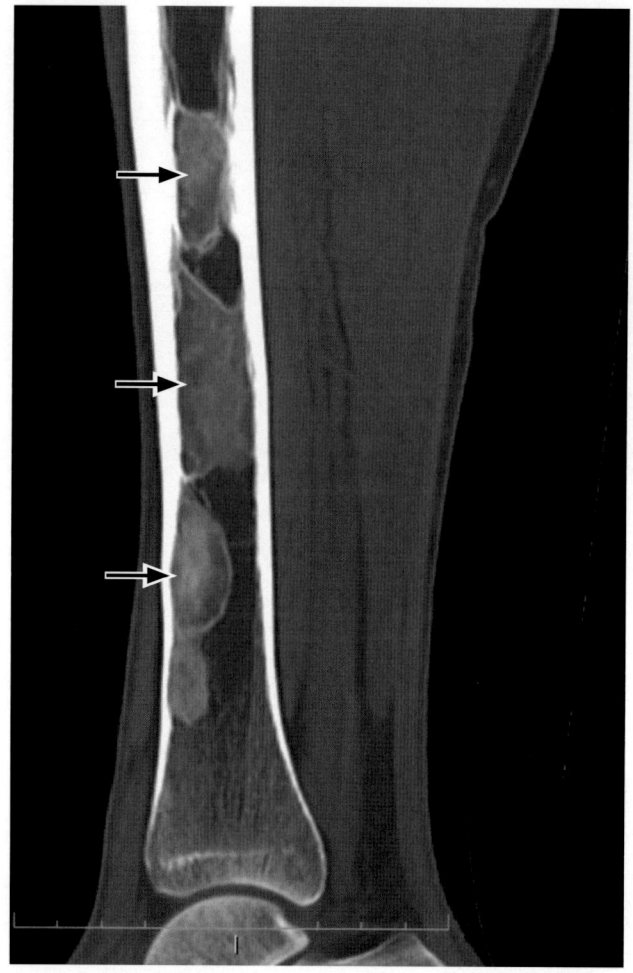

Fig.2　MPR矢状断像

Fig.1：右脛骨骨幹部の骨髄腔内に，区域性の硬化像（→）を認める。

Fig.2：右脛骨骨幹部の骨髄腔内に，辺縁明瞭な硬化像（→）を認める。慢性びまん性硬化性骨髄炎の慢性期を示唆する画像所見である。

III 読影問題

問題 1 一次読影として適切な骨折，損傷を指摘せよ。

50歳代，男性。バイクで転倒し受傷した。肩関節外転時の疼痛と肩峰部に限局した圧痛を認めた。

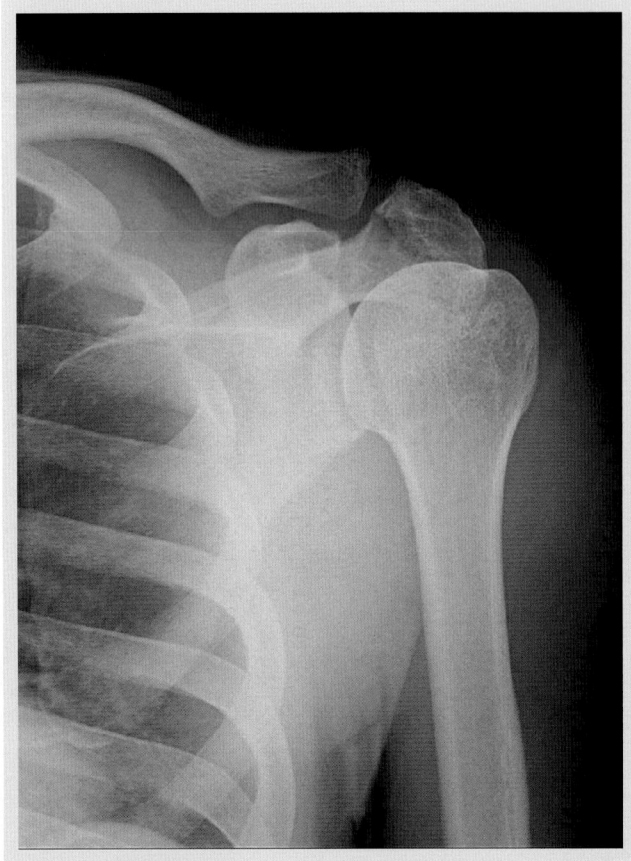

Fig.1　20°頭側斜位像

Fig.2　scapula-Y 像

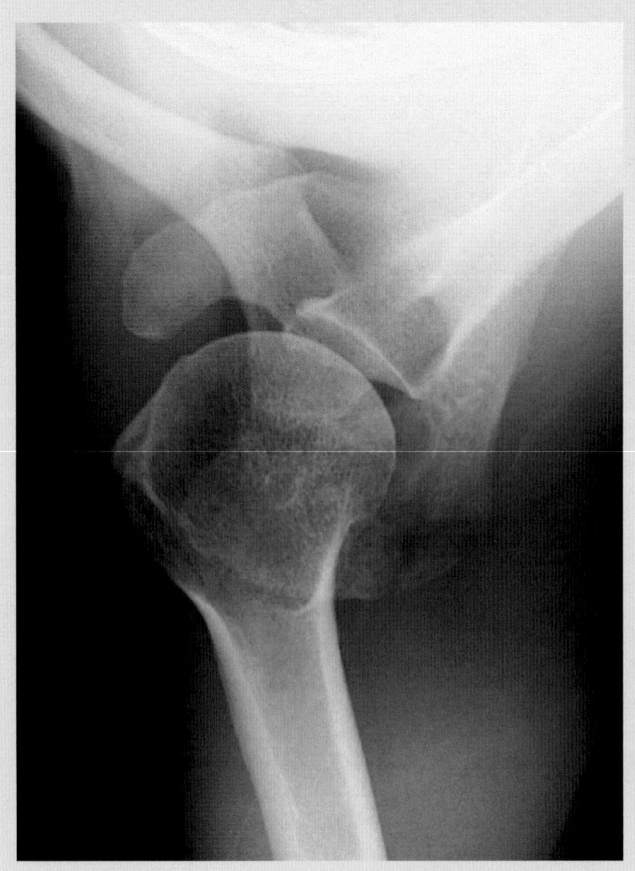

Fig.3　軸位像

問題 2　一次読影として適切な骨折，損傷を指摘せよ。

40歳代，男性。自転車で転倒し受傷した。肩関節運動時や深呼吸，肩関節前上方の痛みを訴える。

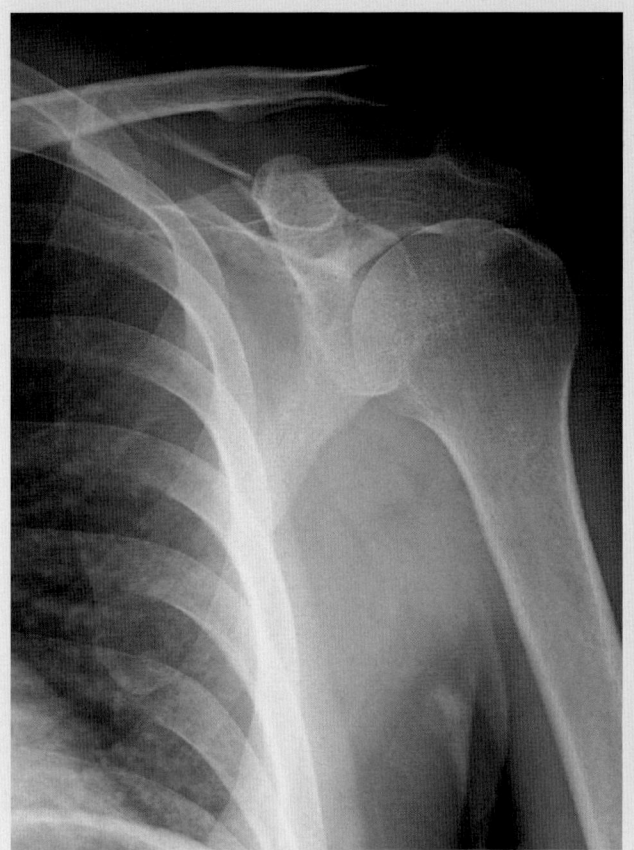

Fig.1　正面像（routine-AP）

Fig.2　scapula-Y 像

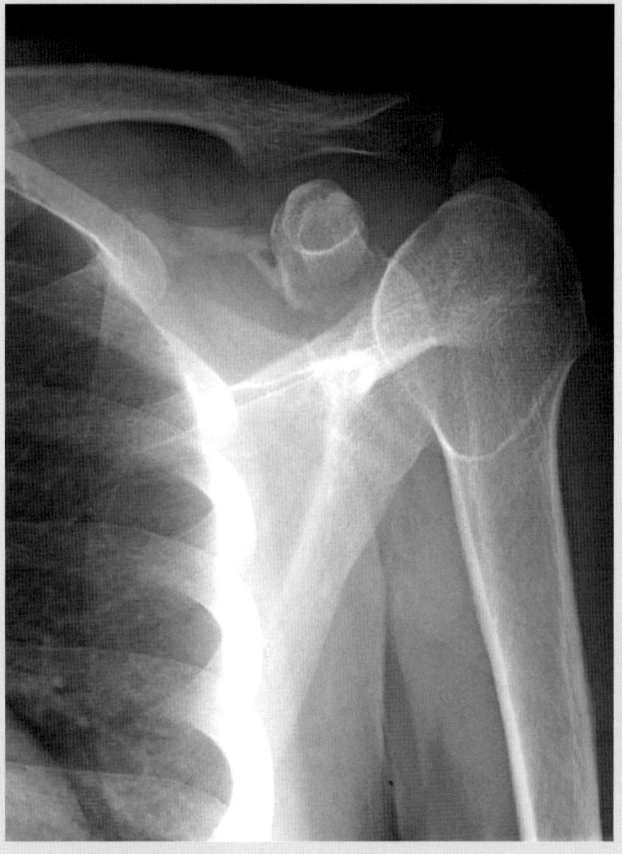

Fig.3　30°頭側斜位像

問題 3　一次読影として適切な骨折，損傷を指摘せよ。

40歳代，男性。重量物を押して受傷した。painful arc や drop arm sign を認めている。

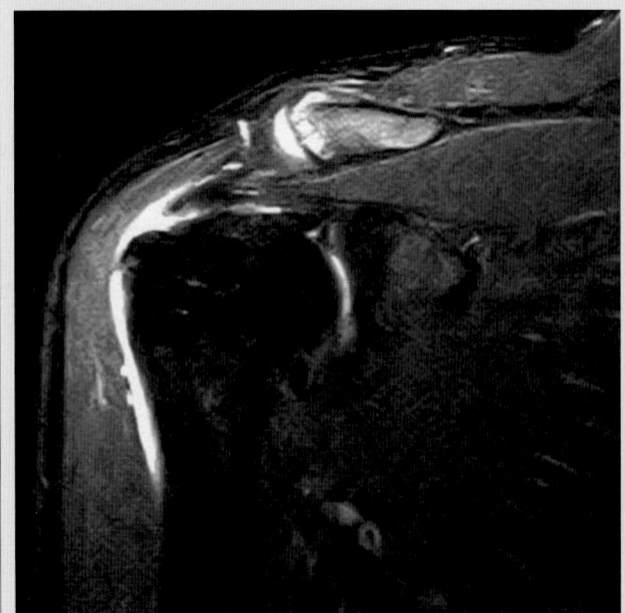

Fig.1　脂肪抑制 T2 強調斜位冠状断像

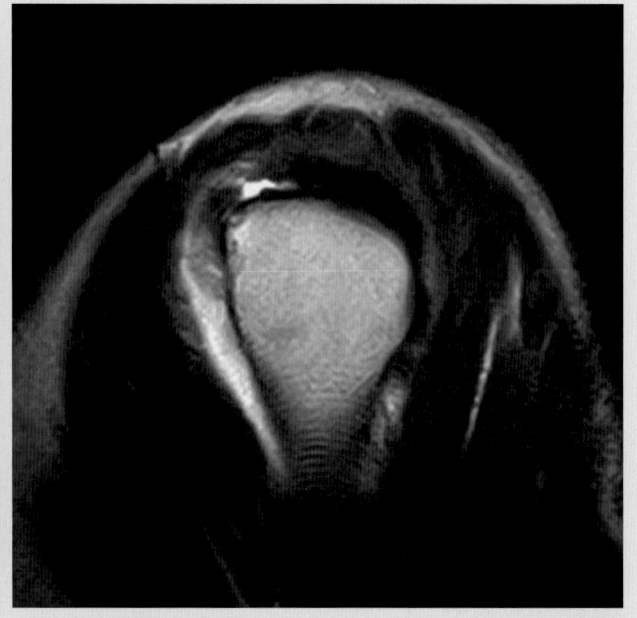

Fig.2　T2 斜位矢状断像

問題 4　一次読影として適切な骨折，損傷を指摘せよ。

13歳，女児。手をついて転倒し受傷した。肘関節の腫脹と前腕回旋時の疼痛を認め，橈骨近位部に限局した圧痛と内側部痛も訴えていた。

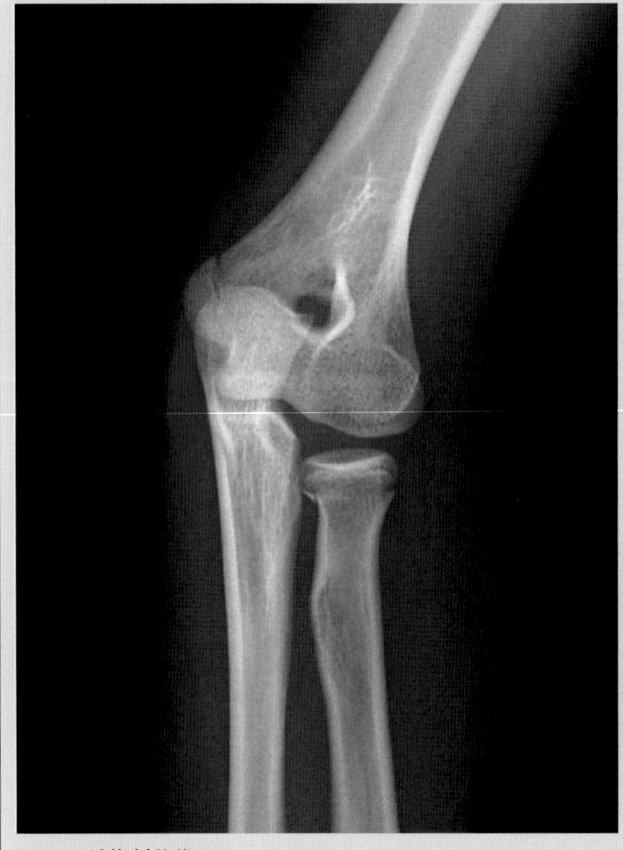

Fig.1　外旋斜位像

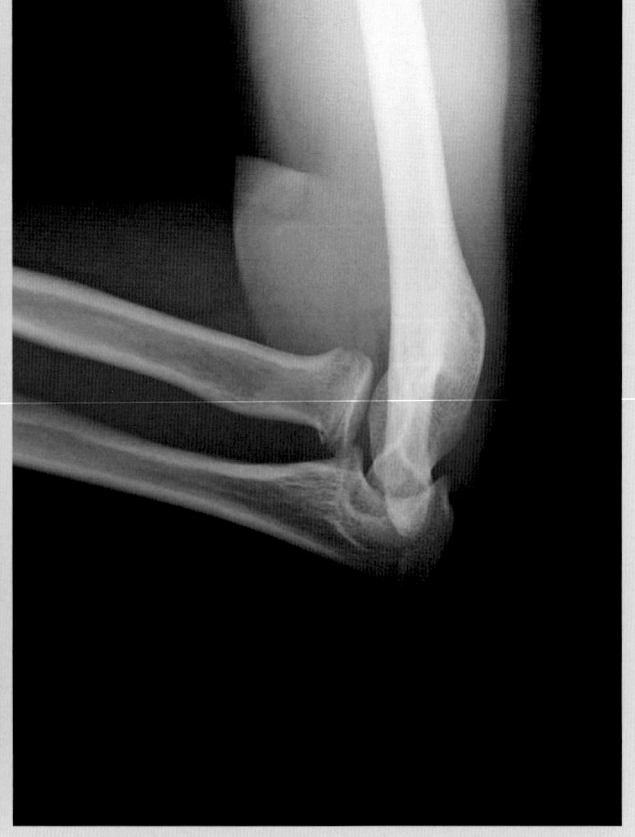

Fig.2　radial head-capitellum view

問題 5 一次読影として適切な骨折，損傷を指摘せよ。

13歳，男児。受診1か月前サッカー中転倒し受傷した。他医にて治療中。セカンドオピニオン。

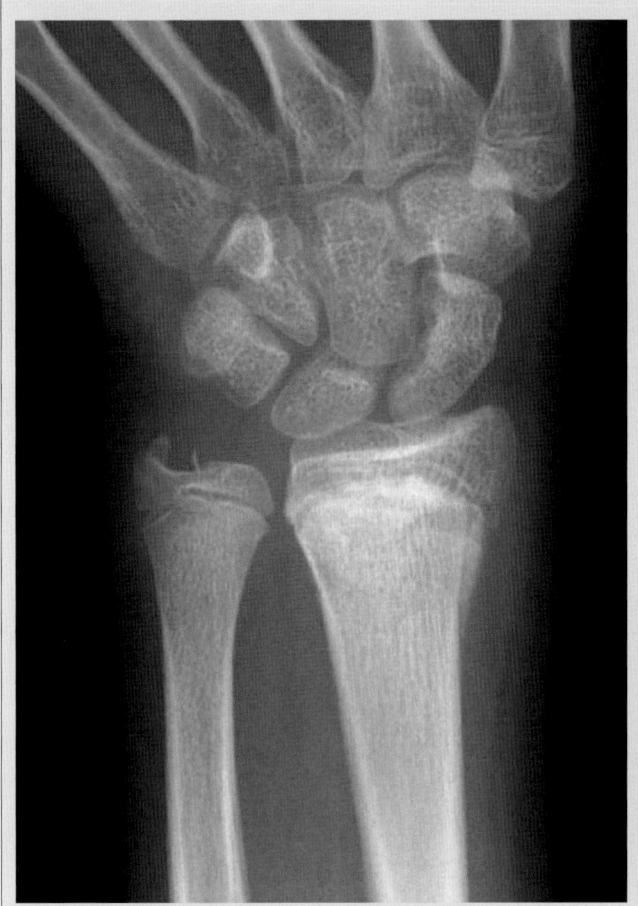

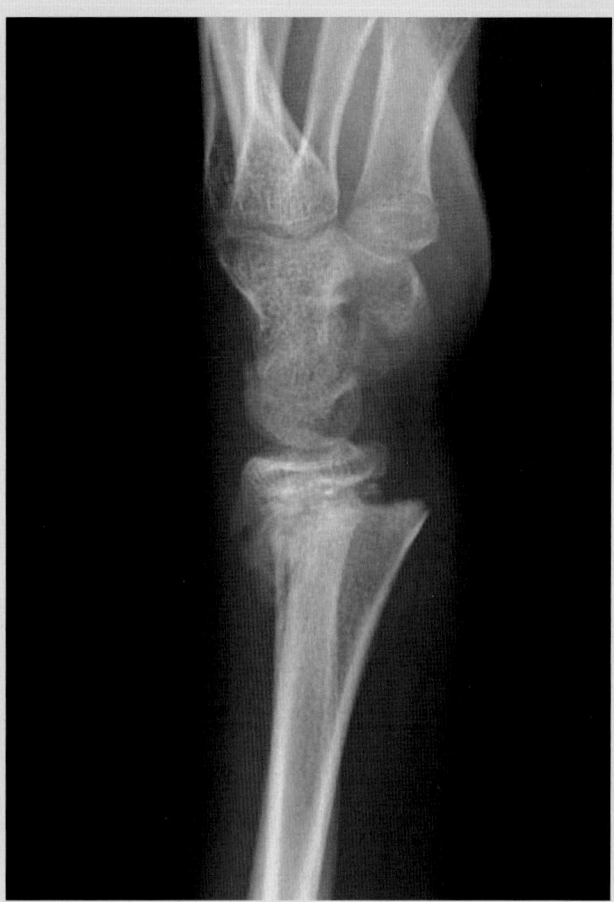

Fig.1 初診時正面像

Fig.2 初診時側面像

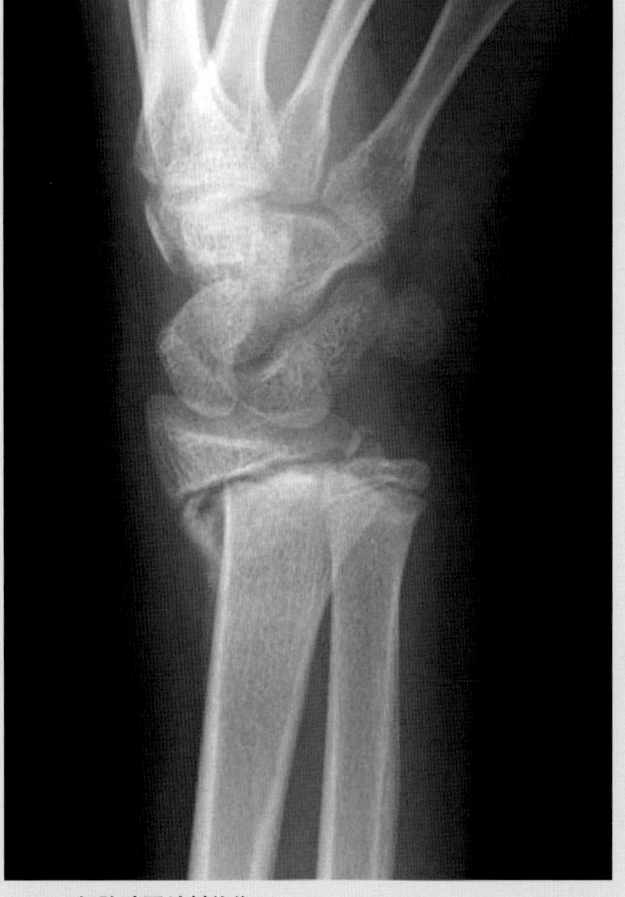

Fig.3 初診時回外斜位像

問題 6

一次読影として適切な骨折，損傷を指摘せよ。

問題 6：40 歳代，女性。階段で転倒し手をつき受傷した。手関節部の変形と腫脹，掌側皮下血腫を認めた。

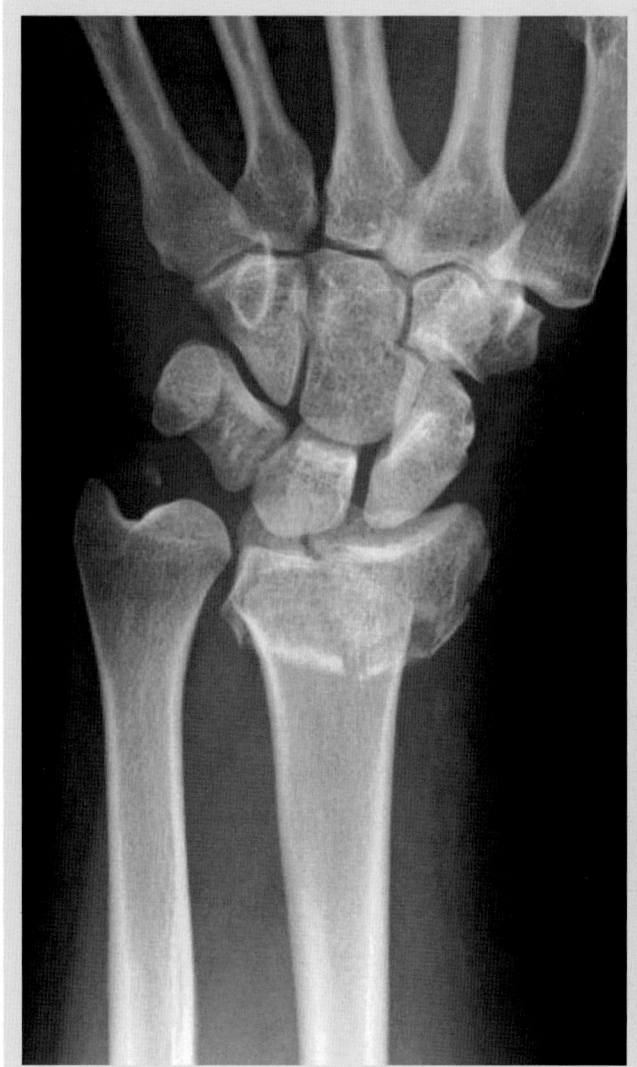

Fig.1　初診時正面像

Fig.2　初診時側面像

問題 7　一次読影として適切な骨折，損傷を指摘せよ。

30歳代，男性。3日前に手関節を軽く捻ったのみで明らかな外傷は認めなかったが，過去に転倒した記憶がある。

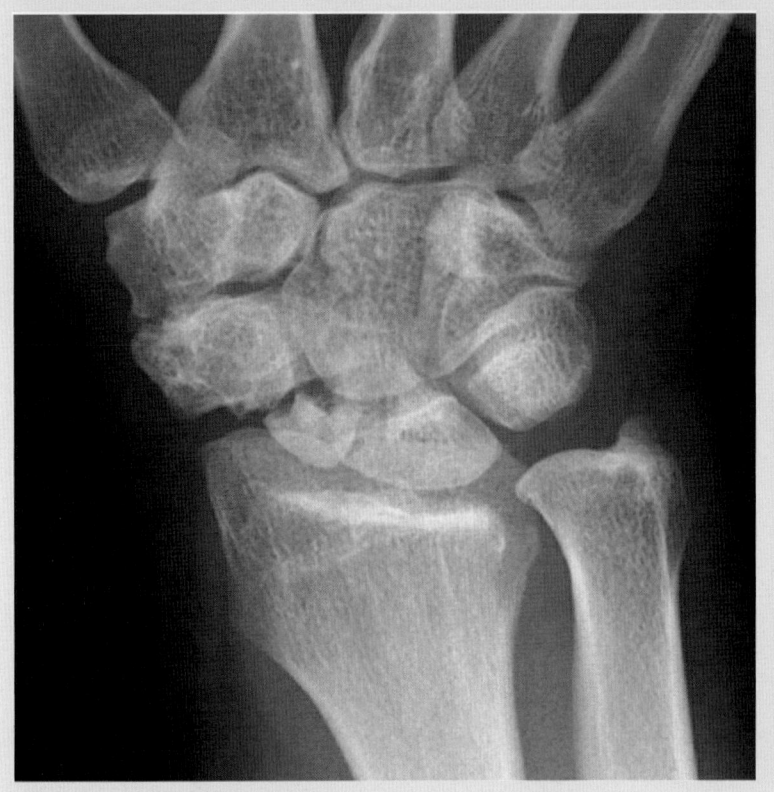

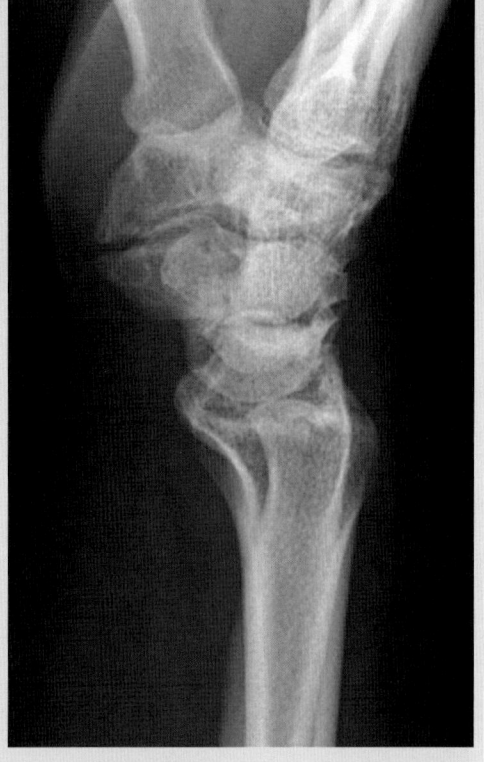

Fig.1　初診時正面像

Fig.2　初診時側面像

問題 8

40歳代，男性。
車の助手席での交通外傷で搬送された。搬送時の下半身の肢位は股関節が軽度屈曲位で内転と内旋位であった。この下肢から考えられる診断とX線撮影による読影するうえでの注意点を述べよ。

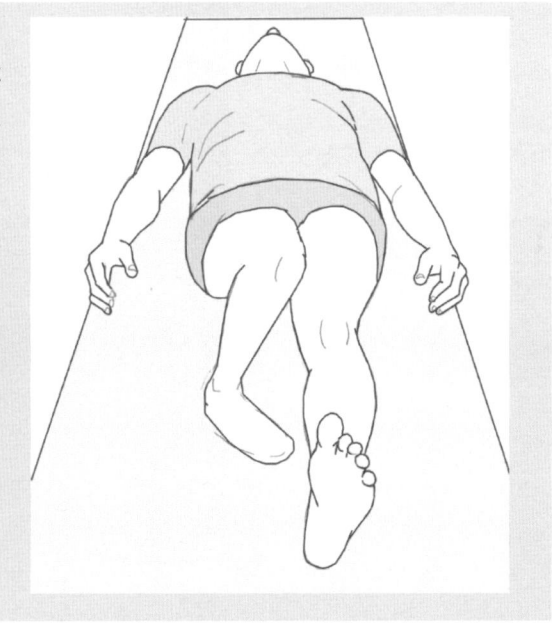

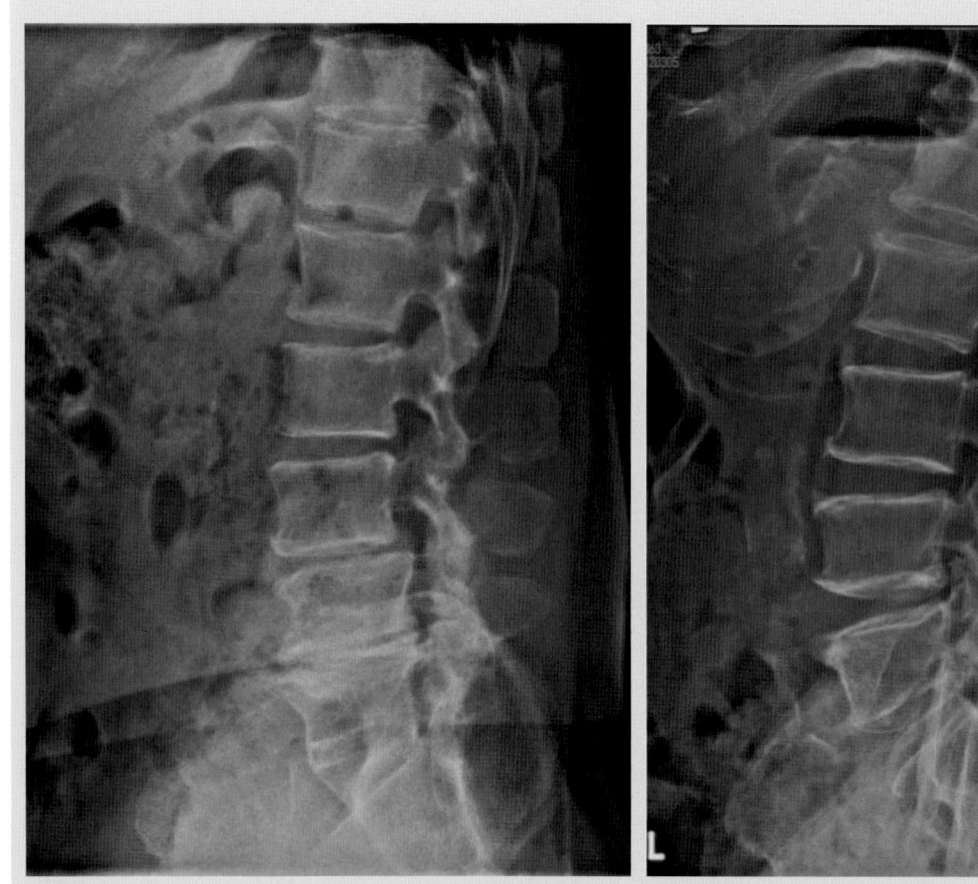

問題 9 Fig.1 〜 Fig.6 に示す腰椎側面撮影像のなかで変性すべり症と診断できるのはどの画像か。

Fig.1

Fig.2

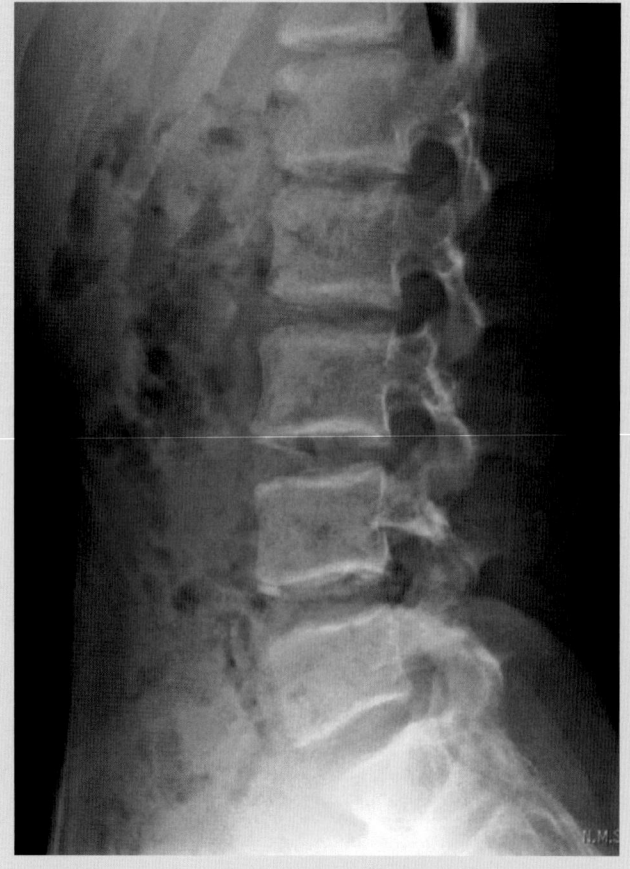

Fig.3

Fig.4

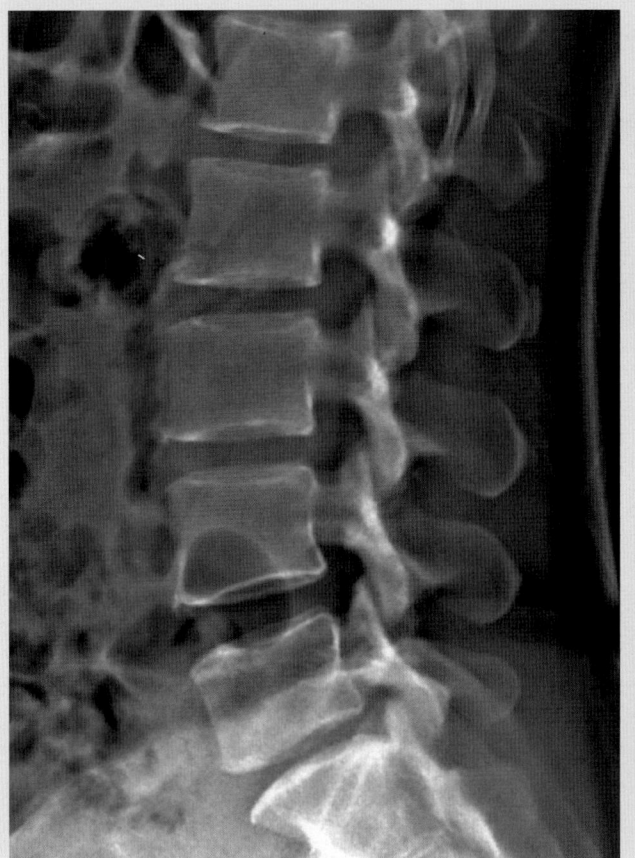

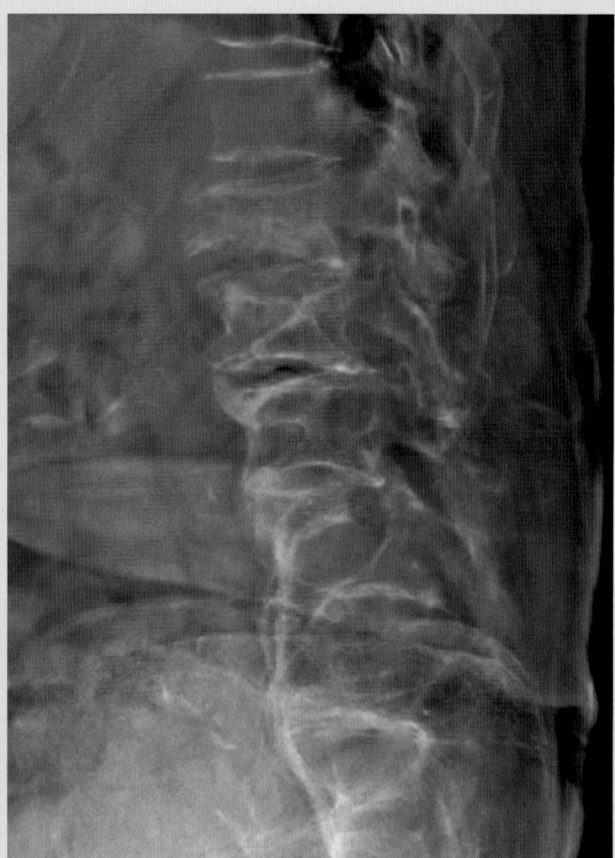

Fig.5

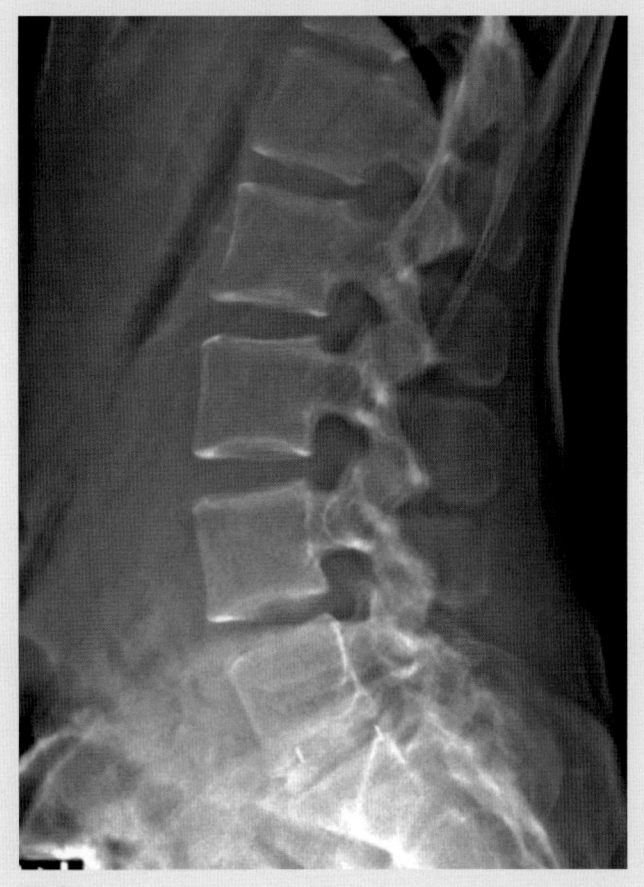

Fig.6

問題 10 症例（A〜D）を観察し，一次読影所見として妥当な組み合わせはどれか．

1. A. 側副靱帯損傷　　B. 後十字靱帯損傷　　C. 前十字靱帯損傷　　D. 変形性膝関節症　　E. 半月板断裂
2. A. 半月板断裂　　　B. 側副靱帯損傷　　　C. 前十字靱帯損傷　　D. 後十字靱帯損傷　　E. 変形性膝関節症
3. A. 後十字靱帯損傷　B. 後十字靱帯損傷　　C. 側副靱帯損傷　　　D. 半月板断裂　　　　E. 変形性膝関節症
4. A. 半月板断裂　　　B. 後十字靱帯損傷　　C. 前十字靱帯損傷　　D. 側副靱帯損傷　　　E. 変形性膝関節症
5. A. 半月板断裂　　　B. 側副靱帯損傷　　　C. 後十字靱帯損傷　　D. 前十字靱帯損傷　　E. 変形性膝関節症

症例A

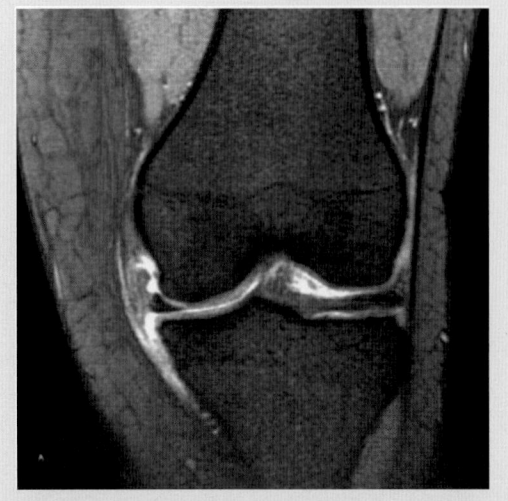

T2* 強調冠状断像

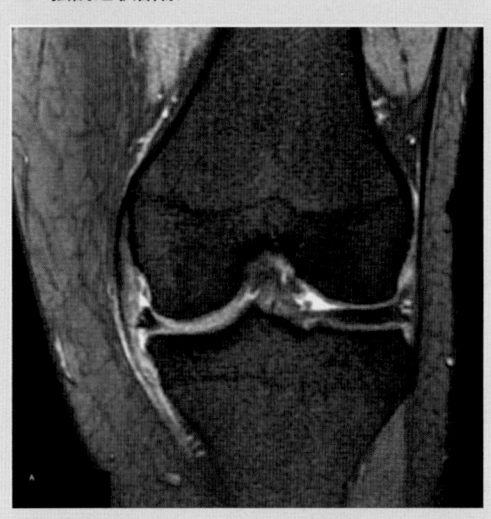

T2* 強調冠状断像

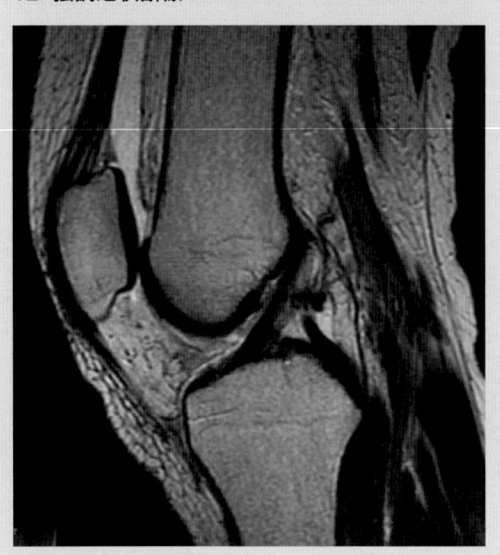

T2 強調斜矢状断像

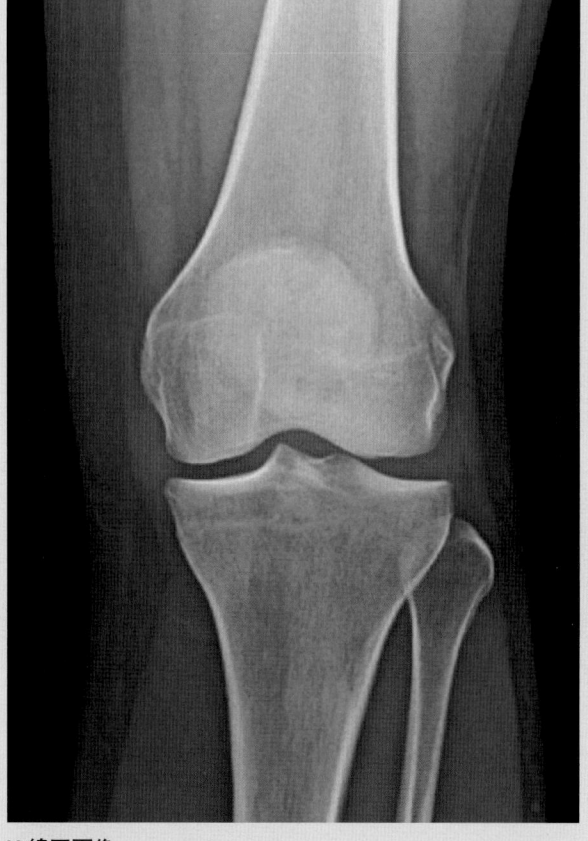

X線正面像

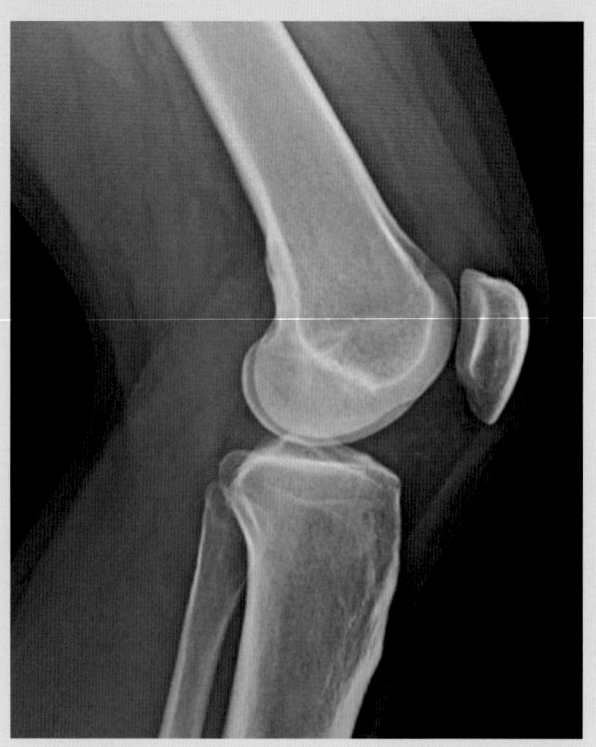

X線側面像

症例 B

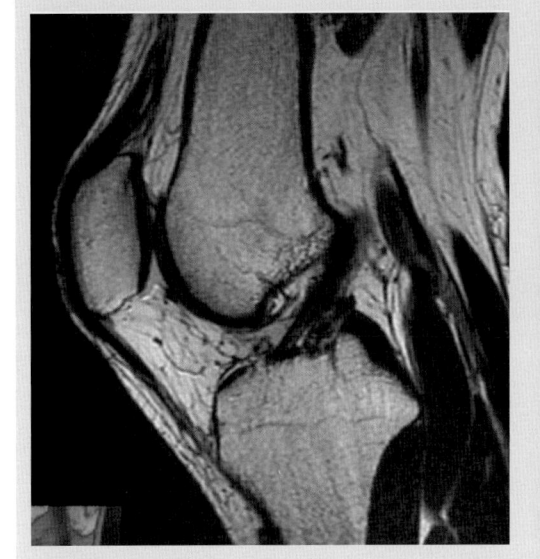

T2 強調斜矢状断像

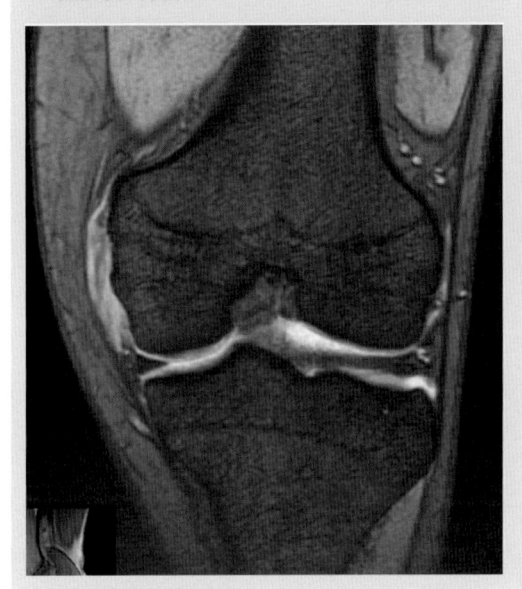

T2* 強調冠状断像

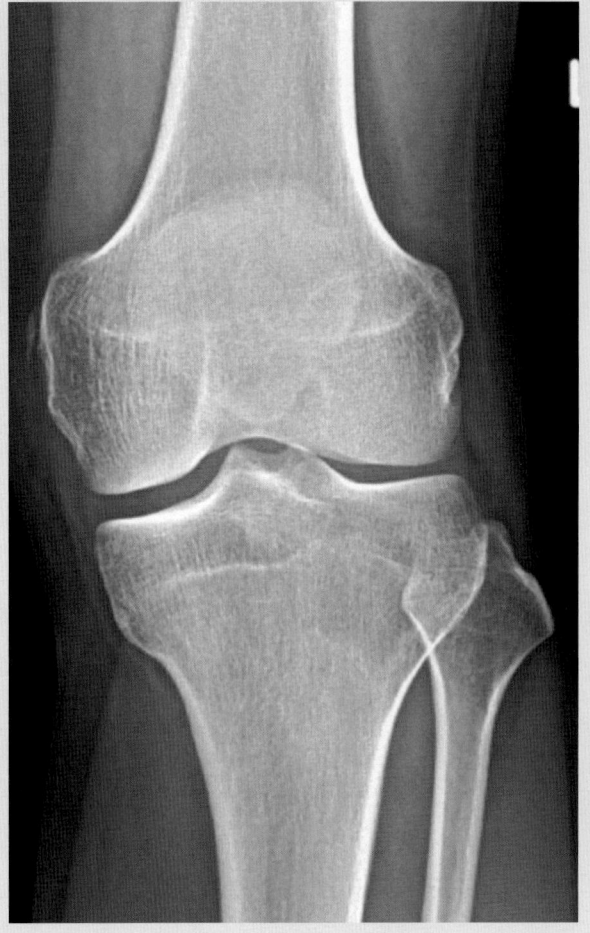

X 線正面像

症例 C

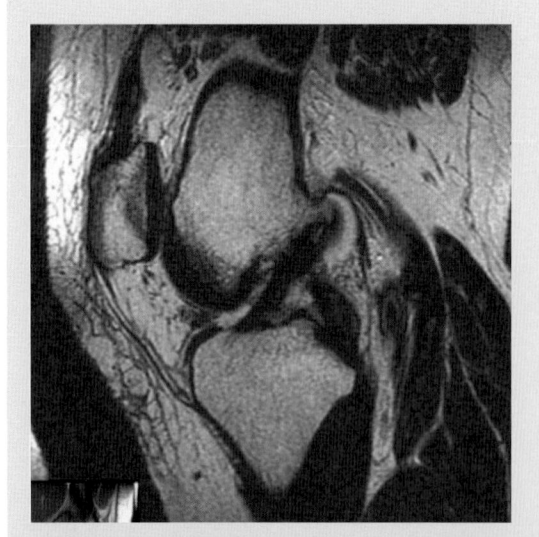

T2 強調斜矢状断像

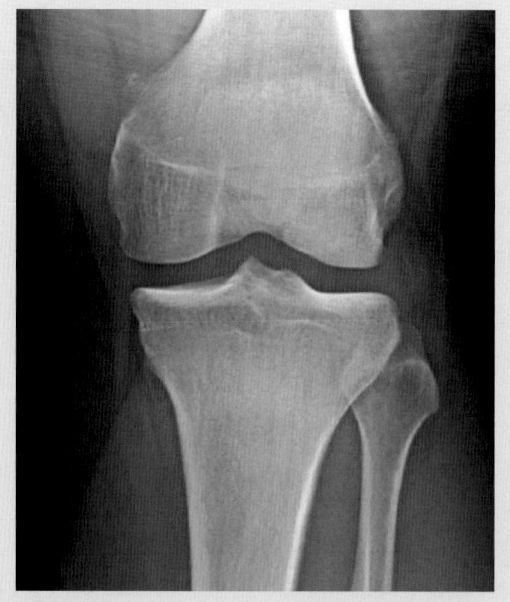

脂肪抑制 T2*強調斜矢状断像

脂肪抑制 T2*強調斜矢状断像

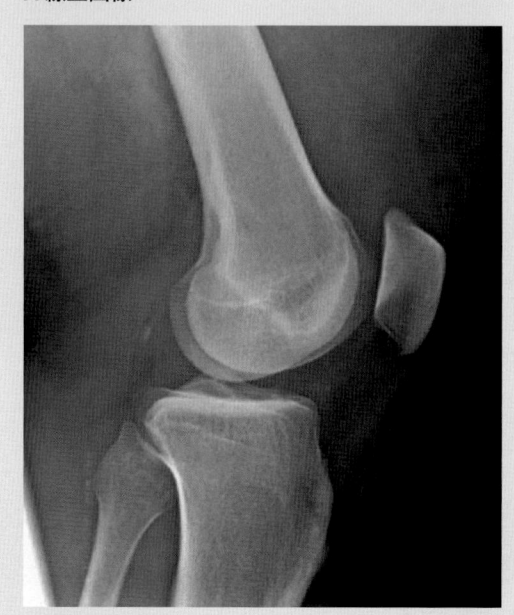

X 線正面像

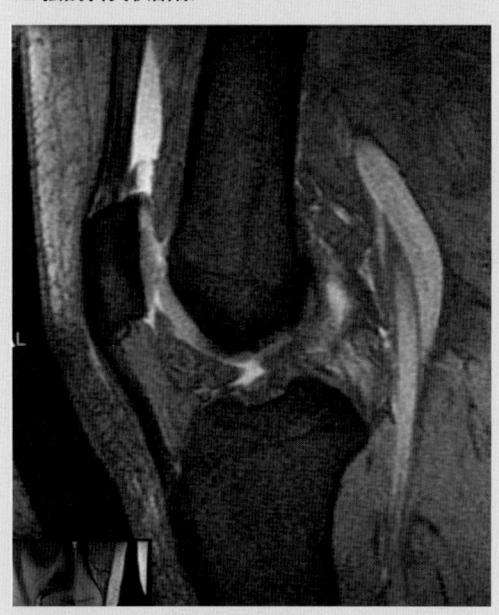

X 線側面像

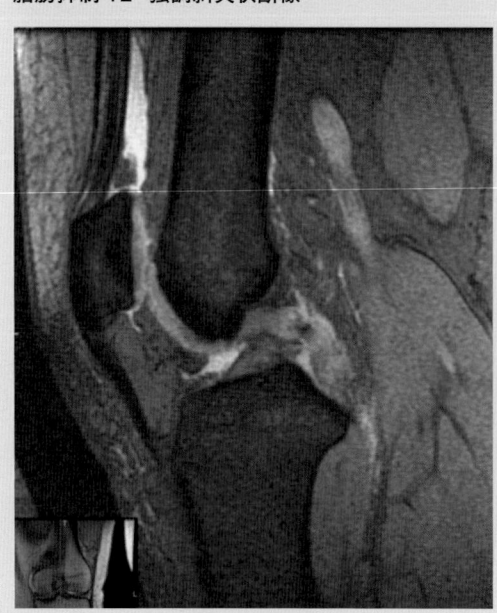

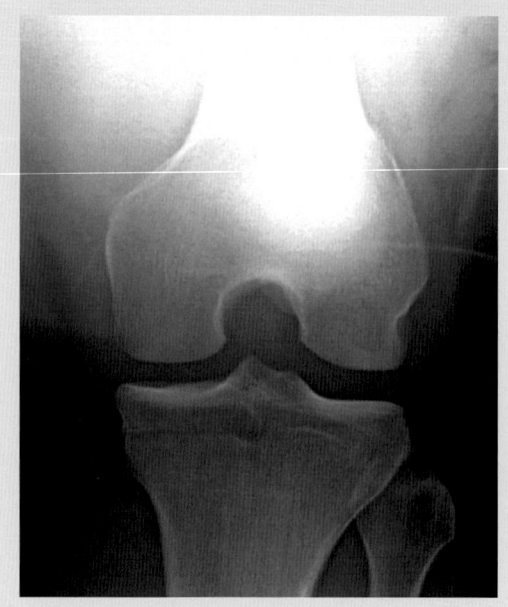

トンネルビュー像

212　診療放射線技師読影ノート　骨軟部編

症例 D

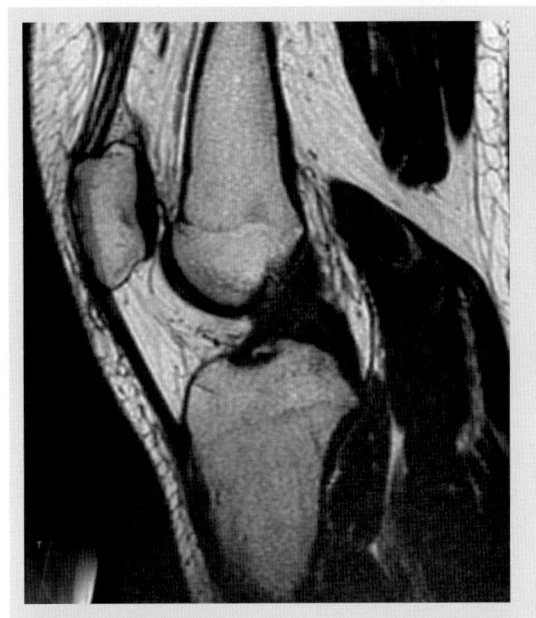

T2 強調斜矢状断像

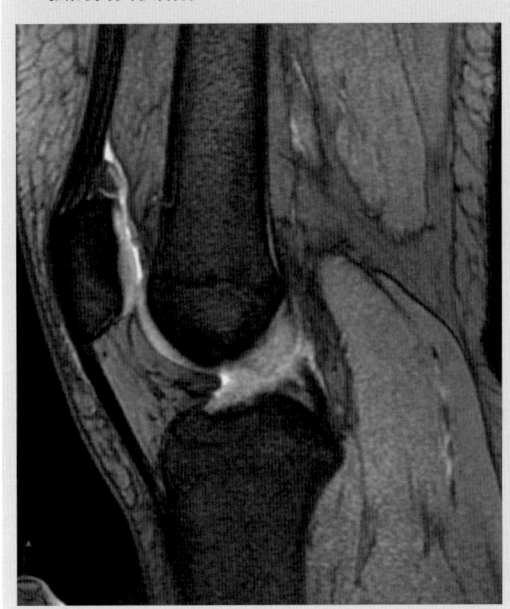

脂肪抑制 T2*強調斜矢状断像

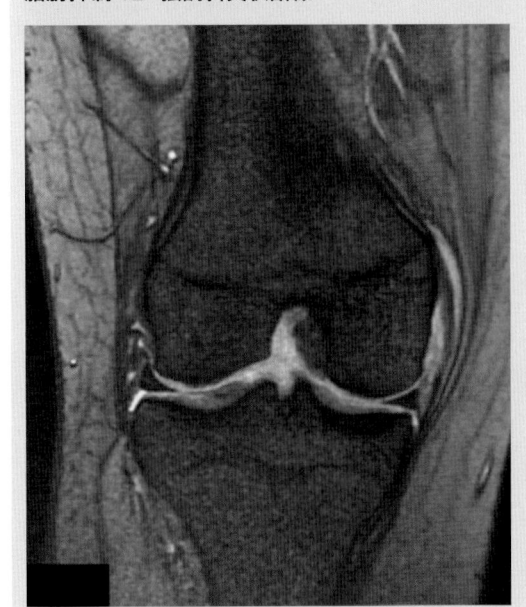

脂肪抑制 T2*強調冠状断像

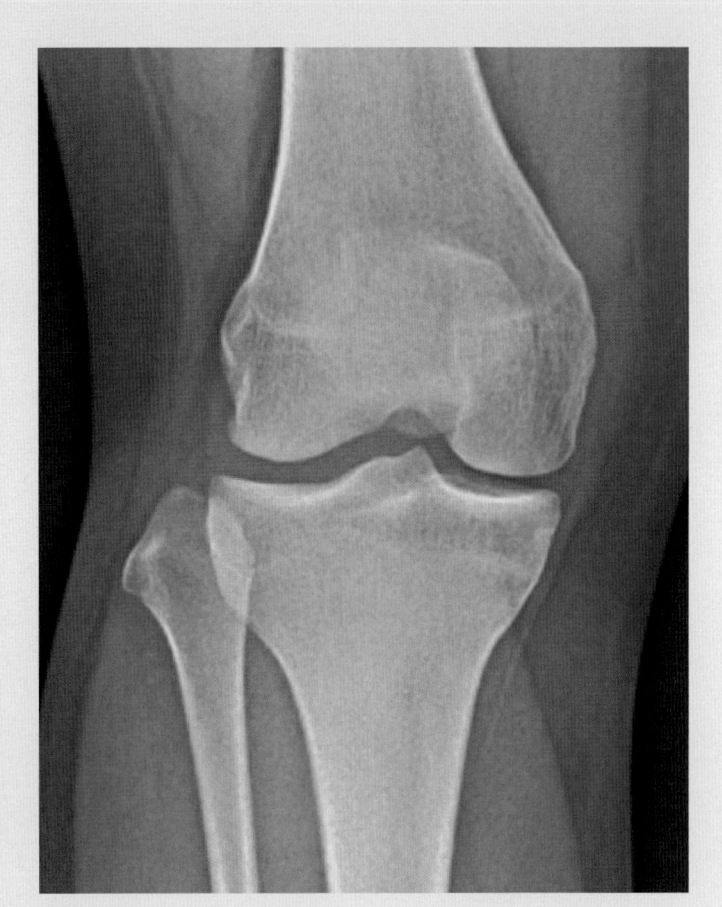

X 線正面像

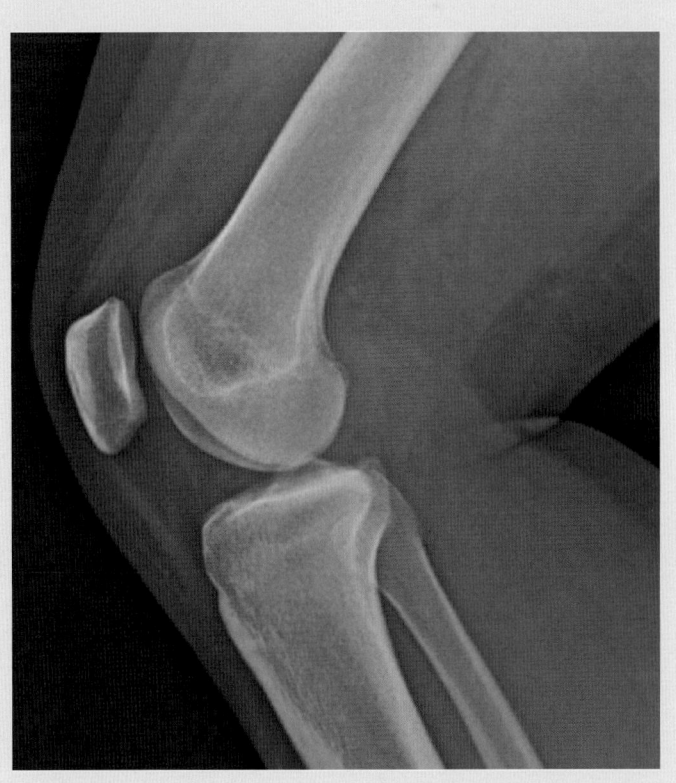

X 線側面像

症例 E

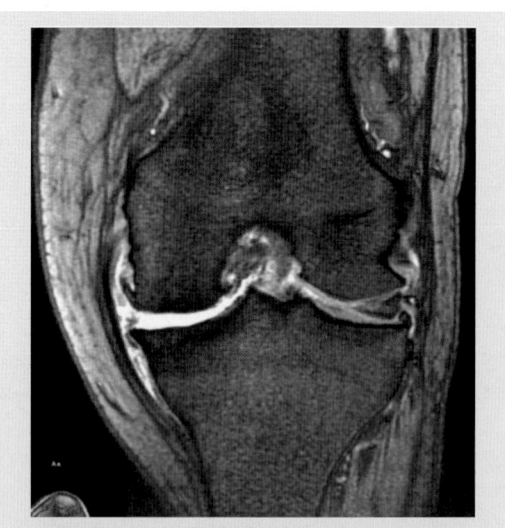

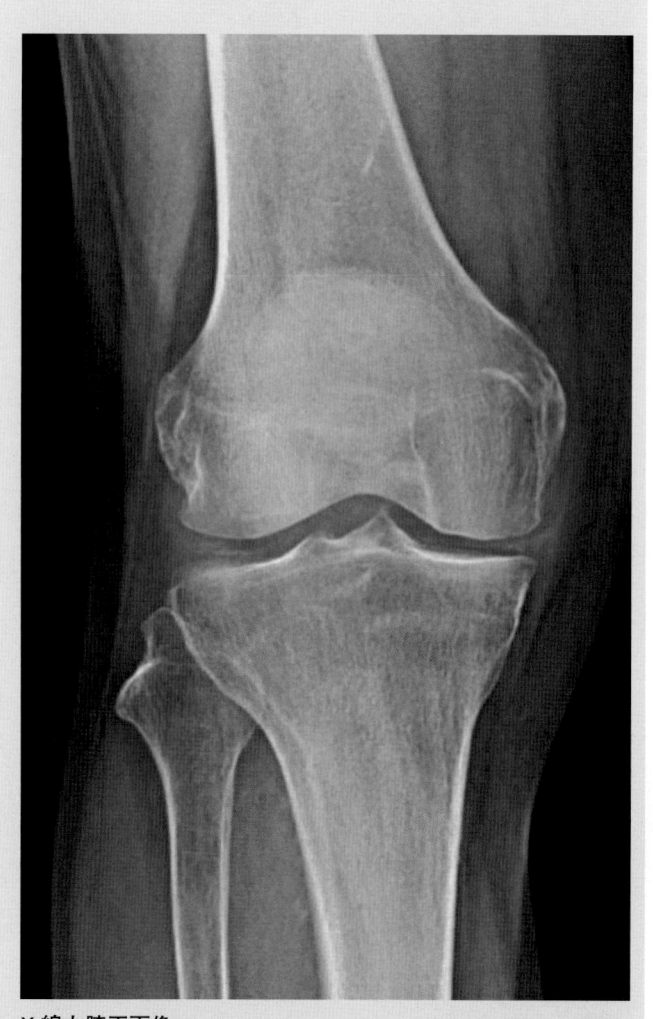

左膝関節 T2 強調斜冠状断像

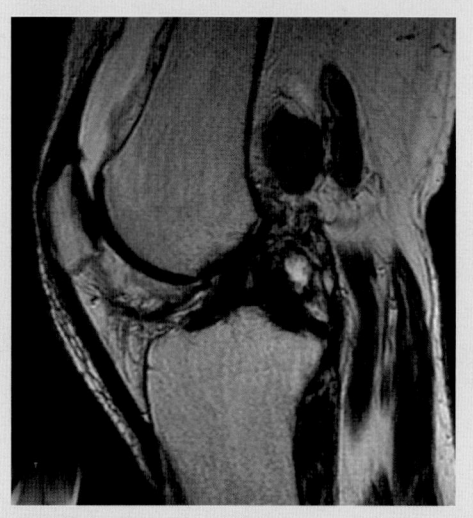

左膝関節 T2 強調斜矢状断像

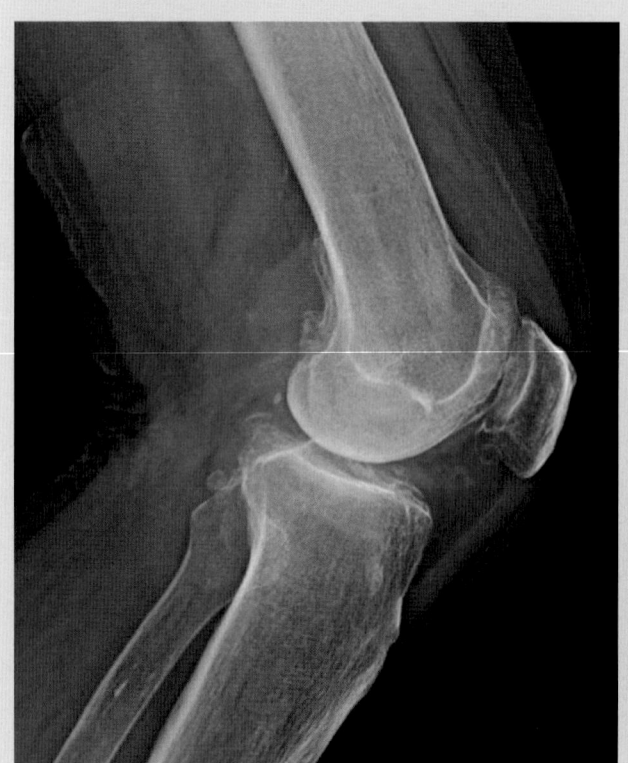

X 線右膝正面像

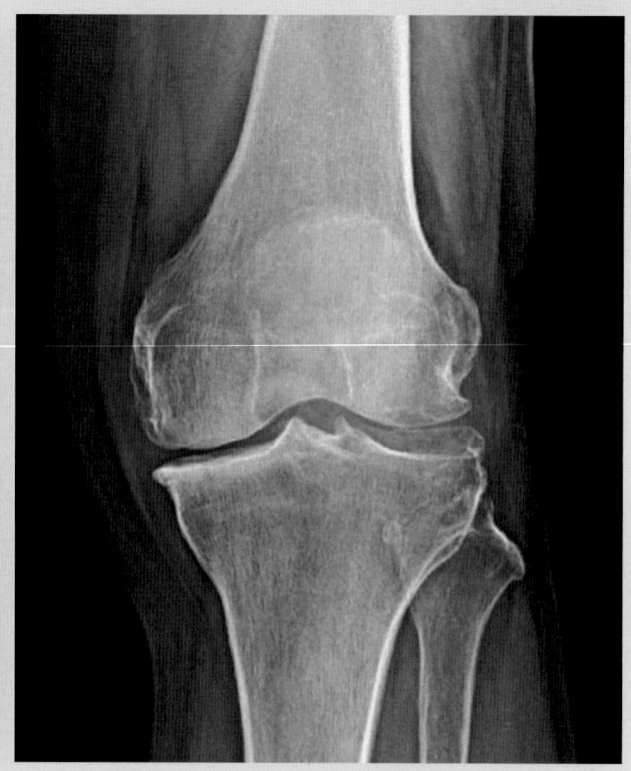

X 線左膝側面像

X 線左膝正面像

問題 11

次の症例 A, B, C は開排制限などで発育性股関節形成不全を疑われ股関節正面像を撮影したものである。画像上その所見があるものをすべて選べ。

症例A

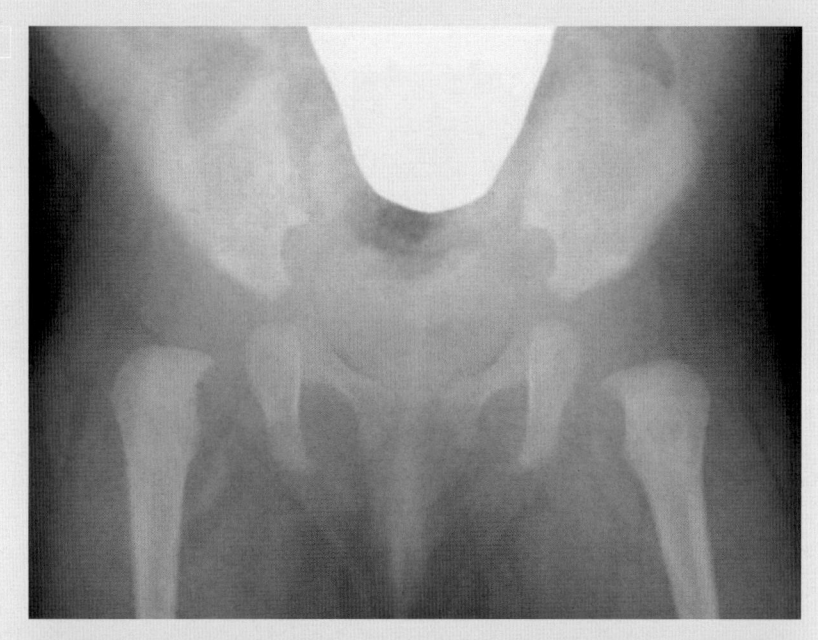

Fig.1 症例A 2か月 女児

症例B

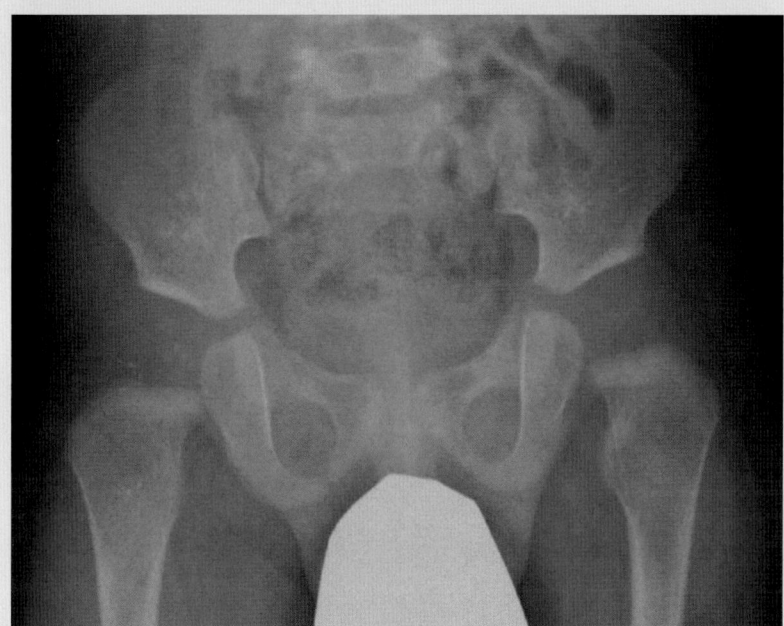

Fig.2 症例B 6か月 男児

症例C

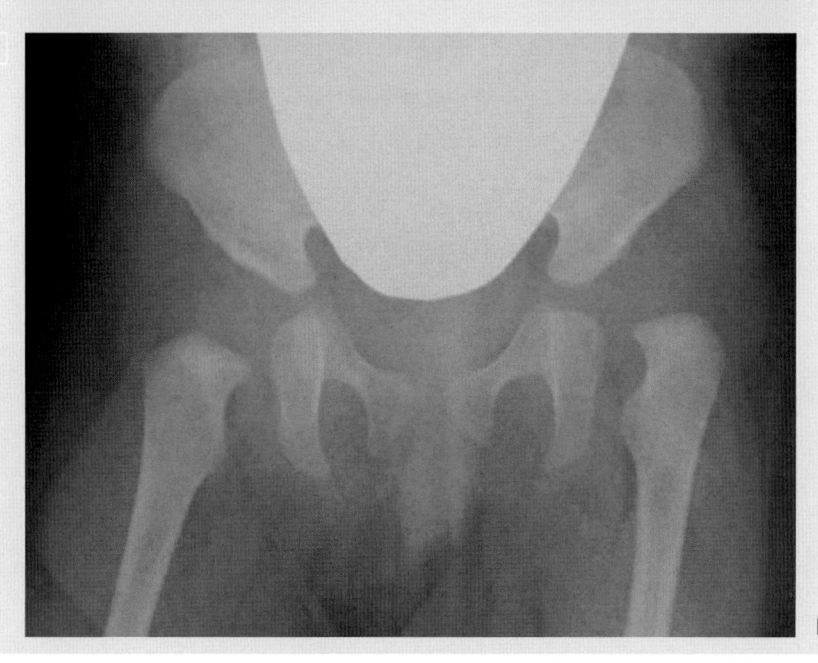

Fig.3 症例C 4か月 女児

問題 12

Fig.1 は膝から股関節にかけての疼痛を主訴に受診した 11 歳，男児（身長 152cm，72kg）の股関節側面像である。この症例の股関節正面像を A，B，C，の中から選び，疾患名と重症度を答えよ。

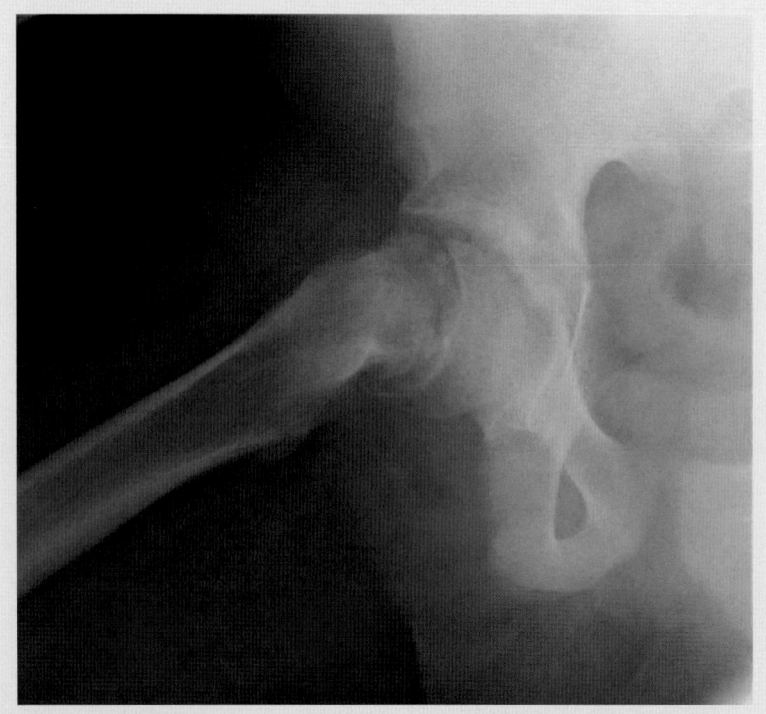

Fig.1　右股関節側面像

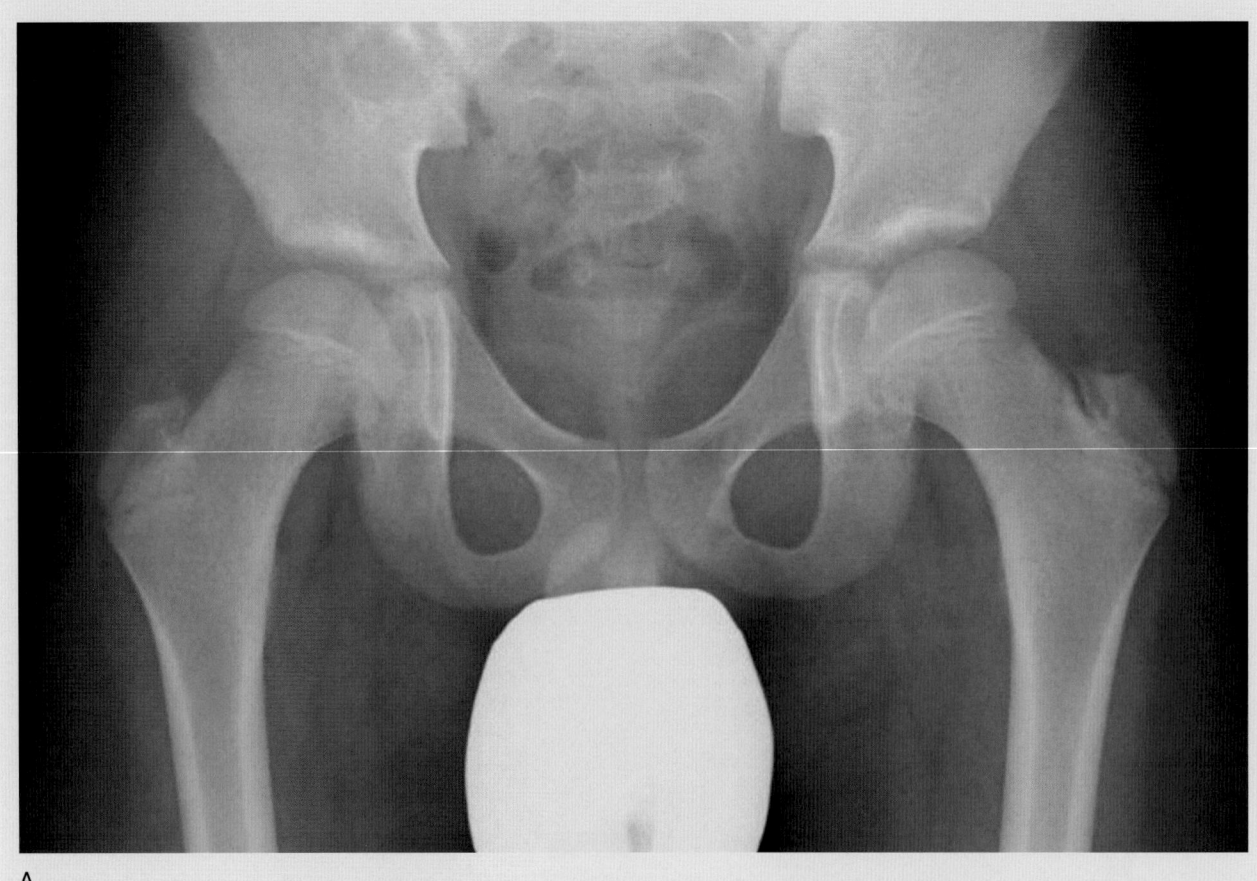

A

B

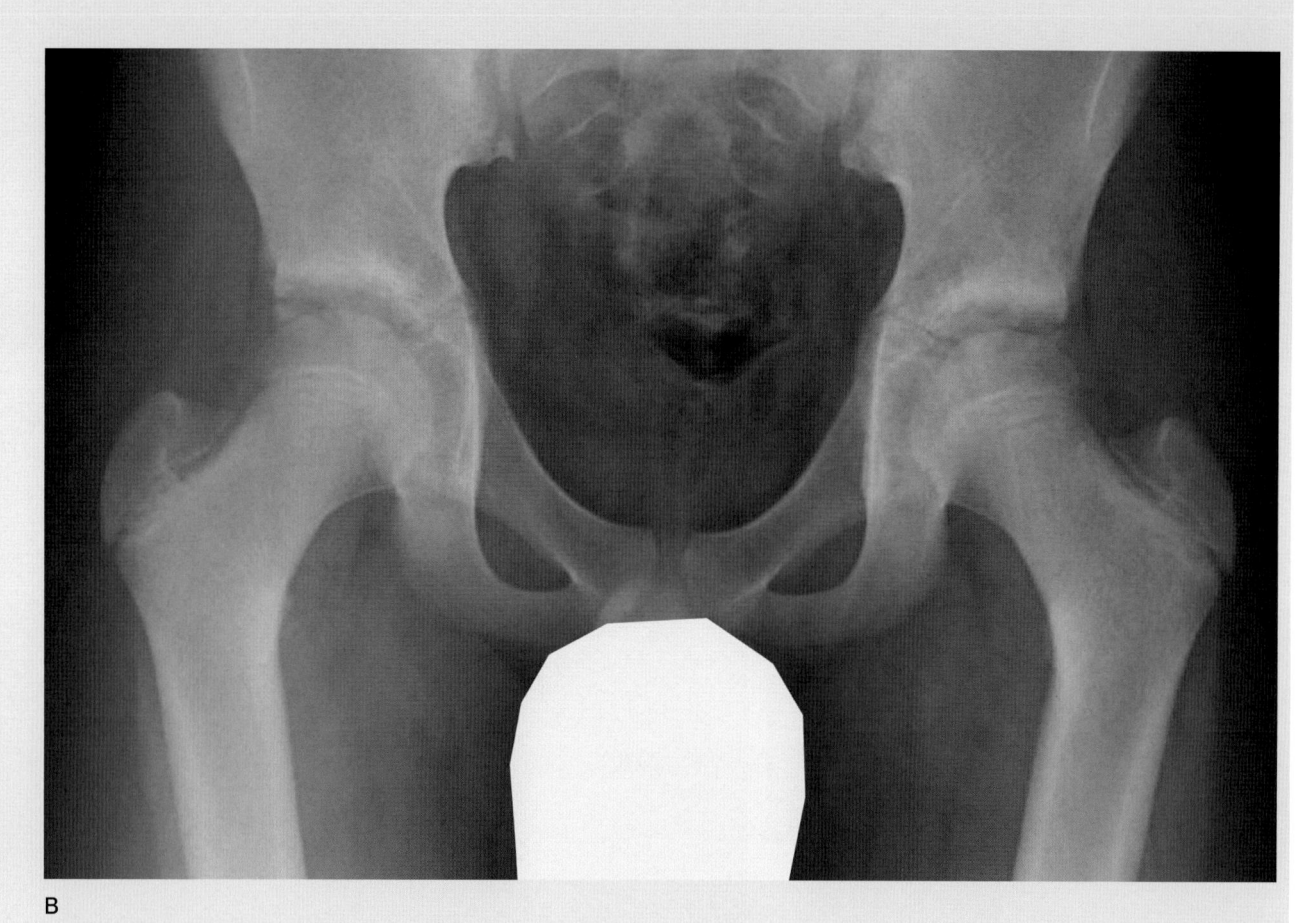

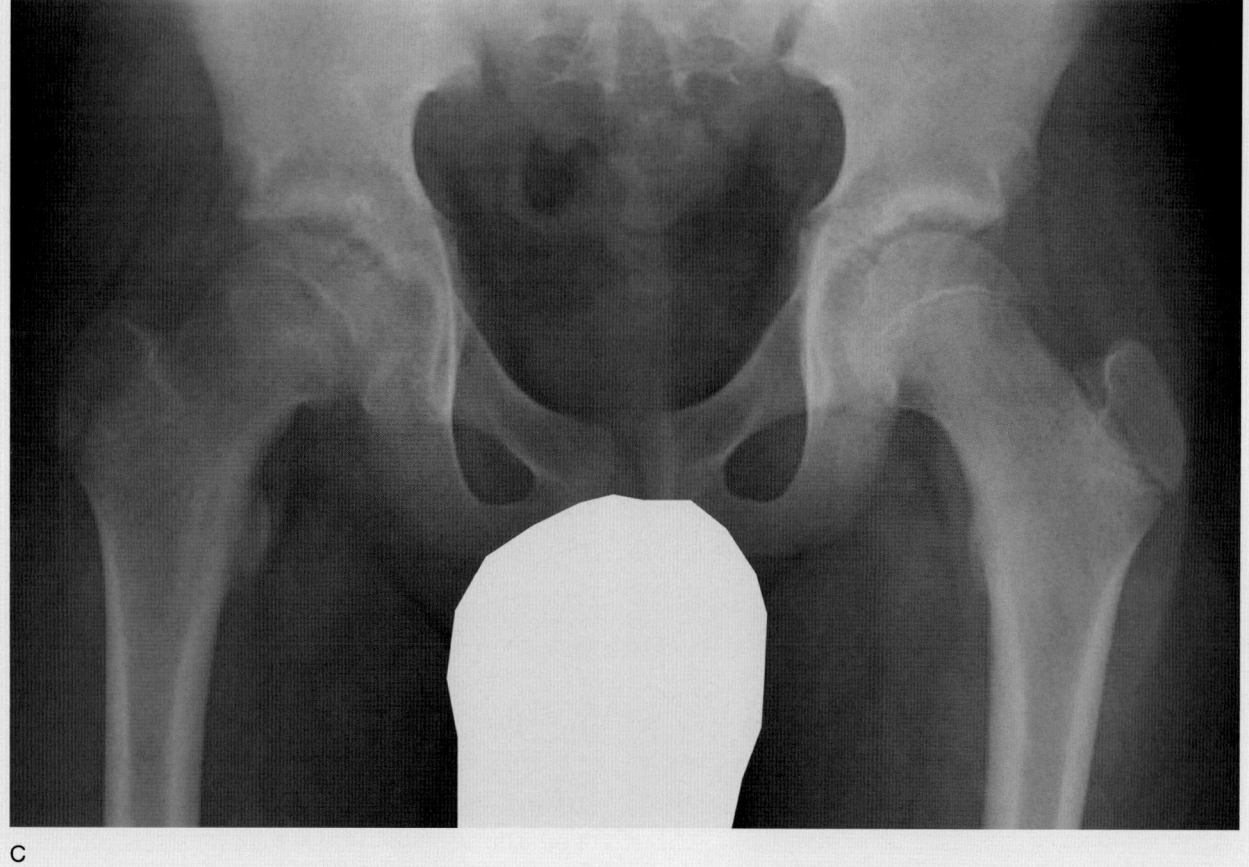

C

問題 13

60歳代，男性。9か月前に交通外傷により左前十字靭帯完全断裂，外側側副靭帯損傷，外側半月板損傷，脛骨高原部と大腿骨外側顆に骨挫傷を認めた患者である。今回，左膝痛の訴えがあり，WBC：13.2 × 10³/μl，CRP：27.29mg/dl であった。予想される疾患名と画像所見を答えよ。

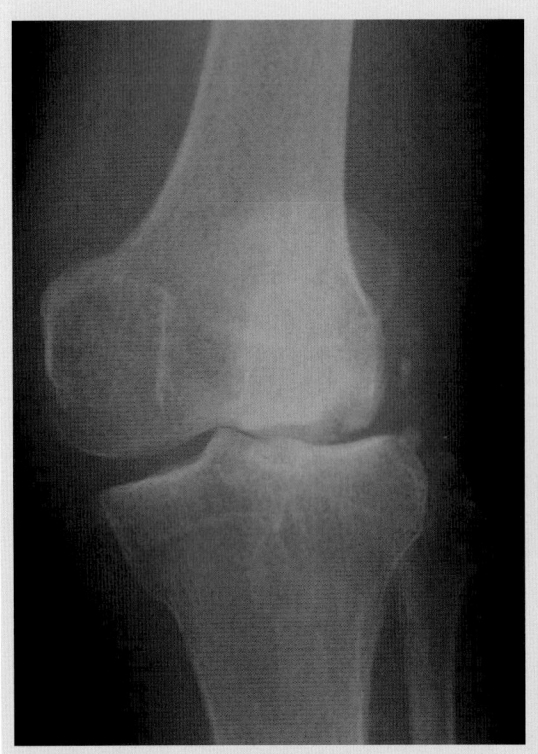

Fig.1　X線画像（左膝正面）

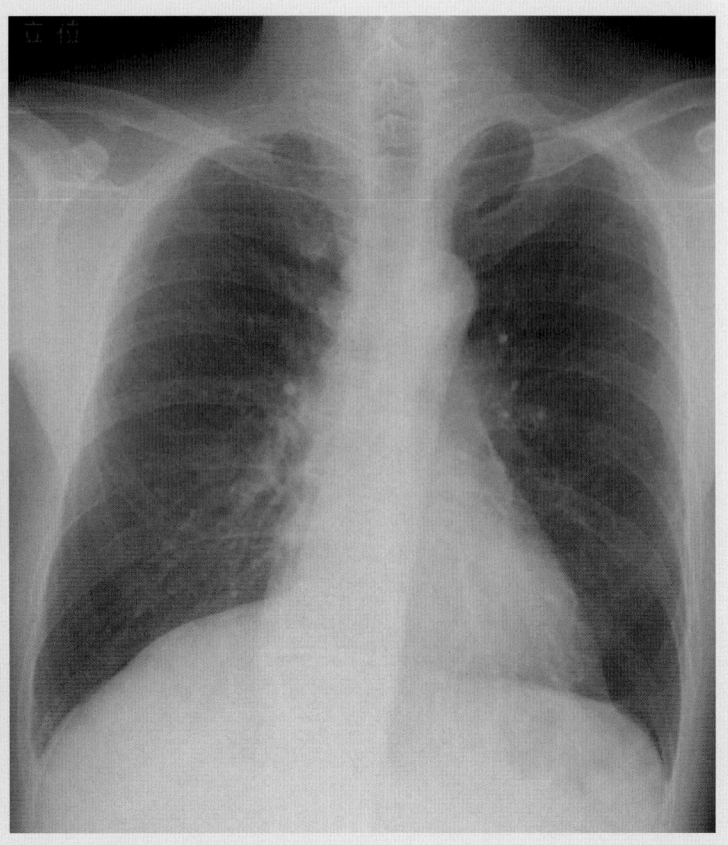

Fig.2　X線画像（胸部立位正面）

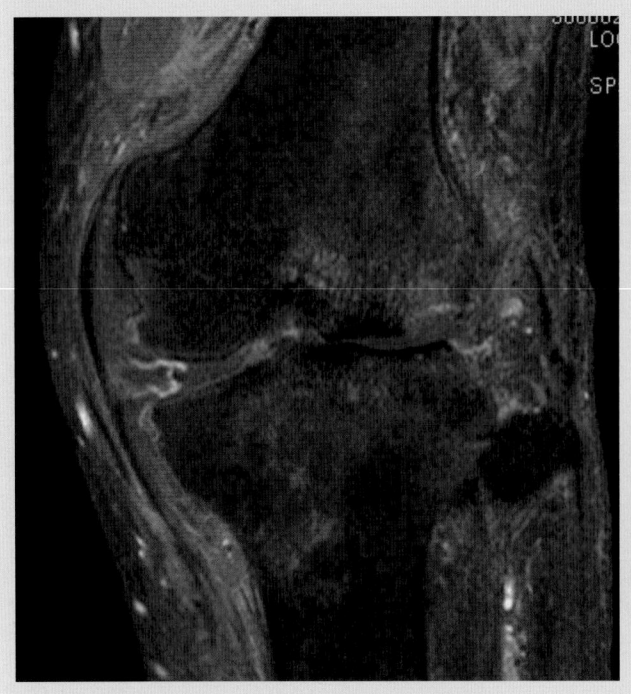

Fig.3　MRI冠状断像（脂肪抑制造影T1強調画像）

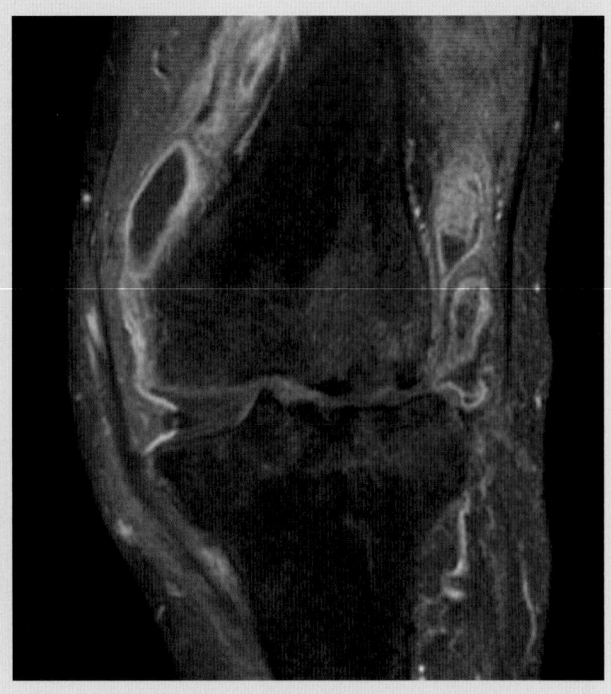

Fig.4　MRI冠状断像（脂肪抑制造影T1強調画像）（Fig.3より前方のスライス）

解説（問題1）

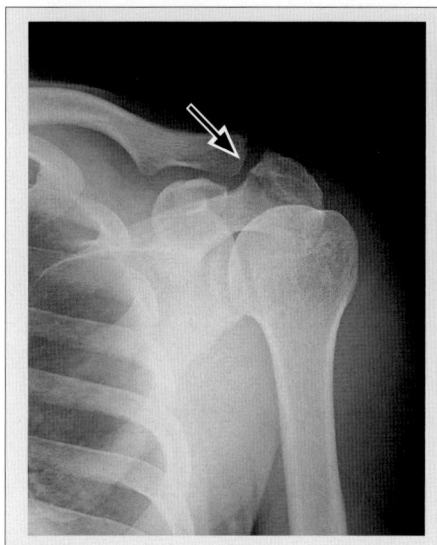

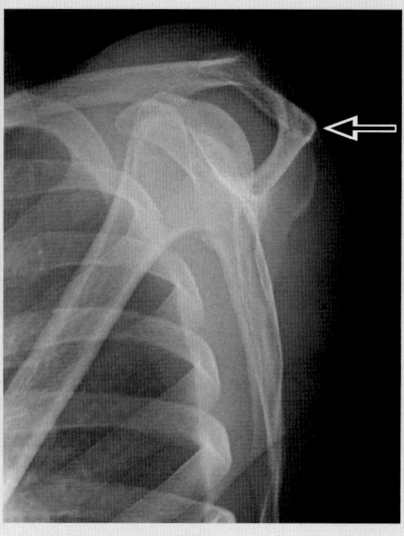

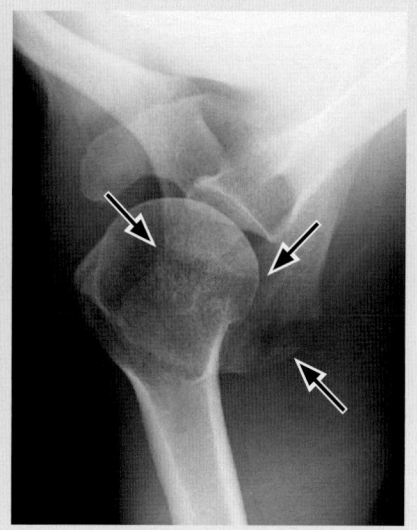

Fig.1　20°頭側斜位像
Fig.2　scapula-Y 像
Fig.3　軸位像

Fig.1, Fig.2：肩峰に骨折を疑う gap を認める（→）。肩甲骨や上腕骨，鎖骨，肩鎖関節に異常は認めない。
Fig.3：肩峰に明瞭な骨折と転位骨片を認める（→）。

解説（問題2）

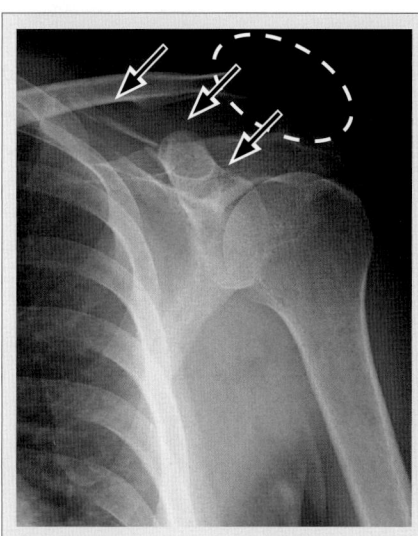

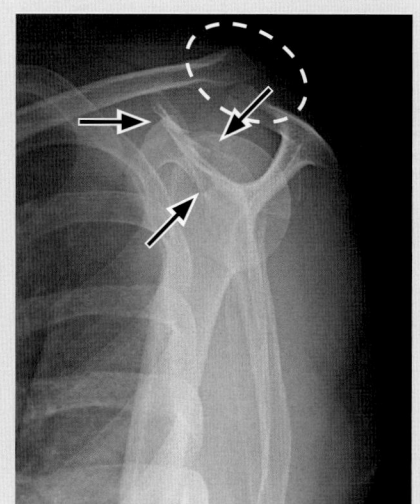

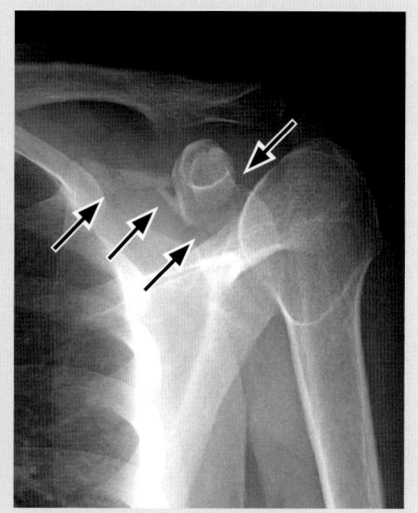

Fig.1　正面像（routine-AP）
Fig.2　Scapula-Y 像
Fig.3　30°頭側斜位像

Fig.1, Fig.2：肩甲骨上縁から上角と烏口突起基部に骨折を認め（→），肩鎖関節は Rockwood 分類 Type II または III の脱臼を認める（○）。
Fig.3：烏口突起基部（小川らの分類3型）と肩甲骨切痕〜上縁〜上角に骨折を認める（→）。
肩鎖関節脱臼は肩鎖靱帯の断裂と烏口鎖骨靱帯の断裂または烏口突起の内上方転位によって生じた可能性がある。

解説（問題 3）

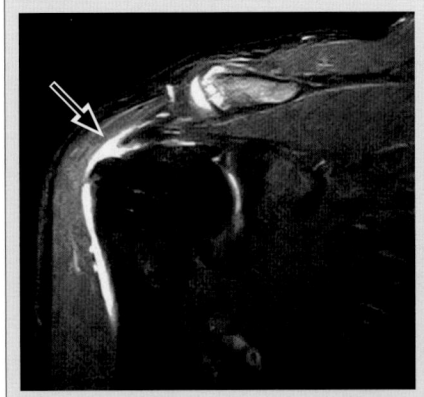

Fig.1 脂肪抑制 T2 強調斜位冠状断像
Fig.2 T2 斜位矢状断像

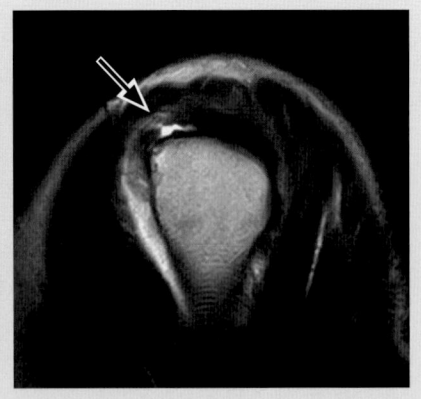

Fig.1：肩峰下滑液包，関節腔側に effusion を認め，さらに retraction も明瞭であり，棘上筋腱の全層断裂である（→）。

Fig.2：棘上筋腱大結節停止部に断裂を認める。

解説（問題 4）

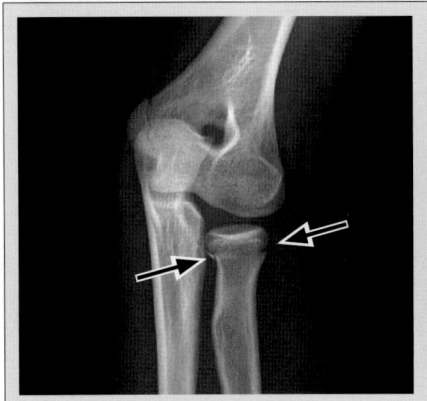

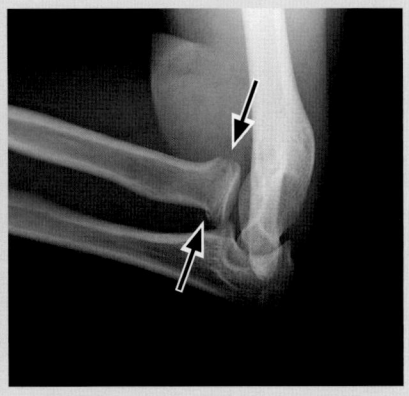

Fig.1 外旋斜位像
Fig.2 radial head-capitellum view

Fig.1，Fig.2：橈骨頸部に Salter-Harris 分類 II 型の骨折を認める（→）。骨折線は橈骨関節面には及んでいない。上腕骨内側上顆や上腕骨小頭，肘頭には骨折を認めない。外旋斜位像では，橈骨軸に対し 10°の傾斜を認める。

これらの所見から，O'Brien 分類 I 型とした。

解説（問題 5）

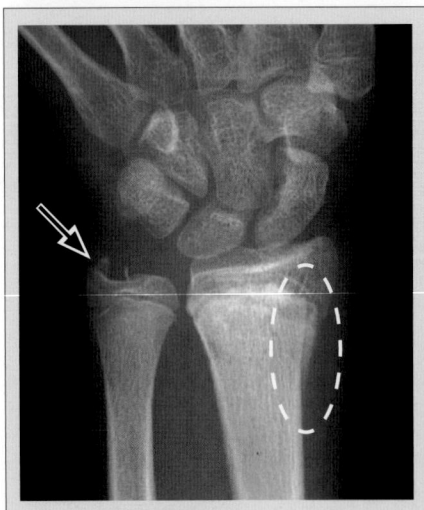

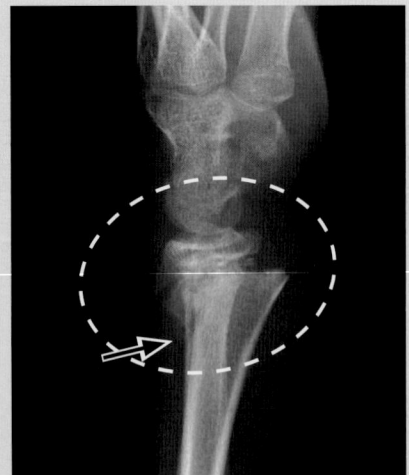

Fig.1 初診時正面像
Fig.2 初診時側面像
Fig.3 初診時回外斜位像

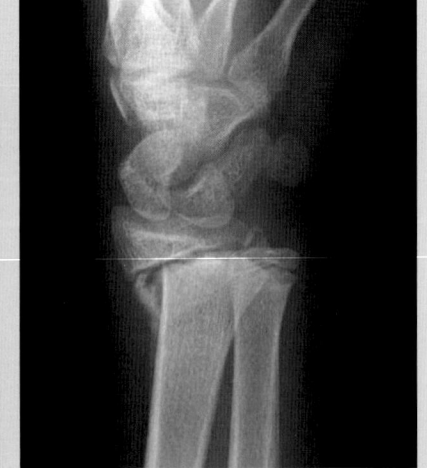

Fig.1：橈尺骨遠位骨幹端部に明らかな仮骨形成を認める。橈骨は，骨端線損傷（Salter-Harris II 型）（○），尺骨は，尺骨茎状突起骨折（→）と尺骨遠位骨端・骨幹端骨折（Salter-Harris IV 型）（▶）を疑う。RI は 7°である。

Fig.2：橈骨遠位骨端は，骨幹端を軽度含み背側に転位し，骨端線損傷（Salter-Harris 分類 II 型）を認める。dorsal tilt は 14°であり，背側には仮骨形成を認める（→）。

Fig.3：橈骨遠位 Salter-Harris 分類 II 型と尺骨遠位 Salter-Harris 分類 IV 型が明瞭に描出されている。

解説（問題6）

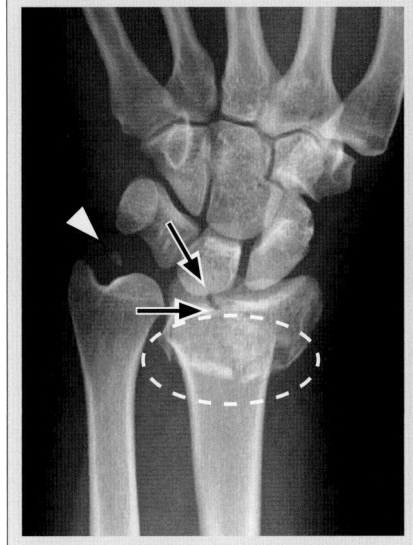

Fig.1 正面像 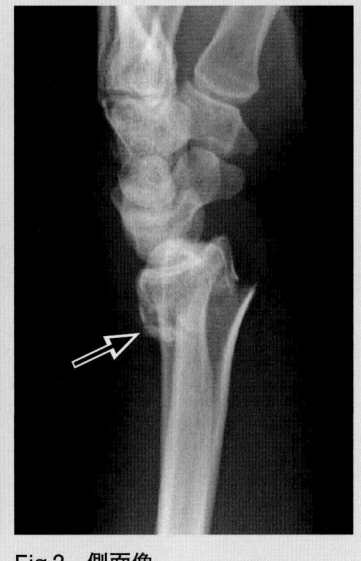　　Fig.2 側面像

Fig.1：橈骨は，関節内（掌側〜Lister結節尺側）から橈骨遠位骨幹端部に骨折を認め，明らかなstep offとgapが生じている（→）。骨幹端部の骨折線は粉砕している（○）。尺骨は，茎状突起骨折を認め，月状骨が軽度近位に転位し舟状月状骨間の軽度離開を認める。遠位橈尺関節の開大は認めない。RIは5°であった。

Fig.2：橈骨遠位骨片の背側転位と骨幹端背側の粉砕を認める（→）。dorsal tiltは25°であり，手根骨は橈骨遠位骨片とともに背側転位が生じている。これらの所見からAO分類C2と診断された。

解説（問題7）

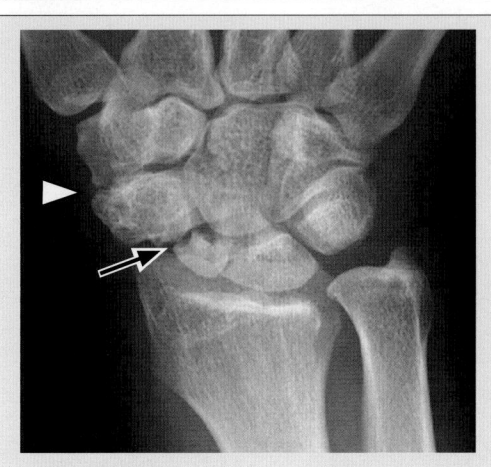

Fig.1 正面像 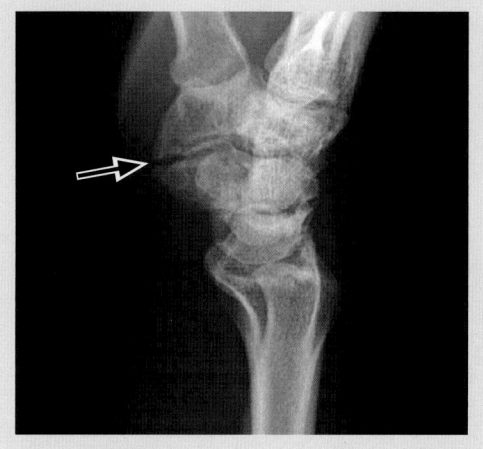　　Fig.2 側面像

Fig.1：舟状骨近位骨片は遠位骨片と偽関節を形成し（→），無腐性壊死をきたしている。X線画像からHerbert分類D4と診断された。また，舟状骨遠位骨片と大菱形骨間の関節裂隙は狭小化し（▷）骨硬化像と透亮像を認め，変形性関節症となっている。明らかな手根列の乱れや離開，新鮮骨折は認めない。

Fig.2：舟状骨近位骨片と大菱形骨間は大きな骨棘を形成し（→），背側まで変形が及んでいることから遠位骨片の背側偏位や不安定性を考える。RL-angleは正常値でありDISI変形には至っていない。臨床所見と画像所見からSNAC wristと診断された。

解説（問題8）

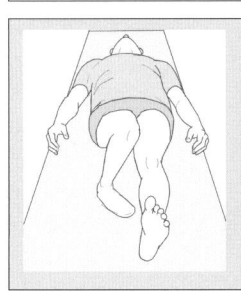

この外傷患者は外傷側の下肢が股関節軽度屈曲し，大腿骨が内転位になり足先も内旋位となることから，膝をダッシュボードなどに衝突し，大腿骨頭は寛骨臼より後方へ脱臼したダッシュボード損傷による後方脱臼と考える。この場合のX線撮影と読影では，脱臼の際に寛骨臼上縁や後壁に骨折を伴うがあるので，両股関節を投影し骨折が鮮明に投影される条件が必要である。またダッシュボード損傷では，膝蓋骨や大腿骨顆上部，大腿骨頸部も骨折することがあるので，X線撮影するには骨折などを見逃さないことが大切である。

解説 (問題9)

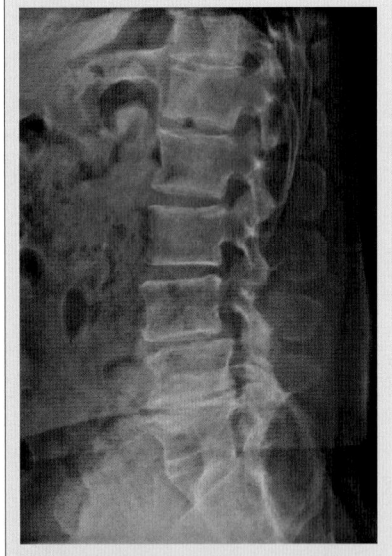

Fig. 1　変性すべり症

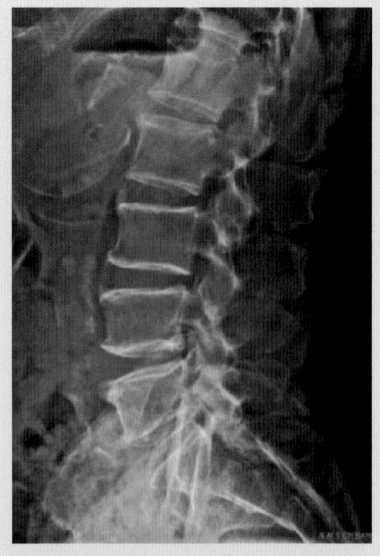

Fig. 2　脊柱管狭窄症

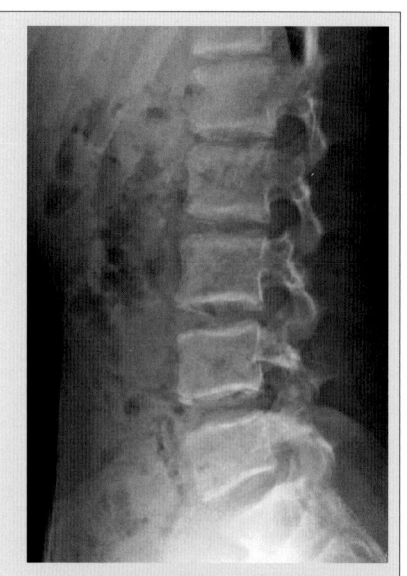

Fig. 3　脊椎分離症

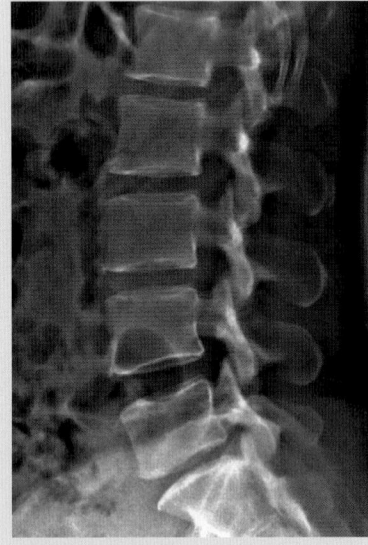

Fig. 4　正常例

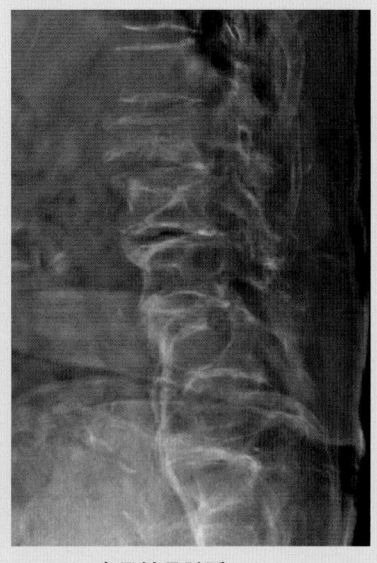

Fig. 5　多発性骨髄腫

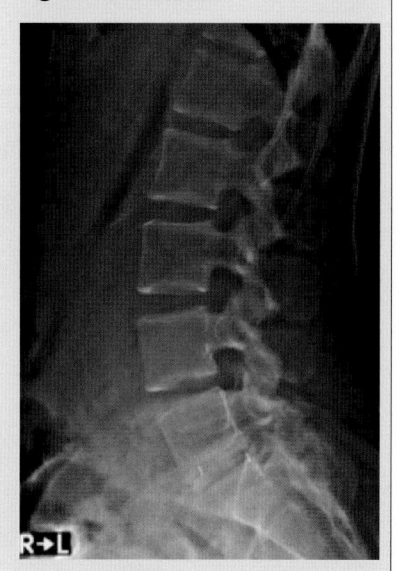

Fig. 6　椎間板ヘルニア手術後

正解　Fig. 1

Fig.1：分離症に伴うすべり症（真性）と関節間部の欠損なしに起こるすべり症（偽性）があるが，変性性脊椎すべり症と分離症に伴うすべり症は，棘突起レベルで鑑別できる。分離症に伴うすべり症（真性）では，両側の関節間部の欠損が椎体・椎弓・下関節突起の前方すべりを起こす。一方，棘突起・椎弓・下関節突起は正常位置にある。変性性脊椎すべり症（偽性）では，棘突起も含めてすべての脊椎が前方へ移動する。この場合は棘突起の背側面はすべりレベルの下で段差を示す。このサインにより，側面像で正確な診断ができる。このサインで変性すべり症と診断できる。

Fig.2：X線検査での臨床的意義は，椎体すべりを含む椎間不安定性を機能写で像で確認することである。したがって，中間位のみのX線像では，脊柱管狭窄症と診断することは難しい。MRI画像のT2強調像における矢状断像で高輝度の領域として表現されるくも膜下腔の圧迫状況を確認することで診断ができる。

Fig.3：脊椎分離症は，斜位像で"スコッチテリアの首輪"を確認することであるが，側面像で関節突起部を注意深く観察することでも確認ができる，Fig.3ではL5の関節突起部に不鮮明であるが分離を疑わせる所見が認められる。

Fig.4：正常例

Fig.5：多発性骨髄腫，骨皮質は菲薄化し多発性の圧迫骨折を伴っている。びまん性の骨濃度減弱が唯一の所見である。

Fig.6：椎間板ヘルニア手術後側面像，L5/S1にスペーサーが認められ，棘突起が認められない。

解説 (問題10)

正解　5

症例　A　：半月板断裂

X線画像・MRI・T2*強調冠状断像で内・外側副靱帯，前十字靱帯，膝蓋靱帯などに異常信号を認めない。また明らかな骨挫傷を疑う異常信号も認められない。しかし内側半月板後節に線上の高信号域を認めるため半月板断裂と診断できる。

症例　B　：内側側副靱帯損傷

X線正面像において，内側関節腔が開大しており，MCL大腿付着部に裂離骨折を認める。またMRI・T2*強調冠状断像で関節内に少量の液体貯留を認める。外側側副靱帯は保たれているが，内側側副靱帯は太まり，信号上昇がみられる。T1強調斜矢状断では，前十字靱帯に明らかな異常は認められない。

症例　C　：後十字靱帯損傷

X線正面像・トンネルビューにおいて，膝関節腔の開大が認められる。MRI・T2強調斜矢状断像において前十字靱帯は連続性が保たれており関節内液体貯留が認められる。また，脂肪抑制T2*強調斜矢状断像で後十字靱帯はびまん性に信号上昇が認められる。

症例　D　：前十字靱帯損傷

X線正面像においては，特に異常は認められない。MRI・脂肪抑制T2*強調斜矢状断・冠状断像では内側側副靱帯の信号は軽度上昇し，周囲に高信号域を認め損傷を否定できない。また外側側副靱帯に異常信号域は認められず，半月板にも異常は認められない。T2強調斜矢状断像において前十字靱帯が著明に腫大している。靱帯の連続性を同定できず断裂と考えられる。

症例　E　：変形性膝関節症

X線左膝正面・側面像で脛骨近位端・膝蓋骨・大腿骨遠位端に骨棘が認められ，荷重面優位の関節裂隙狭小化を認める。右膝正面像には認められない。MRI・T2強調冠状断像で，大腿骨脛骨内側果に嚢胞変性を認める。また内側半月板は内側に脱出しており，外側半月板中筋からhorizontal tearを認める。変形性膝関節症と考えられる。

解説（問題11）

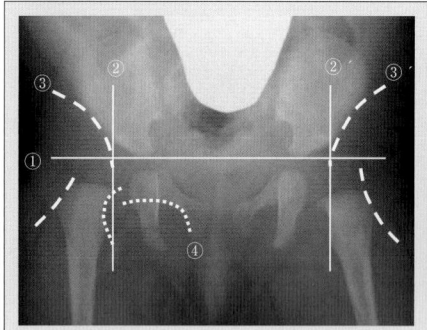

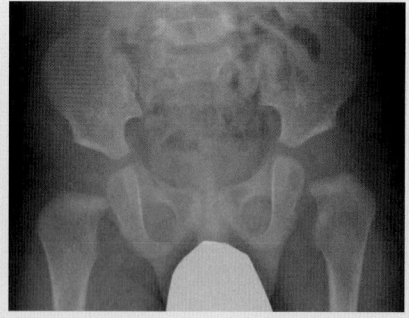

Fig.1 症例A　2か月　女児
Fig.2 症例B　6か月　男児
Fig.3 症例C　4か月　女児

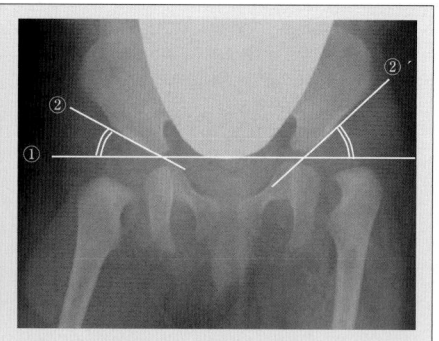

解答　A（左右），C（左）

Fig.1：右の股関節にCalvé線（③），Shenton線（④）の連続性の途絶がみられ，また骨幹端とOmbredanne線（②）の関係も合わせて外上方への脱臼位であることがわかる。左の股関節はCalvé線（③´）の途絶がみられ，亜脱臼位であることが疑われる。α角は右35°，左27°で右の臼蓋形成不全が認められる。

Fig.2：各種補助線に乱れはなく，臼蓋形成不全も認められない。画像上は発育性股関節形成不全を疑う異常所見はない。

Fig.3：左の股関節にCalvé線，Shenton線の連続性の途絶がみられ，また骨幹端とOmbredanne線の関係も合わせて外上方への脱臼位であることがわかる。Wollenberg線（①）と寛骨臼蓋接線（②，②´）のなす角α角は右27°，左42°で左の臼蓋形成不全が認められる。

解説（問題12）

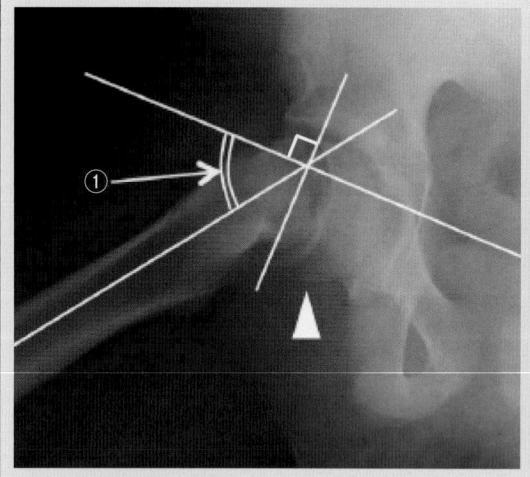

Fig.1　右股関節側面像
C

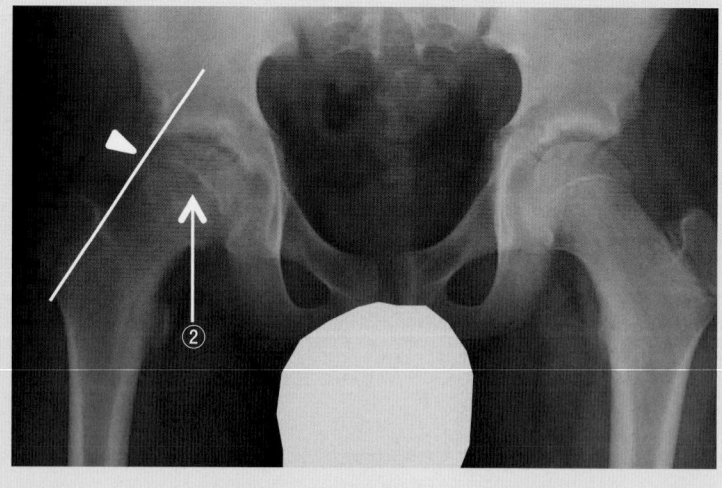

解答　　股関節正面像　：　C
　　　　疾患名　　　　：　大腿骨頭すべり症
　　　　重症度　　　　：　後方傾斜角約53°で中等度

Fig.1：股関節側面像で骨端核後方が臼蓋の外にはみ出すCapener徴候（▷）も認められ，大腿骨頭すべり症であることがわかる。重症度判定に用いられる後方傾斜角（PTA）は約53°で中等度のすべりである（①→）。

股関節正面像A〜Cのなかで大腿骨頭すべり症の所見が認められるのは，Trethowan徴候（▷），骨端線の幅の拡大（②→）がみられるCである。

解説 (問題 13)

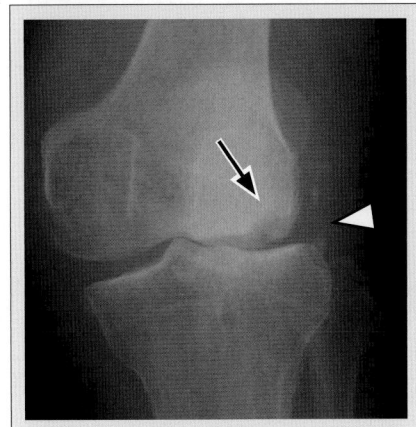

Fig.1　X線画像（左膝正面）

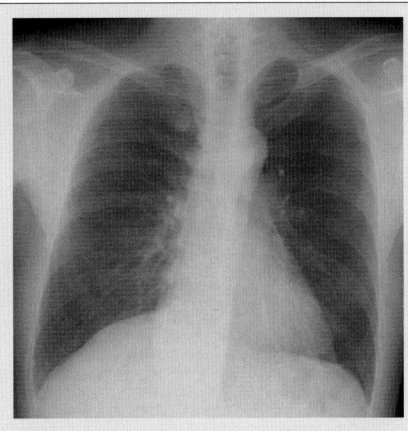

Fig.2　胸部X線画像

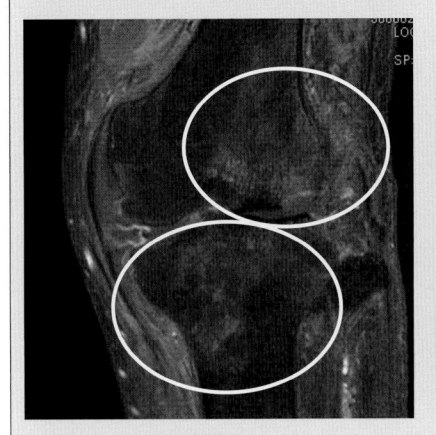

Fig.3　MRI冠状断像
（脂肪抑制造影T1強調画像）

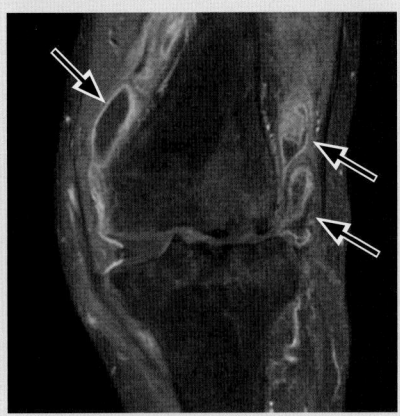

Fig.4　MRI冠状断像
（脂肪抑制造影T1強調画像）

解答　化膿性関節炎および骨髄炎

Fig.1：X線画像より，左膝外顆の関節裂隙が狭小化し，骨硬化像を認める（▷）。大腿骨内顆関節面に類縁型の骨欠損像（→）を認める。

Fig.2：胸部X線画像において，肺炎などの異常所見は認めない。

Fig.3：骨髄内に淡い造影領域を認める（○）。

Fig.4：滑膜の肥厚と造影効果を認める（→）。

参考文献

I 読影の基礎

I-1 骨折の発生機序
1) 今泉　司ほか．骨・関節疾患の画像診断　2外傷．診断と治療社；1997．2-68．
2) 片山　仁．X線診断へのアプローチ（6）骨．医学書院；1973．1-139．

I-2 X線画像の読影方法
1) 福田国彦．骨軟部画像診断のここが鑑別ポイント．羊土社；2007．12-15．
2) 辰野　聡．骨・関節．単純X線写真読影のポイント．臨床画像．2009；25（4）：388-401．
3) 丸山智之．患者さんに優しい撮影技術 - 基本的な撮影技術の考え方．日本放射線技術学会雑誌．2005；61（7）：933-941．
4) 江原　茂．骨・関節のX線診断．金原出版；1995：3-4
5) 高橋正治．図解　診療放射線技術実践ガイド．文光堂；2002．17-21，157-159．
6) 吉田和則．骨・関節を診るサブノート．医療科学社；2011．
7) 今西好正ほか．放射線科医のものの見方・考え方．医療科学社；2009．
8) 大場　覚．腹部単純X線読影テキスト．文光堂；2009．14-16．
9) 安藤英次．図解　下肢撮影法．オーム社．2010．

I-3 CT画像の読影方法
1) 市川勝弘ほか．標準X線CT画像計測．オーム社；2010．24-29．
2) 放射線撮影分科会，X線CT撮影における標準化〜ガイドライン作成班〜．放射線医療技術学叢書27　X線CT撮影における標準化「ガイドライン　GuLACTIC」．日本放射線技術学会；2012．171-181．

I-4 MRI画像の読影方法
1) 福田国彦．骨軟部画像診断のここが鑑別ポイント．羊土社；2007．12-15．
2) 伊藤博元．整形外科MRI診断実践マニュアル．全日本病院出版；2007．1-8．
3) 上谷雅孝．骨軟部疾患の画像診断．秀潤社；2008．44-61，205．
4) 江原　茂．骨・関節のX線診断．金原出版；1995．3-4．
5) 福田国彦ほか：関節のMRI．メディカル・サイエンス・インターナショナル；2007．17-21，59-79．

I-5 核医学画像の読影方法
1) 日本核医学会核医学イメージングガイドライン作成委員会．核医学診断ガイドライン2008．日本核医学会；2008．91-111．
2) 福喜多博義・監修．核医学技術総論．山代印刷株式会社；2008．293-320，355-356．
3) 田邊正忠．骨・関節の核医学診断．金芳堂；1997．11-55．
4) 久保敦司．核医学ノート．金原出版；2001．15-81，253-254，259-293．
5) 西村恒彦．臨床医のための核医学検査ガイドブック．プリメド社；1999．8-43．
6) 日本放射線技術学会．放射線医療技術学叢書23　核医学における臨床技術．日本放射線技術学会；2005．2-28，102-118．
7) 久住佳三ほか．核医学検査着技術．日本核医学技術学会；1995．45-81，151-177．
8) 西村恒彦．核医学．南山堂；2001．283-310．

I-6 DR・IVRの読影方法

1) 佐藤圭一郎．高変換効率の間接変換型デジタルラジオグラフシステム「CALNEO」の開発．FUJIFILM RESEARCH & DEVELOPMENT．2010；55：10-13．
2) 谷川　昇ほか．IVRのエビデンスを求めて　骨セメント・RFA．臨床放射線．2010；55：632-636．
3) 市田隆雄．腹部血管撮影業務に役立つための"読影技術"．日本放射線技術学会雑誌．2008；64(3)：362-375．
4) Adam Greenspan. Orthopedic Imaging: a Practical Approach. 5th ed. Philadelphia: Lippincott Williams & Wilkins; 2010.
5) 福田国彦・編．骨軟部画像診断のここが鑑別ポイント．羊土社；2007．12-15．

II　臨床事例

II-1　外　傷

1. 肩甲骨骨折

1) Butters KP. Fractures and dislocation of the scapula. In: Rockwood CA, et al, editors. Rockwood and Green's Fractures in Adults. 4th edition. Philadelphia: Lippincott-Raven Publishers; 1996. 1163 -1192.
2) 国分正一ほか．今日の整形外科治療指針．第5版．林弘道．肩甲骨骨折．医学書院；2010．406．
3) Goss TP. Double disruptions of the superior shoulder suspensory complex. J Orthop Trauma ; 7 : 99-106, 1993.
4) 仲川喜之ほか．肩甲骨骨折の治療成績-肩甲帯部合併損傷の取り扱い．肩関節．1994；18：139-144．
5) 小川清久ほか．烏口突起骨折-その分類と発生機転-．日整会誌．1990；64：909-919．
6) Ideberg R. Fractures of the scapula involving the glenoid fossa. In: Bateman JE, Welsh RP, Surgery of the shoulder. Toront: BC Decker; 1984. 63-66.
7) Goss TP. Scapular Fractures and Dislocations: Diagnosis and Treatment. J Am Acad Orthop Surg. 1995; 3(1): 22-33.
8) Mayo KA, et al. Displaced fractures of the glenoid fossa. Results of open reduction and internal fixation. Clin Orthop Relat Res. 1998; 347: 122-130.

2. 上腕骨近位端骨折

1) 小川清久ほか．上腕骨近位端骨折の保存療法-エビデンスはあるのか-．整・災外．2006；49：451-458．
2) Nordqvist A, et al. Incidence and causes of shoulder girdle injuries in an urban population. J shoulder Elboe Surg. 1995; 4: 107-112.
3) Ruedi TP, et al. AO principles of fracture management. Thieme; 2007. 573-575.
4) Neer CS II, et al. Fractures of the proximal humeral epiphyseal plate. Clin Orthop. 1965; 41: 24-31.
5) Magerl F. Frakturen am proximalen Humerus. Die Frakturenbehandlung bei Kindern und Jugendlichen (Hrsg Weber BG et al). Springer; 1978. 97-119.
6) Dotter WE. Little leaguer's shoulder. Guthrie Clin Bull. 1953; 23: 68-72.
7) Codman EA. The Shoulder. New York: Thomas Todd; 1934. 313-331.
8) Neer CS II. Displaced proximal humeral fractures. Part I. Classification and evaluation. J Bone Joint Surg Am. 1970; 52; 1077-1089.
9) 堀内行雄．橈骨遠位端骨折の分類と治療方針（解説/特集）．Orthopaedics．2000；13(6)：1-12．

3. 腱板断裂

1) Arai R, et al. Subscapularis tendon tear: an anatomic and clinical investigation. Arthroscopy. 2008; 24: 997-1004.
2) Mochizuki T, et al. Humeral insertion of the supraspinatus and infraspinatus: New anatomical findings regarding the footprint of the rotator cuff. J Bone Joint Surg. 2008; 90-A: 962-969.
3) Minagawa H, et al. Humeral attachment of the supraspinatus and infraspinatus tendon: An anatomic study. Arthroscopy. 1998; 14: 302-306.
4) 高岸憲二．部位別疾患 肩甲と肩関節．神中整形外科学．下巻．南山堂；2004．331-403.
5) Walch G, et al. Impingement of the deep surface of the supraspinatus tendon on the posterosuperior glenoid rim. An arthroscopic study. J Shoulder Elbow Surg. 1992; 1: 238-245.
6) Gerber C, et al. The role of the coracoid process in the chronic impingement syndrome. J Bone Joint Surg Br. 1985; 67: 703-708.
7) Gerber C, et al. Impingement of the deep surface the subscaplaris tendon and the reflection pulley on the anterosuperior glenoid rim. A preliminary report. J Shoulder Elbow Surg. 2000; 9: 483-490.
8) Ellman H. Diagnosis and treatment of incomplete rotator cuff tears. Clin Orthop. 1990; 254: 64-74.
9) Cofield RH, et al. Surgical repair of chronic rotator cuff tears. A prospective long-term study. J Bone Joint Surg. 2001; 83-A: 71-77.
10) Goutallier D, et al. Fatty muscle degeneration in cuff ruptures. Pre – and postoperative evaluation by CT scan. Clin Orthop Relat Res. 1994; 304: 78-83.
11) Thomazeau H, et al. Atrophy of the supraapinatus belly. Assessment by MRI in 55 patients with rotator cuff pathology. Acta Orthop Scand. 1996; 67: 264-268.
12) Fuchs B, et al. Fatty degeneration of the muscle of the rotator cuff : assessment by computed tomography versus magnetic resonance imaging. J Shoulder Elbow Surg. 1999; 8: 599-605.

4. 上腕骨顆上骨折

1) 井上　博．小児四肢骨折治療の実際．金原出版；1992．47-69,
2) Houshians S, et al. The epidemiology of elbou fracture in children: Analysis of 335 fractures, with special reference to supracondylar humeral fractures. J Orthop Sci. 2001; 6: 312-315.
3) 阿部宗昭．肘周辺骨折．日本小児整形学会教育研修委員会・編．小児整形外科テキスト．メジカルビュー社：2004．230-240.
4) 阿部宗昭．小児上腕骨顆上骨折治療上の問題点．整・災外．1981；24：5-14.
5) Gartland JJ. Management of supracondylar fracture of the humerus in children. Surg Gynecol Obstet. 1959; 109: 145-154.
6) Norell HG. Roentgenologic visualization of extracapsular fat: Its importance in diagnosis of traumatic injuries to the elbow. Acta Radiol. 1954; 42: 205-210.
7) Keats TE, et al. Normal axial relationships of the major joints. Radiology. 1996; 87: 904-907.
8) Baumann E. Beiträge zur Kenntnis der Frakturen am Ellbogengelenk. Unter besonderer Berucksichtigung der Spatfolgen. I. Allgemeines und Fraktura supra condylica. Beitr Klin Chir. 1929; 146: 1-50.
9) Rogers LF. Fracture and dislocations of the elbow. Semin Roentgenol. 1978; 13: 97-107.
10) Nelson SW. Some important diagnostic and technical fundamentals in the radiology of trauma, with paticular emphasis on skeletal trauma. Radiol Clin North Am. 1966; 4: 241-259.

5. 橈骨頭・橈骨頸部骨折

1) Mezera K, et al. Radial head fractures. In: Buchlz RW, Heckman JD, editors. Rockwood and Green's Fractures in Adults. 5th edition. Philadelphia: Lippincott Williams & Wilkins; 2001. 940-953.
2) Morrey BF. Rdial head fracture. In: Morrey BF, editor. The Elboe and its Disorder. 3rd edition. Philadelphia:

WB Saunders; 2000. 341-364.

3) Ring D. Rdial head fracture. In: Bucholz RW, et al, editor. Rockwood and Green's Fractures in Adults. 6th edition. Philadelphia: Lippincott Williams & Wilkins; 2006. 1010-1019.
4) Blount WP. Fractures in children. Unstr Course Lect. 1950; 7: 194-202.
5) O'Brien PI. Injuries involving the radial epiphysis. Clin Orthop Relat Res. 1965; 41: 51-58.
6) van Vugt AB. Surgical treatment of fractures of the proximal end of the radius in childhood. Arch Orthop Trauma Surg. 1985; 104: 37-41.
7) Landin LA, et al. Elbow fractures in children. An epidemiological analysis of 589 cases. Acta Orthop Scand. 1986; 57: 309-312.
8) Curr JF, et al. Dislocation of the inferior radio-ulnar joint. Br J Surg. 1946; 34: 74-77.
9) Essex-Lopresti P. Fractures of the radial head with distal rario-ulnar dislocation. J Bone Joint Surg Br. 1951; 33: 244-247.
10) 中村俊康ほか．長軸力優位型前腕 bipolar injury の検討．臨整外．1997；32：557-563.
11) Mason ML. Some observations on fractures of the head of the radius with a review of one hundred case. Br J Surg. 1954; 42: 123-132.
12) Johnston GW. A follow-up of one hundred cases of fracture of the head of the radius with a review of the literature. Ulster Med J. 1962; 31: 51-56.
13) Chambers HG. Wilkins KE : Fractures of the proximal radius and ulna. In: Rockwood CA, et al, editors. Fractures in Children. 4th edition. Philadelphia: Lippincott-Raven; 1996. 586-613.

6. Monteggia 骨折

1) Monteggia GB. Instituzioni chirurgiche. Milan: Maspero. 1814; 5: 130. (Italian)
2) Borden S. Traumatic bowing of the forearm in children. J Bone Joint Surg. 1974; 56-A: 611-616.
3) 井上　博ほか．肘関節脱臼骨折の種々相．整形外科．1966；17：381-391.
4) Bado JL. The Monteggia lesion. Clin Orthop. 1967; 50: 71-86.
5) 長野祐一ほか．陳旧性モンテジア骨折治療の問題点．整形外科と災害外科．1995；44：1309-1312.
6) Letts M, et al. Monteggia fracture – dislocation in children. J Bone Joint Surg. 1985; 67-B: 724-727.
7) Jagar LT, et al. Fracture-separation of the distal humeral epiphysis. J Bone Joint Surg. 1991; 73-B: 143-146.
8) Storen G. Traumatic dislocation of the radial head as an isolated lesion in children; Report of one case with special regard to roentgen diagnosis. Acta Chir Scand. 1958/1959; 116: 144-147.
9) Lincoln TL, et al. "Isolated" traumatic radial-head dislocation. J Pediatr Orthop. 1994; 14: 454-457.

7. Galeazzi 骨折

1) Galeazzi R. Über ein besonderes Syndrome bei Verletsungen in Bereich der Unterarm Knochen. Arch Orthop Unfall-Chir. 1935; 35: 557-562.
2) Mikić ZD. Galeazzi fracture-dislocations. J Bone Joint Surg Am. 1975; 57: 1071-1080.
3) Walsh HPJ, et al. Galeazzi fractures in children. J Bone Joint Surg Br. 1987; 69: 730-733.
4) Chambers H, et al. Fractures of the radius and ulna. Fractures in Children. Rockwood CA Jr, et al ed. Lippincott-Raven; 1996. 449-651.

8. 橈骨遠位端骨折

1) 萩野　浩．骨粗鬆症と骨折　最近の進歩　日本人における橈骨遠位端骨折の疫学．整・災外．1999；42：1021-1027.
2) 斉藤英彦．前腕骨遠位端骨折．整・災外．1989；32：1267-1278.
3) 佐々木孝ほか．橈骨遠位部骨折に対する創外固定．日手会誌．1986；3：515-518.

4) 佐々木孝．橈骨遠位端骨折保存的治療とその限界　特に不安定型骨折に対する保存的治療の限界症例について．臨整外．2002；37：1029-1039.
5) Frykman G. Fracture of the distal radius including sequelae--shoulder-hand-finger syndrome, disturbance in the distal radio-ulnar joint and impairment of nerve function. A clinical and experimental study. Acta Orthop Scand. 1967; 108: 1-155.
6) 斉藤英彦．橈骨遠位部骨折 - 解剖学的特徴と分類，治療法．整・災外．1989；32：237-248.
7) Committee for Coding and Classifications. Radius / Ulna. J Orthop Trauma. 1996; 10 Suppl 1: 26-30.
8) 堀内行雄．橈骨遠位端骨折の分類と治療方針（解説／特集）．Orthopaedics．2000；13：1-12.
9) Thomas FB, et al. Reducation of Smith's fracture. J Bone Joint Surg Br. 1957; 39: 463-470.
10) 菊池臣一ほか．経験すべき外傷・疾患 97．メジカルビュー社；2006．342-348.
11) Katz MA, et al. Computed tomography scanning of intra-articular distal radius fractures: does it influence treatment? J Hand Surg Am. 2001; 26: 415-421.
12) Metz VM, et al. Imaging techniques for distal radius fractures and related injuries. Orthop Clin North Am. 1993; 24: 217-228.
13) Gartland JJ Jr, et al. Evaluation of healed Colles' fractures. J Bone Joint Surg. 1951; 33-A: 895-907.
14) Hulten O. Uber anatomische Variationen der Hand Gelenkknochen. Acta Radiol. 1928; Ⅳ: 155-169.
15) Gilula LA, et al. Post-traumatic ligamentous instability of the wrist. Radiology. 1978; 129: 641-651.
16) Linscheid RL, et al. Traumatic instability of the wrist. Diagnosis, classification and pathomechanics. J Bone Joint Surg. 1972; 54A: 1612-1632.

9. 舟状骨骨折

1) Ito K, et al. Radiographic examination in the trauma of the wrist. Journal of Joint Surgery. 2005; 24(3): 304-310.
2) 酒井昭典ほか．舟状骨骨折の保存療法と ORIF．整・災外．2006；49：456-470.
3) Gelberman RH, et al. The vascularity of the scaphoid bone. J Hand Surg Am. 1980; 5: 508-513.
4) Watson HK, et al. The SLAC wrist ; scapholunate advanced collapse pattern of degenerative arthritis. J Hand Surg Am. 1984; 9: 358-365.
5) Moritomo H, et al. Scaphoid nonunions : a 3-dimensional analysis of patterns of deformity. J Hand Surg. 2000; 25-A: 520-528.
6) Oka K, et al. Patterns of bone defect in scaphoid nonunion : a 3-dimensional and quantitative analysis. J Hand Surg. 2005; 30-A: 359-365.
7) Cooney WP, et al. Scaphoid fractures. Problems associated with nonunion and avascular necrosis. Orthop Clin North Am. 1984; 15: 381-391.
8) Herbert TJ, et al. Management of the fractured scaphoid using a new bone screw. J Bone Joint Surg. 1984; 66-B: 114-123.
9) Filan SL, et al. Herbert screw fixation of scaphoid fractures. J Bone Joint Surg. 1996; 78-B: 519-529.
10) Gilula LA, et al. Post-traumatic ligamentous instability of the wrist. Radiology. 1978; 129: 641-651.
11) kaewlai R, et al. Multidetector CT of carpal injuries: anatomy, fractures, and fracture-dislocations. RadioGraphics. 2008; 28(6): 1771-1784.
12) Adams JE, et al. Acute scaphoid fractures. Orthop Clin North. 2007; 38(A): 229-235.
13) Frankel VH. The Terry-Thomas sugn. Clin Orthop Relat Res. 1977; 129: 321-322.
14) Crittenden JJ, et al. Bilateral rotational dislocation of the carpal navicular. Case report. Radiology. 1970; 94: 629-630.
15) Linscheid RL, et al. Traumatic instability of the wrist. Diagnosis, classification and pathomechanics. J Bone Joint Surg. 1972; 54A: 1612-1632.
16) Nakamura R, et al. Reducation of the scaphoid fracture with DISI alignment. J hand Sug. 1987; 12-A: 1000-1005.

17) Brydie A, et al. Early MRI in the management of clinical scaphoid fracture. Br J Radiol. 2003; 76: 296-300.
18) Khalid M, et al. Role of MRI in the diagnosis of clinically suspected scaphoid fracture: analysis of 611 consecutive cases and literature review. Emerg Med J. 2010; 27: 266-269.
19) Moller JM, et al. MRI diagnosis of fracture of the scaphoid bone: impact of a new practice where the images are read by radiographers. Acad Radiol. 2004; 11: 724-728.
20) Fox MG, et al. Assessment of scaphoid viability with MRI: a reassessment of findings on unenhanced MR images. AJR Am J Roentgenol. 2010; 195: W281-W286.
21) Ring D, et al. Imaging for suspected scaphoied fracture. J Hand Surg. 2008; 33-A: 954-957.

10. 有鉤骨骨折
1) 古川英樹ほか．手根部機能解剖．整・災害．1991；34：929-932.
2) Stark HH, et al. Fracture of the hook of the hamate. J Bone Joint Surg. 1989; 71-A: 1202-1207.
3) 小林明正ほか．屈筋腱損傷を伴う有鉤骨骨折の2例．関東整災誌．1984；15：560-563.
4) 河原史郎ほか．有鉤骨鉤状突起骨折による指屈筋腱断裂の症例．整形外科．1987；38：1887-1890.
5) Milek MA, et al. Flexor tendon ruptures secondary to hamate hook fractures. J. Hand Surg. 1990; 15A: 740-744.
6) Hodgson PD, et al. The 'Metacarpal cascade lines':Using in the diagnosis of dislocations of the carpometacarpal joints. J hand Surg. 2007; 32E: 277-281.

11. Jefferson 骨折
1) 中村利孝ほか．ゴールドスタンダード整形外科．外傷・救急．南江堂；2003.
2) 越智隆弘ほか．最新整形外科学大系　11．頚椎・胸椎．中山書店；2007.
3) 井上　一ほか．新図説臨床整形外科講座　第3巻　頚椎・胸椎・胸郭．メジカルビュー社；1995.
4) 日本外傷学会・日本救急医学会．外傷初期診療ガイドラインJATEC．第3版．へるす出版；2008年.

12. 環軸椎回旋位固定
1) 越智隆弘ほか．最新整形外科学大系　11　頚椎・胸椎．中山書店；2007.
2) 古矢丈雄ほか．環軸椎回旋位固定の病態と治療．千葉医学．2009；61-69.
3) 井上　一ほか．新　図説臨床整形外科講座　第3巻　頚椎・胸椎・胸郭．メジカルビュー社；1995.

13. 腰椎圧迫骨折
1) 戸山芳昭．アトラス骨・関節画像診断　5　脊椎・脊髄．中外医学社；2011.
2) 久保俊一ほか．イラストでわかる　整形外科診療．文光堂；2008.
3) 中村利孝ほか．ゴールドスタンダード整形外科　外傷・救急．南江堂；　2003.
4) 戸山芳昭．最新整形外科学大系　12　胸腰椎・腰椎・仙椎．中山書店；2006.
5) 柳下　章ほか．エキスパートのため脊椎脊髄疾患のMRI．第2版．三輪書店；2010.
6) 星野雄一ほか．NEW エッセンシャル整形外科学．医歯薬出版；2012.

II-2　スポーツ障害・外傷
1. 前十字靭帯損傷
1) Huston LJ, et al. Anterior cruciate ligament injuries in the female athlete. Potential risk factors. Clin Orthop. 2000; 372: 50-63
2) Remer EM, et al. Anterior;Anterior cruciate ligament injury; MR imaging diagnosis of injury. Radiographyics. 1992; 12: 901-915.

2. 離断性骨軟骨炎
1) Tomatsu T, et al. Experimentally produced fractures of articular cartilage and bone.The effects of shear forces on the pig knee. J bone Joint Surg 1992; 74B; 457-462
2) 水町四郎．スポーツの医学的効用と障害．外科．1959；21：1020-1023．

3. 上腕骨近位骨端線離開
1) 柚木 脩．無理のない正しい投球フォームについて．日本臨床スポーツ医学会整形外科学術部会（編）；野球障害予防ガイドライン．文光堂；1998．153-175．
2) 南 和文．成長期におけるスポーツ障害；野球．小児科．2006；47：1969-1978．
3) 兼松義二ほか．少年野球における上腕骨近位骨端線障害．日本整形外科スポーツ医学会誌．1989；8：163-166．

4. 脊椎分離症
1) 小宅三郎．脊椎すべり症に関する研究．日整会誌 1959；33：550-568
2) 南 和史．腰椎分離症の画像診断．臨床スポーツ医学．2008；25：128-136．
3) Sairyo K, et al. Athletes with unilateral spondylolysis are at risk of stress fracture at the contralateral pedicle and pars interarticularis:a clinical and biomechanical study. Am j. Sports Med. 2005; 33: 583-590.
4) 吉田和則．誌上講座④診療放射線技師が身に付ける「MASTER's EYE」若年性脊椎分離症．日本放射線技師会誌．2013；59(11)：54-56．

5. 疲労骨折
1) 星野雄一ほか．NEW エッセンシャル整形外科学．医歯薬出版株式会社；2012．
2) 中村利孝ほか．ゴールドスタンダード整形外科 外傷・救急．南江堂；2003．
3) 守屋秀繁ほか．整形外科診療実践ガイド．文光堂；2006．
4) 福林 徹ほか．新版 スポーツ整形外科学．南江堂；2011．

Ⅱ-3 退行性疾患
1. 変形性膝関節症
1) 腰野富久．変形性膝関節症．膝診療マニュアル．第5版．医歯薬出版；2001．140-59．
2) 腰野富久．変形性膝関節症の原因，分類と臨床所見．リウマチ．1985；25::191-203．
3) 越智隆弘・総編集．最新整形外科学体系 第17巻 膝関節・大腿．中山書店；2006．

2. 腰部脊柱管狭窄症
1) 鷲見正敏．最新整形外科学体系 第12巻 胸腰椎・腰椎・仙椎．中山書店；2006．255-271．

3. 腰椎変性すべり症
1) 田中雅人ほか．脊柱管狭窄に伴う脊椎変化 - 分離症，すべり症．整形外科．2002；53：935-44．
2) Meyerding HW. Spondylolisthesis. Surg Gynecol Obstet. 1932; 54: 371-377.
3) 富田勝郎．「腰椎変性すべり症」治療の方向付け．臨床整形外科．1996；31：4-5．

4. 椎間板ヘルニア
1) 日本整形外科学会ほか・監修．腰椎椎間板ヘルニア診療ガイドライン．改訂第2版．南江堂；2011．

6. 外反母趾
1) 日本整形外科学会診療ガイドライン委員会ほか・監修．外反母趾診療ガイドライン．南江堂；2008：15-19．

2) 高倉義典ほか. 図説　足の臨床. 改訂第 3 版. メジカルビュー社；2010. 269-266.
3) 福田国彦ほか. 骨折の画像診断. 羊土社；2009. 197-200.

Ⅱ-4　小児股関節
1. 発育性股関節形成不全
1) 高倉義典・監修. 図説　骨盤・股関節撮影法. オーム社；2009. 193-194.
2) 戸山芳昭ほか・監修. 整形外科専門医になるための診療スタンダード　3　下肢. 羊土社；2008. 86-93.
3) 国分正一ほか・監修. 標準整形外科学. 第 10 版. 医学書院；2008. 512-520.

2. 大腿骨頭すべり症
1) 国分正一ほか・監修. 標準整形外科学. 第 10 版. 医学書院；2008. 527-530.
2) 戸山芳昭ほか・監修. 整形外科専門医になるための診療スタンダード　3　下肢. 羊土社；2008. 106-113.

3. 股関節炎
1) 紺野愼一. 運動器の計測線 - 計測値ハンドブック. 南江堂；2012. 257.
2) 五十嵐隆ほか. 小児臨床ピクシス 30　小児画像診断. 中山書店；2012. 196-199.
3) 相原敏則監訳. 必修　小児の画像診断. メディカル・サイエンス・インターナショナル；2002. 243-244.
4) 相原敏則. われらが好きな骨・関節画像診断 - 専門医を目指す人のために. 画像診断. 2003；23（6）：657-662.

4. ペルテス病
1) 高倉義典・監修. 図説　骨盤・股関節撮影法. オーム社；2009. 212-213.
2) 松井宣夫ほか・編集. 整形外科画像診断マニュアル　下肢. メジカルビュー社；2000. 20-21.
3) 牟田　実. Perthes 病における Catterall 分類と lateral pillar 分類の比較検討. 整形外科と災害外科. 1998；47：271-273.

Ⅱ-5　感染症
1. 急性骨髄炎
1) 鳥巣岳彦ほか. 標準整形外科学. 第 9 版. 医学書院；2005. 188-197.
2) 川原康弘ほか. 骨髄炎. 画像診断. 2008；28：169-179.
3) 福田国彦. 骨軟部画像診断のここが鑑別ポイント. 羊土社；2007. 84-87.

2. 化膿性関節炎
1) 神島保ほか. 四肢関節の感染症. 画像診断. 2008；28：160-167.
2) 伊藤博元. 化膿性関節炎の MRI 診断. 整形外科 MRI 診断実践マニュアル. 全日本病院出版；2007. 277-284.
3) 福田国彦. 骨軟部画像診断のここが鑑別ポイント. 東京：羊土社；2007. 90-91.

3. 化膿性脊椎炎
1) 伊藤博元. 整形外科 MRI 診断実践マニュアル. 全病院出版会；2007. 101-109.
2) 西田康太郎ほか. 脊椎病変　感染性脊椎炎の画像診断. Orthopaedics. 2011；24：128-136.

4. 結核性脊椎炎
1) 四元秀穀ほか. 医療従事者のための結核の知識. 医学書院；2008. 13-21.
2) 原田裕子ほか. 脊椎の感染症. 画像診断. 2008；28：151-159.

3) 伊藤博元. 図解整形外科 MRI 診断マニュアル. 全日本病院出版；2007. 101-109.
4) 光山正雄. 結核. 医療ジャーナル社；2001. 309-314.

5. 術後感染症
1) 勝呂　徹ほか. 骨・関節術後感染対策ハンドブック. 江南堂；2010. 1-26.
2) Mangram AC, et al. Guideline for prevention on surgical site infection. Infect Control Hosp Epidemiol. 1999; 20: 247-287.
3) 大久保憲ほか. 手術部位感染防止ガイドライン，1999. 日本手術医学会誌. 1999；20：297-326.
4) 日本整形外科学会診療ガイドライン委員会，骨・関節術後感染予防ガイドライン策定委員会. 骨・関節術後感染予防ガイドライン. 南江堂；2006. 11-33.

II -6　先天性・代謝性・壊死性疾患， II -7　腫瘍・腫瘍類似病変

1) 標準整形外科　第 8 版. 骨腫瘍. 医学書院；2002. p271-283，p285-292，293-294
2) 真角昭吾ほか. 整形外科 X 線診断アトラス　骨腫瘍. 南江堂；1997. 280-314
3) 真角昭吾ほか. 整形外科 X 線診断アトラス　系統的疾患. 南江堂；1997. 132-135
4) 和田昭彦ほか. 特集　脊椎の MRI　脊椎・脊髄腫瘍　脊柱管内腫瘤性病変の鑑別診断. 臨床画像. 2005；21：184-198.
5) 立澤夏紀ほか. 特集　骨粗鬆症と圧迫骨折　圧迫骨折と鑑別を要する骨腫瘍の診断. 臨床画像. 2009；25：890-897.
6) Clyde A.Helms. 骨関節画像診断入門. HBJ 出版局；1995. 13-50：
7) 吉田和則. 骨関節を診る　読影サブノート. 医療科学社；2011. 154-165.

索　引

欧　字

A

achondroplasia	156
ACL 損傷	100
ACR/EULAR 基準（2009 年）	149
acromegaly	164
acromiohumeral interval：AHI	57
acute osteomyelitis	136
acute plastic bowing deformity	62
ADI	75
Allis 徴候	128
anatomical neck	54
anatomical snuffbox	68
aneurysmal bone cyst：ABC	168
anterior column	76
anterior drawer	100
anterior humeral line	58
anterior spike	58
Anthonsen 撮影	92
Antoni A 部	178
Antoni B 部	178
AO 分類	41, 66
AO/ASIF 分類	80
apical oblique	52
atlantoaxial rotatory fixation：ARF	74
atlanto dens interval：ADI	74
avulsion fracture	12, 196

B

Bado 分類	62
Barton	67
base of 5th metatarsal fracture	98
Baumann angle	58
belly-press test	56
bending fracture	10
bipolar injury	60
Böhler 角	95
bone bruise	5, 108, 112
bone-in-bone	152, 153
bone infarction	198
bone narrow edema	108
bony proliferation	147
Borden	62
buckling of PCL	100
Burkhart	53

C

calcaneal paratendinitis	155
Calvé（カルヴェ）線	129
cam type	124
Capener 徴候	131
carring angle	58
Catterall 分類	134
CE 角	129
chalk born	152
Chambers	64
Chance 骨折	76
Charcot 関節	116
chordoma	174
chronic diffuse sclerosing osteomyelitis	199
chronic focal sclerosing osteomyelitis	199
chronic sclerosing osteomyelitis	199
closed fracture	13
CM 関節	70
cock robin position	74
Codman 三角	167
Cofield	56
Colles 骨折	64, 66
comminuted fracture	8
complete fracture	13
compression fracture of the lumbar spine	76
congenital dislocation of the hip：CDH	128
containment therapy	134
convex posterior border of the vertebral body	190
coxa profunda	124
coxitis	132
CP 角	127
critical zone	56
cross over sign	124
crucial angle	94
crystal deposition arthritis	148
cuff tear arthropathy	56

D

dashboard injury	82
DDH	128
delamination	56
developmental dysplasia of the hip	128
Denis 分類	77
diabetic foot	161
diaphyseal fracture	6
direct fracture	13
DISI	68
DISI 変形	221
dislocation and fracture of the Lisfran's joint	96
displaced fracture	14
distal radioulnar joint：DRUJ	64
dorsal tilt	66
double fracture	8
Drehmann 徴候	130
drop arm sign	56
Duverney 骨折	80

E

effusion	53
Ellman	56
epiphyseal fracture	6
epiphyseal separation	7
Essex-Lopresti 骨折	60
Essex-Lopresti 分類	94
extracapsular fracture	6

F

familial hypercholesterolemia	155
fat pad sign	16, 58
femoralization	57
femoroacetabular impingement：FAI	124
fiat panel detector：FPD	37
fibrous cortical defect	182
fibrous dysplasia	180
first-second intermetatarsal	126
first-fifth intermetatarsal angle	126
fluid-fluid level	168
FNST	118

focal paraspinal mass	190	
folding fracture	11	
fracture dislocation	54	
fracture of the calcaneus	94	
fracture of the distal radius	66	
fracture of the femoral neck	84	
fracture of the hook of hamate	70	
fracture of the Jefferson	72	
fracture of the neck and head of the radius	60	
fracture of the pelvis	80	
fracture of the proximal humeral	54, 106	
fracture of the scaphoid	68	
fracture of the scapula	52	
fractures of the acetabulum	82	
fresh fracture	12	
Frykman 分類	66	
Fuchs	56	

G

Gage sign	134
Galeazzi fracture	64
Galeazzi 類似骨折	64
Garden 分類	84
Gartland-Wilkins 分類	58
giant cell tumor：GCT	170
Gilula line	66
giving way	100
Goss	52
gout	148
Goutallier	56
greater tuberosity	54
groin pain syndrome	124
ground glass appearance	180
Guyon 管	70
Guyon 管症候群	70

H

Hallux valgus	126
hallux valgus angle	126
Hawkins 分類	92
Hawkins sign	93
head at risk sign	134
heel pad thickness	165
hemangioma	178
Herbert 分類	68
herniated disc	122
Hill-Sachs lesion	53
hip-spine syndrome	76
Hohl の分類	86

HV 角	126

I

Ideberg 分類	52
iliac oblique view	82
impacted fracture	11
indirect fracture	13
infraction fracture	13
injury of the anterior cruciate ligament	100
insufficiency fracture	4
intraarticular bone ankylosis	146
intraarticular calciffication	147
intraarticular fracture	6
intraosseous lipoma	172
ischial spine sign	124

J

Jefferson 骨折	72
Johnston	60
joint space narrowing	146
Jones 骨折	98, 110
Judet & Letournel の分類	82
juvenile Tillaux 骨折	90

K

Kemp テスト	118
Kemp の手技	108
Key & Conwell 分類	80
kissing contusion	112
Kummell 病	76

L

Lachman	100
lamellar bone	180
lateral pillar 分類	134
Lauge-Hansen 分類	90
lesser tuberosity	54
Letournel 分類	80
Letts 分類	62
limbus vertebra	122
Lincoln	62
lumbar spinal canal stenosis	118
lumber degenerative spondylolisthesis	120

M

M1M2 角	126
M1M5 角	126
Macnab の分類	122

marfan syndrome：MFS	160
Masson-Morrey 分類	60
maximum ulnar bow（MUB）	62
metaphyseal fracture	6
metastasis of bone	188
Meyerding	120
middle column	76
Milgram	172, 186
minimal displacement	54
Monteggia	62
Monteggia fracture	62
MTP 関節	126
MTS	119
multiple fracture	8
multiple myeloma	176
Myerson 分類	96

N

Neer	54
Neer 分類	54
nidus	184
nonossifying fibroma	182

O

oblique fracture	9
obsolete fracture	12
obturator oblique view	82
occult fracture	86
OE 角	129
Ombredanne 線	129
onion skin appearance	167
open fracture	13
osseous erosion	146
osseous fragmentation and collapse	147
ossifying myositis	195
osteoarthritis of the knee	116
osteochondritis dissecans：OCD	103
osteoid osteoma	184
osteopenia	146
osteopetrosis	152
osteophytosis	147
osteosarcoma	167
overhanging edge	148

P

painful arc sign	56
palmar tilt	66
pathological fracture	4
pedicle sign	188
Peltier 分類	80

Pennal & Tile 分類	80
periarticular calciffication	147
Perthes disease	134
physaliferous cell	175
Pilon 骨折	90
pincer type	124
posterior column	76
posterior tilt angle：PTA	131
preachilles fat pad	155
Preis 角	95
Preiser 病	68
primary hyperparathyroidism	150
primary osteoarthritis	116
pseudo cyst	197
pseudo dislocation	196
PTH	150
punched-out resorptive lesions	176
pyogenic spondylitis	140

R

radial head-capitellum view	60
radial inclination	66
radial length	66
radial shaft line	58
Resnick の分類	5
retraction	56
rheumatoid arthritis：RA	158
Riemenbügel：RB	128
RL-angle	221
Rockwood 分類	219
rotator cuff tear	56
Ruedi 分類	90

S

Salter-Harris 型損傷	90
Salter-Harris 分類	7, 220
sandwich vertebra	152
Scapula-45 撮影	56
scapula-Y	52
Schatzker の分類	86
schmorl 結節	122
sclerosing osteitis	199
secondary hyperparathyroidism	151
secondary osteoarthritis	116
segmental fracture	11
Segond 骨折	100
septic arthritis	138
shearing fracture	10
Shenton 線	129
single fracture	8
SLE	198

slipped capital femoral epiphysis	130
SLR	118
Smith 骨折	64, 66
SNAC wrist	68
Sneppen 分類	92
soap bubble appearance	168, 170
soft tissue swelling	146
spicula 形成	167
spider web cell	173
spiral fracture	9
spondylo-epiphyseal dysplasia congenita：SED	154
sprain fracture	12
Stark 分類	70
sternocostoclavicular hyperostosis：SAPHO	162
straight leg raising：SLR	122
stress fracture	3, 110
subchondral cyst	147
subchondral erosion	158
subchondral sclerosis	147
super bone scan	33
surgical neck	54
surgical site infection：SSI	144
symptomatic accessory navicular	114
synovial cyst	120
synovial osteochondromatosis	186

T

T1 強調画像	24
T2 強調画像	24
T2* 強調画像	26
tangential view	104
target pattern	178
TDD（tear-drop distance）	133
tear drop	59
TFCC 損傷	64
Thomas 分類	66
Thomazeau	56
three-column theory	76
tibial plafond fracture	90
tibial plateau fractures	86
Tile 分類	80
tilting angle	58
tophus	148
torsion fracture	10
torus fracture	11
transphyseal vessel	132
transverse fracture	9
trauma series	52, 54

traumatic fracture	3
Trethowan 徴候	131
Trunkey 分類	80
tuberculous spondylitis	142
T 字型骨折	58

U

ulnar bow line	62
ulnar bow sign	62
ulna variance	66
unhappy O'Donoghue triad	100

V

vascularity	171
Veitch 分類	114
vertical fracture	9
Volkmann 拘縮	58

W

Walsh 分類	64
warning case	192
Wilkins 分類	60
Wollenberg 線	129
woven bone	180

Y

Young & Burgess 分類	80

数　字

30°頭側斜位撮影	52
45°cranio-caudal	52

和　文

あ

アウトレット位　　　　　　　　　80
アキレス腱周囲炎　　　　　　　155
アキレス腱前脂肪体　　　　　　155
アダマンチノーマ　　　　　　　166
圧迫骨折　　　　　　　　　　10, 76
阿部分類　　　　　　　　　　　58
アントンセン撮影　　　　　　92, 94

い

異所性骨化　　　　　　　　62, 195
インレット位　　　　　　　　　80

う

ウォレンベルグ線　　　　　　　129
烏口下滑液包　　　　　　　　　53
烏口鎖骨靱帯　　　　　　　　　219
烏口突起骨折　　　　　　　　　52
打ち抜き像　　　　　　　　　　176

え

遠位橈尺関節　　　　　　　　　64

お

横骨折　　　　　　　　　　　　9
黄色ブドウ球菌　　　　　　　　138
オーバーシュート　　　　　　　18
小川らの分類　　　　　　　　　52
オンベルダーヌ線　　　　　　　129

か

回外損傷　　　　　　　　　　　64
外顆骨折　　　　　　　　　　　86
外脛骨障害　　　　　　　　　　114
開口位撮影　　　　　　　　　　73
外骨膜反応　　　　　　　　　　110
外傷性肩関節脱臼　　　　　　52, 56
外傷性骨折　　　　　　　　　　3
回旋動脈　　　　　　　　　　　54
介達性骨折　　　　　　　　　　13
介達損傷　　　　　　　　　　　100
回内損傷　　　　　　　　　　　64
外反肘　　　　　　　　　　　　62
外反母趾　　　　　　　　　　　126
外反母趾ガイドライン　　　　　127
外反母趾角　　　　　　　　　　126
解剖頸骨折　　　　　　　　　　54
開放骨折　　　　　　　　　　　13
海綿骨　　　　　　　　　　　　86
顆間窩撮影法　　　　　　　　　104
嗅ぎたばこ入れ　　　　　　　　68
核クロマチン比　　　　　　　　196
隔壁構造　　　　　　　　　　　181
仮骨形成　　　　　　　　　110, 220
化骨性筋炎　　　　　　　　　　195
下肢伸展挙上テスト　　　　　　118
荷重撮影　　　　　　　　　96, 115
過剰骨　　　　　　　　　　　　114
画像処理　　　　　　　　　　　16
家族性高コレステロール血症　　155
肩関節周囲炎　　　　　　　　　56
滑液包側部分断裂　　　　　　　57
活性型ビタミンD　　　　　　　151
滑膜骨軟骨腫症　　　　　　　　186
滑膜信号　　　　　　　　　　　138
滑膜囊胞　　　　　　　　　　　120
化膿性関節炎　　　　　　　　　138
化膿性股関節炎　　　　　　　　132
化膿性脊椎炎　　　　　　140, 142, 143
間欠性跛行　　　　　　　　　　118
寛骨臼骨折　　　　　　　　　80, 82
環軸関節　　　　　　　　　　72, 74
環軸椎　　　　　　　　　　　　73
環軸椎回旋位固定　　　　　　　74
間質腫瘍細胞　　　　　　　　　170
関節外骨折　　　　　　　　　　6
関節窩骨欠損　　　　　　　　　53
関節窩骨折　　　　　　　　　　52
関節周囲の石灰化　　　　　　　147
関節上腕靱帯　　　　　　　　52, 56
関節唇　　　　　　　　　　　　56
関節唇損傷　　　　　　　　　53, 54
関節内骨折　　　　　　　　　6, 66
関節内の骨性硬直　　　　　　　146
関節内の石灰化　　　　　　　　147
関節包外骨折　　　　　　　　　84
関節包内骨折　　　　　　　　　84
関節リウマチ　　　　　　　　　158
関節裂隙　　　　　　　　　　　146
関節裂隙狭小化　　　　　　　　146
完全骨折　　　　　　　　　　13, 66
完全断裂　　　　　　　　　　　56
環椎　　　　　　　　　　　　　72
環椎歯突起間距離　　　　　　　74
環椎破裂骨折　　　　　　　　　72
嵌入骨折　　　　　　　　　　　11
陥没型　　　　　　　　　　　　94
間葉系細胞　　　　　　　　　　186

き

偽関節　　　　　　　　　　68, 221
偽脱臼　　　　　　　　　　　　196
偽囊胞　　　　　　　　　　　　197
臼蓋傾斜角（α角）　　　　　　129
急性骨髄炎　　　　　　　　　　136
急性塑性変形　　　　　　　　　62
胸部撮影　　　　　　　　　　　52
胸肋鎖骨肥厚症　　　　　　　　162
棘下筋　　　　　　　　　　　　56
棘下筋腱　　　　　　　　　　　56
棘上筋　　　　　　　　　　　　56
棘上筋腱　　　　　　　　　　　56
巨細胞腫　　　　　　　　　　　170
筋萎縮　　　　　　　　　　　　56
近接撮影　　　　　　　　　　　72

く

空間分解能　　　　　　　　　　19
屈曲骨折　　　　　　　　　　　10
クリック徴候　　　　　　　　　128
くる病　　　　　　　　　　　　76

け

脛骨天蓋骨折　　　　　　　　　90
脛骨プラトー骨折　　　　　　　86
形質細胞比率　　　　　　　　　177
頸部骨折　　　　　　　　　　　52
ケイプナー徴候　　　　　　　　131
下駄骨折　　　　　　　　　　　98
結核性脊椎炎　　　　　　　142, 143
血管損傷　　　　　　　　　　　52
血行性感染　　　　　　　　　　136
月状骨周囲脱臼　　　　　　　　66
結晶沈着関節症　　　　　　　　148
結節間溝　　　　　　　　　　　57
血中カルシウム濃度　　　　　　150
限局性椎体周囲腫瘤　　　　　　190
肩甲下筋　　　　　　　　　　　56
肩甲下筋腱　　　　　　　　　56, 57
肩甲棘骨折　　　　　　　　　　52
肩甲骨関節窩　　　　　　　　　56
肩甲骨骨折　　　　　　　　　　52
肩甲上腕関節　　　　　　　　　53
肩鎖関節　　　　　　　　　　　219
肩鎖関節脱臼　　　　　　　　　219

肩鎖靱帯	219
原発性副甲状腺機能亢進症	150
腱板	56
腱板断裂	54, 56
肩峰	52, 219
肩峰下滑液包	220
肩峰骨折	52
肩峰骨頭間距離	57

こ

高エネルギー外傷	52
硬化性骨炎	199
高カルシウム血症	151
後骨間神経麻痺	62
後十字靱帯損傷	112
後柱	82
高尿酸血症判定基準	148
鉤部骨折	70
後方傾斜角	131
後方除圧固定	76
硬膜管	190
硬膜内髄外腫瘍	178
股関節炎	132
骨外穿破	167
骨幹端骨折	54
骨幹端部骨折	6
骨幹部骨折	6
骨間膜損傷	64
骨棘形成	147
骨硬化像	110
骨梗塞	198
骨挫傷	5, 112
骨シンチグラフィ	31, 137
骨髄炎	136
骨髄シンチグラフィ	31
骨折転位	14
骨増殖	147
骨端線	7
骨端線損傷	66, 220
骨端線離開	54
骨端部骨折	6
骨端離開	7
骨頭壊死	54
骨内脂肪腫	172
骨軟化症	76
骨肉腫	167
骨の細片化と圧壊	147
骨のびらん	146
骨盤骨折	80
骨盤垂直剪断型骨折	16
骨盤輪骨折	80

骨量減少	146

さ

斎藤の分類	66
鎖骨	219
鎖骨骨折	52
三角筋	53
三角筋下滑液包	53

し

シートベルトタイプ損傷	76
シェントン線	129
自家骨移植	69
軸椎	72
脂肪芽細胞	173
脂肪浸潤	56
尺骨遠位骨端線離開	64
尺骨茎状突起骨折	64
尺骨鉤状突起	61
尺骨鉤状突起骨折	60
尺骨神経	58, 70
尺骨神経損傷	64
尺骨神経麻痺	70
尺骨切痕	67
斜頸	74
斜骨折	9
銃剣変形	66
舟状月状骨角	68
舟状月状骨間離開	68
舟状骨骨折	66, 68
舟状骨突起	68
重複骨折	8
修復性骨硬化	166
手関節鏡	64
手根管	70
手根管症候群	66
手根骨長軸脱臼骨折	70
手根靱帯損傷	66
手術部位感染	144
術後感染症	144
シュワン細胞	178
小円筋	56
小円筋腱	56
腫瘍・炎症シンチグラフィ	31
障害陰影	18
小結節骨折	54
踵骨骨折	94
小人症	156
掌蹠膿疱症	162
掌側尺骨動脈	70
上腕骨遠位骨端線離開	58

上腕骨外側顆骨折	58
上腕骨顆上骨折	58
上腕骨滑車	61
上腕骨近位骨端線離開	106
上腕骨近位端骨折	54
上腕骨近位端離開	54
上腕骨外科頸	55
上腕骨小頭	220
上腕骨小頭離断性骨軟骨炎	103, 105
上腕骨頭窩	56
上腕骨投球骨折	107
上腕骨内側上顆	220
上腕二頭筋腱	56
上腕二頭筋腱損傷	54
上腕二頭筋損傷	54
上腕二頭筋長頭腱	57
神経芽細胞腫	166
神経鞘腫	178
腎障害	148
新鮮安定型骨折	68
新鮮骨折	12
新鮮不安定型骨折	68
診断コード化	41
腎内尿酸結節	148
深部腱反射	118

す

頭蓋骨骨折	52
スコッチテリアの首輪	108
ストレス骨折	112
スリガラス状	180

せ

脆弱性骨折	4, 80, 112
星状細胞	175
正中神経	58
正中神経損傷	66
成長線	7
正方形のルール	43
脊索腫	174
赤色髄	176
脊柱管狭窄	118
脊椎分離症	108
石灰性腱炎	56
石鹸泡状陰影	170
舌状型	94
舌部	56
線維芽細胞	183
線維性偽被膜	174
線維性骨	180
線維性骨異形成症	180

線維性骨皮質欠損	182
全外側脱臼	96
潜在骨折	86
前十字靭帯損傷	100, 112
全層広範断裂例	56
全層断裂	56, 220
先端巨大症	164
剪断骨折	10
前柱	82
先天性股関節脱臼	128
先天性脊椎骨端異形成症	154
前方引き出し徴候	100
前方不安定症	56

そ

層間剥離	56
層板骨	180
足関節離断性骨軟骨炎	103

た

大胸筋	54
大結節骨折	54
第5中足骨基部骨折	98, 110
大腿臼蓋インピンジメント	124
大腿骨頸部骨折	84
大腿骨頭すべり症	130
大腿神経伸展テスト	118
体部骨折	52, 70
大理石病	152
大菱形骨骨折	68
脱臼骨折	76
ダッシュボード損傷	82, 112
縦骨折	9
多発骨折	8
多発性骨髄腫	176
多発肋骨骨折	52
担空胞細胞	175
単純性股関節炎	132
単発骨折	8

ち

遅発性尺骨神経麻痺	62
中枢神経障害	52
肘頭	220
中立三角	94
超音波検査	64
長管骨	43
腸骨斜位	82
長母指伸筋腱皮下断裂	66
直達性骨折	13
陳旧性偽関節	68

陳旧性骨折	12

つ

椎間腔の狭小化	142
椎間板炎	140
椎間板ヘルニア	122
椎体後縁凸状突出	190
痛風	148
痛風結節	148
痛風腎	148
痛風性膝関節炎	116
包み込み療法	134

て

低リン血症	151
転移性腫瘍	188

と

投球動作	106
橈骨遠位端骨折	66
橈骨月状骨角	66
橈骨骨幹部骨折	64
橈骨月状骨角	68
橈骨尺骨切痕	65
橈骨神経	58
橈骨神経麻痺	62
橈骨頭・頸部骨折	60
橈骨頭脱臼	62
豆状骨骨折	70
糖尿病性足部障害	161
動脈瘤様骨嚢腫	168
トモシンセシス	118
トモシンセシス撮影	37, 38, 101
ドレーマン徴候	130
トレソーワン徴候	131

な

内・外側脱臼	96
内顆骨折	86
内側側副靱帯損傷	60
内反肘	58
軟骨下骨の骨硬化	147
軟骨芽細胞腫	166
軟骨化生	186
軟骨下嚢胞	147
軟骨無形成症	156
軟部組織腫脹	146

に

二次性副甲状腺機能亢進症	151

尿路結石	148

ね

捻転骨折	10

は

背側手根不安定症	68
肺損傷	52
剥離骨折	12
破骨性骨破壊	166
発育性股関節形成不全	128
バニオン部	126
馬尾障害	122
バルーン椎体形成術	76
破裂骨折	76
パンヌス	159
反応性骨硬化	166

ひ

皮下骨折	13
非化膿性骨化性骨膜炎	162
引き込み	56
非骨化性線維腫	182
膝OA	116
膝関節内骨折	86
膝くずれ	100
膝離断性骨軟骨炎	103, 105
菲薄化	181
病的骨折	4
疲労骨折	3, 70, 110

ふ

フォーク状変形	66
副甲状腺ホルモン	150, 151
複数骨折	8
不顕性骨折	54
不全骨折	13, 66
部分断裂	56
フラットパネル・ディテクタ	37
プロトン密度強調画像	24
粉砕骨折	8
分節骨折	11
分葉状腫瘤	174

へ

閉鎖孔斜位	82
閉鎖骨折	13
ベーカー嚢胞	113
ペルテス病	134
変形性手関節症	68

変形性膝関節症⋯⋯⋯⋯⋯⋯ 116
変形性肘関節症⋯⋯⋯⋯⋯⋯ 62

ほ

膀胱直腸障害⋯⋯⋯⋯⋯⋯⋯ 120
紡錘形細胞⋯⋯⋯⋯⋯⋯⋯⋯ 179
泡沫細胞⋯⋯⋯⋯⋯⋯⋯⋯⋯ 183
膨隆骨折⋯⋯⋯⋯⋯⋯⋯⋯⋯ 66
ホールボディ像⋯⋯⋯⋯⋯⋯ 137
母床骨⋯⋯⋯⋯⋯⋯⋯⋯⋯⋯ 166

ま

マルファン症候群⋯⋯⋯⋯⋯ 160
慢性限局性硬化性骨髄炎⋯⋯ 199
慢性びまん性硬化性骨髄炎⋯ 199

み

ミエロトモシンセシス⋯⋯⋯ 119

む

虫食い状骨破壊⋯⋯⋯⋯⋯⋯ 166
無腐性骨壊死⋯⋯⋯⋯⋯⋯⋯ 68

め

メタルアーチファクト⋯⋯⋯ 22
綿花様骨新生像⋯⋯⋯⋯⋯⋯ 167

や

野球肩⋯⋯⋯⋯⋯⋯⋯⋯⋯⋯ 106

ゆ

有鉤骨⋯⋯⋯⋯⋯⋯⋯⋯⋯⋯ 70
有鉤骨骨折⋯⋯⋯⋯⋯⋯⋯⋯ 70
有頭骨骨折⋯⋯⋯⋯⋯⋯ 68, 70
遊離体⋯⋯⋯⋯⋯⋯⋯⋯⋯⋯ 103

よ

腰椎圧迫骨折⋯⋯⋯⋯⋯⋯⋯ 76
腰椎分離症⋯⋯⋯⋯⋯⋯⋯⋯ 110
腰椎変性すべり症⋯⋯⋯⋯⋯ 120
腰部脊柱管狭窄症⋯⋯⋯⋯⋯ 118

ら

螺旋骨折⋯⋯⋯⋯⋯⋯⋯⋯⋯ 9
ラックマンテスト⋯⋯⋯⋯⋯ 100

り

リーメンビューゲル⋯⋯⋯⋯ 128
リスフラン関節脱臼骨折⋯⋯ 96
離断性骨軟骨炎⋯⋯⋯⋯⋯⋯ 103
立位荷重⋯⋯⋯⋯⋯⋯⋯⋯⋯ 126
リトルリーガーズショルダー⋯ 106
リトルリーグ肘⋯⋯⋯⋯⋯⋯ 104
隆起骨折⋯⋯⋯⋯⋯⋯⋯⋯⋯ 11
両顆骨折⋯⋯⋯⋯⋯⋯⋯⋯⋯ 86

る

類骨骨腫⋯⋯⋯⋯⋯⋯⋯⋯⋯ 184

れ

裂離骨折⋯⋯⋯⋯⋯⋯⋯ 12, 196

ろ

ローゼンバーグ撮影⋯⋯ 104, 116, 117
肋骨骨折⋯⋯⋯⋯⋯⋯⋯⋯⋯ 52

わ

若木骨折⋯⋯⋯⋯⋯⋯⋯ 11, 66
腕橈関節⋯⋯⋯⋯⋯⋯⋯⋯⋯ 62

診療放射線技師読影ノート　骨軟部編

価格はカバーに表示してあります

2014年9月25日　第一版 第1刷 発行

監　修　中澤　靖夫 ⓒ
　　　　　なかざわ　やすお

編　著　吉田 和則・安藤 英次・丸山 智之・森 剛・中野 秀治・難波 一能・宮川 誠一郎
　　　　よしだ かずのり　あんどう えいじ　まるやま ともゆき　もり つよし　なかの ひではる　なんば かずよし　みやかわ せいいちろう

発行人　古屋敷　信一
発行所　株式会社 医療科学社
　　　　〒113-0033　東京都文京区本郷3－11－9
　　　　TEL 03(3818)9821　　FAX 03(3818)9371
　　　　ホームページ　http://www.iryokagaku.co.jp
　　　　郵便振替　00170-7-656570

ISBN978-4-86003-450-4　　　　　　　　　　（乱丁・落丁はお取り替えいたします）

本書の複製権・翻訳権・上映権・譲渡権・公衆送信権（送信可能化を含む）は（株）医療科学社が保有します。

JCOPY ＜(社)出版者著作権管理機構 委託出版物＞

本書の無断複写は著作権法上での例外を除き，禁じられています。
複写される場合は，そのつど事前に（社）出版者著作権管理機構
（電話 03-3513-6969，FAX 03-3513-6979，e-mail: info@jcopy.or.jp）の許諾を得てください。

診療放射線技師 読影ノート 腹部編

監修：中澤 靖夫　編集：中澤 靖夫・加藤 京一・新田 勝

　平成22年4月の厚労省通知により，医療スタッフの協働・連帯によるチーム医療推進の一環として，「画像診断における読影の補助を行うこと」「放射線検査等に関する説明・相談を行うこと」が改めて診療放射線技師に求められることになった。
　本書はその趣旨を生かすために，読影能力向上のためのテキストとして編纂。検査頻度の高い腹部領域を中心に，各モダリティにおける読影の基礎，臨床事例，読影問題の三部構成とした。

【主要目次】
1. 読影の基礎
- 1-1　腹部単純X線画像の読影方法
- 1-2　超音波画像の読影方法
- 1-3　CT画像の読影方法
- 1-4　MRI画像の読影方法
- 1-5　X線透視画像の読影方法
- 1-6　血管造影画像の読影方法
- 1-7　核医学画像の読影方法

2. 臨床事例
（55症例）
付録　血液・尿検査における正常値（昭和大学病院）

3. 読影問題
（11問）

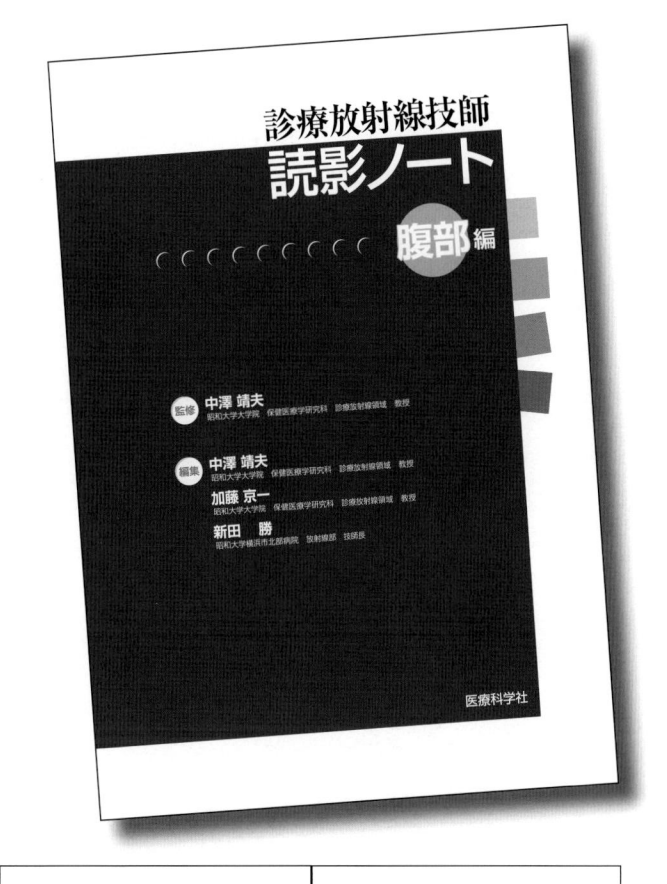

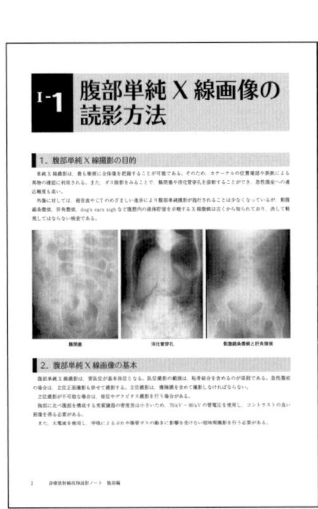

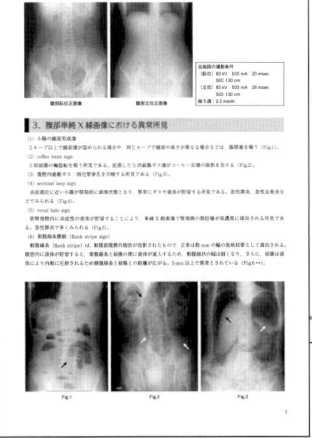

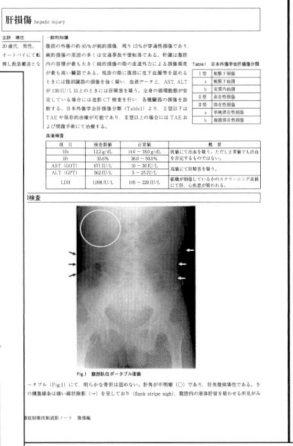

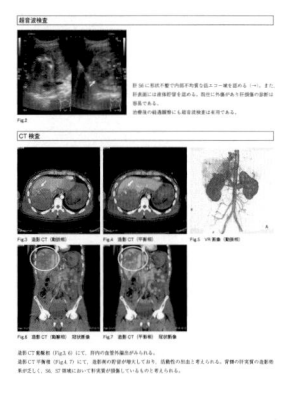

● A4判　288頁　● 定価（本体5,500円＋税）　● ISBN978-4-86003-429-0

医療科学社
〒113-0033　東京都文京区本郷3丁目11-9
TEL 03-3818-9821　FAX 03-3818-9371　郵便振替 00170-7-656570
ホームページ　http://www.iryokagaku.co.jp

本の内容はホームページでご覧いただけます
本書のお求めは　●もよりの書店にお申し込み下さい。
●弊社へ直接お申し込みの場合は，電話，FAX，ハガキ，ホームページの注文欄でお受けします（送料300円）